U0215016

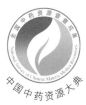

"十三五"国家重点图书出版规划项目

国家新闻出版改革发展项目

国家出版基金项目

中央本级重大增减支项目

科技基础性工作专项

全国中药资源普查项目

中国中药资源调查简史

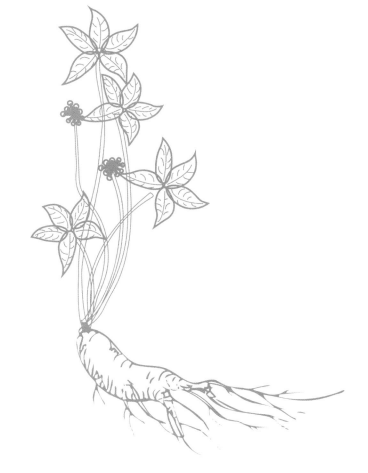

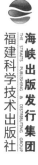

主　　编　　**黄璐琦**

常务副主编　　**詹亚华**

海峡出版发行集团

福建科学技术出版社

图书在版编目（CIP）数据

中国中药资源调查简史 / 黄璐琦主编. — 福州 :福建
科学技术出版社，2021.7
（中国中药资源大典）
ISBN 978-7-5335-6307-3

Ⅰ.①中…　Ⅱ.①黄…　Ⅲ.①中药资源－资源调查—
中国　Ⅳ.①R282

中国版本图书馆CIP数据核字（2020）第253722号

书　　　名	中国中药资源调查简史
	中国中药资源大典
主　　　编	黄璐琦
常务副主编	詹亚华
出 版 发 行	福建科学技术出版社
社　　　址	福州市东水路76号（邮编350001）
网　　　址	www.fjstp.com
经　　　销	福建新华发行（集团）有限责任公司
印　　　刷	福州德安彩色印刷有限公司
开　　　本	889毫米×1194毫米　1/16
印　　　张	32.25
插　　　页	4
图　　　文	516码
版　　　次	2021年7月第1版
印　　　次	2021年7月第1次印刷
书　　　号	ISBN 978-7-5335-6307-3
定　　　价	258.00元

书中如有印装质量问题，可直接向本社调换

　　编写本书的目的主要是回顾我国中药资源调查的发展历史，反映不同历史时期中药资源调查的概况与成果，总结我国中药资源调查的发展规律，全面吸收前人的经验，体悟前人为国为民的奉献精神，感受前人因时、因地制宜开展调查的创新勇气，有利于更好地鼓舞人心、凝聚力量，传承和创新发展中医药事业。

◇ 一、中药资源的概念

　　为了解中药资源的概念，必须先了解中医药和中药的概念。

　　《中华人民共和国中医药法》明确规定，中医药是包括汉族和少数民族医药在内的我国各民族医药的统称，是反映中华民族对生命、健康和疾病的认识，具有悠久的历史传统与独特理论和技术方法的医药学体系。

　　古代论述中药时，多以"本草"一词来表示。因为中药以草类居多，"以草为本"，故我国古代的药物学通称"本草学"。20世纪20年代，西方药品开始输入中国，西药在我国的应用日益广泛，一些大城市开设西医医院，逐渐出现了中西医并存的局面。西医医院所用的药品称为西药。为了区别于西药，就将我国的传统药物称为"中药"。中药既是传统药物，也是现代药物，是天然药物的主体。可以说，中药是在中医理论指导下用于预防、治疗疾病并具有康复、保健作用的天然药物。

中药依其来源可分为植物药（包括菌物药）、动物药和矿物药。其中以植物药为最多，约占87%；其次为动物药，约占12%；而矿物药最少，不到1%。

中药资源有广义与狭义之分。广义的中药资源包括中药物质资源、中药文化资源、中药人才资源等；狭义的中药资源仅指中药物质资源。本书论述的多为中药物质资源。

中药资源是指以中医理论为指导，可用于预防、治疗人类疾病并规定有适应证、用法和用量的天然物质及其分布、蕴藏量等，是天然药物资源的主体，包括植物类（含菌物）、动物类和矿物类资源。中药资源是我国特有的一种自然资源，是促进中医药事业稳定、持续发展的重要保证。

中药资源中的药用植物（含菌物）和动物在自然界的存在，除一些人工种群（栽培、养殖）动植物外，在自然条件下，总会与相关生物环境形成一定的自然组合（生物群落），并进而形成各种生态系统。因此，在谈到中药资源时，不能脱离整体而单独去讨论它们的个体特征，而应该从其整体来考虑。

中药资源的生态学内涵包括物种及其地理分布、特定区域内个体数量（蕴藏量）及其动态变化规律（种群更新）、物种所处生境及与所处群落中相关物种的关系。我们可以用以下公式来表示：

中药资源 = 物种 + 分布 + 数量 + 生境 + 群落 + 更新。

❖ 二、中药资源的特性

通常中药资源具有下列特性。

1. 实体性

首先，中药资源是具体物种，即它是自然界的实体，具有物种的一般特性，包括名称、分类地位、形态特征、性状特征及内在化学成分等。有的物种，不同器官、不同部位的功能不同，名称亦不相同，如梅花鹿（鹿茸、鹿角等）、栝楼（天花粉、瓜蒌、瓜蒌皮、瓜蒌子）等。

2. 地域性

中药资源有地域分布特征，即作为资源会在不同地区分布，因而会受自然条件影响。中药资源在地球上发生和演化、繁衍与散布是一个漫长的历史过程（时间与空间过程），受经纬度、气候、海拔、地形及土壤等条件的影响，不同地域分布着与之适应的资源种类，道地药材就是证明。

3. 整体性

各种中药资源都不是孤立存在，而是相互联系、相互影响、相互制约、相互依存的，从而形成一个完整系统。我们在利用、改变一种资源时必须考虑对其他物种、资源、周围环境和生态系统产生的影响，要进行评估。如森林砍伐、过度放牧、围垦造田等。

4. 变动性（可再生性和解体性）

中药资源是动态的，随着时空的不断变化，会不断地进行自然更新。中药资源的自然更新包括：群落演替、种群更新及单位面积个体的数量变化。如果我们了解某种中药资源的自然更新，就能合理利用和保护中药资源，同时为人工抚育和更新提供可靠的技术依据。矿物资源也在更新，只不过它所需要的时间不能以年来计算，而是以百万年甚至更久远的年代进行更新，因此我们把矿物资源视为不可更新资源。

生物资源均有这种自然更新的特性，生物以繁殖、生长、发育等生理过程来保证这一特性的实现。生物的繁殖和更新受基因和环境的控制，有生有死，一旦灭绝，将永远不能再生和复原。一般来说，生物资源更新速率，菌类大于高等植物，草本植物大于木本植物，一年生草本植物大于多年生草本植物，低等动物（含昆虫）大于哺乳动物，卵生动物大于胎生动物。

保护发展资源要重视资源的更新能力，遵照最大持续产量原则，还可采用引种驯化、人工抚育等措施。

5. 可用性和多用性

中药资源能满足人类的多种需求，包括物质的、精神的、生态的；可作药品、化妆品、保健品、调味品、生物农药、花卉等用；其开发（产品）具有多层次性，如原料药、不同层次产品、单体。随着科技的进步，可用性与多用性也在不断发展、扩大和提高。

6. 商品性

中药资源产品是商品，因此有价值体现。中药资源及其产品的价值很高。其价值表现为生物资源丰富度、生物量大小、资源开发难易，三位一体构成复合价值，即它可以满足人类某些方面的需求，从而体现它的价值。

人类的需求是价值的体现，而价值高低则受资源稀缺程度的影响。

中药资源价值包括两部分：商品价值（资源价值）和生态价值（服务价值）。

（1）商品价值（资源价值）：在中药资源开发利用过程中，人类付出劳动，产生了物化的价值。由于中药资源制成产品就可以上市流通、买卖，因此需要通过价格来体现其自身价值。

（2）生态价值（服务价值）：人类和环境是相互依赖而又相互对立的。人类是主体，生态环境是客体，生态环境的属性能够满足人类生存、发展和享受的非物质需要。因此，对人类来说，生态环境具有很大的价值。中药资源是生态环境的组成部分，因而必然也会有较大的价值。由于这种价值主要体现在服务功能上，因此是无形功能服务价值。

人类生存在世界上，其需要是按生存需要（温饱）、发展需要（小康）和享受需要（富裕、享乐）顺序发展的。越往后，资源的生态价值越大。但它是无形的，因此无法用具体价格衡量。

7. 稀缺性和分散性

稀缺性是经济学概念，指在一定空间范围内能被利用的资源是有限的，而人们的需求欲望是无限的，这一矛盾构成了资源的稀缺性。因此，要节约资源，寻求新资源。这一矛盾是永恒的，穷则思变，可推动资源科学的进步。

由于中药资源具有稀缺性、分散性和解体性，再加上人们对中药资源的大量需求和生态环境的破坏，往往造成某些资源的枯竭和某些物种的灭绝。这是我们要极力防止的。

8. 质量的规定性

质是指资源的成分、含量、性质和价值；量是指资源的数量、规模、潜力、丰度等。两者相互依存，有质有量价值才高，有质无量或有量无质，价值均低，均形成不了财富，必须质与量并举、并重。中药（药物）资源的质量尤为重要，质量是生命，每种中药资源对质量均有很高的要求。

9. 国际性

中药资源为自然资源，人人都能享用，要与国际接轨，依国际市场需求发展，走出国门，占领国际市场份额，为"一带一路"建设及世界人民健康服务。

中药资源的特性与中药资源调查密切相关。因为这些特性都是调查的重要内容，并指导调查工作的进行。中药资源的特性主要包括中药资源的种类，即药用植物、药用动物的物种（含种下等级），以及这些物种的不同部位形成的药材商品；物种的地域分布、生态环境、生态特征；物种的自然更新和人工更新；物种的功用（包括商品价值和生态价值）；物种的生存状态、蕴藏量，以及对这些物种的质量要求；药用矿物的特性和种类分布等。只有了解中药资源的特性，才能全面、有效地进行中药资源调查。

◈ 三、中药资源普查与调查的概念与内涵

中药资源普查与中药资源调查之内涵与外延有重叠交叉，亦有不同。"普查"是通过调查每一个对象，直接获得每个对象的情况，并能精确计算总体情况的调查。而"调查"也常常称为"抽样调查"，就是从总体中抽取一部分单位作为样本，并通过样本情况去估计总体情况的调查。

中药资源普查是指国家或政府为详细掌握其管辖范围内所有中药资源的数量、质量、分布、生态保护及开发利用等情况而专门组织的一次性大规模的全面调查。普查涉及面广、指标多、工作量大、时间性强。为了取得准确的统计资料，普查对集中领导和统一行动的要求高。简而言之，普查是为特定目的而专门组织

的一次性全面调查。

普查通常是一次性或周期性的，规定统一的标准时点和普查期限。普查的数据一般比较准确，规范化程度也较高，因此它可以为抽样调查或其他调查提供基本依据。

中药资源调查是查明某一国家或政府辖区内中药资源的数量、质量、分布和开发条件，提供资源清单、图鉴和评价报告，为中药资源的保护、开发和生产布局提供第一手资料的过程，而不是对所有地区和所有种类进行全面普查。

调查较之普查的优点是调查范围小、误差小，节省时间、人力、物力，但也存在着调查结果具有一定局限性的问题。调查通常有狭义和广义之分。狭义的调查多指单项调查或调查对象单一，调查的范围较小、较窄；而广义的调查则与普查的概念相似。一般来说，调查的范围较小或对象相对单一为狭义的普查，即某一方面、某一地区、某一时间段、某一局部内容的调查，调查的随意性较大。

调查还可分为单种中药资源调查与专题中药资源调查。

（1）单种中药资源调查：单种中药资源调查是对某一种药用植物、动物或矿物进行资源分布、量值（蕴藏量、年允收量）、自然更新、人工更新的调查。目前我国已经进行了大量单种中药资源调查。

（2）专题中药资源调查：专题中药资源调查是指确定专门的某一类资源调查项目，包括地区中药资源、不同种类（如珍稀濒危）中药资源、治疗某类疾病的中药资源、含某类化学成分的中药资源专题调查等。

尽管"调查"与"普查"在概念上存在区别，但是在实际操作中，人们习惯将较大规模的全国性的中药资源调查称为"中药资源普查"。

本书所指的中药资源调查，既包括普查（即全国性中药资源普查），也包括调查（即狭义的普查），还包括某些政府部门、单位或学者根据需要自行组织和实施的调查，涵盖了我国古代和近代中药资源调查的历史。调查对象包括药用植物、药用动物、药用矿物资源等，调查指标主要包括中药资源种类、分布、蕴藏量、应用等方面。调查形式主要包括野外实地考察、访问座谈和文献资料整理等。

◈ 四、中药资源调（普）查的任务和方法

（一）中药资源调（普）查的任务

中药资源调（普）查的任务主要有4项。

（1）开展重要资源调查，全面了解我国（省域或县域）中药资源的本底情况，为国家（省、县）中药资源保护、合理开发和利用提供基础数据。

（2）建立中药资源动态监测信息和技术服务网络体系，形成长效机制，实时掌握我国中药材产量、交易量、价格和质量等的变化趋势，促进中药产业的健康发展。

（3）建立中药材种子种苗繁育基地和种质资源库，从源头上保证中药材的质量，促进珍稀濒危药材、道地药材物种的繁育和保护。

（4）开展与中药资源相关的传统知识调查，建立传统知识保护名录，促进中医药走向国际，使我国获得相应的惠益分享。

（二）中药资源调（普）查的方法

中药资源调（普）查的方法包括准备阶段、外业调查、内业整理和提供服务。

（1）准备阶段：主要是组织调（普）查队伍，学习调（普）查的有关基础知识和技术规范，制定调（普）查方案，购置采集所需设备等。

（2）外业调查：包括开展中药资源野外调（普）查，根据调（普）查方案及科技经济实力，努力提高野外调查的科技水平。第四次全国中药资源普查使用了全球定位系统（GPS）、个人数字助理（PDA）等现代数字信息技术，采集药用植物资源标本及种子、种苗，记录采集地点的地貌、生境、海拔、经纬度等，并拍摄影像资料。

（3）内业整理：将采集到的所有信息上报至北京数据中心或各省（区、市）自行整理，编写有关资料及专著，制作、鉴定、保存中药标本等。根据中药资源调查的时间段及调查单位、人员的技术水平，努力提高每次调查的质量。

（4）提供服务：建立中药资源动态监测信息和技术服务体系，资源监测与社会服务有机结合。

◈ 五、中药资源调（普）查的重要性

中药资源是一种重要的战略资源，是发展中医药事业的重要物质基础，直接影响中医药事业的兴衰。只有重视中药资源的可持续利用和发展，才能确保中医药事业的长盛不衰。中药资源既是防病治病、维系人类健康长寿的重要物质，也是生态环境保护、生态文明建设的重要基础。我国既是中药资源、生物多样性较为丰富的国家，也是遭受生物多样性损失和生态环境破坏威胁的国家。在过去一段时间内，由于片面强调发展经济，追求一时的经济效益，不注重生物多样性和生态环境保护，毁林开荒，对森林乱砍滥伐，对野生药材乱挖滥采，严重破坏了野生药用植物、动物的生长条件和栖息环境。环境污染使濒危物种日渐增多，濒危程度愈加严重，我国很多重要的药材资源蕴藏量急剧下降，如甘草、麻黄、石斛、川贝母、淫羊藿等。有的甚至濒临灭绝，如冬虫夏草等。而个别中药材的人工种植和养殖不规范，导致部分中药材质量下降，严重影响中医药的可持续发展。中药资源作为国家重要的战略性资源，掌握其准确的蕴藏量等数据，可为国家制定政策、法规，以及重大战略决策等提供基础数据和支撑。同时，为保证中医药产业持续健康发展，保护生态环境，维护生物多样性，维护药用生物知识产权，维护我国经济大国、强国的形象和国家利益，我们必须把中药资源的家底摸清，适时地开展中药资源调查，以掌握准确的中药资源数据。

中药资源调（普）查涵盖了生物资源、矿物资源调（普）查的内容。

如前所述，中药资源来源于植物、动物和矿物。中药资源的种类是随着科学的发展、医疗临床的实践而不断从植物、动物和矿物中被发掘出来的。如《神农本草经》载药365种，《本草经集注》载药730种，《新修本草》载药844种，《本草纲目》载药1892种，《中药大辞典》收载中药5767种，《中国中药资源志要》收载药用资源12807种。而目前已知的植物种类有30余万种，动物种类更多，达百万种以上。所以我们在本书中，除收集中药（药用）资源的调查资料外，还注意收集植物（含菌药）、动物和矿物资源的调查资料。这些资料对于发掘新的

药物资源非常可贵，也是中药资源研究的基础资料。因为亲缘关系相近物种的新陈代谢规律往往相似，其新陈代谢的次生产物也往往近似。而药物的有效成分主要来自这些新陈代谢的次生代谢产物。同时，由于我国长期处于封建社会和半殖民地半封建社会，科学技术相对落后。辛亥革命以后，外国科学家纷纷到中国来考察生物资源，他们将国外的先进科学知识和方法带入中国，并产生了一些科技成果，如编写一些地方性的植物名录、动物名录和矿物名录，并介绍其分布区和生存状态，发现了一些新的物种。这些植物、动物和矿物，其中有不少是药用资源。这些资料对于中药资源的调查研究十分重要，我们必须重视并加以收集。这个时期国内科学家的考察活动及其成果也同样要认真收录，不能遗漏。

《中华人民共和国中医药法》明确规定：国家制定中药材种植养殖、采集、贮存和初加工的技术规范、标准，加强对中药材生产流通全过程的质量监督管理，保障中药材质量安全。国家鼓励发展中药材种植养殖，严格管理农药、肥料等农业投入品的使用，禁止在中药材种植过程中使用剧毒、高毒农药，支持中药材良种繁育，提高中药材质量。国家建立道地中药材评价体系，支持道地中药材品种选育，扶持道地中药材生产基地建设，加强道地中药材生产基地生态环境保护，鼓励采取地理标志产品保护等措施保护道地中药材。国家保护药用野生动植物资源，对药用野生动植物资源实行动态监测和定期普查，建立药用野生动植物资源种质基因库，鼓励发展人工种植养殖，支持依法开展珍贵、濒危药用野生动植物的保护、繁殖及相关研究。

以上规定的内容和信息都应是中药资源调（普）查工作的重要内容。

◈ 六、我国历次中药资源调（普）查

中华人民共和国成立后，我国已先后完成3次全国性中药资源调（普）查，目前第四次全国中药资源调（普）查也已接近尾声。

第一次中药资源调（普）查在1960—1962年进行。1959年12月，经全国药

政会议讨论，卫生部制定了《卫生部普查野生药源方案》，并于1960年3月11日发出《卫生部关于普查野生药源的通知》。通知要求各省（区、市）卫生厅（局）在各级党委的领导下，与有关部门配合，制订具体计划，充分发动群众，在3年内基本上摸清全国野生药材资源。

1958—1960年，中国医学科学院药物研究所肖培根应卫生部要求，带领38名年轻人，完成了全国主要药用植物调查，采集标本达5万份，对全国近500种常用中药，从原植物、生药、成分、炮制和效用等方面进行系统、科学的总结，为第一次中药资源普查做了充分的准备。

1960—1962年，各省（区、市）制定了《普查野生药源方案》，各省（区、市）卫生厅（局）在各级党委的领导下，与有关部门结合，制订具体计划，充分发动群众，完成了野生药源普查工作。

此次普查对象以常用中药材为主，承担单位主要有国家级有关研究机构和高等院校。通过调查，编写并出版了《中药志》4卷，第1—3卷为植物药材，第4卷为动物药材和矿物药材，这是中华人民共和国成立后首部有关中药资源的学术专著。

第二次中药资源调（普）查在1969—1973年，是在全国开展中草药群众运动期间。1965年6月26日，毛泽东主席就医药卫生工作做出重要指示，号召"把医疗卫生工作的重点放到农村去"。从1966年起，我国开始了一场轰轰烈烈的中草药群众运动。此时正值"文化大革命"非常时期，全国广泛推广"一根针、一把草"、"三土"（即土医、土药、土方）、"四自"（即自采、自种、自制、自用）。1969—1973年，伴随着大规模的中草药群众运动，开展了全国性中药资源调查，调查目的主要是发掘民间中草药和单方、秘方、验方。这次调查的主要成果是各地编写了大量中草药手册，出版了很多地方中草药志和颇具影响的《全国中草药汇编》（上、下册）。江苏新医学院综合整理了第一、第二次全国中药资源普查有关资料，编写出版了《中药大辞典》（上、下册及附篇），收载中草药5767种，内容翔实，成为当时重要的中药资源文献专著。

第三次中药资源调（普）查在改革开放以后的 1983—1987 年进行，此时全国各行各业都取得了飞速发展。1982 年 12 月 28 日，国务院召开第 45 次常务会议，做出关于"对全国中药资源进行系统地调查研究，制订发展规划"的决定。

国家经济委员会于 1983 年发布了《关于开展全国中药资源普查的通知》，同时国家医药管理局、农牧渔业部、卫生部、对外经济贸易部、林业部、中国科学院、国家统计局联合下发了《关于下达全国中药资源普查方案的通知》，决定对全国中药资源进行普查，由中国药材公司和全国中药资源普查办公室具体实施，开展全国中药资源普查工作。

从 1983 年开始，历时 5 年，对全国 80% 以上国土面积进行全面、系统的中药资源调查。根据调查的资料，组织全国有关专家编写出版了"中国中药资源丛书"，包括《中国中药资源》《中国中药资源志要》《中国中药区划》《中国常用中药材》《中国药材资源地图集》《中国民间单验方》等 6 部专著。

此外，我国在"八五""九五""十五"期间还陆续进行了一些中药资源调查工作，包括科技部社会公益研究专项"珍稀濒危及常用大宗中药资源的调查"，科技基础性工作专项资金项目"中草药与民族药标本的收集、整理和保存"，国家环保总局"全国重点药用生物资源调查"项目。

此后，由于党和国家对中医药事业的高度重视和大力扶持，中药材质量、中药资源现状和发展均引起业内人士的高度关注。两院院士与全国两会代表及有关专家通过各种渠道强烈呼吁开展新一轮中药资源普查，保护生态系统，保护野生动植物资源，对药用野生动植物资源实行动态监测和定期普查。第四次全国中药资源普查应运而生。

第四次全国中药资源调（普）查始于 2011 年，到 2015 年年底，普查试点工作已经在全国 31 个省（区、市）922 多个县开展。2018 年正式开展全面普查工作。因为第四次全国中药资源普查工作尚未全部结束，因此本书不作详细介绍。

事实上，我国从古至今一直在进行中药资源调查（详见本书上篇），不过古代的调查多是通过编著本草著作进行的。有的是通过政府组织的，如《新修本草》；也有的是通过个人实地考察并参考其他书籍的，如李时珍的《本草纲目》；还有的是通过阅读各类本草或资料而进行的，通常规模小、方法简单。

⬥ 七、本书的结构体系

本书分上、中、下3篇。上篇以历史为序，从先秦时期至明清时期。由于古本草是当时历史条件下中药资源调查的最好写证，所以按古本草成书年代，着重论述其成书过程及重要贡献。中篇包括中华民国时期和中华人民共和国时期，以中华人民共和国时期为本书重点，论述中华人民共和国成立后开展的3次全国中药资源调（普）查全过程，如发起、组织、参与者、调查对象、调查方法、调查规模、起止时间、标志性成果等，并按当时行政区划分别简述全国主要省（区、市）区域性中药资源调查与成果。下篇为专题篇，论述少数民族药资源、药用动物资源、药用矿物资源、海洋中药资源、珍稀濒危药用植物资源调查过程与成果。

由于香港、澳门和台湾的中药资源普查工作尚未实施，该三地的中药资源情况在本书中未作系统论述，特此说明。

参考文献

[1] 吕叔湘，丁声树. 现代汉语词典 [M]. 北京：商务印书馆，1978：1483.

[2] 中国药材公司. 中国中药资源志要 [M]. 北京：科学出版社，1995：128-129.

[3] 周荣汉. 中药资源学 [M]. 北京：中国医药科技出版社，1993：9-11.

[4] 尹春梅，王良信. 中药资源调查的历史及展望 [J]. 现代药物与临床，2010，25（4）：25.

目录

CONTENTS

中篇

下篇

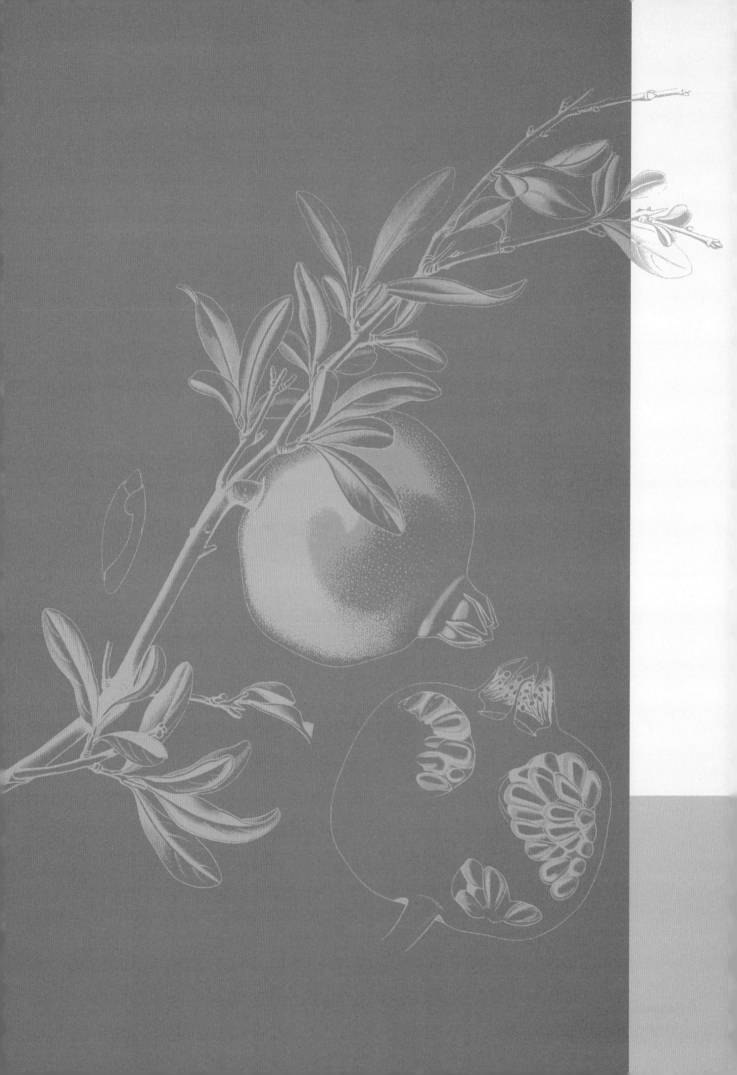

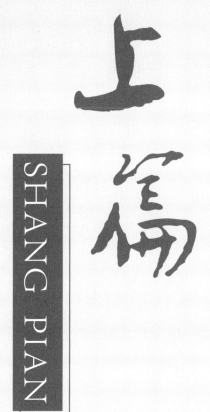

上篇

SHANG PIAN

　　中药资源的寻找、采集和调查是伴随着人类医药卫生的活动而产生的。人类医学思想的起源应追溯到人类历史的远古时代。疾病与地球上的生命几乎同时出现，有了人类，就有了医疗的活动。中国是人类起源的发祥地之一，根据古人类遗迹化石和现有的考古资料证实，人类已有300万年的历史。就我们的祖先"北京人"而论，50万年以前，他们就在中华大地上繁衍生息，也就有了原始的医疗活动。

　　中国是世界文化的发祥地之一，也是医药文化发祥最早的国家之一。夏、商、西周时期，医巫并存，在卜筮史料中记载了大量的医药卫生的内容，形成了医学的雏形。春秋战国是中国知识阶层百家争鸣、百花齐放的时期，医巫分离，医学具有更鲜明的科学性、实用性和理性，占据了医疗卫生事业的主导地位。"药"已见于周朝的典籍，如"若药弗暝眩，厥疾不瘳"（《尚书·说命》），"医师掌医之政，聚毒药以供医事"（《周礼·天官冢宰》）等。秦汉时期，以伤寒、杂病和外科为代表的临床医学得到了很大发展，药学也同时得以进步。"本草"一词的出现，使药学从医书经方中分立出来，形成一种专门的学问。随着本草著作的问世，本草学亦随之逐渐形成。三国、两晋、南北朝时期，中国社会长期处于动乱割据状态，医药学在脉学、针灸学、药物方剂、伤科、本草学、养生保健、中外交流等方面均占有比较重要的地位，为医药学的全面发展积累了经验。隋唐时期，国家重归统一，国力强盛，文化繁荣，中医药在这一时期获得全面发展。两宋是中医药学发展的重要时期，政府的重视对医药学的发展起着更加重要的作用。北宋政府组织人员编纂方书和本草，设立校正医书所，铸造针灸铜人，改革医学教育，设立惠民局、和剂局、安剂坊、养济院、福田院等，有力地促进了医药卫生的进步。辽、夏、金、元与两宋王朝并立以至元灭宋统一全国，是北方少数民族与汉族文化大融合时期，是中国医学史上学派争鸣、民族医学奋起的辉煌时期，为多源一体化的中国传统医学注入了新的活力，呈现出了蓬勃的生机。明代，医药学发展出现革新趋势，在探究传染病病因、发明人痘接种预防天花及中药学研究等进入新的层次；中外医药交流范围已拓展至亚、欧、非洲的许多国家与地区，汉学的西传、西学的东渐，使中外医学文化在交流接触中，互惠受益。清代前中期，医学则处于普及与升华发展时期。

　　传承有序、绵延数千年的中医药文化与文明，为世界医学史上所罕见。中国古典医籍数量之大，名医辈出且人数之多，在同时期的世界范围内亦不多见。中国传统医药学有着强大的生命力，伴随着时代的前进步伐而不断充实和发展。近代经过与外来医药文化（特别是西方医药思想）的撞击，从对抗到包容和结合，中国传统医药学从国外先进文化中汲取有用的东西，中西汇通，进一步完善，更加具有强劲的生命力，成为了世界医药史上一颗璀璨的明珠。

中国传统医药大抵由医经、本草、方书（论）构成，其中尤以本草内容最为丰富、最成系统。自《神农本草经》始，历代本草著作数以千计，其均是当时应用于医药实践的药物汇集和用药智慧的结晶，其中有多部本草著作是基于中药资源调查总结编撰而成的。诞生于两汉时期的我国第一部本草著作——《神农本草经》，其收载的365种药物是基于先民从事中药资源调查工作中，对于两汉时期以前中药资源应用及医药实践的概括和总结。魏晋南北朝时期的陶弘景，也是基于对中药资源调查和中药市场应用流通情况的了解，在整理《肘后百一方》的同时，编撰完成收载730种药物的《本草经集注》，并首次提出"案诸药所生，皆的有境界"的药材"道地性"概念。盛唐时期朝廷重视医药，敕令重臣组织开展全国范围的中药品种资源调查，"征天下郡县所出药物，并书图之"，这也是我国历史上的首次全国性的中药资源普查，具有划时代的意义。史料研究表明，药物调查的区域列入典籍记载的就有13道133州之多，征集的药物数量之广泛可见一斑。通过此次中药资源调查，编撰《新修本草》，计有正文、《药图》《图经》等共54卷，"道地药材"的理论日臻成熟。及至宋朝，政府同样重视医药，其设立校正医书所，校订本草，整理出版医书药籍，补注辑校本草，发觉仅有文字尚不足以辨识药物，仍需有完备的药物图和图说。于是，校正医书所奏请朝廷向全国各地下诏，将所产药物详细绘图，并详述药物性状、采收、应用等，以作编撰《本草图经》之备。宋仁宗准奏下旨，一场全国性的药物普查就此展开。随后，在此基础上，由苏颂完成《本草图经》的编撰。而明代，以李时珍《本草纲目》为代表，又是基于中药资源调查工作而完成本草恢宏巨著，造就了我国本草史上的一个鼎盛期，使得我国的中医药学为世人所瞩目。清代，吴其濬的《植物名实图考》亦是基于多省区的植物资源调查，其所完成的本草学甚至可以称得上是近代药用植物学专著。

可以说，中医药的起源，与人类最初的野外采集和调查相关活动（亦即后世的中药资源调查）密切相关；而中药资源调查则是中药品种应用不断扩大、中医药学不断发展的源动力。

本书的上篇，从先秦至清代，分为五章，主要依托各朝代具有代表性的本草著作，对历史上曾经发生过的几次有影响的中药资源调查活动分别加以论述。

第一章
先秦时期

第一节 史前时期

一、概述

　　史前社会虽然尚未形成较为有序的体系，但从周口店遗址、丁村遗址，以及《尚书》《周礼》《史记》《淮南子》等文献调查中，可见远古先民在同与生俱来的疾病斗争中、在"食药同源"的不断实践探索中、在中药资源调查及其应用实践中，不断有所发现、有所发明、有所创造、有所前进。实践证明，勇探中药资源调查之源，是我们中国传统药学永不枯竭的源头。中药资源调查之源，将不断润育与促成中国传统药学的酝酿萌芽与逐步发展，就如万里长江，源于涓流，源远流长，浩浩汤汤。

二、医药起源与酝酿萌芽

（一）远古时期的医药探寻

　　据现代科学考证，在古史 300 万年以前，地质年代属于新生代第三纪的上新世，为使用天然木石时代，社会组织形式是原始群。远古人类的活动范围遍及中国内地，据不完全统计，新发现的旧石器时代遗址有三四百处。我们祖先生活在杂木丛生、野兽出没的恶劣环境中，除学会打制如粗糙石球、石块，有可能供投掷、击打捕杀猎物，或者制成尖锐棱、横断面近似等边三角形的石器，可能作为挖掘植物根茎用外，考古发掘还发现多种古人可作为"以石治病"的医用"砭石"。

在渔猎时代，原始人群在与兽斗中，可杀兽为食，也可致伤，或死或残，若有病痛，最初也多以动物为主选用药物治疗。继后，如距今 10 万—5 万年前旧石器时代中期的"丁村人"，制作的石器加工更细，用来狩猎野兽，采集野果，繁衍生息；原始人群由观察到"有小鸟啄树，粲然火出"，而意识到钻木取火。原始人类则从使用自然火、再到会用人工取火而发明了"火"。火可使生食变为熟食以减病健体，还可御寒、防御猛兽，更可用火与药结合而发展为"灸疗"治病等，促使原始人群与自然作斗争、维护身体及推进社会发展又大大地前进了一步。

于是，人类自脱离动物界以来，从制造石器、发明用火，从狩猎生活、发明农牧，从茹毛饮血、饥不择食，从生存需要与疾患作斗争，无意识地从资源调查中，逐渐使用药物并使"药物治病"理念萌芽；也就是说，凭借人类"本能"逐渐认知、选择所需物质用以治病疗疾而逐渐产生了医药。

旧石器、新石器时代的原始人群，在渔猎、采集果叶等求生存斗争过程中，在极其困难的食药同源实践中，有意无意地进行了中药资源调查，并通过调查与应用实践，初步发现了一些动物药、植物药和矿物药，说明人类的医疗保健活动是和生产、生活实践紧密相连的。依据古代传说和现代考古发现，可探知中国传统医药的起源，可探究在没有文字的远古时期，中国的传统医药已经萌芽并逐步发展。

（二）"神农尝百草"的传说与食药同源

中药资源调查及其相关活动构成了认识中药和著录中药的基础。传说中的上古时期医药学代表人物，与药学和中药资源调查有关的应该是"神农"和"桐君"。

有关"神农尝百草"的最早文献记述，大约在西汉初期或更早。例如，西汉初刘安及其门客所撰的《淮南子·修务训》云："古者，民茹草饮水，采树木之实，食蠃蚌之肉，时多疾病毒伤之害。于是神农乃始教民播种五谷，相土地宜、燥湿肥饶高下，尝百草之滋味、水泉之甘苦，令民知所辟就。当此之时，一日而遇七十毒。"西汉初陆贾的《新语》亦云："民人食肉饮血，衣皮毛；至于神农，以为行虫走兽，难以养民，乃求可食之物，尝百草之实，察酸苦之味，教人食五谷。"教原始人群趋利避害，注意在寻求可食之物中，辨知其有毒与无毒，则在食药同源与医食同源实践中逐步发现药物。晋代干宝《搜神记》载："神农赭鞭，鞭百草尽知其平、毒、寒、温之性，臭味所主……"这些生动而形象的记述，皆反映了炎帝神农率华夏先民，尝百草，探滋味，察其形色，知其气味，堪作某药，可治某病；如此认识药物，发明医药。

神农尝百草，在求生存中逐渐发现药物。关于神农氏尝百草之遗迹，《述异记》有"成阳山中神农氏鞭药处，一名神农原、药草山，山上有紫阳观，世传神农于此辨百药，中有千年龙脑"，"太原神釜冈中，有神农尝药之鼎存焉"。《路史》中叙述的传说史事有"磨蜃鞭茇，察色嗅，尝草木而正名之，审其平毒，旌其燥寒，察其畏恶，辨其臣使，厘而三之，以养其性命而治病，一日之间而七十毒，极含气也"。上述之鞭药磨蜃、察尝……实质是在辨别药性过程中的某种加工，甚至已含有原始的实验思维推理总结过程。原始人类对植物药的应用，当以单味药为主，抑或少数几味药合用。在经济相对落后、传统知识和用药经验保存相对完整的少数民族地区，我们能窥其大概。如鄂伦春族用"八股牛"草根、"那拉塔"小树熬水擦患处，或用"乌道光"树皮包患处以消肿；普米族用"挖耳草"泡酒治疗疮，用黄芩研细加水包患处治痛，用羌活、独活、木通泡酒服治腰肌劳损和风湿性关节炎；佤族用独子叶治肠胃病和便秘，用桂树皮健胃；景颇族用"嘴抱七"根含口内治牙痛；彝族用石尾草治疟疾。这些运用植物药的朴素经验，在各民族的口耳相传中，早已成为各民族医疗共同所有的知识和记忆，一直绵延流传。这些存留在民族地区、反映各民族原始社会时期的植物药用药经验，对我们研究原始人类、发现和使用植物药的早期史实有很好的启示作用。

除典籍记述外，民间及医药界对"神农尝百草"的传说和描述，形象生动地反映了以"神农"为代表的先哲们，跋山涉水，不畏艰险，深入实地寻访药物，并勇于实践，从而知晓药草，用于疗疾除患。传说中的"神农"，牛头人身，力大无穷，教民播种五谷，以为民食；制作末耜，以利耕耘；织麻为布，以御民寒；陶冶器物，以储民用等。据传，神农在从事药物调查采集中，做了两只大口袋随身携带，一只挂在身子的左边，一只挂在身子的右边，每尝一种后觉得可食用的药草，就放在左边口袋里，以供食用；觉得能服用治病的，就放在右边口袋里，以作药用。历经无数次的野外调查与亲身体验，发现其中的药物，或甘，或苦，或酸，或咸，或辣；有的食后令人神清气爽，强筋壮骨；有的食后能祛风除湿，止泻止痛……如此这般，尝百草，辨药性，治病救人，深受先民拥戴。相传在山西太原神釜冈，"神农"铸了一只大鼎，把采来的药草放在鼎里，煮汤或熬膏，再亲自尝药后用于治病，并屡获奇效。当然，在查药源、识药性的过程中，有时也难免碰到凶险，遭遇不测，中毒呕吐，甚至昏迷不醒。

传说有一天，神农看见一片低矮的树丛中长有许多小嫩叶，便采了一两片含进嘴里，不知怎的，那嫩叶就滑落到肚里，漂来荡去，没承想这叶片竟然将他的内脏都擦洗得清清爽爽，很是舒服。于是，神农特意把那采集来的嫩叶放于左边口袋里，并给它取名为"查"——此即至今海内外广为饮用的"茶"。还传说有个得了疑难杂症的病患，需要一种很难寻的药草应对，神农找了很久，终于发现那药生长在陡峭的高山崖壁上。为此，他教民"架木为屋，以避凶险""架木为梯，以助攀缘"。千方百计地搭木架，攀悬梯，终于爬上那陡峭的岩壁，采到了被后人命名为神药的"灵芝"，不但治好了那些疑难病症，而且还另采得了良药 400 多种。相传神农架木为屋、搭架采药、救民疾夭、教民稼穑之地——就是位于今湖北西部并与重庆巫山县毗邻之地，那里是天然中药资源宝库。人们为了纪念神农，遂将此地命名为"神农架"，且留名至今，以永志神农的恩德。如今"湖北神农架"已被列为世界自然遗产。

"神农尝百草"的传说不仅汉族有，在我国少数民族中，特别是与炎帝神农有着深厚渊源的苗族等少数民族地区，自古以来也流传有不少的神奇传说。比如，主要分布于贵州、湖南、云南、广西等地区的苗族人民，则与神农炎帝有着极其深厚的历史渊源和"神农尝百草"神奇而美妙的传说。苗族民间至今还广为传唱的神奇古歌《开天辟地歌》中的"从斗盘古果督叉制列，创嘎乃喃处药王，黛乍黛雄尼河水，斗乃以叉帕国皇"（汉语对苗族古歌的记音），即生动地咏颂了神农与苗族先民的密切关系。其歌词大意是："天地盘古先开创，世上日月分阴阳；神农皇帝创医药，世人称他是药王；汉族苗族都一样，世人起源于女皇。"湘黔交界腊尔山一带的苗族民间，至今还相传神农"药王爷爷"是一个周身奇亮、状如玻璃般透明的并有双翼能飞的神人，说他不畏艰难险阻，披星戴月地为苗民"岔税岔嘎"（贵州东部苗语，意为"寻找良药奇方"）。其有赞歌，译为汉语曰："药王药王，周身晶亮；穿山越谷，奔走如常；露宿食果，寻药找方。"苗族古老传说与汉族传说的"神农尝百草"非常相似，相传神农乃玲珑玉体，能见其肺腑五脏，具奇特功能；否则，焉能回答如明代周游的《开辟衍绎》之所诘："若非玲珑玉体，尝药一日遇十二毒，何以解之？"

1974 年，山西应县木塔发现了一幅辽代绘画《神农采药图》，画面描绘的是神农采药归来时的形象，图中神农头束高髻，面丰圆润，长鼻凤目，跣足袒腹；右手擎灵芝，左手携药锄，身背药篓，肩披兽皮，腰围叶裳，着过膝短裤，负木杖，杖首挂着竹笠、葫芦、拂尘，步履矫健地走在山石间，面露喜色，充满着满载而归的欢欣。

现山西长治市是炎帝神农氏及其后裔的主要生活地区，当地的羊头山在上党区、长子县和高平市交界处，海拔 1297.2 米，危峰挺立。因山形似羊头而得名，有神农城、神农井、神农庙、五谷畦、神农洞、神农祠、炎帝行宫和炎帝陵等遗迹。据当代学者最新考证，羊头山是中华民族祖先炎帝神农氏亲尝百草、播种五谷、发明农业之地。

跋山涉水，尝遍百草，神农氏为民找寻治病良药。"神农尝百草"的中药资源调查及其实践应用过程，虽是远古先民为生存生活需要而进行的，但其确是难得的医药实践应用的伟大成果，对后世的作用与影响极大，并为我国第一部药学专著《神农本草经》的问世奠定了坚实基础。这正是中国传统中医药体系之源，对中国传统药学的酝酿萌芽与形成发展起到了巨大作用，同时也充分体现我们远古祖先所做出的不朽贡献。至今，华夏子孙一直不忘功高盖世的神农炎帝，尊奉他为中国远古神话中的太阳神，被后人尊称为"神农大帝"。

评 述

　　植物类中药的发现和使用，历来有神农氏尝百草而始有医药的传说。《淮南子·修务训》："神农……尝百草之滋味，水泉之甘苦，令民知所避就，当此之时，一日而遇七十毒。"皇甫谧《帝王世纪》："伏羲氏……选书契以代结绳之政，画八卦以通神明之德，以类万物之情，所以六气六腑六脏，五行阴阳，水火升降得以有象，万物之理，得以类推，炎黄因斯乃尝味百药而制九针，以拯夭枉焉。"又说："（黄）帝使岐伯尝味草木，典主医药，经方、本草、《素问》之书咸出焉。"炎帝神农氏对药物的发现所做的贡献，为后世学者所认同，如《世本》有"神农和药济人"；《通鉴外记》有"民有疾病，未知药石，炎帝始味草木之滋，尝一日而遇七十毒，神而化之，遂作方书，以疗民疾，而医道立矣"；《搜神记》有："神农以赭鞭，鞭百草尽知其平、毒、寒、温之性，臭味所主……"《史记·补三皇本纪》也有"神农氏以赭鞭鞭草木，始尝百草，始有医药"。

　　动物类中药的发现与人类的狩猎和畜牧活动有着密切的联系。在未发明用火之前，人们只能生啖肉，渴饮血；随着用火特别是人工取火的发明，很多动物肉类成为人们的主要食物来源，人们更多地接触到了动物的肉、脂肪、内脏、骨骼及骨髓等，从而促进了人类对各种动物及其营养与毒副作用的认识，并进一步为认识其药用功效不断积累经验。我国某些少数民族的用药经验中，动物类中药的应用占较大的比例。如彝族用麝香疗蛇毒；纳西族利用蚂蝗吸瘀血；鄂伦春族用鹿心血拌红糖、黄酒口服治疗心动过速，用熊胆拌温水口服或擦患处治眼疾，用鹿心晒干研末口服或擦患处治咳嗽；佤族用熊胆泡酒口服或擦患处治咽喉痛或退高热等。这些生动的事实反映了动物类中药发现和运用的最初状况。

　　关于我国药物，特别是植物类中药的最早发现和使用，在古代主要归功于神农。研究者普遍认为，历史上的神农氏，不是专指某一个人，而是指整个以炎帝为首领的氏族部落。我国药物的发现和使用，主要来自这个群体无数次的尝试实践经验积累。正是因为这种早期的野外植物采集、动物狩猎及其相关动植物知识的获取和经验积累，才有了后期目的更为明确的中药资源调查活动的开展，才有了我国第一部本草著作——《神农本草经》的诞生。

第二节 夏、商、周时期

一、概述

在夏、商、周时期（约前 2029—前 221）这个历史阶段中，我国从分散逐步走向统一。先秦时期，夏朝是中国历史上的第一个世袭制朝代，中国历史上的"家天下"，自夏朝建立始，开中国近4000 年世袭制之先河。司马迁《史记·夏本纪》据《尚书》及有关历史传说，系统地叙述了由夏禹到夏桀约 400 年间的历史，展示了由原始部落联盟向奴隶制社会过渡时期的政治、经济、军事、文化及人民生活等方面的概貌。夏朝共传 14 代 17 王，延续约 471 年。但因夏桀无道，为商汤所灭，遂建商朝。

《史记·殷本纪》系统记载了商朝历史，描述了商部族兴起并直至灭亡的历程。商朝又称殷、殷商，是中国历史上的第二个世袭制朝代。商汤率诸侯国于鸣条之战灭夏后，在亳（今河南商丘）建立商朝。其后裔盘庚迁殷（今河南安阳）后，"殷商"并称。商朝前后相传 17 世 31 王，延续 600 年。末代君王商纣无道，周武王率诸侯伐纣，牧野之战击败商纣，遂建周朝。

周朝是中国历史上的第三个世袭制王朝。《史记·周本纪》载："周后稷，名弃。……后稷之兴，在陶唐、虞、夏之际，皆有令德。"周武王灭商建周，传至周幽王（公元前 781 年）后，朝政腐败，国人怨声四起，激起人民反抗，公元前 771 年，少数民族犬戎攻入镐京，杀死周幽王，西周灭亡。幽王的儿子周平王继位，将王都迁到洛邑，进入史称的"东周"时期。东周分为春秋和战国两个时期：春秋时期（前 770—前 476）有鲁、齐、晋、秦、楚、宋、卫、陈、蔡、曹、郑、燕、吴、越等诸侯国；战国时期（前 475—前 221）有秦、魏、韩、赵、楚、燕、齐等诸侯国；至公元前 221 年，秦始皇灭齐、楚等六国而完成统一。

在此大时代背景下，自上古时代的医药起源探寻，到酝酿萌芽至医药文化，也随之得到进一步的发展，并为中国传统医药体系的重要部分——中药资源调查及其实践应用所酝酿形成的中国传统药学奠定了基础。

二、中药资源调查与成果

（一）"藥（药）"字的出现与重要意义

"藥（药）"字，迄今已知其出现不晚于周代。我国历史上现存最古老的典籍之一《尚书》中已有该字的记载；"药"字是中国传统医药学体系中极具重要意义的基本概念，其意义之重大当不言而喻。

经文献调查，先秦时期出现的"药"字，在《易经》《论语》《庄子》《国语》《礼记》，以及《说文解字》《尔雅》等典籍中皆有记述与理解。

从考古发掘的青铜器铭文等出土文物的金文"药"字可更进一步窥知，"药"字的出现与我们祖先对以植物为主的中药资源调查及其实践应用的体验密切相关。"药"为用以治病的草木，则表示将特殊草木材料敷在伤口部位用之治病或用之疗疾。而这一认知，正是我们祖先经过中药资源调查并经反复实践应用的结果；"药"字的出现，也是中药资源调查及其实践应用的重要成果。

汉代许慎《说文解字·卷一·草部》云："藥，治病艸，从艸樂声。"清代段玉裁《说文解字注》云："治病草。《玉篇》引作治疾病之草总名。"（见图1-2-1）

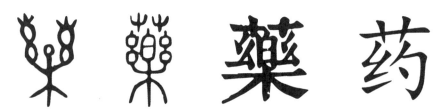

图 1-2-1　药字（金文、篆文、繁体、简体）

（二）最早的药物分类及其适生环境

在中药资源调查及实践应用基础上，我们的祖先对动植物药逐渐有了更多认识，并进行了最早的药物分类及其适生环境的论述。经文献调查，相传周公（姬旦）所编撰的儒家经典《周礼》，即持此论。周公是商末周初著名的政治家、思想家、军事家及文学家，其《周礼》所涉及的内容极为丰富，大至天下九州，天文历象；小至沟洫道路，草木虫鱼。凡邦国建制，政法文教，礼乐兵刑，赋税度支，膳食衣饰，寝庙车马，农商医卜，工艺制作，各种名物，典章制度，无所不包，堪称上古文化史之宝库。例如《周礼·地官·大司徒》中载："大司徒之职，掌建邦之土地之图与其人民之数，以佐王安扰邦国。以天下土地之图，周知九州之地域广轮之数，辨其山林、川泽、丘陵、坟衍、原隰之名物。而辨其邦国、都鄙之数，制其畿疆而沟封之，设其社稷之壝，而树之田主，各以其野之所宜木，遂以名其社与曰医。以土会之法，辨五地之物生：一曰山林，其动物宜毛物，其植物宜皂物，其民毛而方。二曰川泽，其动物宜鳞物，其植物宜膏物，其民黑而津。三曰丘陵，其动物宜羽物，其植物宜核物，其民专而长。四曰坟衍①，其动物宜介物，其植物宜荚物，其民皙而瘠。五曰原隰②，其动物宜臝物，其植物宜丛物，其民丰肉而庳。因此五物者民之常。"从这篇《周礼·地官·大司徒》记述中，可见那时大司徒的职责，是掌管天下各国土地的地图与记载居民的户籍，以辅助周王安定天下。再依据天下土地，遍知九州地域面积之数，辨别各地的山林、川泽、丘陵、坟衍、原隰的名称与所出产之物，辨别天下诸侯各国和王畿之内的采邑数，制定各国的畿疆而挖沟起土以为界。设立各国社稷的壝坛而以树作为田主，各用当地田野所适宜生长的动植物而种养；于是就将动植物的生境适应相关性，分为5类（见表1-2-1）。

表1-2-1 五地名称与所适宜生长的动植物

五地	所宜动物	所宜植物
山林	毛物（如貂狼之类）	皂物（如柞栎之类）
川泽	鳞物（如鱼蛇之类）	膏物（如莲芡之类）
丘陵	羽物（如翟雉之类）	核物（如李梅之类）
坟衍	介物（如龟鳖之类）	荚物（如荠荚之类）
原隰	臝物（如虎豹之类）	丛物（如萑苇③之类）

上述《周礼·地官·大司徒》之动植物分类，经中药资源调查与适宜区分析，依今而论，可按照符合下述动植物的生长特点与生态环境要求，来进行辨别分类与安排生产。

山林，适宜于养殖皮毛细密的动物，种植可供染色用的植物；川泽，适宜于养殖生长鳞甲类的动物，种植结子多的植物；丘陵，适宜于养殖有羽毛的动物，种植有果核的植物；坟衍，适宜于养殖生长有甲壳的动物，种植有荚角的植物；原隰，适宜于养殖毛短而浅的动物，种植丛生的植物。

上述动植物分类的依据和特点，基本适宜于药用动植物野生与种养；是我国最早的药用动植物分类；而且其有关生态环境适宜性的记述，以及其"以土会之法，辨五地之物生"等记述，是我国最早根据土壤特质，合理选择适宜药用植物种植的论述；较充分而合理地体现我国中药材产地生产适宜性区划的论述，值得珍视。至于如其"以五味、五谷、五药养其病"之说，更是后世关于中国传统中药的分类和五味（辛、甘、酸、苦、咸）理论建立之先声；且其"五药"也反映了周代药物的品种在不断增加，其用药经验亦日益丰富，对药物分类又进一步增修为"草、木、虫、石、谷"。

---

①坟衍：音 fén yǎn。为水边和低下平坦的土地。

②原隰：音 yuán xí。广平与低湿之地，亦泛指原野。

③萑苇：音 huán wěi。蒹长成后为萑，葭成后为苇。

从上可证，中药资源的动植物分类与生境关系密切，早在《周礼》典籍就有其总结记述，是我们祖先对药物分类与其生境相关性最早认知的难得成果。

（三）动物药材龙骨与甲骨文的发现

龙骨是一味中药，来源于古代大型哺乳动物的骨骼化石。《本草纲目》记载其具有"益肾镇惊、止阴疟、收湿气脱肛、生肌敛疮"的功效。我国殷商甲骨文的发现与中药龙骨密切相关。

甲骨文是我国目前最早的可识文字，主要刻于兽骨（多为牛胛骨、鹿头骨）、龟甲（腹甲、背甲）之上。1899年，时任国子监祭酒的金石学家王懿荣在一次生病抓药时偶然发现了中药龙骨上的甲骨文，龙骨成为发现甲骨文的重要契机。

20世纪初河南安阳发现殷墟，1928年正式开始考古发掘，先后出土有字甲骨约15万片。发掘到的甲骨片上差不多都有红色或黑色的物质。经研究，甲骨片上的红色文字（即甲骨文）是朱砂写的，而黑色者却是含碳物质。这些甲骨片是晚商王朝利用龟甲、兽骨进行占卜的产物，甲骨文大多就是对这种占卜所做的记录，也有少量是其他的记事文字。

殷墟甲骨文是在地下沉睡了至少3000年之久的文化瑰宝，由甲骨文中所记载的资料将中国有文字记载的可信历史提前到了商朝。同时，也是中药资源及其医药实践应用、调查与考古相结合的难得成果。其发现与研究为我国殷商时期科学（含中国传统医药等）文化的发展历史提供了极为珍贵的文献实证资料。

（四）矿物药朱砂的发现与多种应用实践

从殷墟发掘出土的甲骨文考证研究发现，其甲骨片上差不多都有红色或黑色的物质。朱砂在殷墟甲骨文中的应用，如殷墟五号墓出土的研磨朱砂的工具及应用朱砂涂了的甲骨文刻字，更充分地说明我们祖先至少在商代，就已有朱砂在非药用方面的广泛应用，并在实践中还有不少发明创造。

（五）先秦历史典籍中与中药资源调查相关的内容

1.《山海经》

《山海经》是我国现存最古老的先秦文献之一。全书18卷，经文献调查与考证，其中"山经"5卷、"海经"8卷、"大荒经"4卷、"海内经"1卷，共约31000字。《山海经》所载的大部分是历代巫师、方士和词官（文学侍从之臣）的踏勘记录，经长期传写编纂而成。

《山海经》中记载了不少医药学知识，其中记载的药物有 353 种之多。其所录药物可分为治疗、预防疾病及养生、具毒副作用和有药名无具体作用记述 5 类。据研究统计，《山海经》收载的用以防病治病或药食同源的中药资源，一说有植物药 55 种、动物药 69 种、矿物药 4 种和其他药物 4 种，共计 132 种。其中，治疗目疾的有 7 种、治疗风疾的有 6 种、治疗肺病及耳疾的有 3 种等；且多是一药治一病或一药治二病，而少有一药治数病者。也有记载，有治疗疾病作用的药物 49 种，其中有杜衡、荣草等草类 13 种；羊桃、丹木等木类 5 种；螐渠、肥遗等鸟类 9 种；领胡、朏朏等兽类 6 种；旋龟、三足龟介类 2 种；滑鱼、飞鱼等鳞类 12 种；天婴（状如龙骨）、器酸，分类不明类 2 种。其可治疗内科疾病如心痛、腹痛、风、吐等 22 种；治疗外科疾病如痔、瘿等 8 种；治疗皮肤科疾病如疥、痤等 7 种；治疗五官科疾病如聋、瞽、嗌痛 3 种等。有预防疾病作用的药物 39 种，其中，有无条、牛伤等草类 4 种；迷谷、嘉果等木类 5 种；当扈、青耕鸟等类 6 种；耳鼠、象骨等兽类 5 种；珠鳖、三足鳖等 4 种；箴鱼、冉遗鱼等 12 种；帝台浆水，1 种；育沛，分类不明 1 种。

《山海经》中还记载有可预防内科疾病，如迷、瘕疾等的药物 21 种；预防外科疾病如疽、痈等 3 种；预防皮肤科疾病如疥、疣等 3 种；预防五官科疾病如耳聋等 3 种等。有用于养生的药物共计 31 种，其中有祝余、鬼草等草类 9 种；蒙木、帝休等木类 10 种；黄鸟等鸟类 5 种；狌狌、鹿蜀等兽类 5 种；尚言及如三足龟食之无大疾，箴鱼食之无疫疾等，其可使人强身健体、舒心畅怀、增强记忆等。但也载有毒剧作用的药物，共计 31 种，如莽草、芒草等。

《山海经》在山川物产记载里，述及不少动植物和矿物，其中尤以矿产的记载最为详细，提及的矿物产地 300 余处，有用矿物达七八十种，并把它们分成金、玉、石、土 4 类，其中，不少是用以防病治病或药食同源的中药资源。尽管这些物产的记述有不少带有怪诞迷信及难解的成分，但也是我们祖先进行中药资源调查的难得成果。

2.《诗经》

《诗经》是我国第一部诗歌总集，共收入自西周初期（公元前 11 世纪）至春秋中叶（公元前 6 世纪）500 余年间的诗歌 305 篇。

经文献调查与考证，《诗经》对广大人民在生产、生活与疾病斗争和寻找食物、药物的过程中，所发现的益于身心健康的中药种类记载不少，尤以食用植物药为多，也记载了不少动物药，且多为野生采集所认知的，充分而生动地体现了我们祖先开展中药资源调查的经验。据相关研究统计，《诗经》中所记述的药物有荇菜、苍耳、艾叶、李仁、桑叶、桑椹、桃仁、葛根、泽泻、芍药、木瓜、荷叶、莲实、白茅根、益母草（蓷）、车前草（苤苢）、虻及鲤、鲂、鳣鱼等 330 多种。例如"荇"即睡菜科多年生水生植物荇菜 *Nymphoides peltata* (S. G. Gmelin) Kuntze，又名莕菜、水荷叶等，具清热利尿、消肿解毒之功效，其嫩叶可食用，又有净化、美化环境及可作青绿饲料等功用。又如"苍耳"即菊科一年生草本植物苍耳 *Xanthium strumarium* L.，又名菜耳、野茄、枲耳等；苍耳子（即苍耳果实）辛、苦，温，有毒，具散风湿、通鼻窍、止痛杀虫等功效；苍耳茎、叶苦、辛、凉，有小毒，具祛风散热、解毒杀虫等功效。

3.《楚辞》

《楚辞》是《诗经》之后，我国古代又一部具有深远影响的诗歌总集，是战国后期伟大爱国诗人屈原的代表作品。

经文献调查与考证，屈原的作品中涉及中药资源的诗歌有 19 首，仅植物药就有 50 种，多为芳香植物；其重复出现次数达 238 次、190 多句。《楚辞·离骚》中记述了菖蒲、泽兰、花椒、佩兰、肉桂、木兰、芙蓉、辛夷、芷、艾等多种中药。例如，"杂申椒与菌桂兮，岂维纫夫蕙茝"（"申椒"即花椒，"菌桂"即肉桂，"蕙"即佩兰，"茝"即白芷）；"制芰荷以为衣兮，集芙蓉以为裳"（"芰荷"即菱，"芙蓉"即荷花）；"户服艾以盈要兮，谓幽兰其不可佩"（"艾"即艾叶）等。

屈原对于中药栽培、采集、味性、功效与应用等方面亦有涉及。如"秋兰兮麋芜，罗生兮堂下"，"绿叶兮素枝，芳菲菲兮袭予"，"秋兰兮青青，绿叶兮紫茎"，乃言秋兰和麋芜并列而生，既枝叶绿茂，又气味芳香。"余既滋兰之九畹兮，又树蕙之百亩；畦留夷与揭车兮，杂杜衡以芳芷"，"荼荠不同亩兮，兰茝幽而独芳"，即屈原自述种植有泽兰九畹（每畹合 12 亩）及佩兰百亩，并在一垄垄留夷、揭车草药地里间套种了杜衡与白芷，并指出苦菜不能与荠菜种植在一起，佩兰、白芷宜种植在阴凉之地，方能生长繁茂、苗壮成长。又云："冀枝叶之峻茂兮，愿峻时乎吾将刈。"则言植物药材应当在其生繁茂时收割方才合理。其"稻粢穱麦，挐黄粱些，大苦咸酸，辛甘行些"，"挫糟冻饮，酎清凉些"，又对不同药物的不同性味加以阐明。

屈原还第一个提出了药汤沐浴，如"浴兰汤兮沐芳"，乃指煮佩兰、白芷等香草为汤沐浴（沐，指用热水香汤洗头发；浴，指用热水香汤洗身体）。在居住环境上，屈原提出："合百草兮实庭，建芳馨兮庑门。九嶷缤兮并迎，灵之来兮如云。"在庭院周围广种百草，创造优美芳香的居住环境，以便有益于健康。屈原又指出："荪壁兮紫坛，播芳椒兮成堂。桂栋兮兰橑，辛夷楣兮药房。罔薜荔兮为帷，擗蕙櫋兮既张。"则说明用荪草垒墙壁、紫贝砌成的庭院，可很好避风除湿；用椒泥涂饰墙壁，可取其温暖芳香；用桂木建造屋梁，可避秽泄浊；用辛夷做屋椽和门梁，可疏风散寒。其虽用夸张文笔吟咏，但具有一定的医药学原理。同时，屈原还提出"九折臂而成医"，并对精神因素所致的疾病，提出要注意避免精神内伤："背膺牉以交痛兮，心郁结而纡轸。"另外，在屈原的诗歌里也对药用动物有所涉及，经统计约有鸥、龟、熊、犬、牛、雉、马、蛇、蜂及蛾等 20 多种。

文献调查还发现，屈原在其《楚辞》里，据药物形态、性味等特性，将其分为"香草"与"莸草"两类，如将芝兰（即中药材零陵香）、芷（即中药材白芷）、荪茎（即中药材菖蒲）及女萝（即中药材菟丝子）等，列为香草类，共计 44 种；将葛根（即中药材葛根）、艾（即中药材艾叶）等，列为莸草类，共计 11 种。

评 述

从远古至夏商周及秦王朝建立的先秦时期，"神农尝百草，一日遇七十毒"等医药传说，食药同源等医药起源、酝酿萌芽的艰辛过程，"药"字的发现与其重要意义、最早的药物分类与生境相关性，以动物药龙骨、矿物药朱砂为代表的中药资源调查与应用中的创造发明及其实践所获的成果，《尚书》《周礼》《史记》《淮南子》《山海经》《诗经》《楚辞》等经史子集文献典籍中蕴含的中医药知识及其反映的中药资源调查及成果，均生动而深刻地体现了我们的祖先在生息劳作的中国大地上，在与自然和疾病的斗争中，创造了独具特色的中国传统医药学，促进了中国传统药学与方药（医方）的酝酿萌芽和形成发展。

人类医学思想起源于远古时代。疾病与人类的生命活动相伴相生，人类有了医疗的需求，就有了中药资源的寻找、采集和调查。神农氏尝百草而始有医药，"由此医方兴焉"（西汉刘向），并历尽艰辛，在数千年乃至更为久远的历史长河里，我们祖先在中药资源调查及其应用等实践活动中获得了新知和积累，为此后的秦汉时期以《神农本草经》为代表的中国传统药学的形成、建立与发展，奠定了坚实的基础。

第二章
秦汉时期

一、概述

公元前221年，秦始皇吞并六国，形成统一局面，建立了专制主义中央集权的封建国家。贵族制度崩溃，农奴得到解救，成为较为自由的农民阶级，生产力提高，农业生产发展，工商业亦随之发展，经济渐趋繁荣，民众生活向上，医药也随之进步。秦朝存在时间虽然很短（秦始皇传至秦二世，仅有16年），但意义重大，"车同轨""书同文"，加强中央集权，国家的统一和封建制度的建立，开创了药物学两千多年来在封建制度下发展的历史。文字的统一，度量衡的统一，为汇集整理春秋战国各地的药学经验并使之流传后世创造了有利条件。

汉朝（前206—公元220）是继秦朝之后的大一统王朝，分为西汉和东汉时期。两汉时期奠定汉地范围，极盛时东并朝鲜，南包越南，西逾葱岭，北达阴山。当时的汉朝约与同时期的欧洲罗马帝国并称为世界上最先进而文明的强大帝国。汉朝是我国封建王朝兴盛时期，为总结整理先秦蕴积的大量药物资料准备了必要条件。"本草"一词的出现，表明这一学科已从经方中分立出来，体现了中医药学对于药物及其来源的重视。其后，多种药学专著的涌现，开始了本草发展的新纪元。

秦汉以来，在中央集权封建制统治下，开疆拓土，中外交通，友好往来，生产力提高，经济日益发展。在各种学术思想及其他自然科学成就的影响下，促使我国的药学在汉代也获得空前的发展，出现了世界上最早的一部本草书——《神农本草经》，这是一部继往开来的本草著作，为后世本草起了启示作用，也是中国药物学及其学术体系的奠基之作。

《神农本草经》收载药物365种，简述药物名称、别名、性味、功效、主治、生长环境等内容，还有少量的药物性状论述。可以见得，这些内容的整理和编撰，都应该是在前期中药资源调查的基础上完成的。

二、中药资源调查与成果

（一）"本草"概念与中药资源调查

1. 医药分途，"本草"一词之出现

"本草"一词最早见于西汉，这在本草史上具有划时代的意义。本草不仅意味着中国药学有了专有名词，而且在历史典籍中亦有所记载，本草已成为中国传统医药学中的一个专门的学问。

班固《汉书》中，3次出现"本草"一词。《汉书》卷二十五《郊祀志》记载："候神方士、使者副佐、本草待诏，七十余人，皆归家。"颜师古注："本草待诏，谓以方药本草而待诏者。"可见本草家已进宫廷，朝廷以本草而待诏，可见其已占有一席之地，职位之稳固。《汉书》卷十二《平帝纪》又载："（元始五年）征天下通知逸经、古记、天文、历算、钟律、小学、《史篇》、方术、《本草》及以《五经》《论语》《孝经》《尔雅》教授者，在所为驾一封轺传，遣诣京师。至者数千人。"这段文字将本草与天文、历算等学科和经典著作传授者并列，可见本草俨然已成为一种专门的学问，享有很高的地位。《汉书》卷九十二《游侠传》记载："楼护字君卿，齐人。父世医也，护少随父为医长安，出入贵戚家。护诵医经、本草、方术数十万言，长者咸爱重之，共谓曰：'以君卿之材，何不宦学乎？'由是辞其父，学经传，为京兆吏数年，甚得名誉。"这段文字记载了先从医后入仕的医家楼护为医及诵读医经、本草等事迹。可见，当时传统医药的从业者必须精通医经、本草、方术。虽然我们不清楚医药学家楼护所诵读的"本草"为何种本子，有若干卷，但其必然占有相当分量，否则，怎能将此"本草"一书与"医经"并列。足见本草作为一种药物的专门学问，在中国传统医药学中具有重要地位。

"本草"是在中国传统医药学中具有较为丰富内涵的专用词。"本草"之名，源远流长。西汉时期"本草"一词，既有从事某一职业的官职名"本草待诏"，又有指为一部药物典籍及其相关药物的专门学问，亦可专门指向中药的基原，广义上讲也是中国传统药学的特称。本草正是中国古代先人在从事中药资源调查后所形成的中药知识和经验，它的产生应不晚于西汉末，它是我国先民从事中药资源调查与实践应用成果的反映。正是这种中药资源调查的知识和经验积累，为我国历史上第一部本草著作《神农本草经》的编撰和完成奠定了坚实的基础。

2. 中药资源调查实践与《神农本草经》

（1）《神农本草经》——秦汉时期用药的经典

《神农本草经》又名《神农本经》《神农本草》，简称《本经》，是我国现存最早的一部药学专著，是我国古代民众与疾病斗争的知识和经验的积累，它总结了汉代以前治病用药的成果，是我国药物学的开山之作。

"神农"是传说中我国远古时期农业和医药的发明者。西汉时人著述好托古之风，所谓"世俗之人，多尊古贱今。故为道者，必托之神农、黄帝，而后始能如说"（刘安《淮南子·修务训》语）。《神农本草经》一书的编撰，实乃仰仗我国远古以来广大先民、诸多医药学家长期医药实践收集整理、总结提升之结果，而绝非一时一人之功。所谓"经"，一是古代专述某一事物或技艺之书，如《山海经》《茶经》等；二是作为典范的书，如《十三经》（《诗经》《尚书》《礼记》《易经》《论语》《尔雅》等13种著作）。《神农本草经》两者含义皆有，它是中国药学的经典之作。

《神农本草经》成书经历了口耳相传、记录整理、形成文字，再逐步编纂完成的过程。书中所记载的药物遍及全国，可见它的主体形成于秦汉统一之后，约在西汉时期完成见书。由于年代久远，《神农本草经》原书早已亡佚，但其主体内容通过后世的本草著作保存了下来。

（2）《神农本草经》内容特色及影响

《神农本草经》编纂采用的是将序录、药物各论分列的编写模式。序录即药物总论。其归纳出的13条药学理论原则，古朴精练，言简意赅，对以往零散的药学知识进行概括和总结，后逐渐形成了中药理论之精髓，并由此奠定了中国传统药学的理论构架。

序录中的第1—4条，论述收载药物总数365种，并分为"上、中、下三品"。第5—9条，是论药物方剂、君臣佐使配伍的地位和作用，首次提出了"君臣佐使"的方剂理论，该理论一直被后世方剂学所沿用；又论药物的阴阳配合、七情、五味、四气、有毒、无毒、采造时月、真伪陈新，以及药物的丸、散、汤、酒、膏、煎诸法，药性调剂宜忌，并随药性，不得违越。第10—13条，乃论药物应用时的必察病源、药物用法、对证用药必随其所宜，以及药物治疗的用药时间与先后等注意问题。

《神农本草经》还发展了《周礼》的"五药"分类法，首创以药物"养命、养性、治病"与"良毒、药性、主治"功效为依据的用药原则，将所载的365种药物，其中植物类中药252种，动物类中药67种，矿物类中药46种，根据药物的效能和使用目的不同，按"上、中、下三品"分类，这是我国最早的药物分类法，实开以药物效用分类之先河。其收载的药物，经过长期临床实践和现代科学研究，证明绝大部分药物的功效是正确的。其中200多种药物至今仍沿用不替，对后世本草理论与应用发展影响甚大，历代医药学家都将其奉为圭臬。

《神农本草经》曰："上药一百二十种，为君，主养命以应天，无毒，多服、久服不伤人。欲轻身益气、不老延年者，本上经。中药一百二十种，为臣，主养性以应人，无毒、有毒，斟酌其宜。欲遏病补羸者，本中经。下药一百二十五种，为佐使，主治病以应地，多毒，不可久服。欲除寒热邪气、破积聚、愈疾者，本下经。"又曰："药有君臣佐使，以相宣摄。合和者，宜用一君、二臣、五佐，又可一君、三臣、九佐使也。"

又曰："药有酸、咸、甘、苦、辛五味，又有寒、热、温、凉四气，及有毒、无毒，阴干、曝干，采治时月生熟，土地所出，真伪陈新，并各有法。"

书中论述的药物三品分类和药物性味，以及药物采收、加工方法的总结和归纳，均离不开医药实践（即早期的中药资源调查活动）。

在药物各论中，每一种药物条目下，均有"药物名称、别名、性味、主治、生境"等方面的内容，如："人参，味甘，微寒。主补五脏，安精神，定魂魄，止惊悸，除邪气，明目，开心益智。久服轻身延年。一名人衔，一名鬼盖。生山谷。""甘草，味甘，平。主五脏六腑寒热邪气，坚筋骨，长肌肉，倍力，金创尰，解毒。久服轻身延年。一名美草，一名蜜甘。生川谷。""干地黄，味甘，寒。主折跌绝筋，伤中，逐血痹，填骨髓，长肌肉；作汤除寒热积聚，除痹，生者尤良。久服轻身不老。一名地髓。生川泽。""术，味苦，温。主风寒湿痹死肌，痉疸，止汗，除热，消食，作煎饵。久服轻身延年、不饥。一名山蓟。生山谷。"这些有关药物名称、别名、生境的论述均反映出编撰者从早期的中药资源调查活动中所获得的知识和经验。

（二）"长生不老药"的资源调查成果

我国古代社会从秦汉开始出现的以追求长生不老、益寿延年、强身健体等为目的之企求，上至君王（如秦始皇、汉武帝等），下至某些人群（如方士等）的追风服石之俗，甚至寻用形形色色的所谓不死仙药——金丹、石药、香药、药食等。其中，如炼丹术与金丹炼制是我国中药资源（尤其是矿物药）调查及其应用的重要成果之一，也是我国制药化学的肇始。

秦汉之际，神仙方士得到帝王的青睐。战国至秦汉，齐燕一带多方士。秦始皇、汉武帝均迷信神仙。秦始皇沉迷于方士邪说，先后派韩终去寻求不死之药，派徐市（福）入东海求神仙，派侯生和卢生访求仙药，此可谓我国历史上首次以国家名义开展的专题性中药资源调查。汉武帝求仙50多年，重用李少君等方士，甚至把自己的女儿嫁给方士，但长生仙药终未得到。

秦始皇奢求"长生不死"之药，曾寄望于朱砂与水银。甚至在秦始皇的皇陵地宫中，大量使用水银建造"银江河"，以求"长生不死"。《史记·秦始皇本纪》云："（皇陵）以水银为百川、江河、大海，机相灌输，上具天文，下具地理。"秦末已知水银是从朱砂中提炼出来的。

关于秦始皇在寻求"长生不老药"的过程中，相传民间曾找到一种叫作"明日叶"的神草，言其可"今日摘叶，明日又生，永生新叶，生生不息"。"明日叶"（伞形科植物明日叶 *Angelica keiskei* Koidz.）是日本天皇的养生秘药，在日本江户时代（又称德川时代，1603—1867），"明日叶"称为"都管草"，在传统药草典籍上有"利尿、通便、滋补、催乳"的记载。日本古籍《综舆新语》载："秦始皇以至尊之身命徐福率三千童男童女赴海外采长生不老药……是即八丈岛的明日叶。"地方史志《八丈岛志》《青岛岛史》均有"徐福东渡"的记载，云"徐福来寻找的仙草其实就是明日叶"。而秦始皇寻求的另一长生不老药草，相传就是"火麻"。火麻（原植物：桑科植物大麻 *Cannabis sativa* L.）是一种较为常见的养生植物，民间常称其果仁为"火麻仁"或"大麻仁"，可用以防治大便燥结，既能排毒又能减肥，是一种滋阴补肾的"长生不老药"。现研究表明，长期食用火麻仁，可滋阴补虚、疏通血脉，对于中风水肿、消化不良、妇人产后疾病，以及便秘、失眠、高血压、高血脂、糖尿病等疾患均有一定的疗效。如广西巴马长寿乡遍植火麻，当地人长期食用火麻或其制品（如火麻油、火麻茶、火麻糊、火麻汤等）的习俗，原住民不但很少患心脑血管疾病，而且多长寿，这可能与长期吃火麻有关。

（三）中药资源调查与本草考古成果

1. 马王堆医书中有关采药、制药和藏药的记述

1973 年，湖南长沙市马王堆三号汉墓出土的古医书中，记有药物的著作有 4 种，即《五十二病方》《养生方》《杂疗方》《胎产书》，其著作约成书于春秋末至战国（前 6 世纪—前 4 世纪），其虽非专门的药学专书，但其记述的有关资料却可以反映出当时药学成就的一个重要侧面。其中有关采药、制药、藏药的论述，也是中药资源调查相关内容的集中反映。

（1）采药

①辨识，古医书所记载的药物形态描述并不多，较为详细的是"毒堇"，云："堇叶异小，赤茎……"；②采期，古医书中所记的采药季节，有"夏日取堇叶，冬日取其本（即根）"，以及五月采茯苓，八月采菟丝子等；③产地，古医书记载了几种药物的产地，如：骈石产于"泰室、少室（今河南嵩山等地）"，青蒿产于荆。虽未言及产地与药材质量的关系，却是所谓"道地药材"的最早期记录。

（2）制药

制药前的药材初加工技艺：①洗涤，古医书中称为"瀚""洒""濯"；②挑选，古医书中称为"择""去""破"等；③过滤，古医书中称为"捉""索""浚""涿"等；以及药物的晾晒、药物的粉碎（切削、捣打、研磨）等。

（3）藏药

古医书中记载了药物的收藏方法，如："善裹以韦""裹以韦藏""裹以缯藏"，即用"韦"

（皮革）、"缯"（丝织品）、"布"加以包裹贮存的，或将药物放入上述物质制成的"橐"（小口袋）、"囊"（大口袋）中收藏。

我国现存最早的医药方书《五十二病方》，是1973年发掘湖南长沙市马王堆三号汉墓时所发现的帛书，原无书名，整理小组按其目录后题有"凡五十二"字样而命名的。《五十二病方》是我国现存最早的医方著作。该书约成于战国时期，作者失考。从其秀丽的书法为带有隶意篆书等考证，马王堆三号汉墓是汉文帝前元十二年（前168年）埋葬的；从字体看帛书的抄写年代，不晚于秦汉之际；从内容看，早于《黄帝内经》成书时期，为我国现存最早的医药方书。《五十二病方》现存1万余字，全书分52题（实质上包括100多种疾病），每题都是治疗一类疾病的方法，少则1方、2方，多则20余方，现存医方总数283个，原数应在300方左右，有少部分已残缺。书中提到的病名现存的有毒、诸伤、狂犬啮、夕下、大带、白处、蛊、诸食病等103个；所治包括内、外、妇、儿、五官各科疾病，所载尤以外科病所占比重为大。《五十二病方》对药学、方剂学均有较大贡献。该书收载的药物有硝石、戎盐、冻土、水银、雄黄、青蒿、卢茹、灌青、啻牢、龙须、艾、良姜、姜、鲋鱼、巂鱼、蜂卵、地胆虫、蚯蚓矢、龟堵、豹膏及百草末等247种，其中约有半数为《神农本草经》所不载。在处方用药方面，则已初步运用辨证论治原则。药物剂型有汤（"煮之，饮其汁"）、丸（"以酒制丸"）、膏（"以巂膏已煎煮膏之"）等。药物剂量有"斤""斗""合"及估计量的"枚""束""把""三指撮"等。药物炮制有"不暴（曝）""阴干""盐以熨"等，并与治疗及服用法结合叙述而较详。特别是酒剂的应用，据统计，马王堆出土的医药方书中，以酒作药名的共出现51次，它是最多见的药物或炮制用辅料。如记载的"令金伤毋痛"方，其用荠、术二药，再用醇酒一中杯，则可达"有顷不痛"之奇效。《五十二病方》所载治法多种多样，除了内服汤药之外，尤以外治法最为突出，有敷贴法、药浴法、烟熏或蒸汽熏法、熨法、砭法、灸法、角法（火罐疗法）及按摩法等。

在马王堆汉墓发掘中，还发现了珍贵的彩绘帛画，其所使用的朱砂、石青、石绿等矿物，既是色彩颜料，又是矿物药，此等矿物药《神农本草经》等著作亦有记述。还发现墓内尸体手中握有香囊，在椁箱中发现熏囊、熏炉等，其中有辛夷、佩兰、桂皮、花椒、茅香、酸枣仁等中药；还用香料浸泡尸体，或者将其放在尸体周围，除了消毒之外，尚对尸体保鲜有所作用。所以，古人用特制的香酒沐浴，以达尸体的防腐败和防自溶等作用。这些也都是古人中药资源调查及其应用成果的体现。

综上可见，马王堆汉墓出土的《五十二病方》，是早于《黄帝内经》成书年代的古老医方。《五十二病方》帛书现藏于湖南省博物馆，马王堆汉墓帛书整理小组所编《五十二病方》于1979年由文物出版社出版。这是中国中药资源调查史上又一罕见药物考古的例证，也是我国秦汉时期中药资源调查及其应用成果的反映。

2.《治百病方》出土医简与中药资源调查

《治百病方》又称《武威汉代医简》或《武威药方》，系 1972 年 11 月于甘肃省武威县旱滩坡东汉墓中出土的汉代竹、木简牍医书，不著撰人，现存 92 枚手写医简。简文内容丰富，可辨识的药方约 36 首，涉及内科、外科、骨伤科、五官科、针灸科等。在临床学方面，不仅有对疾病症状的描述和病名、病因、病理的记载，还有如"治风寒逐风方""治久咳逆上气汤方""治金创止痛方""治妇人膏药方""治目痛方"等治病医方。共收载药物 100 多种，其中，植物类药有茈（柴）胡、当归、牡丹、术（白术）、半夏、松萝、甘草、杜仲、厚朴、麻黄、狼毒、五谷等 62 种，动物类药有龙骨、斑猫（蝥）、白汁、鸡子中黄、骆酥、白羊矢、猪肪、地胆等 11 种，矿物类药有丹砂（朱砂）、雄黄、长石、兹（磁）石、滑石等 16 种，其他类药有酢、豆汁、寒水、牡麹、虻头、淳酒（醇酰、温酒）等 10 多种。经考证，《武威汉代医简》是我国有关历代文献尚未收载的一部早期医药学文献，属 2000 多年前的珍贵汉代医方集，其中有的医方仍能古为今用，惠泽后人。

2000 多年前的甘肃武威城，地处丝绸之路要道，是人员往来、交流频繁之地。城中店铺林立，城外有诸多士兵驻守；军队中，当时已有随军医官的设置。这些医官，多来自全国各地，也有武威本地人者。他们多随身携带国家太医院颁发的验方集，以便于诊治疾病之用。当时在城中医馆尚有坐诊的堂医，其中有些医馆还经营药材的收购与销售业务。

综上可见，《治百病方》是我国汉代成书的古老医方，也是我国秦汉时期中药资源调查及其应用实践的反映。

3. 华佗"麻沸散"考

华佗（145—208），字元化，沛国谯（今安徽亳州）人，东汉末年著名医药学家，是我国也是世界上最先发明麻醉剂并将其成功应用于外科手术全身麻醉的人，堪称"外科鼻祖"。

华佗为寻求一种可用于外科手术全身麻醉的药物，曾不畏山高路险，深入山谷旷野，调查采集。他勤问渔樵，虚心求教，走访地方俚医药农，寻访采集到具有麻醉作用的药物，历经多次配伍，反复调制，终于创制出了"麻沸散"。取"麻沸散"以热酒调，让患者服下，药性作用使其失去知觉，再剖开腹腔，割除溃疡，洗涤腐秽，然后再用桑皮线缝合。这就是早在 1800 多年前华佗所发明的中药全向麻醉剂——"麻沸散"。

《后汉书·华佗列传》云："若疾发结于内，针药所不能及者，乃令先以酒服麻沸散，既醉无所觉，内刳破腹背，抽割积聚；若在肠胃，则断截湔洗，除去疾秽；既而缝合，敷以神膏。四五日创愈，一月之间皆平复。"现今多位学者研究考证认为：华佗发明的"麻沸散"可能是由曼陀罗花、乌头、附子等药物组成；抑或是由曼陀罗花、生草乌、香白芷、全当归、川芎、炒南星等药物组成；或是由押不芦（曼陀罗花）、麻贲、闹羊花等药物组成。总之，"麻沸散"从药物找寻到配伍创制，正是我国古代医药学家长期从事特效药物的寻找、中药资源的调查，以及不断临床实践运用所取得的成果，也是中国传统药学发展和进步的充分反映。

评 述

　　秦汉时期是我国中医药学发展的一个重要时期。秦国相继翦灭六国，建立了中国历史上第一个封建专制的中央集权国家秦朝，统一文字、货币、车轨、度量衡，为中医药学的发展奠定了一个坚实的基础。《神农本草经》是世界上最早、最为系统的药物学著作，汇集了早期从事中药资源调查所取得的知识和经验。《神农本草经》的内容和体例，为后世的本草著作编撰创造了一个范例。"序录"（1卷）和正文（3卷）两大部分，"序录"是关于药物学的总论，论述了上、中、下品分类，药物的君臣佐使、七情合和、性味产地、真伪鉴别、各种剂型、临床用药宜忌、用药剂量、服药时间、诸药制使等；正文部分以三品分类逐一对365种药物的名称、性味、主治病证、产地（山、谷、川、泽等）、别名进行分类记述。该书对我国药学发展起到了承前启后、继往开来的作用。

　　秦始皇派徐福入东海求神仙，访求仙药，可谓我国历史上首次以国家名义开展的专题性中药资源调查。秦汉时期风俗习尚与医药文化中，已有许多中药资源利用的知识和经验；中国各地区人民在医疗上各自的医疗特色和知识经验的交流，国际范围内的医药交流，中国与西部地区及中亚、西亚和欧洲各国的医药文化交流，汉武帝时期张骞出使西域，拓宽了中原与西北、西南边疆地区的经济文化交流渠道，形成了驰名中外的丝绸之路。输出肉桂、大黄等药材，换取了西域的安石榴、胡桃、苏合香、茉莉、酒杯藤子等药用植物和一些动物、矿物药。

　　20世纪初以来，随着考古学的兴起，一批批涉及中国传统医药学内容的重要遗迹和文物被发现、发掘，诸如对于甘肃武威出土的汉代医书简牍的整理研究，以及对华佗"麻沸散"药物基原的考证和整理，都充分显示我们的祖先在从事中药资源调查和中药实践应用中所取得的不朽功绩。

第三章
三国、两晋、南北朝及隋唐、五代十国时期

第一节　三国、两晋、南北朝时期

一、概述

  三国、两晋、南北朝时期（220—589）是我国历史上战事频仍、民族融合的时期之一。东晋、南朝时期则相对安定，社会经济、科技文化等方面均有所发展与进步，也相应有力地促进中国传统中医药学的发展。农业方面普遍有所发展，在北方，自曹魏实行"屯田"制到北魏实行"均田"制，特别是北魏贾思勰农学著作《齐民要术》的问世，北方先进耕作技术南下，使南方的农业发展更为突出，将江南"火耕水耨变为膏腴土地，亩值一金"；尤以长江中下游的荆、扬二州和建康及其周围发展为快。东晋、南朝政府的各种支出，主要依靠"三吴"（吴郡、吴兴、会稽）支撑。洞庭湖周围的荆、湘等地发展得也很快。元嘉以前，淮南是经济发达的地区。元嘉末年，由于连年征战使淮南经济遭到破坏，经过齐、梁二代的经营，江淮间一些地区的生产又获迅速恢复与发展。又如益州，时有"沃野天府"之誉，物产丰富；广州等也发展成为富庶的经济地区。

  随着社会经济发展与生产力的提高，科学文化及传统医药学也得到迅速发展。以葛洪、陶弘景、吴普为代表的医药学家，积极置身于医药实践，编撰完成了《肘后备急方》《本草经集注》《名医别录》《吴普本草》等本草方论著作，以及采药类《桐君采药录》《南方草木状》，临床类《雷公药对》，炮制类《雷公炮炙论》等医药论著。他们所从事的中药资源调查活动及其医药实践，在我

国首部本草著作《神农本草经》的基础上，有了新的阐发和提高，既增加了药物的种类，又厘清了混乱，继往开来，带来了古代本草学乃至于传统医药学的一个繁荣局面。

二、中药资源调查与成果

本时期经过中药资源调查与医药实践，产生了多部对后世有重要影响的本草著作，其中最具代表性的当推陶弘景的《本草经集注》。

1.《本草经集注》

《本草经集注》约成书于 500 年，为南北朝梁代著名医药家、炼丹家、文学家、博物学家陶弘景所撰，收载药物 730 种。

自《神农本草经》（以下简称《本经》）问世以来，历经三国、两晋上百年的时局变乱，流传于齐梁时代，版本繁多，内容芜杂，正如陶弘景《本草经集注·序录》所言：“魏晋以来，吴普、李当之等，更复损益。或五百九十五，或四百卅一，或三百一十九；或三品混糅。冷热舛错，草石不分，虫兽无辨，且所主疗，互有多少。”不仅如此，当时“本草之书，历代久远，既靡师授，又无注训，传写之人，遗误相系，字义残阙，莫之是正”（陶弘景《药总诀·序》）。在这一时期中药资源实地调查与应用中发现的中药新资源、新功能、新用途越来越多，但在其调查应用与经验总结的记录过程中，往往又多是每发现药物必记，无论药效大小皆录。而且又往往是多地药源，各有其名，皆予以收载，从而造成其散漫无羁、良莠不齐、多经验、少总结等问题出现。在陶氏生活的年代，有关本草著作有十余家之多，内容十分散乱，而且又多受秦皇汉祖、众多方士，乃至官家细民无不企求长生不老、神仙不死，炼丹服食药物以求轻身延年等的影响。此外，《本经》等早期本草著作收载药物产地过于简约，多只记其生长大环境，如生山谷、川泽、丘陵、平原等，或东海、南海、河东、汉中等；理论性论说存在矛盾，如在《本经·序录》中提出药有寒、热、温、凉四气，但各论 365 种药物条下所载的药性，则只出现寒、大寒、微寒、热、温、微温等记述，而无一药为“凉”者等。这些问题亟须甄别修订，总结提高。

随着时代的进步、中药资源调查的深入及临床用药与市场的变化，被奉为经典的简约《本经》已不敷使用，如何按照中药资源调查及其应用实践的发展轨迹，如何紧密结合临床用药、适应民众用药、应对市场变化以适应时代需要，重新修订编撰《本经》则显得十分必要，精通医术、熟谙本草、博览群书、治学严谨的陶弘景适逢其时，堪当此任。

陶弘景编撰《本草经集注》，是从《补阙肘后百一方》整理编著过程中，和长期的中药资源调查与药材流通市场考察中开始的。陶弘景勤于思考，勇于探索。正如他在《补阙肘后百一方·序》

中所言："余宅身幽岭，迄将十载。虽每植德施功，多止一时之设，可以传方远裔者，莫过于撰述，见葛氏《肘后救卒》，殊足申一隅之思。夫生人所为大患，莫急于疾，疾而不治，犹救火而不以水也。今荟掇左右，药师易寻，郊郭之外，已似难值。况穷村迥野，遥山绝浦，其间枉夭，安可胜言？方术之书，卷轴徒烦，拯济殊寡，欲就披览，迷惑多端，抱朴此制，实为深益。然尚阙漏未尽，辄更采集补阙，凡一百一首，以朱书甄别，为《肘后百一方》，于杂病单治，略为周遍矣。"陶弘景《本草经集注·序录》亦云："隐居先生，在乎茅山岩岭之上，以吐纳余暇，颇游意方技，览本草药性，以为尽圣人之心，故撰而论之。旧说皆称《神农本草经》，余以为信然。昔神农氏之王天下也，画易卦，以通鬼神之情；造耕种，以省煞害之弊；宣药疗疾，以拯夭伤之命。此三道者，历群圣而滋彰。文王、孔子，象象繇辞，幽赞人天。后稷、伊尹，播厥百谷，惠被生民。岐、皇、彭、扁，振扬辅导，恩流含气。并岁逾三千，民到于今赖之。但轩辕以前，文字未传，如六爻指垂，画象稼穑，即事成迹。至于药性所主，当以识识相因，不尔何由得闻。至乎桐、雷，乃著在篇简。此书应与《素问》同类，但后人多更修饰之耳。秦皇所焚，医方、卜术不预，故犹得全录。而遭汉献迁徙，晋怀奔进，文籍焚靡，千不遗一。今之所存，有此四卷，是其本经。所出郡县，乃后汉时制，疑仲景、元化等所记。又有《桐君采药录》，说其华叶形色。《药对》四卷，论其佐使相须。"依《陶弘景传》所述，永明十年（492年）陶弘景上茅山，时值壮年，修道著述，此时也正是他精力旺盛期。《补阙肘后百一方》陶序题写于齐永元二年（500年），此书也应该是这时出版的，《本草经集注》也基本上在这个时段完成的。前后8年，陶弘景完成了《补阙肘后百一方》的增补修订和《本草经集注》的编著。

陶弘景《本草经集注》所反映出的中药资源调查内容，主要见于"道地药材说"和"药材名实考"这两方面的论述。

（1）道地药材说

《本草经集注·序录上》云："案诸药所生，皆的有境界。秦汉以前，当言列国。今郡县之名，后人所改耳。自江东以来，小小杂药，多出近道，气力势理，不及本邦。假令荆、益不通，则令用历阳当归，钱唐三建，岂得相似。所以治病不及往人者，亦当缘此故也。"有了药材产地的记述，才能论及道地药材。一般认为，《神农本草经》并无产地记述，陶弘景续补的《名医别录》才有了具体的药材产地，《本草经集注》文中对那些分布范围广、产自不同地区的药材品质优劣做了比较和研讨。因此可以说，陶弘景是提出"道地药材"学说的第一人。

（2）药材名实考

《本草经集注》的药物各论中，极为注重药名、土名、地方名的收集归纳，药物产地分布的记述，药物形态特征及主要特点的叙述。基于这三个方面，陶弘景《本草经集注》不仅仅是载药数的简单增益，而且从药名、产地、形态等方面加以探讨，使得本草的药物记述更为规范、准确，开本草药物基原探讨之先河。

此外，有了整理补辑《肘后百一方》之基础，陶弘景了解把控药物的能力可谓得心应手，加上对于市场药物流通、药材制品的细心观察，切中时弊，细数药材市场中的种种混淆、不端，所谓"众医睹不识药，唯听市人，市人又不辨究，皆委采送之家。采送之家，传习治拙，真伪好恶莫测，所以有钟乳酢煮令白，细辛水渍使直，黄芪蜜蒸为甜，当归酒洒取润，螵蛸胶着桑枝，蜈蚣朱足令赤"。这在《补阙肘后百一方·序》、《本草经集注·序录》，以及药物各论中均有论述。

2.《桐君采药录》

《桐君采药录》，撰者不详，原书早已亡佚；其成书年限，据现代医史文献学家马继兴的考证，其撰写年下限必不晚于秦汉时期。

桐君者，有传说古之"桐君"系中国传统医药的创始人之一，并以采药、识药、用药等而录之成著。其生于何朝与姓氏虽均不详，但其恐系指深晓医药之求道人兼采药人，并传说他常倚偎于桐树下而得名。亦有传说，浙江桐庐县有东山，常见有采药人于桐树之下休息，路人问其姓名，采药人不语，笑指桐树示之，遂得名"桐君"。还传言该县也因之故名，其江名桐江，其溪名桐溪，其岭名桐岭，其山得名桐君山等。传说桐君擅长行医识药，著有《药性谱》《采药歌》等。

梁代陶弘景《本草经集注》《药总诀》《辅行诀用药法要》中，均有《桐君采药录》著录；《隋书·经籍志·子部·医方》及明代李时珍著《本草纲目》等亦有引述。其书名尚有《桐君药录》《桐君录》《采药录》《桐君》等，并在《历代医方考》中载："《采药对》《采药别录》，桐君所著。"陶弘景《本草经集注·序录》云："又有《桐君采药录》，说其花叶形色。《药对》四卷，论其佐使相须，魏晋以来，吴普、李当之等，更复损益……医家不能备见，则识智有浅深。"此为《桐君采药录》一书的最早记述。陶弘景《本草经集注》中，还明确引用了《桐君采药录》所载"天门冬""续断""苦菜"等药材的有关内容。同时，《汉书艺文志拾补》尚将《桐君采药录》书目录入，并云《太平御览》卷八六七也引有其佚文。日本现存最早的中医养生疗疾名典——丹波康赖（912—995，系东汉灵帝之后入籍日本的阿留王的八世孙）所撰《医心方》，尚收载《桐君采药录》书中的珍贵药方1首；《吴普本草》也引了《桐君采药录》佚文40多条，皆以讨论药性为主。结合吴普的生卒年份及上述本草考证，《桐君采药录》虽属托名之作无疑，却也是一部展现中药资源调查及应用研究的本草专著。

3.《雷公药对》

经文献调查与考证，《雷公药对》系托名"雷公"之作，原作者不详。"雷公"亦为我国传说中的上古医药创始人之一。其书4卷（一作2卷），约成书于公元2世纪初。梁代陶弘景认为，本书在药物功用、主治及品种方面，对《神农本草经》有所补充，是以论述药性为主的著作。陶弘景将此书作为排在《神农本草经》后，载有中国传统药学"七情畏恶相反"（配伍宜忌）最早的一部专著。但原书早佚，现存注明出自《雷公药对》之文，基本上均系引自宋代掌禹锡《嘉祐本草》所引的北齐徐之才撰写并增饰过的《雷公药对》。

徐之才（505—572），数代业医，精于医药，官至北齐尚书令；言其"《药对》……以众药名品，君臣佐使，性毒相反，及所主疾病，分类而记之；凡二卷。旧本多引以为据，其言治病用药最详"（宋代掌禹锡《嘉祐本草》）。陶弘景《本草经集注》也引有《药对》，但徐之才死于武平三年（572年），而陶氏则在公元500年已完成《本草经集注》。因此，《本草纲目》所引"之才曰"资料，是徐之才《雷公药对》中的古老内容，并非徐氏修订的内容。

该书主要介绍药物相互之间的畏恶反忌等药性，并有"相得共疗某病"（其"对"乃指"主对"，即配合某些药治疗某些病）等内容；实际上是指"药性主对"，故"七情"中省略了此类配伍药物的表述。后世医药大家如李时珍认为《吴普本草》所引"雷公云"，实乃指该书；据现代本草学家尚志钧统计，《吴普本草》所引"雷公"药物有80多种。从上可见，该书是在中药资源调查及应用研究基础上，对我国古代医家临床用药经验的总结，是我国最早之配伍宜忌类本草专著。

4.《吴普本草》

《吴普本草》又名《吴氏本草》，华佗弟子吴普撰。该书在条目排比上，从今辑本也可窥其原貌的次序为：药名→别名→性味→产地及生长环境→形态→采集时间→加工→主治→畏恶等。在记述上，尤多集诸家本草性味、主治等临床用药内容，也体现了该书的特色。该书所收载药物数量比《本经》多76种，在产地和生长环境的记述方面，也比《本经》更为详细而具体，特别是功效主治方面，虽较简略，但很难见有《本经》所载之"神仙不老"或"轻身不老"等语。

该书约佚散于北宋。此前的不少本草、类书或子书，都引述或摘引了不少《吴普本草》的有关内容。书中较深刻地反映中药资源调查与临床实践紧密结合的应用成果。

5.《南方草木状》

《南方草木状》为晋代嵇含（263—306）编撰。记述了晋代交州、广州两个辖区及其所涉及的范围，大致包括今我国广东、广西、云南地区，以及越南的北部和中部出产的植物种类，亦包括西亚、东南亚等国，经交州、广州输入我国的植物和植物制品。全书3卷，依植物习性与经济效果，分为草类29种、木类28种（各一卷）、果类17种、竹类6种（合一卷）4类，共80种。

原书作者对植物和花卉等自然物产都特别感兴趣，每到一地就悉心探访当地风土习俗，实地调查，将当地百姓所述的岭南奇花异草、秀木修竹及相关物产、轶事典故等，都一一记录下来，再经整理编辑而撰就成书。编著上纲目分明，条分缕析，形式上虽分条叙述，但其内容各异，互不牵连，所以均可独立成篇。

《南方草木状》一书距今已有 1700 多年的历史，为我国现存最早的古代植物学文献之一。书中经实地调查采集所记述的草木，与当时岭南人民的生产、生活有着紧密的联系。该书一经问世便引起了国内外的关注，其可谓世界上最早的区系植物志，比西方植物学专著要早 1000 多年。因此，嵇含可誉为世界上可考的第一位植物学家和区系植物学家。书中所记述的内容，从另一个侧面反映了我国南方"丝绸之路"。近代西方人毕施奈德（Emic Bretschneider，1833—1901，晚清俄罗斯驻北京使馆医生，精通中国本草，被誉为"远东植物学权威"）在其所著的《中国植物学文献评论》中认为《南方草木状》是中国最早的植物学著作，是解决植物学若干问题的重要文献之一。

6.《肘后备急方》

《肘后备急方》，简称《肘后方》，晋代葛洪撰，约成书于 3 世纪，属于方论类医药典籍。

葛洪《肘后备急方·序》："余既穷览坟索，以著述余暇，兼综术数，省仲景、元化、刘戴、秘要、金匮、绿秩、黄素方近将千卷。患其混杂烦重，有求难得，故周流华夏九州之中，收拾奇异，捃拾遗逸，选而集之，使种类殊分，缓急易简，凡为百卷，名曰《玉函》。然非有力不能尽写，又见周甘唐阮诸家各作备急，既不能穷诸病状，兼多珍贵之药，岂贫家野居所能立办……余今采其要约，以为《肘后救卒》三卷，率多易得之药，其不获已、须买之者，亦皆贱价，草石所在皆有，兼之以灸，灸但言其分寸，不名孔穴。凡人览之，可了其所用，或不出乎垣篱之内，顾眄可具。"

《肘后备急方》原为三卷本。该书的编撰建立在中药资源调查的基础上，经反复斟酌、取舍，"垣篱之内，顾眄可具"，药材选方常见易取，效高价廉，故而深受百姓欢迎。书中记载内服方剂、外用、推拿、按摩、灸法、正骨等常见病证的疗法均十分简便、实用，而且多以"就地取材"、采集易得和价格低廉的药草进行治疗。例如，葛洪提出了对 6 种疟（即疟疾、老疟、温疟、瘴疟、劳疟、疟兼痢）的治疗方法，其常用药物则有常山、豆豉、蒜、皂荚、鳖甲等。又如，用盐水或煮葱白、板蓝根水洗涤创口；对某些因感染"毒气"而肿痛化脓继发的感染，主张用药水洗后外敷以黄连、黄柏为主的药膏治疗；这种处理伤口的技术，为后世所推崇。更为难能可贵的是，1700 多年前的葛洪对传染病便有这样明确的认识是不多见的，是防治流行病学、寄生虫病学疾病先驱之生动体现。

葛洪对药材品质、中药资源等十分熟悉。为了寻找炼丹的药材原料和传播道家养生学说，行迹遍及江苏、浙江、安徽、江西、湖南、广东等地，寻访药材，采集研究，积累了许多植物药和矿物药方面的知识和经验，反映在其论著中。如《抱朴子·内篇·卷之五·至理》，"又云，有吴普者，从华佗受五禽之戏，以代导引，犹得百余岁。此皆药术之至浅，尚能如此，况于用其妙者耶？今语俗人云，理中、四顺可以救霍乱，款冬、紫菀可以治咳逆，萑芦、贯众之煞九虫，当归、芍药之止绞痛，秦胶、独活之除八风，菖蒲、干姜之止痹湿，菟丝、苁蓉之补虚乏，甘遂、葶苈之逐痰癖，瓜蒌、黄连之愈消渴，荠苨、甘草之解百毒，芦如、益热之护众创，麻黄、大青之主伤寒。俗人犹谓不然也，宁煞生请福，分蓍问祟，不肯信良医之攻病，反用巫史之纷若，况乎告之以金丹可以度世，芝英可以延年哉！"《抱朴子·内篇·卷之十一·仙药》："《神农四经》曰，上药令人身安命延，升为天神，遨游上下，使役万灵，体生毛羽，行厨立至。又曰，五芝及饵丹砂、玉札、曾青、雄黄、雌黄、云母、太乙禹余粮，各可单服之，皆令人飞行长生。又曰，中药养性，下药除病，能令毒虫不加，猛兽不犯，恶气不行，众妖并辟。又《孝经援神契》曰，椒姜御湿，菖蒲益聪，巨胜延年，威喜辟兵。"又云："按本草药之与他草同名者甚多，唯精博者能分别之，不可不详也。"对一些药物名称、效用多有论述，如"黄精，一名兔竹，一名救穷，一名垂珠。服其花胜其实，服其实胜其根，但花难多得。得其生花十斛，干之才可得五六斗耳，而服之日可三合，非大有役力者不能辨也。服黄精仅十年，乃可大得其益耳。俱以断谷不及术，术饵令人肥健，可以负重涉险，但不及黄精甘美易食，凶年可以与老小休粮，人不能别之，谓为米脯也"。

葛洪作为一名兼通医药的炼丹家，可谓是中国炼丹史上承前启后式的人物，对促进肇始于炼丹术的制药化学及药物学发展有着不凡的贡献。无论是葛洪《抱朴子》中的养生观及其理论探索，还是葛洪那既可供急诊之需又便于临床诊疗的中医药典籍《肘后备急方》，都对后世的中医药发展产生了极大的影响。

7.《雷公炮炙论》

《雷公炮炙论》成书于420—479年，为南北朝刘宋时雷敩撰，共3卷，原载药物300种，是我国现存最早的中药炮制学之经典。

据文献调查与考证，《雷公炮炙论》（一作《炮炙方》）是我国历史上对中药炮制技术的第一次大总结，为中国第一部中药炮制专著，其研究论述为后世中药炮制学的诞生奠定了基础。《雷公炮炙论》将"制药"工艺称之为"修事""修治""修合"等，具体记述了药材的净选、粉碎、切制、干燥、水制、火制、加辅料制等炮制法。对净选药材的特殊要求亦有详细论述。比如药材的净选，当归分头、身、尾，远志、麦冬去心等，其中有些方法至今仍然沿用。

雷氏将炮制方法归纳为"雷公炮炙十七法"：煿、爁、炮、炙、煨、炒、煅、炼、制、度、飞、伏、镑、摋、㸐、曝、露法。同时，《雷公炮炙论》对所收载的药物，每药都先述药材性状，再述其与易混淆品种的区别要点，以鉴别真伪优劣，并能更好地保证炮制质量，故此书也是中药鉴定学之重要文献。例如，书中称附子有"乌头、乌喙、天雄、侧子……乌头少有茎苗，长身乌黑，少有旁尖；乌喙皮上苍，有大豆许者孕八九个，周围底陷，黑如乌铁；天雄身全矮，无尖周匝四面有附孕十一个，皮苍色，即是天雄。并得侧子，只是附子旁，有小颗附子如枣核者是……"在经过中药资源调查、掌握市场流通药材基础上，对"附子"药材的不同品种做了形态性状鉴别、合理炮制描述，以保证药材炮制质量，充分体现了古人重视中药资源调查、中药鉴别、药材炮制规范的认真态度与科学精神。

评　述

　　两晋、南北朝时期，是我国传统中医药学迅速发展的重要时期，无论是基础理论还是经验总结都取得了很大成就；传统药学方面，由秦汉的草创雏形，进入到了搜集充实及迅速发展期。两晋、南北朝时期的医药典籍中，诸如《桐君采药录》《南方草木状》里都有关于中药资源调查采集所获得的知识和经验，葛洪的《肘后备急方》、陶弘景的《本草经集注》更是反映了当时中药资源调查和药物应用的情况。特别是陶弘景《本草经集注》的撰著，为我国本草学的进一步发展奠定了坚实的基础。

第二节 隋唐、五代十国时期

一、概述

公元 581 年，杨坚夺取了北周政权，建立隋朝，改元开皇，定都长安，是为隋文帝。隋的统一，加强了南北方经济文化的联系，促进了各民族间的融合和经济文化的发展。尽管隋政权仅 38 年，但隋文帝创立的一些政治、经济、文化科技方面的制度，对其后历代封建王朝都产生了深远影响。统一不久的隋朝，上层统治集团的腐朽逐渐暴露，土地兼并加剧，社会矛盾日益加深，特别是隋炀帝穷兵黩武，横征暴敛，穷奢极侈，大修宫河，巡游无度，连年征战，役税酷繁，劳民伤财，致使国内"耕稼失时，田畴多荒"，严重破坏了生产和经济基础，以致民怨沸腾，遍处爆发起义，从根本上动摇了隋王朝政权。此时，官僚、地主趁机纷纷起兵，夺取农民起义的果实，公元 618 年，出身于关陇贵族的李渊攻入长安，废除恭帝，建国号唐。

佛教经南北朝的长足发展，到唐朝进入鼎盛阶段；唐高祖托附老子李聃为先祖，提高了道教地位，而儒学则一直是统治者始终尊崇的治国之本。佛、道、儒的发展对医学和医学家也产生了重要影响，许多医学著作中都可看到佛、道、儒的时代烙印。佛经中若干医学思想和医疗经验，道家的养生学说等曾为隋唐医家广泛汲取。

随着生产发展，社会安定，人口也不断增长。经济的繁荣，促进了商品贸易的发展，对外贸易也明显发展。"丝绸之路"以长安为起点，使我国同中亚、南亚、伊朗、阿拉伯，乃至欧洲都保持着联系。唐中期以后，政府在广州设市舶司，管理国际贸易，造船技术也有很大进步，海上航路也随之扩展开来。

传统的纺织、矿冶、陶瓷、造纸等手工业技艺也都达到了新水平。造纸手工业已遍及全国，雕版印刷术在隋唐之际问世。造纸手工业、印刷术方便了书籍的刊行和流传，不仅推动了国内文化科学的发展，还相继传入新罗、日本，以至中亚和欧洲，促进了世界文化的交流传播。

唐王朝曾把道教奉为国教，不少帝王热衷于炼丹饵药，炼丹道士出入宫廷，出现了不少炼丹家和炼丹著述，其中许多有关制药和化学的知识与技术已相当成熟。

随着经济文化的繁荣昌盛，科学技术的进步，中外交流频繁，再加上隋唐各朝廷的重视和支持，医药学迎来了发展和进步的良好机遇和条件。全面整理以往的历史典籍和医学成就，汲取各医家、民众的应用方药经验及国外传入的药用植物，为医药学的发展奠定了坚实的基础。

二、中药资源调查与成果

隋唐时期，海陆交通发达，用药经验得以广泛交流，外来药物大量传入。尤其是唐代，政府重视药物学的发展，设置药园，种植药材，医药学无论在理论还是临床应用方面都获得很大的发展。

唐代药物学的重大成就，首先是《新修本草》的编撰和颁布。这部被誉为世界上第一部国家药典性质本草书的问世，标志着本时期的药物学已提高到一个新的水平。在此之后，唐代还有《本草拾遗》《食疗本草》等重要本草著作出现，使这一时期药物学的成就更是锦上添花。在药物学的发展史上，许多医药学家做出了创造性的贡献。

基于中药资源调查和中医药实践，这一时期本草著作中所载药物品种和数量远远超过前代。《神农本草经》收载药物365种、《本草经集注》收载药物730种，而唐代《新修本草》所载的药物已达850种。其后陈藏器《本草拾遗》又补充了《新修本草》所遗药物680余种。药物来源、收集的品种及所涉及的分布区域扩大且更加广泛了。除内地所产药物之外，有不少品种是来自边远地区，抑或是国外进口的，如《新修本草》增加的药物中就有不少外来药物。

隋唐医家基于长期的实践经验，对前代本草文献中所记载的药物功效等有了更深入的认识，补充并纠正了前人对药物认知的不足和错误。如甄权《药性论》，在叙述药物功效时，就有藕节"捣汁，主吐血不止，口鼻并皆出血"，羌活"治贼风失音不语，多痒，血癞，手足不遂"等；《新修本草》对《本草经集注》中出现的错讹也多有纠正。

药物分类方法上也较前代有了很大的进步，如孙思邈《备急千金要方》在七品分类的基础上，还按照药物的功用分为65类，每类之下提出了若干主治药物，如"阴下湿痒第十八"下列举了木兰、五加皮、蛇床子等8种药物。"目赤肿痛第二十六"下，列举了空青、车前子、决明子等15种药物，每类药物对该项病证都具有一定的疗效。陈藏器《本草拾遗》载有"十剂"的内容：①宣可去壅：生姜、橘皮之属；②通可去滞：木通、防己之属；③补可去弱：人参、羊肉之属；④泄可去闭：葶苈、大黄之属；⑤轻可去实：麻黄、葛根之属；⑥重可去怯：磁石、铁粉之属；⑦滑可去着：冬葵子、榆白皮之属；⑧涩可去脱：牡蛎、龙骨之属；⑨燥可去湿：桑白皮、赤小豆之属；⑩湿可去枯：白石英、紫石英之属。这项药物分类方法和现代药物学的分类方法颇为相似，对临床应用起到了直接的指导作用，故后世医家多乐于采用。

甄权所著《药性论》中，补充了许多有关药物炮制的内容。如连翘去心、蟾蜍取眉脂以朱砂、麝香为丸等。《新修本草》在其各药项下有不少炮制规定，孙思邈《备急千金要方》《千金翼方》

两书中对炮制又做了详细的记述，并将其中同类的炮制品种进行归纳，在"合和篇"中做了专章讨论，指出："诸经方用药，所用熬炼节度皆脚注之，今方则不然，于此篇具条之，更不烦方下别注。"较详细地记述了170多种炮制品，如乌头附子炮制，他强调"此物大毒，难循旧制……凡用乌头，皆去皮熬令黑，乃堪用，不然至毒人。特宜慎之"。又如地黄的炮制，《备急千金要方》是以熟地黄为名并记述采用蒸制法工艺的最早文献。地黄分为生熟，实自孙思邈始。

基于中药资源调查活动，隋唐医家在有关药物的采集、栽培、炮制和保管方面又有了新的发展和提高。中药大多是生药，且大多是植物性药材，在生长发育的各个时期，由于采集季节之不同，不同部位有效成分的含量各异，药性的强弱也多有差别。因此，药材的采集应该在其含有效成分最多的时候进行。孙思邈曾强调采药时节的重要意义，指出："不依时采取，与朽木无殊。"他还提倡医家要自采药物。为了便于学者掌握时节和进行辨别，他对233种药物的采集时节及阴干、曝干、火干等进行了集中的论述。

有关药物的栽培，唐代已出现了专门栽种药材的药园，但方法和经验却未能传世。孙思邈总结和描述了20多种常用药物栽培方法，从择地、选土、翻土、作畦、开垄、施肥、灌溉、下种、插枝、移栽、松土、锄草、收采，到采集、炮制、造作、贮藏、保管等各个环节，均一一予以记录，孙氏在药用植物栽培等方面，取得了多方面的成就。

在药物的贮存和保管方面，隋唐医家也十分重视，如孙思邈就讲到贮药的具体措施。这些理论和方法及其所用器具对药物防潮湿、防鼠、防霉变质等都具有科学根据和可靠的效果。在《千金翼方》中，孙氏更阐述了贮药库房的建筑规格和贮药柜的制备要求等。

由于土壤、气候、阳光、水分等自然条件各地不尽相同，产地与药物成分及临床疗效具有特定的关系，中药材强调道地是颇具科学性的。隋唐时期，国家统一，内外交通贸易便利，人员往来频繁，这就为医家从事道地药材方面的整理和研究提供了可能。在此方面做出突出贡献者，当首推孙思邈。如孙思邈云："按本草所出郡县，皆是古名，今之学者，卒寻而难晓。自圣唐开辟，四海无外，州县名目，事事惟新，所以须甄明。即因土地名号，后之学者，容易即知，其出药土地。凡一百三十三州，合五百一十九种，其余州土皆有，不堪进御，故不繁录耳。"他的《千金翼方》中有列节专论，正是建立在中药资源调查基础上有关"道地药材"论述对后世产生的影响。

1.《新修本草》

魏晋南北朝时期是我国战乱频仍、社会动荡的一个历史时期。由于国家分裂，阻断了南北方地产药材的流通，药材代用品的出现，导致了中药材品种的混乱。有鉴于此，唐朝统一国家后，唐显庆二年（657年），在苏敬的倡导下，唐朝政府组织了20多人的班底，开始了官修本草的编撰工作。编撰工作积极详备，正如《新修本草》序中孔志约所言："上禀神规，下询众议；普颁天下，营求药物。羽、毛、鳞、介，无远不臻；根、茎、花、实，有名咸萃。遂乃详探秘要，博综方术。《本经》虽阙，有验必书；《别录》虽存，无稽必正。考其同异，择其去取。铅翰昭章，定群言之得失；丹青绮焕，备庶物之形容。"一方面确定体例，"上禀神规，下询众议"，广泛征集资料，采纳众多建议，并加以分析讨论；另一方面实地调查，"普颁天下，营求药物"，举全国之力，广泛调查征求药物。

这是有史以来第一次以国家行为进行的全国范围的中药资源调查，具有重要的划时代意义。据史料研究，药物调查的区域列入典籍记载就有 13 道 133 州之多，征集的药物数量之广泛可见一斑。"征天下郡县所出药物，并书图之"。正因为有系统而详细的中药资源调查，《新修本草》得以顺利编撰完成。

《新修本草》又称《唐新修本草》《唐本草》《英公本草》，其自唐显庆二年（657 年）始修，显庆四年（659 年）完成，共 54 卷，其中本草正文 20 卷（全书的核心，通常所说的《新修本草》专指此 20 卷），目录 1 卷；药图 25 卷，目录 1 卷（亡佚）；图经 7 卷（亡佚）。本草正文部分 20 卷；关于亡佚的药图 25 卷和目录 1 卷，已无从稽考，但从"征天下郡县所出药物，并书图之"（《唐会要》语）和 25 卷制推测，收载药图的数量应该是相当可观的；至于亡佚的图经 7 卷的收载内容，有学者认为，孙思邈《千金翼方》卷一中的"采药时节"和"药出州土"2 篇内容，应源自图经。

《新修本草》全书共载药 850 种（一说 844 种），分玉石、草、木、兽禽、虫鱼、果、菜、米、有名未用共 9 类。《新修本草》正文主要记述各药的味、性、良毒、主治及用法、别名、产地等。其下以小字略述形态。药图是根据药物形态描绘的图谱。图经则是"药图"的说明文，记述药物形态、产地、采集及炮制等。该书具有以下特点。

（1）完善了本草著作的编纂体例

《新修本草》的编修保留了《本草经集注》的体例（包括朱墨分书）及有关内容，药物论述仍按照《本草经集注》的编撰顺序，注解说明以陶弘景的注文列前，新增注文列后；新增的引述内容，必须用文字标记其注解的来源，对于编著者自己的观点，则冠以"谨按"二字黏附于原陶弘景小字注文之后；若有新增药品，则按《本草经》药条书写顺序撰成，所增加的新药条文（必须增写"用法"）附上，其条文末还必须注明"新附"二字，以示区别。这样就使本草发展的脉络清晰而更有利于传承。在药物分类上，将《本草经集注》之"草木类"析为"草类""木类"；"虫兽类"析为"禽兽类""虫鱼类"；其分类虽无新的突破，但更为细致，并使本草的正文、药图、图经三部分可各自成册，内容完备。这种图文并茂、相辅而行的做法实属首创，并就此创造了一个范例，从此综合性本草必有附图几乎成了定律，并延续至今。

（2）新增药物 115 种

《新修本草》收载的药物源自《本经》的有 361 种，源自《别录》的 181 种，有名未用药物有 193 种，新增"附品"（即《新修本草》新增的）115 种。其所新增药物品种中，有的是"丝绸之路"上的外来药物，如安息香、阿魏、龙脑香、诃黎勒（诃子）、底野迦（阿片制剂，系出自希腊语 Thteriak 的音译）、胡椒等 20 多种外来药物；而大多是经过全国范围的中药资源调查所新增的药物，如郁金、薄荷、鹤虱、刘寄奴、蓖麻、山楂、蒲公英、芸苔子、人中白、鲜鱼、砂糖等。

（3）注重药物"名实"的考订

这次由唐朝政府引领的全国性中药资源调查，涉及全国 13 道 133 州，"征天下郡县所出药物，并书图之"。《新修本草》收载药物时，尤为注重药物"名实"的考订。其在实地调查药物产地品种的基础上，纠正了以往本草文献的错讹与不实。药物"名实"以及基原考订极为重要、迫切，是中药资源调查及本草考证的重要内容，亦是保证用药准确和药品质量安全有效的核心问题。诚如孔志约《新修本草·序》所云："窃以动植形生，因方舛性；春秋节变，感气殊功。离其本土，则质同而效异；乖于采摘，乃物是而时非。名实既爽，寒温多谬。"药物基原考订，必须注重药物形态特性，重视因地域不同而出现质量差异；认识四季节令变更，感受气候不同而功效有别；离开原产地，外形虽同而效用不一，违背季节采摘，其物虽是而时令已非；谨防由于名实发生差误，导致药性的诸多错乱，时至今日，这仍具有重要意义。因此，在深入实地从事中药资源调查时，应注重观察、收集记录及认真考究，要从种类和产地、"本土"（道地）与"他乡"（非道地）、采集适时与非时等方面探究其"名"与"实"，尤需重视民间认知经验的搜集、归纳与总结。在《新修本草》的注解中，常有不少珍贵而实用、且来自民间底层的基原考订经验。如"恶实"（牛蒡子）条云"其草叶大如芋，子壳似栗状，实细长如茺蔚子"等，诸如牛蒡子这种形象生动的植物形态描述，常有利于药材的辨析和基原的鉴定。

《新修本草》为中国第一部由官方组织编纂的药物学著作，亦被誉为我国乃至世界上的第一部药典，它比西方最早的国家药典——《纽伦堡药典》早了近 900 年，具有重要史学意义。

2.《药性论》

《药性论》，甄权（541—643）撰。原书亡佚，现存世本系从诸书辑复而成，共 4 卷。各药分列正名、性味、君、臣、佐、使、禁忌、功效主治、炮制、制剂及附方诸条目。由于本书以讨论药性为主，故其对君、臣、佐、使及禁忌等论述最详。计有君药 76 种，臣药 72 种，使药 108 种。有些药物还注明单用或配伍宜忌，对服药时的饮食宜忌也有记载，其中，以忌羊血最多，疑原书作者是北方人。而少数药记有归经。例如：当归，"味甘，性温，入心、肝二经。尾能破血，头养血，全用活血，热者不可用，制用酒洗。"川芎，"味辛，性温，入肝经。上行头角，助阳气止痛，下行血海，能养血，如气旺者不可用。"赤芍药，"味苦、辛，性寒，入肝经。能散血行血，去赤肤止痛。"白芍药，"味苦、酸，性寒，入肝经。能补脾损肝气，能养肝血、泻肝火，如肝虚火衰者不可用。"熟地黄，"味甘，性温，入心经、肝经。补血，如热者不可用。用酒蒸，杵烂为饼，晒干，研为末作丸，如不作丸勿蒸。"瓜蒌根，"即天花粉，入肺经，去痰火，解热毒，又能除酒毒。肺寒者不用，冷痰者不可过用，有热者，此宜亦可用之。萹蓄利小肠经热闭"等。该书多数药物含有附方，这些附方曾被后世的《本草纲目》等所转录。

该书对药物的药性或功效尚有新的认识和补充,体现了中药资源调查与临床应用相结合之成果。例如丹砂,《本经》曰"无毒";《日华子本草》云"微毒";而该书则明确指出:丹砂有大毒。且云:"《本经》以丹砂为无毒,故多炼治服食,鲜有不为药患者。"这种认识是有其先进性与科学性的。又如藕节"捣汁,主吐血不止,口鼻并皆出血"。羌活"治贼风失音不语,多痒,血癞,手足不遂,口面㖞邪,遍身顽痹"。有的药材药性介绍后,还对药物进行了鉴别或炮制等内容的介绍。例如熊胆"退热降火,去目赤热。试真假用水一碗,撒灰在内,将熊胆放水中,分灰水各开两边为真者,其色润黑"。蕤仁"去目中赤痛风痒,去翳。制法:去壳用仁,从竹筒盛在内,于红火煨药,纸干取出,可去油听用"。乳香"调血气,利诸经之痛。制用:浓箬三片夹药在中,熨斗火熨去油,研末用"。没药"破血止痛,去目翳晕。同前制法"。珍珠"清心明目,去目翳。制法:用豆腐一块,入珠于腐内,蒸过取出,用洗净无浆白棉布两三重包珠,石上杵烂,用细末"。此外还有如"连翘去心""蟾蜍取眉脂以朱砂、麝香为丸用"等。该书作为我国药物史上最早专论药性的著作,具有药性功治论述简明、重点突出而应用详备等特点,实属难能可贵,对后世中医药界具有深远的影响。

3.《本草拾遗》

《本草拾遗》,陈藏器撰,成书于唐开元二十七年(739 年)。该书是在中药资源调查(含文献调查)基础上,拾取《新修本草》的遗漏之作,故名。《本草拾遗》包括序例 1 卷、拾遗 6 卷、解纷 3 卷,共 10 卷。陈藏器经民间中药资源的深入调查,广征博收,逐一收罗《新修本草》未收载的药物数百种,进而编修而成。

《本草拾遗》原书早佚,幸其文多见于《医心方》《开宝本草》《嘉祐本草》《证类本草》之引录。经引录、辑复所得,原书"序例"中,陈氏提出了方剂学上著名的"十剂"之说,谓药有"宣、通、补、泄、轻、重、涩、滑、燥、湿"十剂。这是根据实践中的认知确定的药物作用,并以此来进行药物分类的办法,一直被中医药界广为应用。本书的"拾遗"部分,据补辑佚文,计有遗药 692 种。其分类同《新修本草》,参引经史百家典籍 110 余种。各药次第介绍性味、功效、主治、用药方法、别名、形态、生境、产地、混淆品种考订等,尤其注重药物基原考订。该书的"解纷"部分,乃为纠谬解纷而作,举凡性味功效、品种产地,有误必纠,常出新见。

该书最显著的特点是在收罗品种与广集新见上别具特色,而且多是经中药资源实地调查或文献调查之所识所得,又经医药理论与用药实践紧密结合而获得的成果。故该书所拾遗或新补药物多而有效,且辨析精当,考订准确,内容丰富,学术与实用价值均高。例如,该书载"白米,久食令人身软,缓人筋也,小猫犬食之,亦脚屈不能行,马食之足肿"。此是经深入民间调查而得的,可见当时已知多吃精粮白米,则易患维生素 B_1 缺乏症;这是一种全身性疾病,因少吃粗粮所致。该病还涉及地域性与生活习惯。又如葛根,始载于《本经》,其味甘、辛,性平;唐代以前多用于解肌、调胃、止泻、止痢，临床常用葛根汤或汁服。陈氏《本草拾遗》则另辟蹊径，提出葛根"蒸食，消酒毒，可断谷不饥。作粉尤妙"。陈氏所谓"葛粉"，系由葛根经水磨、沉淀而取得的淀粉入药，味甘，性寒，其生津止渴的效力较之干葛根入药为优。自陈藏器提出了葛根"作粉尤妙"的新用法后，宋代《开宝本草》便有了葛根"作粉，止渴，利大、小便，解酒，去烦热"的记载，此后医家临床多用葛粉作清热除烦之用，并延续至今。再如乌贼，本为重要的海洋药物，在汉代仅用其骨入药，南北朝始用其肉入药，而用墨则始于唐代《本草拾遗》。书中，陈氏最早创用乌贼墨内服，以"治血刺心痛"。而在国内外，乌贼墨通常皆作废弃物扔掉。现经研究与临床证明，乌贼墨确是一种良好的全身性止血药，对妇科、外科、内科等多种出血证，均有显著疗效，且无副作用；其作用机制是通过抑制纤溶酶活性，导致纤维蛋白溶解减少，从而促进凝血。再如本书"六月河"中"热砂"条云："取干砂日暴，令极热，伏坐其中，冷则更易之，取热彻通汗，治风湿顽痹不仁，筋骨挛缩，脚疼冷风，挛瘫缓。"这种民间砂浴疗法，直至当代仍有不少人在应用。陈氏还指出，在进行砂浴疗法时，要在热彻通汗后，随病进药，忌风冷、劳役。这进一步说明，陈氏调查非常仔细，将民间砂浴疗法如何配合药疗及饮食补养都——调查和著录，并指出有关注意事项。陈氏在本书"草蒿"条下则云："草蒿烧为灰，淋取汁，和石灰，去息肉。"这是利用化学反应所得无机碱的腐蚀作用治疗外科疾患"息肉"的较早例证，方法非常简易而确具良效；也是陈氏经中药资源调查，收集民间单验方，以"简、便、验、廉"的中医药适宜技术治病救人的实例。

陈藏器以一己之力，收集《新修本草》未载之药多达692种，其中不少药物被后世本草乃至今天的中医药典籍（如《中华人民共和国药典》，简称《中国药典》等）引录为正品药物。

4.《日华子诸家本草》

《日华子诸家本草》简称《日华子本草》或《日华子》，经文献调查与考证，是我国五代时期的一部本草著作，原书为《吴越日华子集》。据宋代掌禹锡考，该书收载的药物600多种，共20卷，总结了唐末及五代时期的中药资源调查及某些药物应用的新成就，其最突出特点是收载了较多的民间药，并有许多老药新用的创新之举。例如，该书在论述药性方面亦有不少新的发展，相关药下记有凉、冷、温、暖、热、平六类药性，其凉性药的记载则有53种之多。同一种药材由于入药部位的不同，其药性也有差异，如茅性平、茅针性凉、李子温、李树叶平、李树根凉等。有的药性气味，也与以前诸家本草提法不同，如涩（槟榔）、滑（苎根）等。还有因药物炮制方法不同而引起药性变化的，如地黄，日晒者平；火干者温等。

该书对各药有关主治功用，结合编撰者丰富的临床经验，做了详细的注释，以供临床应用参考。原书药名之下，首先注明性味，其次再分记功用、畏恶相反等，其间或夹有形态、品质优劣、炮制、产地等资源调查结果之论述。即"集诸家本草、近世所用之药，名以寒、温、性、味，华（花）、实、虫、兽为类，其言近用功用状甚悉。凡二十卷"（引自宋代《嘉祐本草》）。该书内容丰富而实用，很多是药物资源调查所获得的结果，如王瓜堕胎、乌药治猫犬百病、金属慢性中毒（如水银条下，提及镀金烧粉人多患风）等，具有较高的研究与应用价值，是研究中药和五代药学史的重要文献。

5.《蜀本草》

全名为《蜀重广英公本草》，简称《蜀本草》，20卷。据文献调查与考证，本书为后蜀皇朝的药典性本草。五代后蜀（933—966年）之后主孟昶在位时，命其翰林学士韩保昇编著，成书于936—964年。

据宋代掌禹锡考证，《蜀本草》收载药物600多种。内容包括3个部分：《新修本草》正文全文，《新修本草·图经》部分内容，韩保昇等增编内容。其对药物图形的解说，更详于之前的本草。该书原本已经散佚，但其内容可从《证类本草》《本草纲目》等所录予以辑复。

该书是对《新修本草》的首次校补。主修人韩保昇为《蜀本草》增补了许多注释内容，引述了部分《新修本草》的图经文，新增药40余种。《蜀本草》增补的内容，多切于实用，涉及面广，举凡药物性状、形态、生境、性味、主治功效，每有新见，并对《本经》七情畏恶药的内容进行统计归纳；如中药"十八反"，即出于《蜀本草》的统计之中。书中，韩保昇对"本草"一词曾作如下解释——"药有玉石、草本、虫兽，而云本草者，为诸药中草类最多也"（此见多为后世所引述，并流传至今）。韩氏此解，虽不乏道理，但未能畅明其旨，让人洞悉为何要用"本"字冠"草"之理由。从古代相关文献之后，对于"本草"一词可以进一步解析为：①"本草"在汉代已是政府的官方用语，并将专司"本草"的官职称为"本草待诏"（如《汉书》的《平帝纪》《郊祀志》《游侠传》等）。②汉代已将"本草"作为书名（《汉书·楼护传》），且楼护还阅读过书名为"本草"的文献，说明当时其他医学文献中已将"本草"作为医用药物的专用词。如《汉书·艺文志·经方类序》就有"本草石之寒温"之语即是例证。③因神农开创农耕以后，为人类生存提供了可靠、稳定的饮食和药食两用的原料来源，无论是天然野生或者经过人工驯化种养的药用植物或动物，皆是民众用以果腹乃至治病除疾之根本，因而以"本"字冠"草"。由此足见"本草"作为药物专著或他义不但由来已久，而且意义深远。

该书新增资料，均为后世主流本草所援引。如，继宋代《开宝本草》《嘉祐本草》《证类本草》之后，明代《本草纲目》也都曾引述过本书的内容。《开宝本草》引本书称之为"别本注"；《嘉祐本草》引本书称之为"蜀本""蜀本注""蜀本图经"；《证类本草》引本书称之为"唐本""唐本注""唐本余"。特别是广为流传的中药《十八反歌》（本草明言十八反，半蒌贝蔹及攻乌，藻戟遂芫俱战草，诸参辛芍反藜芦）。各刊载该歌的书籍均对"十八种相反"的药名做了介绍，唯独对"本草"二字均未作说明，不知是失于疏漏，还是觉得太常识性了，不屑一提。由于这一缘故，不少人都把"本草"理解为明代李时珍的《本草纲目》。实际上这是一个误会，李时珍在《本草纲目》中，仅增加了"玄参反藜芦"的内容，因而"十八反"就成了"十九反"。最早明言"十八反"

的"本草",实是五代后蜀韩保昇等编撰的《蜀本草》。

6.《千金食治》

《千金食治》,孙思邈(541—682)编撰。该书实乃《备急千金要方》原书的第26卷,也就是由《千金食治注释》和《食疗方笺》两部分合订而成,其为我国古代重要的食疗专著。

孙思邈在序论中,阐明该书是在经深入民间拜访中医、药农及地方百姓,向他们学习及参阅《素问》《灵枢》及诸家本草等众多典籍的基础上,再结合其从医数十年积累的经验,方予以完成的。孙思邈《千金食治》继承了《内经》的食疗思想,提倡临床诊疗应"洞晓病源",重视食治食养,而以食治为先的食疗医学思想。正如其《序论·第一》所言:"仲景曰:人体平和,惟须好将养,勿妄服药。药势偏有所助,令人藏气不平,易受外患。夫含气之类,未有不资食以存生,而不知食之有成败;百姓日用而不知,水火至近而难识。余慨其如此,聊因笔墨之暇,撰五味损益食治篇,以启童稚,庶勤而行之,有如影响耳。河东卫汛记曰:扁鹊云,人之所依者,形也;乱于和气者,病也;理于烦毒者,药也;济命扶危者,医也。安身之本,必资于食;救疾之速,必凭于药。不知食宜者,不足以存生也;不明药忌者,不能以除病也。斯之二事,有灵之所要也,若忽而不学,诚可悲夫!"

孙思邈强调食治之优在于"故食能排邪而安脏腑,悦神爽志,以资血气。若能用食平,释情遣疾者,可谓良工。长年饵老之奇法,极养生之术也"。而药疗之弊端,则在于"药势偏有所助,令人脏气不平,易受外患"。在食治和药治的辩证关系上,孙思邈主张"食疗不愈,然后命药"。亦如他在《序论·第一》中所云:"黄帝曰:'五味入于口也,各有所走,各有所病。酸走筋,多食之,令人癃,不知何以然?'少俞曰:'酸入胃也,其气涩以收也。上走两焦,两焦之气涩,不能出入,不出即流于胃中,胃中和温,即下注膀胱,膀胱走胞,胞薄以得酸则缩卷,约而不通,水道不利,故癃也。阴者积筋之所终聚也,故酸入胃,走于筋也。'"隋唐时期的食疗学思想、食疗学与健康方面有了很大的发展,其主要表现在对老年人的食疗保健上,主张一定要切实控制老年人饮食的多样化且适量,《千金翼方·养老食疗》云:"人子养老之道,虽有水陆百品珍馐,每食必忌于杂,杂则五味相挠,食之不已,为人作患。是以食啖鲜肴,务令简少;饮食当令节俭,若贪味伤多,老人肠胃皮薄,多则不消,彭亨短气,必致霍乱。"孙氏既强调老年人的饮食量一定要适当,一次进食的数量和种类不要太多,又要调节饮食使其多样化。在食品种类的选择问题上,孙思邈主张应"常学淡食",以清淡素食为主。认为老年人食品应以"大小麦面、粳米等为佳",而"非其食者,所谓猪、鸡、鱼、蒜、鲋鲙、生肉、生菜、白酒、大酢,大咸也"。食用方法则强调"食当熟嚼""乳酪酥蜜,常宜温而食之,此大利益老年"。

据统计,《千金食治》共收录了食疗功效与食疗物品154条,计236种。并记述了日常生活中食用的果、菜、谷、肉等物品的性味、功效、服食禁忌及治疗效果等。

综上所述，孙思邈的食疗学思想、食治方法及食疗物品的研究建立与选择等对唐、五代时期，乃至对以后整个中国古代食疗学的发展，以及老百姓的健康都起到了正确的引导作用，对人民健康、中药与大健康产业的发展影响深远。

7.《药录纂要》

《药录纂要》，孙思邈撰，约成书于唐永淳元年（约682年）。据文献调查与考证，该书乃将孙思邈撰《千金翼方》之卷二至四的"本草"内容抽出，经单行刊刻，并命名为《药录纂要》问世。后又将《千金翼方》卷一的"采药时节第一"纳入本书。《千金翼方》乃集孙思邈晚年近30个春秋的经验总结，其言"以补早期著《千金要方》之不足，故名"翼方"。《千金翼方》全书共30卷，计189门，合方、论、法，共2900余首。卷1—4论药物，引录《唐本草》的大部分内容；卷5、6系妇人疾病；卷9、10论述伤寒；卷11为小儿病；卷12—15阐述养生长寿，集中体现了古代延年益寿学说同防病、治病相结合之特色；卷16—25论述中风、杂十二症病证名。北宋时期校正医书所对其传本予以校正，并刊行全国。惜该书宋代印本于明代前失传，所幸其印版保存了下来。明万历年间，翰林院纂修官王肯堂奉万历皇帝之命纂刻了宋版《千金翼方》。《千金翼方》是我国历史上最重要的中医药学著名典籍之一。该书还收录了唐代以前本草书籍所未有的药物，首载之药物达800多种；又对药材种植合理选地、合理采收、加工炮制与贮藏等做了不少论述，补充了很多方剂和治疗方法等。

《药录纂要》重视药材种植与质量的相关性，重视药材生长环境与道地性的相关性。对药材生长的土壤、气候（光、热、水）等自然环境进行了实地考察，注意到药材产地与其安全有效的相关性，注意到不同产地的同一药材质量有所不同，有了一定强调药材道地性的观念。孙思邈还明确指出："按本草所出郡县皆是古名，今之学者卒寻而难晓。自圣唐开辟，四海无外，州县名目，事事惟新，所以须甄明。即因土地名号，后之学者，容易即知。其出药土地，凡一百三十三州，合五百一十九种，其余州土皆有，不堪进御，故不繁录耳。"对药材种植合理选地，在书中专列，予以讨论。孙思邈对药材种植与质量关系的独到见解，对后世也产生了很大影响，为药材产地合理选择，为药材道地性研究奠定了良好基础。

《千金翼方》首列"药录"1篇，专论"采药时节"，介绍本草学有关药物合理采收加工的知识。云："夫药采取不知时节，不以阴干曝干，虽有药名，终无药实，故不依时采取，与朽木不殊，虚废人功，卒无裨益。其法虽具本经，学人寻览，造次难得，是以甄别，即日可知耳。"然后下列"葳蕤（立春后采，阴干）、菊花（正月采根，三月采叶，五月采茎，九月采花，十一月采实，皆阴干）、白英（春采叶，夏采茎，秋采花，冬采根）、络石（正月采）、飞廉（正月采根，七八月采花，阴干）、藁本（正月二月采，曝三十日成）、通草（正月采，阴干）、女菀（正月二月采，阴干）、乌头、乌喙（正月二月采，春采为乌头，冬采为附子，八月上旬采根，阴干）"等药材的具体采药时节，并一再告诫："凡药皆须采之有时日，阴干曝干，则有气力。若不依时采之，则与凡草不别，徒弃功用，终无益也。学人当要及时采掇，以供所用耳。"

孙思邈还十分重视药材的合理加工炮制与贮藏，其较详细地记述了 170 多种炮制品，如乌头、附子炮制，强调"此物大毒，难循旧制……凡用乌头，皆去皮熬令黑，乃堪用，不然至毒人。特宜慎之"。又如地黄的炮制，是以熟地黄为名，并记述采用蒸制法工艺的最早文献。地黄分为生熟，实自孙思邈始，也较前代有了很大的进步。孙思邈除十分重视药材合理加工炮制外，对药材的贮存也很重视。对于合理贮药也有很多较详记述，如"凡药皆不欲数数晒暴，多见风日，气力即薄歇，宜熟知之"。还介绍了有关储药所用器具、防潮湿、防鼠、防霉变质等相关理论、具体措施和方法等。更阐述了贮药库房之建筑规格和贮药柜的制作要求等。该书所载有关药物的合理采集、加工炮制及贮藏等专论均具有实用价值，对后世影响很深，这也是本时期药学发展生动而具体的体现。

《药录纂要》还引入张仲景的《伤寒论》原文，以补《备急千金要方》"伤寒门"之不足。同时又补充了很多药方及其治疗方法。《备急千金要方》共列 232 种疾病的 5300 个药方，《千金翼方》又补 1200 多个，两书药方共达 6500 多个。不但数量多，而且治疗效果好。同时，在药方组成中还有所发明、有所创新，灵活变通地应用了张仲景的经方。如有的是两三个经方组成一复方，以增强疗效；有的则是一个经方分成数个单方，并辨证论治，以分别治疗某种疾病。这是孙思邈对中医药学的重大建树，是我国医学史上的重大革新。

孙思邈无愧于"药王"的尊称，其所收集的药方均是其从民间或自己临床实践验证有效而来的，亦是其 80 多年医疗实践经验的总结。由于孙思邈结合实践，虚心而广泛地学习各家之长，所以医药学水平极高，有许多独特绝技与贡献。例如，他对脚气病的治疗最为擅长，这种病多少年来折磨着江南一带民众。孙思邈在学习前人和总结民间经验的基础上，经过长期探索，终于提出并采用了奇特而简便有效的中医药防治方案，即用防己、细辛、蓖麻叶、蜀椒、防风、吴茱萸等药物，以及果蔬、谷皮等富含维生素 B_1 的食物，辨证论治，煎汤煮粥常予服用等法来防治。此法既简易实用，又效果显现，在世界医药学史上都是首屈一指的。欧洲于公元 1642 年才开始进行"脚气病"的研究，而孙思邈早在公元 600 年左右就已对此病有所认识、有所论述，并以中医药方法施治，比欧洲早了1000 年余。

8.《食疗本草》

《食疗本草》，是唐代著名医家孟诜于武周长安年间（701—704 年）撰成，唐代药学家张鼎于开元年间（713—741 年）增补而成的食疗专著。孟诜撰有《补养方》3 卷，后经张鼎增补，改名《食疗本草》3 卷（现存敦煌莫高窟发现之抄本残卷及近人辑佚本）。孟诜又撰有《必效方》3 卷，已佚，但在《外台秘要》《证类本草》等书中有引录。另撰有《家祭礼》1 卷、《丧服正要》1 卷、《锦带书》等，均佚，以《食疗本草》最为重要。

一般认为，《食疗本草》此书前身为孟诜《补养方》，孟氏原书收载本草138种，张鼎（唐代药学家，号悟玄子，生活于公元7世纪）补充89种食疗品，又加按语（冠以"案经"，或作"谨按"），共载文227条，涉及260多种食疗之品，诸品名下，皆注明药性（温、平、寒、冷，不载其味）。张鼎补编的本书凡3卷。《医心方》录"悟玄子张"之食疗品条文，即为张氏所增。由于此书的食物药以治病为主，遂改名为《食疗本草》。另外，《新唐书·艺文志》尚载其《本草》20卷、目录1卷，名衔、卷帙并同《新修本草》，或言张氏亦曾参加《新修本草》撰写。

食物疗法是中医治疗学的组成部分，我国现存最早的医学著作《黄帝内经》则指出饮食调养是摄生和防病的重要一环。该书是一部内容丰富的古代营养学和食物疗法专著，对多数食物疗效和食用药品合理应用的阐述切合实际，至今仍有较高价值。《食疗本草》与孙思邈的《备急千金要方》食治篇比较，有许多新的、独到的见解，其中不少品种为唐初本草书中所未录，因此受到后人的称赞。诚如该书重刻本序中所言："孟诜虽为孙思邈弟子，然其《补养方》（即《食疗本草》）并不拾孙氏《千金食治》之牙慧，而有独出之心裁。"

该书为我国唐代一部较全面的营养学和食疗专著。其内容丰富，大多切于实用。书中按物类为序排列，并分析食性，论述功用，记载禁忌，鉴别异同，附载单方。所列食治药物，多系人们常用的食物、酱菜、果品、肉类等，反映了以食养脏、脏器疗法的思想，其特别收载了较多动物脏器的食疗方法和藻菌类食品的医疗应用。例如，对于不同地域新产食品也广为收载，同时还比较了南北方不同的饮食习惯及食用同一物的不同效果，充分注意到了药食疗法不同地区的差异性。据统计，《食疗本草》中所记载的食疗食物已达261种，这些均较隋唐以前有了显著增加。可见食疗食物品种之丰富，如始载于《食疗本草》中的鱼类就有鳜鱼、鲈鱼、石首鱼（黄花鱼）等；菜类有蕹（雍）菜（空心菜）、菠菱（菠菜）等；米谷类有绿豆等，以上均为营养价值很高的食疗食品。乳类制品，在隋唐时期的食疗中已大量出现。孙思邈特别强调牛乳能"补血脉，益心，长肌肉，令人身体康强润泽，面目光悦，志气不衰"。又如波斯石蜜、高昌榆白皮等亚洲中部地区，以及醋、杨梅、覆盆子等不同地区食物的医疗作用，亦予一一记述。在产妇产后的饮食或者食疗上，充分考虑到产妇这一时期的特点，提出了不同的食疗要求。如在"藕"条中指出："凡产后诸忌，生冷物不食。唯藕不同生类也，为能散血之故，但美即而已，可以代粮。"对于某些药物的效果、禁忌及多食、久食可能产生的副作用等也有不少切合实际的记载，并指出了食品因久贮陈坏及加工时夹入杂质的危害。例如其载河豚"有毒，不可食之，其肝毒杀人"；安石榴"多食损齿令黑"等。又如孟氏创用白帛浸于黄疸患者尿中，晾干并按日推列对比，以观察比较黄疸病疗效等。孟氏还提出孕产妇的饮食宜忌，以及某些影响儿童发育和不适宜小儿食用之品。对食品卫生防护等方面，亦在相关食药两用中药资源调查基础上有所认识、有所记述。

从上可见，《食疗本草》是一部研究食疗学与营养学的重要文献，对研究本草文献史及饮食疗法发展史具有里程碑意义。在深入进行中药、食药资源调查研究基础上，总结隋唐时期及古时食疗学与营养学方面的知识，后流传于海内外。该书对我国乃至世界医药学，尤其对现代食疗学与大健康产业的发展都具有深远的影响和积极的促进作用。

9.《何首乌录》

《何首乌录》是唐代李翱撰写的一部本草类中医文献，约成书于唐元和八年（813年）。李翱据民间对著名中药何首乌的效用描述及其神奇传说，结合自身认识而为何首乌立传。李翱《何首乌录》云：何首乌者，顺州南河县人，祖名能嗣，父名延秀。祖能嗣，原名田儿，生来阉，体弱多病，嗜酒，年58岁时，一日因醉，夜卧山野，及醒见有藤二株，相距三尺余，苗蔓相交，久而方解，解了又交。田儿惊异，次晨挖掘其根，带回村中，无人认识。山中来了一位老者相告，此藤相交，必有异兆，恐是神仙赐药，田儿既然未育，何不服来试试。田儿听之有理，将此药研末，空腹酒服一钱。服后身强体壮，欲不制，精力充沛。遂娶寡妇曾氏，后加到二钱，服一年，旧病皆愈，白发转黑，容面变少，十年之内生数男……又与其子延秀同服，父子两人130岁时发黑，并均活到160岁。其乡里李安期，与首乌亲善，并得秘方，服之亦长寿。

李安期之子李翱著书而流传，并将其藤名为夜交藤，其根为何首乌，认为野生50年以上者为佳。另传，李翱一次为采集何首乌，至朗州药山，向一老道问路，老道以手指上指下，李翱不解其意；老道说："云在天，水在瓶。"李翱顿然醒悟，即赋诗谢之：

> 练得身形如鹤形，千株松下两途径。
>
> 我来问道无余说，云在青天水在瓶。

李翱按照老道指点，一夜登上山顶，云开见月，山顶上一池清水，池旁长满何首乌。大喜过望，遂采药而归。

早在1000多年前，李翱上山调查采集何首乌，并为之立传，论述甚详，以颂常用中药何首乌的资源和效用。

10.《海药本草》

经文献调查与考证，《海药本草》为唐末五代时文学家、本草学家李珣（约885—930）所撰。李珣，字德润，出生于四川三台，祖籍波斯，因此也称"李波斯"。李珣家族以经营香药为主业。香药主要为通过船舶自国（海）外输入的药品，故而称之为"海药"。唐代国家统一，疆域扩大，生产发展，经济繁荣，对外贸易发达，当时跟日本、朝鲜、南洋、印度、阿拉伯等地都有贸易往来，外来药物亦随之传入。李氏有经营香药之便，他与一些通过船舶运载而来的外国药接触的机会较多，对于外来药的性质与功用比较了解，加之其爱好本草，此就为李珣编撰完成《海药本草》奠定了良好的基础。在中国源远流长的本草典籍中，唐代李珣所著的《海药本草》是我国首部介绍和研究外来药物的专著，在介绍外来药物和补遗本草方面做出了独特的贡献。

《海药本草》共 6 卷，以香药为主，对药物的气味和功效有独特的阐述，是中外文化交流的产物。该书还增载了前人所未载的多种药物，书中从 50 余种文献中引述了有关海药（海外及南方药）的资料，记述了药物形态、真伪优劣、性味主治、附方、服法、制药法、禁忌畏恶等。该书最主要特点是还涉及海药的 40 余处产地名称，以岭南及海外地名居多。今存佚文中含药 130 种，其中新增药物 20 余种。同时，书中还收载了不少香药，如青木香、阿魏、艾纳香、兜纳香、甘松香、荜茇、肉豆蔻、零陵香、缩砂蜜、荜澄茄、红豆蔻、茅香、迷迭香、瓶香、藕车香、丁香、毗梨勒、乳头香、降真香、蜜香、龙脑、沉香、薰陆香、没药、安息香、胡椒等 50 多种。上述香药除供药用外，还可用于美容或食用等。如毗梨勒既常作"乌须发用"，也可食用；荜澄茄，古方有作染发等。这也是该书最为显著的特点。

该书对收载药物的气味和主治也有不少新的见解，并修正了过去本草书中的一些错误。例如草犀，陈藏器云："煮者服之，能解诸毒"，而李珣则修订为"研烧服之，受毒临死者亦得活"。再如迷迭香，陈藏器说其"性温无毒，烧之去鬼"，李珣则纠正为"性平不温。合羌活丸烧之，辟蚊呐"。该书对药物的相恶相须等作用也有新的阐发，比如补骨脂恶甘草；延胡索与三棱、鳖甲、大黄为使，甚良；波斯白矾、补骨脂、缩砂蜜、无名木瓜四药有畏恶、相须等。因此，该书对后世修改补充综合性本草也是很有价值的。

从上可见，李珣生在以经营香药为主业的家庭（其弟李玹也以鬻香药为业）有条件与香药等由国外输入的海药接触，并经深入调查，从而能编撰出我国别具一格、总结唐末五代时期南方及海外药物的第一部海药专著；李珣及其家族对促进阿拉伯医药和中国与世界其他国家的医药文化交流做出了重要贡献。

评 述

盛唐时期朝廷重视医药，敕令重臣组织开展全国范围的中药品种资源调查，这是我国古代的首次全国性中药资源普查，具有划时代的意义。"征天下郡县所出药物，并书图之"。通过这次中药资源调查，编撰了《新修本草》，计有正文、《药图》、《图经》等共 54 卷。

第四章

宋、辽、西夏、金、元时期

第一节　两宋时期

一、概述

　　公元 960 年，赵匡胤废除了后周恭帝，登上皇位，建立宋朝，以汴梁（今河南开封）为都城。继而结束了五代十国的封建割据局面，中原暂时统一，但与当时的北方辽国、西部的西夏，仍然对峙。其后历经九帝，至 1126 年，北方崛起的女真族建立的金国攻占汴梁，徽、钦二帝被掠，北宋灭亡。徽宗九子康王赵构渡江移都于临安（今浙江杭州），亦经九帝，至 1279 年为蒙古人所灭，史称南宋。两宋共计 319 年。

　　宋朝实行中央集权，赵匡胤即位初期，一方面用计谋令部下交出军权，由他统一掌握；另一方面着重文治，增强文职官员对国家大事的筹划，积极推行科举制度，选贤任能。在经济方面，减轻徭役税收，农田水利建设和科技文化稳步发展，宋代初期社会生活一度呈现出繁荣景象。但自中期以后，由于辽与西夏的侵扰，经济不振，国势日渐衰退。南宋偏安一隅，与金元对峙，政府奸佞当道，置民族矛盾、民族斗争于不顾，横征暴敛，宣扬封建的纲常伦理，对人民精神束缚，许多爱国文臣武将的才华得不到发挥，国家从衰弱终至灭亡。

　　以火药、指南针等发明为代表，宋代成为我国科技文化发展的一个重要阶段。宋代发展对外海运和内陆漕运，造船业大兴，航海业日盛。中国瓷器、茶叶等大量出口，南亚、中亚各地所产药物、香料等又大量输入，以至宋代辛香药物使用逐渐增多。

二、中药资源调查与成果

宋代，朝廷相当重视医药事业，屡次颁布关于医药卫生诏令和律令，设置校正医书局，大批知医儒臣参与其中。宋以前本草文献的征集整理，药物新发现和用药经验的总结完善，有力促进了本草学研究和医药著作编纂。藉以造纸术、印刷术工艺的成熟与发展，多部本草著作陆续出版、广为刊行，我国的药物学发展迎来了一个繁荣期。

"药理""性味""法象"，药物归经理论的探索；建立在中药资源调查基础上的药材鉴别和药物基原探索，野外实地考察形成的药物写生图，药物名实的文献整理或实地考察；作为重要经济作物的药物栽培，一些外来药物的引种，药材采集和栽培技术的提高；药品的炮制加工和药物剂型渐趋完善和初步定型；官办和剂局和民间药坊的增多，大都市中定期或不定期大宗药物交易市场的形成，如梓州（今四川三台）的重阳药市（九月初九至九月十一日）、汴梁（今河南开封）的"百种园药铺"等。

宋代的综合性本草著作中，既有由政府主持集中大量人力、物力编纂完成的，也有民间医家个人博览群书、观察实践而修撰成册的。政府主持编纂的著作由国家颁布，具有类似于药典的性质；而个人著作不仅是对药典的补充，甚至成为再修药典的蓝本。

（一）政府组织的官修本草所体现的中药资源调查与成果

唐《新修本草》流传至宋代，历经300多年来的手抄传播，不少资料早已散失。即所谓《新修本草》"散落殆尽，虽鸿都秘府，亦无其本"，其《药图》更是无法复现；甚至还有记载：到北宋初年，连官府所藏的《新修本草》也无本得同。从而造成药材市场品种混乱，严重影响医药发展。正如宋元诗人方回（1227—1307）诗中所云："雪丝忪细紫团栾，今代无人识古兰。本草图经川续断，今人误作古兰看。"

随着时代的进步、科技的发展，北宋初年发明了印刷术，给本草典籍的传播带来了莫大的方便。更为难得的是，我国上下五千年的封建王朝，还无一帝王像宋代开国之君赵匡胤（太祖）、赵光义（太宗）、赵祯（仁宗）等多位皇帝这般重视医药。如天圣年间，宋仁宗曾多次与大臣们讨论医药学问题，感言道："世无良医，故夭横者众，其可悼也。"是时，集贤殿大学士张知白答曰："古方书虽存，率多舛谬，又天下学医者，不得尽见。"张知白的一席话引起了仁宗对校正和刊印医药书籍的高度重视，遂下诏命集贤院校理本草医籍，先后组织刊修辑注《开宝本草》等官修本草。

1.《开宝本草》

开宝六年（973年），宋太祖诏令修纂本草。由尚药奉御刘翰，道士马志，翰林医官翟煦、张素、王从蕴、吴复圭、王光祐、陈昭遇、安自良等9人，取《新修本草》为蓝本进行修订，并采摭陈藏器《本草拾遗》等书相互参证，订正错讹，补充遗漏，再由马志统一作出注解。最后由左司员外郎知制诰扈蒙、翰林学士卢多逊等详加刊定成书20卷，命名为《开宝新详定本草》。宋太祖为之作序，由国子监镂版刊行，这是宋代第一部官修的药典性本草著作，也是我国乃至世界第一部版刻印刷的药物学书籍。

由于《开宝新详定本草》修纂仓促，质量未能尽如人意。次年，宋太祖再次诏命刘翰、马志等人重新修订。这次修订对原书"颇有增损"，最后由翰林学士李昉，知制诰王祐、扈蒙等重加校勘，成书后全书合目录共21卷，命名为《开宝重定本草》（简称《开宝本草》）。全书共收载药物984种，对时过300余年的唐《新修本草》在编纂和传抄中出现的谬误进行修订，新增的134种药物中，近百种是从前代诸本草著作中筛选而来，如：蛤蚧出自《雷公炮炙论》、仙茅出自《海药本草》。

书中记述的药物，如天麻、乌药、延胡索、没药、五灵脂、丁香、使君子、白豆蔻等常用中药一直沿用至今；其增补的药物品种，属《新修本草》漏载的新药有30余种，而如使君子、白豆蔻、山豆根等，则为该书首载。该书还对药物不合理分类等讹误，也予一一纠正，如"将败鼓皮移附于兽皮；胡桐泪改从于木类；紫矿亦木也，自玉石部而取焉；伏翼实禽也，由虫鱼部而移焉；橘柚附于果实；食盐附于光盐；生姜、干姜，同归一说"。

该书的突出特点为编纂者成功地制定了严谨的体例，这一体例为宋代其他官修本草和后世本草著作所继承；首次在印刷上采用阴阳文黑白字来代替朱墨分书，《开宝本草》之前的本草著作如《神农本草经》之内容用朱笔抄写，《名医别录》用墨笔抄写，年久多易混淆。而《开宝本草》改《神农本草经》为白字（阴文），其他为黑字（阳文），这样既醒目清晰，又不易模糊；再者，用简称标明区分文字出处，如以"唐附"表示《新修本草》新增药，以"今附"表示《开宝本草》新增药，以"陶隐居"表示《本草经集注》的注文，以"唐本注"表示《新修本草》注文。《开宝本草》还增设注释，补充有关新增内容，纠正了前人的记述错误。经统计，根据文献资料所作的注文，则冠以"今按"，如刘翰、马志等所作的注文，计有189条；在"今按"下引录了8种文献，其中以《本草拾遗》的分量为最大（达184条），另"别本注"有62条；根据当时药物知识作的注文，则冠以"今注"，计有83条，其以注释有关药物性状、纠正前人记述错误等为主。不过，《开宝本草》的有关内容还比较单薄，且有谬误，如河豚条。可是这一体例规定，为保存古本草文献做出了重要贡献，其严谨求实之风足堪称道。

《开宝本草》在《崇文总目辑释》《通志艺文略》《玉篇》等书中均有所著录。其原书今不存，仅仅流行于宋代，但其内容可散见于《证类本草》《本草纲目》等书中。

2.《嘉祐本草》

中药资源调查、医学实践经验总结及本草著作修撰是推动传统药学不断发展的动力。宋太祖年间，《开宝本草》问世80多年后，正如掌禹锡、林亿、苏颂、张洞呈宋仁宗的奏章中所云："本草旧《本经》注中，载注药物功状，甚有疏略不备处。"于是，嘉祐二年（1057年）八月，集贤院成立，即奉诏校修本草，主事者有太常少卿直集贤院掌禹锡、职方员外郎秘阁校理林亿、殿中丞秘阁校理张洞、殿中丞馆阁校理苏颂，以及医官秦宗古、朱有章等。他们奉诏协同继行《嘉祐本草》修订，"将诸家本草及书史中应系该说药品功状者，采拾补注，渐有次第"。嘉祐三年（1058年），即《嘉祐本草》编修一年多时，掌禹锡又奏请按仿《新修本草》方式编修《本草图经》，旨在"所冀与今《本草经》并行"。因此，《嘉祐本草》与《本草图经》各有分工，互相呼应，同时进行。嘉祐四年（1059年），仁宗令校正医书官陈检负责校正；嘉祐五年（1060年）八月成书，呈仁宗，仁宗令光禄寺丞、校正医书官高保衡负责审校后，赐名《嘉祐补注神农本草》，简称《嘉祐本草》。这就是校正医书所成立后最早承担的任务——《嘉祐本草》，于嘉祐六年（1061年）完成编修并初刊。

《嘉祐本草》是遵旨编修的，计20卷，共收药物1082种，新补药物82种，新定药物17种，全书体例与《开宝本草》完全一样。除"序例"（总论）部分外，"药物"部分逐条论述，选择慎重，正如该书序中所说："诸家医书、药谱所载物品功用，并从采掇。惟名近迂僻，类乎怪诞，则所不取……其间或有参说药验较然可据者，亦兼收载，务从该洽。"

《嘉祐本草》是在《开宝本草》的基础上，采拾、补注其性状功能等而编修的，因《开宝本草》时乃国家初定，编修仓促，不能切实有效反映北宋的药学发展，宋代政府遂决定重修《开宝本草》。其主事者中，最重要的贡献者有两位：一是太常少卿直集贤院掌禹锡（990—1066），字唐卿，许州郾城（今河南郾城）人，官至光禄卿直秘阁，学识渊博，精通地理；一是苏颂（1020—1101），字子容，泉州南安（今福建同安）人，官至殿中丞馆阁校理，著名科学家，精通天文和本草。此外，还有尚职方员外郎秘阁校理林亿，殿中丞秘阁校理张洞，医官秦宗右、朱有章等协同编修。

《嘉祐本草》旨在补前代本草之漏略，尤其注重保持《开宝本草》旧貌，"立例无所刊削"，为此制定了严谨的体例与标记明确，其凡例载："凡名'本草'者非一家，今以《开宝本草》本为正，其分布卷类、经注杂糅，间以朱墨，不复理改。"表明本书正文亦20卷，目录1卷；"凡补注并据诸书所说，其意与旧文相参者，则从删削，以避重复。其旧已著，见而意有未完，后书复言，亦具存之，欲详而易晓。仍以朱书其端云：'臣（禹锡）等谨按某书云'某事。其别立条者，则解其末云，见某书……""凡所引书，以唐、蜀二本草（按：指唐代《新修本草》《蜀本草》，下同）为先，他书则以所著先后为次第""凡书旧名《本草》，今所引用，但著其所作人名曰'某人'，惟以唐、蜀本草则曰'唐本云''蜀本云'"……共有15则之多，且明确而具体。经统计，本书实际共有相关标记1083条，此乃本书突出特色。本书尚有引文广博、取材精审等特色。正如《嘉祐补注总叙》所云："应诸家医书、药谱所载药物功用，并从采掇。惟名近迂僻，类乎怪诞，则所不取。自余经史百家，虽非方饵之急，其间或有参说药验较然可拓者，亦兼收载，务从该洽。"据统计，该书引用文献50多种，其中本草16种，较为重要者有《吴普本草》《药性论》《药对》《食疗本草》《南海药谱》《日华子本草》等。其引用文献虽有所删节，但基本能忠实地反映与保留其意旨，可为后世研究古本草提供宝贵资料。同时，《嘉祐本草》尚开本草书中首列"要籍解题"风气之先。书中"补注所引书传"一节，扼要地介绍了16种本草著作的书名、卷数、作者、成书年代、主要内容、特色及流传等，为后世研究古本草提供了宝贵资料。

《嘉祐本草》于嘉祐六年（1061年）初刊颁行，即广为流传。现因其原书早佚，目录亦不存。辑复者多参阅《本草衍义》，考订其目录，继又阅读宋及宋以前诸本草，以及宋元间的目录学著作，如《通志艺文略》《直斋书录解题》《郡斋读书后志》《玉海》《文献通考》《宋史艺文志》等所录著的本书内容，得以钩沉辑复、整理编撰。该书文献价值很高，对后世本草研究及古本草辑复均有重要意义。

3.《本草图经》

宋嘉祐三年（1058年）十月，校正医书所奏请朝廷向全国各地下诏，将所产药物详细绘图，并详述药物性状、采收、应用等，以作编撰《本草图经》之备。宋仁宗准奏下旨，一场全国性的药物普查就此展开。掌禹锡等认为"考正群书，资众见则其功易就；论著文字，出异手则其体不一，……（苏颂）向尝刻意此书，于是建言奏请，俾专撰述"，举荐由苏颂独自完成《本草图经》的编撰。

苏颂《本草图经》的编纂乃举全国之力，广为征集药材，令人摹绘成图。所产药，即令询问榷场市舶客商，亦依次供析，并取逐味各一二两或一二枚，即所谓"下诸路州县应系产药去处，并令识别仔细辨认根茎、苗叶、花实形色大小，并虫、鱼、鸟、兽、玉石等堪入药用者，逐件画图，并一一开说著花结实、收采时月、所用功效……因入京人差赍，送当所投纳，以凭照证，画成本草图，并别撰《图经》"。

《本草图经》总20卷，目录1卷，载药约780条；一种药材名下，常附有多图；其中635种药材名下，附图933幅，分别来自150余个州军。论述中注重药物名实的辨析，药物产地、采收时节、药用部位的记载，外来及少数民族药物的收录，药性、单验方及民间草药的收集和整理等。

原书初刊于宋嘉祐七年（1062年），绍圣元年（1094年）刊行小字本，后均亡佚。其药图及内容可见于《证类本草》，现有今人尚志钧《〈本草图经〉辑复本》。

从《本草图经》的编写体例和载药内容（药材名称、形态、产地、采收时节、附图）上，足以看出中药资源调查所取得的成绩。

（1）名实论述

《本草图经》草部上品之下·卷第五"蒲黄"条，载："蒲黄，生河东池泽。香蒲，蒲黄苗也。生南海池泽，今处处有之，而泰州者为良。春初生嫩叶，未出水时红白色，茸茸然。《周礼》以为菹，谓其始生。取其中心入地，大如匕柄，白色，生啖之，甘脆。以苦酒浸，如食笋，大美。亦可以为鲊，今人罕复有食者。至夏抽梗于丛叶中，花抱梗端，如武士棒杵，故俚俗谓蒲槌，亦谓之蒲厘。花黄，即花中蕊屑也，细若金粉，当其欲开时，有便取之。市廛间亦采，以蜜搜作果实货卖，甚益小儿。医家又取其粉下筛后，有赤滓，谓之蒲萼。入药以涩肠已泄，殊胜。"

草部上品之下·卷第五"杜若"条，载："杜若，生武陵川泽及冤句，今江湖多有之。叶似姜，花赤色，根似高良姜而小辛味。子如豆蔻。二月、八月采根，曝干用。"

草部上品之下·卷第五"漏芦"条，载："漏芦，生乔山山谷，今京东州郡及秦海州皆有之。旧说茎叶似白蒿，有荚，花黄生荚端，茎若箸大；其子作房，类油麻房而小，七八月后皆黑，异于众草。今诸郡所图上，惟单州者差相类；沂州者花叶颇似牡丹；秦州者花似单叶寒菊，紫色，五七枝同一秆上；海州者花紫碧，如单叶莲花，花萼下及根旁有白茸裹之，根黑色，如蔓菁而细，又类葱本，淮甸人呼为老翁花。三州所生花虽别，而叶颇相类，但秦、海州者，叶更作锯齿状耳。一物而殊类若此，医家何所适从，当依旧说，以单州出者为胜。六月、七月采茎苗，日干。八月采根，阴干。南方用苗，北土多用根。又此下有飞廉条云：生河内川泽，一名漏芦。与苦芙相类，惟叶下附茎，有皮起似箭羽，又多刻缺，花紫色，生平泽。又有一种生山岗上，叶颇相似，而无疏缺，且多毛，茎亦无羽，根直下，更旁枝生，则肉白皮黑，中有黑脉，日干则黑如玄参。"

草部中品之上·卷第六"苦参"条，载："苦参，生汝南山谷及田野，今近道处处皆有之。其根黄色，长五七寸许，两指粗细；三五茎并生，苗高三二尺以来；叶碎青色，极似槐叶，故有水槐名，春生冬凋；其花黄白，七月结实如小豆子。河北生者无花子。五月、六月、八月、十月采根，曝干用。"

草部中品之上·卷第六"白鲜"条，载："白鲜，生上谷、川谷及冤句，今河中、江宁府、滁州、润州亦有之。苗高尺余，茎青，叶稍白，如槐，亦似茱萸；四月开花淡紫色，似小蜀葵；根似蔓菁，皮黄白而心实。四月、五月采根，阴干用。又云：宜二月采，差晚则虚恶也。其气息都似羊膻，故俗呼为白羊鲜，又名地羊膻，又名金爵儿椒。其苗，山人以为菜茹。"

（2）产地分布

《本草图经》草木部各卷收载的植物药均有药材产地的记述，同时注重对优质药材的产地分析。如"人参"条有"生上党山谷及辽东。今河东诸州及泰山皆有之，又有河北榷场及闽中来者，名新罗人参，然俱不及上党者佳。""牛膝"条有"生河内川谷及临朐。今江淮、闽、粤、关中亦有之，然不及怀州者为胜"；"升麻"条有"生益州山谷。今蜀汉、陕西、淮南州郡皆有之，以蜀川者为胜"；"柴胡"条有"生弘农山谷及冤句。今关陕、江湖间近道皆有之，以银州者为胜"等。

（3）药材附图产地、集散地标注

《本草图经》载药约780条，一种药材名下，常附有多图；其中635种药材条下，附图933幅，分别来自150余个州郡。《本草图经》几乎每一种植物药材条下都附有多图，并将其产地冠之药材名前，常用的大宗药材更是如此。如果将《本草图经》中同一区域的药材归在一起，加以比较分析，可大致看出宋代当时植物药的主产地及药材集散地情况。

《本草图经》附图中，记述了许多地区出产的药材，如江宁府有江宁府柴胡、江宁府茵陈、江宁府王不留行、江宁府前胡、江宁府败酱、江宁府白鲜、江宁府菝葜、江宁府仙茅、江宁府天南星、江宁府乌头、江宁府牙子、江宁府谷精草、江宁府紫葛等；海州有海州青木香、海州卷柏、海州漏芦、海州葛根、海州通草、海州石韦、海州菝葜等；兖州有兖州黄精、兖州人参、兖州天门冬、兖州赤箭、兖州卷柏、兖州千岁虆、兖州石龙芮等；解州有解州黄精、解州远志、解州防风、解州通草、解州知母、解州紫菀等；淄州有淄州柴胡、淄州沙参、淄州徐长卿、淄州狗脊、淄州前胡等。而《本草图经》附图中冠以滁州的药材更是有滁州黄精、滁州人参、滁州牛膝、滁州萎蕤、滁州升麻、滁州车前子、滁州青木香、滁州薯蓣、滁州巴戟天、滁州决明子、滁州菜耳、滁州当归、滁州百合、滁州知母、滁州白鲜、滁州紫参、滁州白薇、滁州牡丹、滁州百部、滁州鳢肠、滁州射干、滁州青葙子、滁州大戟、滁州天南星、滁州刘寄奴、滁州鹤虱、滁州夏枯草、滁州蚤休、滁州虎杖、滁州马兜铃、滁州地锦草、滁州楮实等达32种之多。

附图中药材的产地与《本草图经》文中的产地记述趋同，虽然与《宋史·地理志》中各府州进贡的"药材"相比较而略有差异，但基于实地调查征集的药材产地记述更为具体可信。综合附图中药材的产地加以分析，可较为清晰地反映出宋代的植物药主产地及药材集散地的情况；一些大宗药材和常用中药，其药材基原在各地并不为同一种植物，如对其记述和附图做进一步的深入研究和考证，可探究当时一些药材的主流品种及代用品的情况。

嘉祐初年开展的这场全国中药资源调（普）查，也是我国古代继唐代之后的第二次全国中药资源调（普）查，在充分吸取唐代全国第一次中药资源调（普）查经验的基础上，更加深入，成效卓著。苏颂治学严谨，亲临民间，深入草泽，勤问渔樵，将实地调查与文献考证紧密结合，各药解说，统而述之。各药条下，一般皆首叙产地、生长环境；次述形状真伪、采收加工；最后再述该药性味功效及其附方等。且其文中屡见"土人云""今医家""彼胡人（按：多指少数民族或国外人士）"等，以示调查之源的用药经验，显得弥足珍贵。又如，从所附药图中的地名来看，这些药图分别来自150余个州郡，是由当时各地所呈"绘事千名"之中遴选得来的。谨从现存的《本草图经》附图（按：其为今存的原药物图，矿物、植物、动物皆有，但以植物为主）来看，尽管各地所上药物图风格不一，规格各异，但绝大多数具有较高水平之实地写生墨线图，都能较好地表现了药物的全貌，并着力突出其药用部位；即便少数药图比例失调，但也都能画出带有辨识性的特征。一些附图还有形象生动而朴实的情景（如制海盐和矿物药盐、道州石钟乳、石膏等），植物药翩州丹参、永康军黄精和动物药郢州鹿、江陵府秦龟等附图也都很生动。

图文——对应见长的《本草图经》，是当时全国中药资源调（普）查的成果，既真实地反映了当时调查及药物实用性，又为后世乃至现今中药资源调（普）查提供了宝贵经验。

4.《绍兴本草》

《绍兴本草》是由南宋时医官王继先及太医局教授高绍功、柴源、张孝宣等奉诏编修，于绍兴二十九年（1159年）修定撰成并刻版。该书全名为《绍兴校定经史证类备急本草》，因其成书于南宋绍兴年间，故又简称《绍兴本草》。

该书以全面校订药性为特色；存"绍兴校定"条文371条，逐药评议前人本草著作所载药性，同者存之，非者订之，缺者补之，矛盾者择善而从之，改定药性占总条数的50.9%。该书考订药性的方法，主要根据前人所载及当时用药实际，重在性、效（疗效及不良反应）呼应，或采用类推法，根据药物生成、特殊属性、食性、生境等，推导其性味良毒。书中所载炮制对药性寒热及毒性的影响尤详，该书考订药性的方法可为了解古代人对药性认识的形成提供参考。

该书中药图精美，精细入微，对药物基原考订等带来便利，具有重要参考价值，不仅可作为了解自然、药物的一本书籍，甚至还可以作为一本白描实物画册。

《开宝本草》《嘉祐本草》《本草图经》《绍兴本草》等本草著作，充分体现两宋时期在中药资源普查基础上的标志性成果，是与时俱进、传承创新的成果。在对药典性本草的组织与编撰修订上，宋代给后世乃至今天都提供了成功经验。尤其是《嘉祐本草》《本草图经》的组织与编撰修订，实乃"中国历史上组织最严密、编写最严谨，也是成效最大的一次官修本草"。

（二）私家编撰的本草所体现的中药资源调查与成果

1.《证类本草》

《证类本草》为北宋唐慎微约撰于绍圣四年至大观二年（1098—1108年），全称《经史证类备急本草》。其广辑经史百家药物资料，以证其类，故以"经史证类"为名，简称《证类本草》。唐慎微作为基层医者，以一己之力，收集采纳众家医药著作，其书以体例缜密、资料丰富、内容广泛为特色。经文献调查与考证，该书以《嘉祐本草》《本草图经》为基础，以解上述两书分列之不便，再经依靠群众深入实地调查及广泛文献调查，增补了大量本草资料，拓展了本草学内容，保持了出处详明之传统，遵照"注不破经，疏不破注"的儒家注经原则，使中国本草学发展有序、脉络明晰、世代相承、不断前进，从而深受后人欢迎，为医家所重视。1082—1083年，尚书左丞蒲传正看过该书初稿后，欲举荐唐氏为官，但唐慎微拒而不受，继续潜心修订增补自己的本草著作。

该书共 31 卷，载药 1748 种。药物分类大体沿袭《新修本草》旧例，仅将禽兽部细分为人、兽、禽 3 部。各药先出《本草图经》药图，次载《嘉祐本草》正文及《本草图经》解说文字，末附唐慎微续添药物资料。该书前 2 卷为序例，卷 1 增《雷公炮炙论序》，卷 2 为"诸病通用药部分增补若干药名与病名"；后 29 卷，载药 1748 种，分玉石、草、木、人、兽、禽、虫鱼、果、米谷、菜等部，以及有名未用、《本经》和《图经》外药等。每药首列药图，次为《嘉祐本草》文，再次为《图经》文，最后为增补内容，冠以墨盖子以示区别，主要为"雷公曰"、附方等。

该书资料丰富，除引录《嘉祐本草》《本草图经》全部内容外，还搜罗了本草、方书、经史、笔记、地志、诗赋、佛书、道藏等 243 种书籍中有关药物资料，所摘录的《本草拾遗》《雷公炮炙论》《食疗本草》《海药本草》等古本草条文尤多，弥足珍贵；又辑众多医方，各注出处，保存了大量宋时期现已散佚的本草文献内容，增添《嘉祐本草》未收药物 470 余种，其中包括历代本草所载而被遗漏者及本书增添的 8 种。在阐述药名、药性、功能、主治、形态、采收等内容以外，进一步阐明药物归经理论；补入 280 多种药物的炮制方法；收载附方 3000 余首、方论 1000 余条，突出了以方证药；另将药图收入，图文并茂，有按图索骥之便。在编写过程中，体例严谨，分类系统，药物内容、层次分明，先后有序；又创用墨盖子作为增补内容标记，采用大字标出处、小字写注文或用文字说明等法，清晰地展现了历代本草的发展脉络。

《证类本草》流传至日本、朝鲜，从其出版至明代李时珍《本草纲目》问世，近 500 年间一直为研究本草学之范本。李时珍《本草纲目》予以该书"使诸家本草及各药单方垂之千古，不致沦没，皆其功也"的极高评价。

2.《本草衍义》

《本草衍义》原名《本草广义》，北宋寇宗奭撰成于 1116 年，刊于宋宣和元年（1119 年）。经文献调查与考证，该书为药论性本草，共 20 卷。卷 1—3 为序例，论述本草起源、五味五气、摄养之道、治病八要、药物剂量、炮制诸法、州土所宜、蓄药用药之法，以及单味药运用的若干典型医案等。卷 4—20 为 502 种药物的各论（其中《嘉祐本草》467 种和附录 35 种），参考有关文献及寇氏自己的辨药、用药经验，做进一步辨析与讨论。其内容涉及各种药物的产地、形色、性状、采收、真伪鉴别、炮制、制剂、药性、功能、主治、禁忌及用药方法等方面，并结合具体病例阐明作者本人的观点，纠正前人的一些错误；尤以药物鉴别及药理探讨引人注目，多纠前人之非。

该书作者虽为下层小吏（承直郎澧州司户曹事），却是著名医药学家。行至南北所到之处，皆对当地药材深入实地考察，到民间百姓家诊病疗疾。将医药实践所得对照《嘉祐本草》记载，以读书笔记文体撰写成《本草衍义》。书中提出了许多新见，阐明自己的观点，纠正前人之误。比如：秦椒，"此秦地所生者，故言秦椒。大率椒株皆相似，秦椒但叶差大，椒粒亦大而纹低，不若蜀椒皱纹高，为异也。然秦地亦有蜀种椒，如此区别"。又如亲自观察鸬鹚，饲养斑鸠等，以证明有关本草的记载是否正确。比如陶弘景说：鸬鹚不生蛋。"口吐其雏"，此说导致民间有的孕妇不敢吃鸬鹚。于是，寇氏亲自在一有鸬鹚群的树下，日夕观察，发现鸬鹚"既能交合，兼有卵壳布地"，绝非"口吐其雏"。又如：言"斑鹪，斑鸠也。尝养之数年，并不见春秋分化。有有斑者，有无斑者，有灰色者，有小者，有大者。久病虚损人食之补气。虽有数色，其用即一也"。寇氏亲自养斑鸠数年观察验证，说明《嘉祐本草》："一名斑鸠。范方有斑鹪丸。是处有之。春分则化为黄褐侯，秋分则化为斑鹪……"之记载不准确，并不见春秋分化，发现无论有斑无斑、有大有小、有灰色者，皆能补气补虚。寇氏还根据自己的丰富经验和文献资料，指出"常山，鸡骨者佳"。临证实践和现代研究证明，小枝黄常山，即鸡骨常山的药效确为最强。"葶苈用子，子之味有甜、苦两等，其形则一也。《经》既言味辛、苦，即甜者不复更入药也"。寇氏还指出前人对药物性味功用记载上的一些谬误，如说"车前，陶隐居云：其叶捣取汁服，疗泄精。大误矣！此药甘滑，利小便，走泄精气，《经》云：主小便赤下气，有人作菜食，小便不禁，几为所误"。

该书还补充了对药物功用和性味的认识，如说："半夏，今人惟知去痰，不言益脾，盖能分水故也。脾恶湿，湿则濡而困，困则不能制水，经曰湿甚则泻。"《本草经》记载天门冬久服轻身延年，而寇氏指出："（天门冬）治肺热之功为多。其味苦，但专泻而不专收，寒多人禁服。"这些都是切合实际的。因此，该书问世后，深受业界好评，皆言像寇氏这般务实，具如此实地科学调查以求实证之风、直抒己见者，屈指可数也。

3.《宝庆本草折衷》

《宝庆本草折衷》为南宋陈衍撰于宝庆三年（1227年），定稿于淳祐八年（1248年）。该书乃陈氏"考古验今，榷是订非，遴选要剂，而为之论说也。宝庆丁亥年（1227年）维莫之春，属稿已成，题曰《本草精华》。……投老林圹，宅心物外，始获朝夕是编。意有未足，随削随补，今又十稔矣。改正之笔，尚未韬也。自顾景薄崦嵫，志罢神耗，于是学讵有再进之望，遂定为书，不复存易。因以'折衷'易'精华'之名。然而冠以宝庆年号者，盖不忘其初云"。从陈氏《跋》中所叙，足见该书乃陈氏毕生心血之作。

该书共20卷，体例严谨，编排得法，简明适用，汇集了南宋众多药性理论知识，且补充了作者许多临床用药经验。书中1—3卷相当于总论，前2卷总题为"序例萃英"，其分为11个专题，即叙本草之传（本草发展与要籍介绍）、叙业医之道（医德）、叙得养之理、叙辨药之论、叙制剂之法、叙服食禀受之土、叙女人之科、叙解药食忌之方、又述服药食忌，叙名异实同之说、叙名同实异之分，又列"逢原记略"专篇，下分24项论用药大法，如治病当究原、用药当审虚实、用药当通变等。卷3介绍"名医传赞"（记述11位医家，其中8位为宋人）和"释例外论"（介绍该书凡例拟定理由及资料来源）等。后17卷为药物各论，分类及药物排列与《证类本草》相近，分玉石、草、木、人、兽、禽、虫鱼、果、米谷、菜部及外草、木蔓类。各药名之下均有白字序号，共载药789种（但该书现仅存元刻残本，其实存14卷，药523种）。各药正文首先节取前人本草诸说，后附"续说"，介绍作者自己的见解及其他补充资料（今实存"续说"209条）。第20卷之末还附有"群贤著述年辰"，为宋代12部本草之解题。

书中凡注明"新分"的药物，则是将《本草图经》附论之药单独分条；《证类本草》未载之药，则注云"新增"；而且该书所收药物及此类"新分"或"新增"之药，大多皆属临床实用之品。该书较充分地反映了宋代（尤其是南宋）中药资源调查及其实践应用的新成果，以及药物学的新成就和发展新趋势。同时，对药物鉴别、药性认识及用药经验等都有不少新见和可贵总结。例如，书前列举了数十条名实异同的例子；从人尿中制取"秋石"（纯净的性激素结晶——我国医药化学之重大成就）首载于本书，作为一味中药正式载于本草著作；最早记载了樟脑来源、产地、性味及功用等；引述了《证类本草》中的以猪胆合为牛黄的文字记载等；收载了中药"十八反"有关歌诀录述，以便传诵、记忆，故广为流传。

该书正文和"续说"中，引用或记载了南宋许多医书及本草书目，其中有的已经散佚，如艾原甫、张松、陈日行、陈言、王梦龙、许洪、刘信甫、许淑微及杨邦光等的很多用药经验，从而可见该书尚有很高的文献价值，是了解或辑复我国南宋及其以前医药的宝贵史料，这也是中药资源调查及其应用成果的反映。

4.《天香传》

《天香传》为名贵药材沉香的专著，宋代丁谓（966—1037）撰。全书共2000余字，其部分文字存于《证类本草·卷十二》中。《天香传》篇幅不长，但研究价值极高。其详述了中国应用沉香的历史、沉香产区、沉香品种、沉香形态、沉香采收及香材优劣等方面的知识；丁谓是为沉香立传、对沉香进行专著评鉴的第一人。文中丁谓叙述了各个朝代用香的历史、各个地方沉香的优劣对比、海南沉香优良的原因、海南沉香的分类和沉香的评定标准等。

丁谓认为，"海南出香至多"，而且质量很好；归纳之，则具如下特点：第一，以黎母山所产最佳，甲于天下。第二，黎人以耕种为主业，不以采香为专利，所以取之有时，非时时皆有香可供贩卖。第三，采香季节只在冬天。第四，海南香珍贵与质优之因在于不妄剪伐，待自然成香后采集，非速成方式。说明道地产区和采收时节对沉香质量的影响。

《天香传》是作者对沉香资源进行深入实地调查的成果集成，是中药资源调查及应用成果的充分反映。

5.《苏沈良方》

《苏沈良方》又名《苏沈内翰良方》《内翰良方》，宋代沈括、苏轼撰，刊行于北宋熙宁八年（1075年）。该书论述范围很广，包括本草学、疾病治疗学及养生保健等3方面内容。有许多关于本草的记载可以作为考据资料，如对细辛、枳实等药物存在的"一物多名""一名多物""名实错乱"的问题做了详细考订。对《神农本草经》等古书中，记载药性的错误（如山豆根等）也做了纠正。对药物名实、外形、产地、药性等的讨论，还在《苍耳说》《论细辛》《说菊》《记海漆》《服茯苓赋（并引）》《论鹿茸麋茸》《论文蛤海魁蛤》等篇中予以论述，且不乏作者亲自调查与考证的结果。

宋朝时期，形成了全社会普遍关注中医药学发展的良好风气。除政府支持倡导外，还有不少私人（尤其是名士）热衷于收集与编撰医方药著。从而，出现了诸如该书及《梦溪笔谈·药议》《灵苑方》《别次伤寒》等不少重要名家方集。而且，这些方集均是在中医药资源调查（含文献调查与实地调查等）的基础上编撰而成的，其中不乏新知、创见。就该书而论，早被如宋代张杲《医说》、刘昉《幼幼新书》、明代大型典籍《永乐大典》、李时珍《本草纲目》等所引录，特别是至今还引起了国内外极大关注。例如《苏沈良方》，详尽记录了秋石阴阳二炼法的程序要诀，其后叶梦得在《水云录》也有记载。到了明代，又发明了石膏炼法和乳炼法，入清以后，此术渐衰。当今中药所用的秋石，主要是以盐为原料制备的赝品，俗称"咸秋石"。20 世纪 70—80 年代，国内就该书的《秋石方》，发表了《沈括对科技史的又一重要贡献——关于我国 11 世纪从人尿提取性激素的记载》《我国 11 世纪在提取和应用性激素上的光辉成就》《秋石试议——关于中国古代尿甾体性激素制剂的制备》等论述，都引起了国内外的高度重视，更有力地说明我国传统药学发展中本草旁支在中药资源调查与传承创新方面的重要意义。

6.《履巉岩本草》

《履巉岩本草》为南宋画家王介（1163—1224）绘撰于嘉定十三年（1220 年）。王介晚年退居临安（今杭州）皇城郊外慈云岭西。其书序云"切思产类万殊，风土异化，岂能足历目周之"，"真伪相杂，卒难辨析"，因此，王介对住地周围的药草进行了实地调查，编绘成书。全书 3 卷，收药206 种，实存 202 种，不分部类，一药一图，兼述各药性味、功能、单方、别名等，其内容或取自《证类本草》，或源于民间用药经验，是杭州地区的首部地方性本草著作。

该书药图多系实地写生得来，同时王介还将马远、夏珪的山水画法应用于本草图，即截取局部来表现全体，按比例画在小幅书页上，这样有利于突出植物的特征，表现细节。如接骨草（木）仅绘一树干和一叶，红花、天仙莲重点描绘花序等，都较好地展现了它们的形态特征。著名本草学家赵燏黄（1883—1960）评价："本图朱砂矿绿，历久如真；铁画银钩，古朴有力。宋以后之本草墨迹，以余所见，惟有明画家赵文淑所绘者可以并驾。"可见，其药图具有绘制精美、形态逼真、线条流畅、比例准确、色彩层次分明等特点。后世据该书药图可考证其大部分药物的基原，因而具有较高价值。

该书作者深入民间调查，记录当地用药经验，反映了南宋时期民间的实际用药情况及一些民间疗法，如书中记载以大枫子油治麻风。此外，作者通过对慈云岭小范围的实地普查，在该书中新增曼陀罗、虎耳草、草决明等植物药22种，尚不包括40余种植物基原待考的药物（其药名和药图均未见记载于前代本草书中）。

作为我国本草史上现存最早的一部地方性彩色本草图谱，该书基于文献调查、实地调查成果，总结了南宋时杭州一带的民间用药经验，在历史上曾对医药发展起到一定作用，也充分体现了中药资源实地调查及其应用之新成果。但限于王介的医药水平，书中还存在诸如图文相悖、名实不符等问题。这是后世翻检此书、进行中药资源调查时应予注意的。

评　述

宋代，开展了继唐代《新修本草》之后我国历史上进行的第二次全国性中药资源调（普）查，并在此基础上编撰了多部极具影响力的本草著作——官修本草《开宝本草》《嘉祐本草》《本草图经》《绍兴本草》，加上医药学家们编撰的《证类本草》《本草衍义》《宝庆本草折衷》等著作的问世，成就了我国药学史上一页辉煌的篇章。

特别值得一提的是，嘉祐初年开展的这场全国中药资源调（普）查，在充分吸取唐代全国第一次中药资源调（普）查经验的基础上，更加深入，成效卓著。由苏颂编撰完成的《本草图经》，全面反映了唐宋以来我国中药资源的情况。苏颂治学严谨，亲临民间，勤问渔樵，将实地调查与文献考证紧密结合，各药条下，首叙产地、生长环境，次述形状真伪、采收加工，最后再论及该药性味功效及其附方等。其文中屡见"土人云""今医家""彼胡人（按：多指少数民族或国外人士）"等，以示调查之源的用药经验，弥足珍贵。

我国两宋时期本草的蓬勃发展，显现了中药资源调（普）查及其应用实践的成果；一部部承前启后的药学专著，成就了我国药学史上完善而科学的传世医药经典。

第二节　辽、西夏、金、元时期

一、概述

辽国前身称"契丹"，始由耶律阿保机统一纷争各部，于916—947年改国号为辽，建立政权，国号契丹，有时称辽。契丹建国后采取"以国制契丹，以汉制待汉人"的政策，一度国势兴盛。疆域东至日本海，西接阿尔泰山，北达胪朐河，南抵白沟。辽朝后期，内部斗争加剧，加之北方崛起的女真族完颜阿骨打统兵南下，1125年辽亡。1124年，辽皇族耶律大石率一部分人西迁至天山南北及中亚一带，重建政权，称"哈剌契丹"，即西辽，定都虎思斡耳朵。

西夏是以党项族为主体的民族政权，元昊为党项族首领。1038年，元昊称帝建国，定都兴庆府（今宁夏银川），国号大夏，史称西夏。疆域东据黄河，西界玉门，南临萧关，北控大漠，经十世被元灭亡。西夏前期与北宋、辽，后期与南宋、金形成鼎足之势，视其强弱以为向背。在政治、经济、文化上，密切联系、交融，而又各具特点。

金是以女真族为主体的民族政权。女真族分散聚居在今黑龙江和松花江流域，契丹族兴起后受辽的统治。1115年，女真人在阿骨打领导下的反辽战争中建立了金朝。阿骨打即位称帝，为太祖。金建国后继续抗辽斗争，1125年灭辽，再两年，灭北宋。自1115年宋太祖至1234年末帝哀帝，经十世，历时120年。

1206年，铁木真统一了蒙古各部，建立蒙古国，确立分封制度，被尊称成吉思汗。此后，成吉思汗及其后继者，经过一系列征战，成为横跨欧亚大陆的大汗王国。成吉思汗孙忽必烈于1260年即位后，仿效中原王朝建元中统，至元八年（1271年）又将蒙古国号改为大元，翌年迁都大都（今北京）。至元十六年（1279年）灭南宋，结束了长达三四百年的藩镇割据和诸民族政权并存的分裂局面，统一了全国。忽必烈在政权方面由奴隶制转化为中央集权封建统治。中央和地方行政机构的设置，特别是行省制度的确立，使中央集权从政治制度上得到保证，巩固了国家统一。

辽、西夏、金、元各朝，不但在政治制度上逐渐接受了汉族统治经验和汉化的趋向，在文化上也深受汉族的广泛影响。或直接引用汉族医学，或在自己民族固有医学的基础上，借鉴、融汇汉族医学而有所创新，成为这一时期医学发展的特点。

随着这一时期医学的蓬勃发展，本草学亦获得很大的进步，药物较前代大大增加，药物分类方法也有所改进；创立了药物归经理论和引经报使说，药物气味厚薄理论及升降浮沉说得到完善；吸收了不少国外及少数民族的药物，并大量应用于临床。这一时期临床用药的突出特点是香料药物的大量应用，对金石药物也有更加深入的研究；官办药局的出现使药物的炮制、修事方法有了很大进步，使中成药的临床使用范围明显扩大。

二、中药资源调查与成果

1. 官修本草《至元增修本草》与《御药院方》

（1）《至元增修本草》

元至元二十一年（1284年），著名元代宫廷医家许国祯奉元世祖之命，召集各地医家，与翰林承旨撒里蛮共同主持了增修《本草》的工作，元代著名医家罗天益等20人参与了增修，增修工作历时近4年，到至元二十五年（1288年）九月书成，名《至元增修本草》，是元代唯一的一部官修本草，该书早已亡佚。

（2）《御药院方》

《御药院方》由许国祯编撰。该书以宋、金、元三朝御药院所制的成方制剂（即"御药院方"）为基础，进行校勘，修改其错误，补充其遗漏后完成的。全书共11卷，收方1000余首，包括内、外、妇、儿、五官、养生、美容等多方面内容。

2.《本草论》

《本草论》作者刘完素为"金元四大家"之一，该书引述《内经》气化、制方、君臣佐使、气味厚薄阴阳及治法论说，结合《伤寒论》用药法，以印证《内经》中的治法理论等，为金代较早的本草专论。

3.《珍珠囊》

《珍珠囊》由张元素编著。全书共1卷，载药90种，每药简述性味、良毒、升降、阴阳、功效等，属药性本草，是最早创建药物归经的著作。该书原著久已散佚，但其内容尚可见于《本草纲目》《济生拔粹》《洁古珍珠囊》等书中。

4.《汤液本草》

《汤液本草》为元代著名医学家王好古编撰。经文献调查与考证，该书3卷，属药性类本草，于元代大德二年戊戌（1298年）撰成，刊行于元至大元年戊申（1308年）。本书分两部分，上卷为药性总论，中下两卷为药物各论，分为草、木、果、菜、米谷、玉石、禽、兽、虫等9部，记载242种药物，每药分别叙述气味、阴阳、良毒、归经、功效、主治、用法、畏恶、炮制等内容。该书虽载药不多，但其综合了金元药理学说的主要成就，以临床应用为主旨，对研究金元医学与本草学史具有重要价值。

5.《饮膳正要》

《饮膳正要》为元代蒙古族医学家忽思慧撰。全书共分3卷，卷1为养生避忌、妊娠食忌、乳母食忌、饮酒避忌和聚珍异馔等；卷2为原料、饮料和食疗，即包括诸般汤煎、神仙服饵（附四时所宜、五味偏走）、食疗诸病（附食物利害、食物相反、食物中毒）等内容；卷3为粮食、蔬菜、各种肉类和水果等。该书从健康人的实际饮食需要出发，以正常人膳食标准立论，制定了一套饮食卫生法则。书中还具体阐发了饮食卫生、营养疗法，乃至食物中毒的防治等，该书是元代重要的营养学专著，所载方药至今仍有重要参考价值，对研究我国古代营养学及蒙古族医药状况具有重要意义。

6.《日用本草》

《日用本草》为元代医家吴瑞撰。全书8卷，收载药用食品共540种。在每一味饮食物下，一般简要介绍别名、种类、形态、采集、制作法，然后列述其性味、良毒、配伍禁忌及主治功能。该书首次将豆腐、香蕈、天花蕈、石耳、银杏、西瓜、山羊、琼芝（石花菜）、红曲等9种食物药单独列条目。该书也是一部食疗的重要著作。

以上这些著作既是中药资源调查及其应用的总结成果，也体现了当时我国本草体系的发展状况。

评　述

辽、西夏、金、元时期，《本草论》《珍珠囊》《至元增修本草》《汤液本草》，以及《日用本草》《饮膳正要》等著作的问世，既体现了药物炮制加工方面的进步，又有与本草密切相关的食物疗法、营养学等方面的发展，充分展示了中国历史上的中药资源调（普）查及其实践应用所获得的丰硕成果。

由于交通发达，中外医药交流频繁，中国药学促进了其他国家药学的发展，同时我们也汲取了他国的宝贵经验，丰富了我国的药学宝库。

这一时期，药物治疗学也有很大的发展，应用于治疗的药物品种大量增加，治疗范围也不断扩大。剂型多样，成药盛行，治疗中许多由单方逐渐变为复方，并得到广泛应用。

第五章
明清时期

第一节　明代时期

一、概述

　　明代是中国历史上政治比较稳定、封建经济高度发展的王朝，明代中后期出现了资本主义萌芽，商品经济推动着对外交流、科学技术和文化发展，医学水平有了明显的提高。

　　朱元璋即位后，采取鼓励垦荒、修治陂塘湖堰、实行军屯、限制蓄养奴婢等措施，推动了农业的发展。政府采取扶植工商业、解放工奴、简约商税等措施，为工商业发展创造了有利条件，对外交流和贸易逐步扩大。明代中后期，资本主义萌芽日渐生长，雇佣劳动普遍出现，工场手工业的发展，逐渐形成一些行业中心。商品经济发展推动了交通发展、信息传播和交流，为医学发展创造了有利条件。人口集中和流动为某些疾病的传播创造了条件，也推动了保健需求的发展。明代科学技术在经济发展的推动下有了显著提高。科学技术的发展，从理论观点、方法、技术等诸多方面均对医学有重大影响。元代王祯创木活字印刷术成功，明弘治年间（1488—1505年），铜活字印刷术已正式流行于江苏一带。万历年间（1573—1620年）又出现了套版印刷。明代刻书业的繁荣，为医药学著作的刊行和医药学知识的普及创造了便利条件。药物进入商品运转，对它的性能、产地、炮制、功效、真伪鉴别等方面的研究更为需要。农业技术为药物驯化栽培提供了条件，交通贸易促进了海外药物的传入及新药物的发现，推动了本草学的发展。

"不为良相，便为良医"，大批知识分子由儒入医，改善了医生的文化素质和知识结构，医生的社会地位也相应提高。明代医家中世代业医者甚多，他们或父子相承，或翁婿为继，极有利于医学的专门化。创新是明代医学发展的主流，吴有性的《温疫论》和李时珍的《本草纲目》是医药学界两颗璀璨的明珠。

明代医学发展的特点，展示出医学的综合性应用科学的性质，它的特色是依靠长期经验积累和专门化的过程显示出来的。明代中后期涌现出一大批不同学派的医家，医行药至，医学的发展最直接的作用是促进中药学的发展。本草学在这一时期的发展达到了我国历史上的最高水平，产生了诸如李时珍、兰茂、陈嘉谟等一些具有影响力的本草学家，并借助他们医药著述的传播，更充分体现了中药资源调查所获得的丰硕成果。

二、中药资源调查与成果

明代医药学的进步最直接的作用是有力地促进了本草学的进一步发展，促使人们更进一步认识到，只有在对中药资源进行更深入调查的基础上，加以挖掘和拓展，才能满足广大民众对医疗保健的需求。明代之前，中药资源的局限性逐渐显现出来，为此明代医家和本草学家在中药资源方面进行了大量的探索研究，并取得了丰硕成果，创造了明代本草学在中药资源调查方面的辉煌。明代是我国中药资源调查史的一个高峰时期。

1.《救荒本草》

为了救饥度荒，朱元璋第五子周定王、医学家朱橚（1360—1425）集民力编写了《救荒本草》一书，明永乐四年（1406 年）刊发。其成书材料均来自民间，是广大劳动人民在长期生存发展中积累的经验总结。书中收载可食植物 414 种，其中录自旧本草者 138 种，新增 276 种，计分草、木、米谷、菜、果五部。全书每物一图，图文对照，简述植物产地、形态、性味、有毒无毒的部位，以及食用的方法等。图谱乃写生绘制，出自专门的画工之手，图形精细，风格统一。

由于书中收载的植物均出自实地观察和记录，因而大大地丰富了应用植物学的内容。在当时该书确有较大的实用价值。书中记录的植物中除了米谷、豆类、瓜果、蔬菜等可供日常食用外，也包括了一些日常不作食用的，甚至于有毒的植物。这些只要经过适当的加工处理，除味去毒，便可食用。《救荒本草》收集了我国不少的经济植物，并对它们做了比较深入的研究。例如在《救荒本草》中有白屈菜一条，载云："白屈菜，生田野中，苗高一二尺，初作丛生，茎叶皆青白色，茎有毛刺，稍头分叉，上开四瓣黄花，叶颇似山芥菜叶，而花叉极大，又似漏芦叶而色淡，味苦、微辣。"根据此形态所述，以及根据其图所绘，即为罂粟科植物白屈菜 *Chelidonium majus* L.。白屈菜是一种有毒植物，是不可食用的，但《救荒本草》中言："采叶和净土煮熟，捞出，连土浸一宿，换水淘洗净，油盐调食。"不难看出，经过这样的处理，有毒物质不但因加热可能被分解，而且被净土所吸附而消除了。在这里净土是起了对有毒物质的吸附作用，这种方法在本质上和现代植物化学领域中采用的吸附分离法很相似。因此有学者认为植物化学的吸附分离法，就是《救荒本草》最先创始的。《救荒本草》受到后世学者李时珍、徐光启及吴其濬的重视，均被收录在他们自己的著作中。由于其收集的地方植物很有特色，因此大多数为现代植物学所应用，如绞股蓝，即为该书首次记载，明代天启年间婺源人鲍山所著《野菜博录》，其中大部分资料亦出自该书。从中药资源角度看，《救荒本草》是明代之前广大劳动人民在民间长期积累的植物资源调查的经验总结，对农学、植物学及医药学的发展均产生了重要影响。

2.《滇南本草》

《滇南本草》共 3 卷，为云南嵩明人兰茂（1397—1470）所著。该书是兰茂在与农民及少数民族人民共同生活中，采用多种中药资源调查方法和手段，广泛搜集丰富的民间医药经验和药物知识编撰而成的。该书为地方性本草，收载药物 400 余种，主要为云南嵩明杨林山和滇池流域的草药和民族药。在研究云南本草的过程中，兰茂仔细分辨药物的性质、气味、味道，还认真地考察了各种草本的生长环境、生长条件，然后绘为图形，详加叙述。《滇南本草》不仅记载了云南草木蔬菜中可作药者，还记述了许多少数民族医药与汉族医药相互结合的实例，以及若干药材疗效的经验及民间秘方等，突出了云南少数民族地区的用药经验，是我国现存最早的反映云南地区用药经验的地方性本草专著，为研究云南地区民间中药资源状况提供了丰富的资料。

以"务本堂本"为例，该本卷上分"卷上"及"卷上之下"两部分。卷上载药 68 种，均附图；卷上之下系分类记载，无图，包括果品类 36 种、园蔬类 27 种、鳞介类 11 种、禽兽类 9 种，共 83 种。卷中载药 134 种，卷下载药 174 种，均无图，也无分类排列。各药之下次第叙述药名、性味、功效、主治、附方。个别药物还记述生态、形态的内容，描述简明扼要。该书药性叙述与一般本草略有不同，可能与地方用药习惯经验有关。例如漏芦，乃是其他地方常用的萱草 *Hemerocallis fulva* L.；紫金皮，乃指卫矛科植物雷公藤属的昆明山海棠 *Tripterygium hypoglaucum* (Lévl.) Hutch.。这样不仅使我们了解少数民族的用药状况，而且也大大丰富了我们的医药和植物学知识。该书以介绍本地区的用药经验为主，还附有不少单方、验方，其中不少是少数民族经验方。如在介绍假苏时云："夷人用于治跌打损伤，并敷毒疮亦效，治吐血，清目疏风，化痰……猛笼夷人作菜，令人不染瘟疫，兼之男女老幼从不落齿，而呼为稳齿菜。"该书的另一特点是除部分常用药物采用历代本草名称外，其他大部分采用地方土名，这些土名来自民间，生动而又形象，如独叶一枝花、千针万线草、羊耳朵等。清代的著名植物学家吴其濬对本书非常推崇，在他所著的《植物名实图考》一书中经常引述此书。

《滇南本草》对云南本土医药研究具有宝贵价值。许多常见的中草药均始载于《滇南本草》，如仙鹤草、灯盏花、川牛膝、川草乌、贝母等。书中除了对草药的记载外，对花卉、水果，甚至牛奶的药用价值都有记载，如樱桃等。《滇南本草》中记载了不少来源于彝族药的药材，如滇重楼、滇黄精、滇龙胆、云连、金荞麦等，有的已成为云南道地药材，并收载入《中国药典》。这些记载对考证云南本地药材属性提供了依据。此外，在《滇南本草》中，还有关于云南人用烟草治病的记载："野烟，又名烟草，性温，味辛麻，有大毒。治疗毒疔疮、一切热毒疮；或吃牛马驴骡死肉，中此恶毒，唯用此物可救。"这种"野烟"也许就是云南的原生烟，这些记载对研究云南烟草业发展的历史渊源有着重要意义。

《滇南本草》以乡土气息浓郁的古代地方本草见长，是研究民族中药资源的珍贵材料。书中糅合了中药理论与民族药的用药经验，为整理民族药学提供了很好的借鉴。书末附有良方5个、单方125首。此外，还有通治门的药物、方剂16个，这些方药既有地方性，又有民族性，从而使该书以地方性和民族性两大特点为后世所推崇。该书历经明、清及中华人民共和国成立后的医药科技工作者的不断补充、完善，已成为研究我国民族中药资源调查过程的重要参考文献。

3.《本草集要》

明代中期名医王纶所著。全书共8卷，分作三部：上部为总论，将《神农本草经》序录内容与金元医家药性理论融为一体进行综述，间附个人见解；中、下部为各论，中部"取本草及东垣、丹溪诸书，参互考订，删其繁芜，节其要略"，分类上用传统的"草、木、菜、果、谷、石、兽、禽、虫鱼、人"的方法。总论集录金元医家论说，分列讨论，草、木、金、石"无知之物"排在前，将兽、禽、虫鱼"有知之类"列于后，终以"万物之灵"的人部。向"从微到巨，从贱至贵"（李时珍语）的分类迈进了一大步。下部"取药性所治，分为十二门"，即气、血、寒、热、痰、湿、风、燥、疮、毒、妇科、小儿。门下又分细目，如治气门分为补气清气温凉药、行气散气降气药、温气快气辛热药、破气消积气药四类，每药采用提要式按语，简洁明快。

4.《本草品汇精要》

《本草品汇精要》是太医院院判刘文泰等奉孝宗之命纂修的一部大型综合性本草著作。其由刘文泰任总裁，并由他署名进表，具体纂修者大多为太医院冠带医士，个别为中书科儒士。此外，还专设了"验药形质"官员，并由王世昌等多名画师参与绘图。该书自弘治十六年（1503年）八月议纂，于弘治十八年（1505年）3月完稿。

该书在《证类本草》的基础上，总结了宋代和金元诸家本草的成就，根据"删《证类》之繁以就简，去诸家之讹以从正"的要求，择其精粹，分项述要，故名"精要"。全书42卷，收药1815种，分玉石、草、木、人、兽、禽、虫鱼、果、米谷、菜10部，编排方式基本承袭《证类本草》。同时，依据宋代《皇极经世》的分类方式，将矿物类药物按其生境来源分成石、水、火、土、金等类，将植物药按生长方式或属性分为草、木、飞、走等类，将动物药按繁殖方式、生长方式和外部特征分为羽、毛、鳞、甲、螺等类。每药首述功能主治，均用大字，出《神农本草经》者朱书，出《名医别录》者墨书，历代诸家本草注文则用小字分列于名（别名）、苗（植物形态）、地（产地）、时（采收时间）、收（加工贮藏）、用（药用部分）、质（药材性状）、色（色泽）、味（五味）、性（寒热温凉、收散坚缓）、气（厚薄、阴阳、升降之能）、臭（五臭）、主（功效）、行（所行经络）、助（佐使）、反（畏恶）、制（炮制）、治（诸家所述疗效）、合治（配伍）、禁（用药禁忌）、代（代用品）、忌（配伍禁忌）、解（解毒作用）、赝品（伪品及其鉴别）等 24 个项目中。把药物的鉴定、炮制、配伍、药理等方面分条归纳，把有关内容集中在一起，避免了重复引文，且便于查阅。每味药不强求 24 项面面俱到，而是有则举，无则缺。这种对药物提出二级分类，采用"二十四则"分条记叙的原则，提纲挈领，打破了传统本草层层加注的旧例。有些药物，作者根据实践所得或别有见解者，则用"谨按"的方式加以发挥，在一定程度上论证了前人之误讹，补充了旧本之不足。

该书今补（新增）的药物有 46 种，今分条的 21 种，今移的 31 种。在新增药物中，沥青、大枫子、秋石、一枝箭、隔山消、九仙子、石瓜、苦只刺把都儿、孩儿茶、锦地罗等 10 种药，只见于目录而正文中并无专条，且重复的异名同物药亦有 10 余种。实际新增的药品只有炉甘石、鹅管石、粉霜、甘烂（澜）水、三赖、八角茴香、两头尖、樟脑、猪腰子、马槟榔、玉簪花等 11 种，故药物品种方面，很少发展。其所谓"今分条者"，如将术分为苍术、白术，芍药分为赤芍、白芍，木香分为青木香、广木香等，均与现在用药情况相符；所谓"今移者"，如将牡丹从草部移入木部，益智、阿魏从木部移入草部等，亦都符合植物本性。

该书附有大量的药物彩图，是我国古代最大的一部彩色本草图谱。暨南大学曹晖先生《本草品汇精要》（北京科学技术出版社，2020 年）以明弘治十八年（1505 年）《本草品汇精要》原本（亦称"弘治本"）为底本，参用多种古籍进行整理校勘。据其统计，全书绘有药物彩图 1371 幅，其中 931 幅系根据《重修政和本草》的药图摹制敷色或另行彩绘，新增的图有 440 幅 [旧说有：全书有 1358 幅，新增 427 幅。此系意大利白佐良先生据意大利罗马收藏的《本草品汇精要》（亦称"罗马本"）与"弘治本"得出的结果]。

书中新增药图多是据实物绘制，工笔重彩，甚为精美。此外尚有炼丹采制药图解，以及涉及冶金、制盐、制墨、酿酒、制樟脑等的技术设备和操作流程图，反映了明代某些科技领域工艺发展的水平，也是研究明代科技史的重要参考资料。惜该书原本及摹绘本很多流落海外，国内残存的药图，仅及原书之半，因此不得见其全貌。

著名中国科技史学家英国人李约瑟先生在他的《中国科学技术史》中提到，16 世纪中国的两大天然药物学著作，一本为大家所熟知的李时珍的《本草纲目》，另一本就是这部明代御制的《本草品汇精要》。它是明代唯一一部国家药典，也是我国封建王朝历史上最后一部御制本草著作。如果说《本草纲目》是中国古代的百科全书，那么称《本草品汇精要》为彩绘版的中国百科全书亦不为过。

由于太医院院判刘文泰醉心于权术，没有认真组织该书编撰，书中出现了许多疏漏，诸如一些药物有名无实、同物异名等现象。弘治十八年（1505 年），该书纂毕进呈，适值孝宗病殒，刘文泰获罪；加之该书彩图印刷技术难以解决，使这部药典性本草被束之高阁，藏于内府，无人问津。但是该书药物各论中的"名、苗、地、时、收、用、色、味、臭"等项叙述的内容与中药资源调查内容密切相关。其中"名、苗、地、色、味、臭"的论述与中药资源调查所关注的植物名称、药材性状、药材产地相一致，"时、收、用、制"的论述与中药资源调查所关注的药材的采收季节、保存方法、药用部位、炮制方法相一致。这在一定程度上反映了明代之前我国中药资源调查情况，特别是新增彩色药图，不乏精妙彩绘药图出现并传世，故值得研究参阅。

5.《本草蒙筌》

《本草蒙筌》为明代著名医药学家陈嘉谟编撰，是明代前、中期最有特色的本草著作。全书 12 卷，卷首 1 卷为历代名医图，各撰简介。全书分为草、木、谷、菜、果、石、兽、禽、虫、鱼、人 10 部，共载药物 742 种，以其中的 448 种为重点，分述其药性、有毒无毒、产地、炮制、藏留、功效等；余者 294 种仅作简单介绍。陈嘉谟重视药物与产地的关系，认为药物"各有相宜地产，气味功力自异寻常"。他根据产地区分药物，如将白术分为浙术、歙术；芎分为京芎、杭芎、台芎等，改变了金元时期不重药物产地的状况。为鉴别药物真伪，于总论中专设"贸易辨假真"一节，列举药品作伪的例证，强调辨别真伪的重要性。药物贮藏是保证药物质量的重要环节，作者对此亦十分重视，强调"凡药藏贮，宜常提防"，如阴干、暴干、烘干的药材易返潮霉垢，阴雨季节要常烘烤，晴天要晾晒；他还介绍了一些特殊的药材贮藏法。

《本草蒙筌》在药物分类和药效研究方面虽然没有什么特殊的贡献，但是药物总论中对药物产地、采收季节、贮存、真假鉴别、加工炮制、配伍、服药、七方十剂服用方法等论述比较详细。

如"出产择地土"条云："凡诸草本、昆虫，各有相宜地产。气味功力，自异寻常。谚云：一方风土养万民，是亦一方地土出方药也。摄生之士，宁几求真，多惮远路艰难，惟采近产充代。殊不知一种之药，远者，亦有可相代用者，亦有不可代用者。可代者，以功力缓紧略殊，倘倍加犹足去病。不可代者，因气味纯驳大异，若妄饵反致损人。故《本经》谓参、芪虽种异治同，而芎、归则殊种各治足征矣。他如齐州半夏、华阴细辛、银夏柴胡、甘肃枸杞；茅山玄胡索、苍术，怀庆干山药、地黄；歙白术，绵黄耆，上党参，交趾桂。每擅名因地，故以地冠名。地胜药灵，视斯益信。又宜山谷者，难混家园所栽，芍药、牡丹皮为然；或宜家园者，勿杂山谷自产，菊花、桑根皮是尔。云在泽取滋润，泽傍匪止泽兰叶也；云在石求清洁，石上岂特石菖蒲乎？东壁土及各样土至微，用亦据理；千里水并诸般水极广，烹必合宜。总不悖于《图经》，才有益于药剂。《书》曰：慎厥始，图厥终。此之谓夫。"

"收采按时月"条云："草木根梢，收采惟宜秋末、春初。春初则津润始萌，未充枝叶；秋末则气汁下降，悉归本根。今即事验之。春宁宜早，秋宁宜迟，尤尽善也。茎叶花实，四季随宜。采未老枝茎，汁正充溢；摘将开花蕊，气尚包藏。实收已熟味纯，叶采新生力倍。入药诚妙，治病方灵。其诸玉、石、禽、兽、虫鱼，或取无时，或收按节，亦有深义。匪为虚文，并各遵依，毋恣孟浪。"

"藏留防耗坏"条云："凡药藏贮，宜常提防。倘阴干、曝干、烘干未尽去湿，则蛀蚀、霉垢、朽烂不免为殃。当春夏多雨水浸淫，临夜晚或鼠虫吃耗。心力弗惮，岁月堪延。见雨久着火频烘，遇晴明向日旋曝。粗糙悬架上，细腻贮坛中。人参须和细辛，冰片必同灯草。（《本经》云：和糯米炭相思子同藏，亦不耗蚀）麝香宜蛇皮裹，硼砂共绿豆收。生姜择老砂藏，山药候干灰窖。沉香、真檀香甚烈，包纸须重；茧水、腊雪水至灵，埋阴宜久。类推隅反，不在悉陈。庶分两不致耗轻，抑气味尽得完具。辛烈者免走泄，甘美者无蛀伤。陈者新鲜，润者干燥。用斯主治，何虑不灵。"

"贸易辨假真"条云："医药贸易，多在市家。辨认未精，差错难免。谚云：卖药者两只眼，用药者一只眼，服药者全无眼，非虚语也。许多欺罔，略举数端。钟乳令白醋煎，细辛使直水渍，当归酒洒取润，枸杞蜜拌为甜，螵蛸胶于桑枝，蜈蚣朱其足赤。此将歹作好，仍以假乱真。荠苨指人参……麝香捣，荔枝挽，藿香采，茄叶杂。研石膏和轻粉，收苦薏当菊花。姜黄言郁金，土当称独滑。小半夏煮黄为玄胡索，嫩松梢盐润为肉苁蓉。（金莲草根盐润亦能假充）草豆蔻将草仁充，南木香以西呆抵。煮鸡子及鲭鱼枕造琥珀，熬广胶入荞麦面（炒黑）作阿胶。枇杷蕊代款冬，驴脚骨捏虎骨。松脂搅麒麟竭，番硝插龙脑香。桑根白皮，株干者岂真；牡丹根皮，枝梗者安是。如斯之类，巧诈百般。明者竟叱其非，庸下甘受其侮。本资却病，反致杀人。虽上天责报于冥冥中，然仓卒不能察实，或误归咎于用药者之错，亦常有也。此诚大关紧要，非比小节寻常。务考究精详，辨认的实，修制治疗，庶免乖违。"

"制造资水火"条云："凡药制造，贵在适中，不及则功效难求，太过则气味反失。火制四：有煅、有炮、有炙、有炒之不同；水制三：或渍、或泡、或洗之弗等。水火共制造者，若蒸、若煮而有二焉。余外制虽多端，总不离此二者。匪故巧弄，各有意存。酒制升提，姜制发散。入盐走肾脏，仍使软坚；用醋注肝经，且资住痛。童便制，除劣性降下；米泔制，去燥性和中。乳制滋润回枯，助生阴血；蜜制甘缓难化，增益元阳。陈壁土制，窃真气骤补中焦；麦麸皮制，抑酷性勿伤上膈。乌豆汤、甘草汤渍曝，并解毒致令平和；羊酥油、猪脂油涂烧，咸渗骨容易脆断。有剜去瓤免胀，有抽去心除烦。大概具陈，初学熟玩。"

这些都是建立在中药资源调查和药材流通、应用基础上的真知灼见，给后世的中药生产和应用领域提供了宝贵的经验。

药物各论中，谈到"白术"时说："浙术，种平壤、平地颇肥大，由粪力滋溉；歙术，产深谷，虽瘦小，得土气充盈。"这种把药物的性能与产地的异同联系起来分析，是非常科学的。书中还常常强调道地药材，认为"诸药各有相宜地产，气味功力自异寻常……一方地方出一方药也"。由此反映在当时已经初步意识到"植物和环境是统一的"科学道理。其他如加工、贮藏等方面亦均有丰富的经验介绍。在当时能有这样丰富的知识，确是难能可贵的。该书的不少内容采用对句的形式编写，便于记忆，适于初学者启蒙之用，这也是《本草蒙筌》的含义所在。特别要指出的是，书中"五倍子"条下载有"百药煎"的制备方法，实际上也是没食子酸的制法，说："新鲜五倍子十斤，春捣烂细，磁缸盛，稻草盖合，七昼夜，取出复捣，加桔梗、甘草末各二两，又合一七，仍捣仍合，务过七次，捏成饼锭，晒干任用，如无新鲜，用干倍子水渍为之。"这是制备"百药煎"的较早记载，此后诸家本草均有记载，比瑞典药学家舍勒制备没食子酸要早了几百年。文末附图一般是一药一图，有时也附药材插图，共计有图 559 幅，其中药材插图 30 余幅。李时珍对《本草蒙筌》备加推崇，曰："《本草蒙筌》依王氏《集要》部次集成，每品具风味、产采、治疗、方法，创成对语，以便记诵，间附己意于后，颇有发明，便于初学，名曰'蒙筌'，诚称其实。"陈嘉谟调查中药资源的方法和手段，例如注重中药资源的产地、采收季节、贮存、鉴别、炮制等，几乎被李时珍全盘继承和采用，时至今日，依然是基层中药科技工作的实用有效之法。

6.《本草纲目》

《本草纲目》为明代著名医药学家李时珍编撰，是一部内容丰富、影响深远的医药学巨著，是我国古代科学文化宝库中的一颗璀璨明珠。

《本草纲目》是李时珍（约 1518—1593）在极端艰苦的条件下，亲力亲为，深入医药实践，不断研究总结所取得的伟大成果。李时珍在广泛阅读文献资料的基础上，深入实地，亲自采集标本，进行研究考察。其不畏艰苦，跋山涉水，南至武当，东至摄山、茅山、牛首山等地，亲临其境考察，足迹遍及湖广、河北、河南、江西、江苏、安徽等地，虚心向药农、野老、樵夫、猎人、渔民求教。历经 27 年，"稿凡三易"，于万历六年（1578 年）完成全稿，又经 10 余年修订润色，于万历二十一年（1593 年）始由金陵胡承龙雕版印行。《本草纲目》以水、火、土、金石、草、谷、菜、果、木、器服、虫、鳞、介、禽、兽、人 16 部为纲，纲下设 62 类为目。每味药又"标明为纲，列事为目"。同一基原药物，"但标其纲，而附列其目"。各部排列则采取"从微至巨""从贱至贵"的原则与由无机到有机、从低级到高级，体现了生物进化的思想。

《本草纲目》卷 5—52，对各药按释名、集解、辨疑、正误、修治、气味、主治、发明、附方等项分别解说。对药物名称的由来、产地、品种、形态、炮制、性味、功效、主治等都做了详细说明。所列"发明"一项在于探讨药性及用药要点，多为李时珍在药物应用研究中的新见解。李时珍通过亲身实践，调查研究，纠正了以往本草著作中的不少错误。

《本草纲目》不仅对药物学，而且对医学、植物学、动物学、天文学、物候学、气象学、物理学等方面都有突出的贡献。

李时珍编撰《本草纲目》是从明嘉靖三十一年（1552年）开始的，至万历六年（1578年）完成，经时27年。大体可分为两个阶段：前16年，采方问药，开展中药资源调查方面的工作，广泛积累资料；后11年，厘定纲目，三次修改，最终定稿。

嘉靖三十三年（1554年），李时珍时年37岁，为修订本草，准备第一手资料，承继父亲李言闻写《蕲艾传》《人参传》之经验，对蕲州名贵药材进行实地考察，写下《花蛇传》，惜该书已佚，部分内容保留于《本草纲目·卷四十三鳞部·白花蛇条》中。嘉靖三十四年（1555年），楚王朱英㷆聘李时珍为楚府奉祠，兼管良医所事。其间，楚王长子患暴厥症（即抽风），经李时珍医治痊愈。嘉靖三十七年（1558年），朝廷令地方举荐名医入太医院补缺，经楚王推荐，李时珍入北京太医院，有机会出入御药库、寿药房，见识了许多珍贵药材，也得以阅读民间不易见之医著及其他著作，为重修本草扩充了药物知识。李时珍潜心医药，淡泊功名利禄，意向多与太医院老御医相左，于是刚任职一年，便托病辞职归乡。途经河南，一路仍不忘做药物调查。"旋花"治筋骨疼痛的知识，即从车夫问询得来，"时珍自京师还，见北土车夫每载之。云暮归煎汤饮，可补损伤，则益气续筋之说，尤可证矣"。

明嘉靖四十四年（1565年），李时珍年48岁，仍不辞辛劳，多次外出查访药物，弟子庞宪和次子建元随行。此后三四年间，经常在外，足迹遍及湖广、江西、安徽、江苏等地，寻访诸方，并亲自采集尝试，随手记录，带回标本，绘制药物图，为编写《本草纲目》收集了丰富的第一手资料。《本草纲目》初刻本（金陵本）中的1100余幅附图，都是在李时珍指导下，由次子李建元绘制完成的。在中药资源调查的同时，注意收集整理民间各种单验方，后编辑成《濒湖集简方》，惜该书已佚，其内容保存于《本草纲目》各类药物的"附方"中。

后人有"远穷僻壤之产，险探麓之华"诗句，称颂李时珍远途跋涉、四方采访的艰辛生活。李时珍所做的中药资源调查探访，既获取了编撰《本草纲目》的第一手资料，也解决了以往本草著作中药物辨识不清的问题。如"芸苔"，以往本草语焉不详，不甚了了。李时珍询问种菜的老农，经他指点，又察看了实物，才知道芸苔就是油菜。这种植物，头一年种下，翌年开花，种子可榨油。"芸苔方药多用，诸家注亦不明，今人不识为何菜？珍访考之，乃今油菜也……"李时珍了解药物，并不满足于走马看花式的调查，而是"一一采视，颇得其真""罗列诸品，反复谛视"。经过长期的中药资源调查探访，弄清了本草药物的许多问题，明万历六年（1578年），《本草纲目》终于编撰完成。

李时珍编撰《本草纲目》是从文献的收集整理入手的，"渔猎群书，搜罗百氏，凡子史经传，声韵农圃，医卜星相，乐府诸家，稍有得处，辄著数言"，"复者芟之，阙者缉之，讹者绳之"，"上自坟典，下及传奇，凡有相关，靡不备采"。而文献考证又和中药资源调查密切相关。

通过实地调查和文献考证，药物的论述更为准确。《本草纲目》在"药物各论"中，首先是药物的名称及其释义，谓之"释名"，罗列历代本草中出现的药名，运用实物标本及进行实地考察，把一种药物的命名原意加以考证和解释，又补充了一些地方名；同时还把以前本草文献中归类不当的药物调整归于其他部类；"集解"项下，记载药物的出产地区，描述药物的形态和生性，解释药物的栽培和采集方法；"正误"项下，引证古代和当时各种记载，根据李时珍自己的实际考证，订正名实不符的药物。由于中药品类繁多，名称复杂，难免出现同名异物和同物异名等混乱现象，而《本草纲目》通过名实参证的调查研究，严格甄别，重新归类，更正了前人名实不符的谬误和含混的叙述，使得药用植物的分类和解释能够更为精细和准确，与现代植物分类法大体相符。例如大黄和羊蹄及酸模等原植物的辨别，乌头、附子和天雄等生药的辨别都很精辟详尽，这是《本草纲目》最主要的科学特色。

"发明"项更是李时珍个人独到的见解，并有所创新。如"常山"条，"修治"栏说："近时有酒浸蒸熟或瓦炒熟得亦不甚吐人，又有醋制者吐人。"现代药物学家已经证明常山含有生物碱，有抗疟作用和催吐的副作用，醋浸后植物碱溶出较多，当然催吐的副作用也会增强。"气味"栏说："苦寒有毒"，因为生物碱都有苦味，"寒"有解热的意思，"有毒"指催吐的副作用。"主治"栏说：常山能治疟疾寒热，和现代药理学研究的结果完全相符。在"发明"栏中李时珍引证古今诸家的记载，加以讨论，并做了概括的总结："常山、蜀漆为治疟之最要，不可多进，令人吐逆。""岭南瘴气寒热，所感邪气多在营卫肉皮之间，欲去皮肤毛孔中瘴气，根本非常山不可，但性吐人，唯以七宝散冷服之，即不吐且验也。"李时珍在中药资源调查中还十分注意收集前人记载和民间流传的经验处方，以"附方"项供给读者应用时参考。全书共附方 11096 首，其中直接利用旧本载方 2935 首，新增方 8161 首。许多处方的原著文献现在已经失传了，这种于记述每药之后，附以处方的撰述体例，就是现代最先进的药物学书籍也还不能超出它的范畴。所以不但附录的处方本身是一份宝贵的医药遗产，而其有条不紊、前后有序的编著体裁，也给后世留下一个经典的楷模。

李时珍鉴于此前历代本草书籍"舛谬、差讹、遗漏不可枚数"，故在整理庞杂的中药资源过程中，运用合乎现代科学的归类方法，依据植物（动物）习性、生态、性味、经济用途等方面，把一些亲缘关系密切的植物（动物）排在一起，如百合、卷丹和山丹，现代药学已证明是同一百合科的不同种植物，李时珍通过采集标本，细致辨析，将它们归在一起，加以区别，并指出："寇氏所说乃卷丹，非百合也，苏颂所传不堪入药者，今正其误。叶短而阔，微似竹叶，白花四垂者，百合也；叶长而狭，尖如柳叶，红花，不四垂者，山丹也；茎叶似山丹而高，红花带黄而四垂，上有黑斑点，其子先结在枝叶间者，卷丹也。卷丹以四月结子，秋时开花，根似百合。其山丹四月开花，根小少瓣。盖一类三种也。"的确，百合、卷丹、山丹外形十分相似，如不经采集辨认是难以区分清楚的。

又如草薢、菝葜、土茯苓，是古今长期混乱的品种，李时珍把它们归结一起排列，并详细地描述土茯苓的原植物特征，而且更进一步把土茯苓分为赤、白二种，并把土茯苓、草薢、菝葜形象生动地加以区别，并谓其功用亦颇相近。

李时珍通过亲自调查、采集、栽培及细心地观察辨识，还将伞形科植物当归、芎劳、蛇床、藁本归排一起，将姜科植物山柰、廉姜、杜若、高良姜、益智、草豆蔻、草果、郁金、山姜、姜黄、莪术、缩砂等排列一起，唇形科植物薄荷、水苏、紫苏、假苏、荆芥、荠苧、荏等排列在一起。还有卷十六的茄科和蓼科等更多的同科植物，均科学地归排于一处，并详细地进行描述。李时珍所采用的这种接近药物自然性质的分类方法，为后世科学分类法的形成与发展提供了极其宝贵的技术资料。

历代本草典籍中一物多名、多物同名现象普遍存在，李时珍在处理这类问题时，首先是在考订药物基原的基础上，以种为单位进行论述。他在凡例中说："药有数名，今古不同。但标正名为纲，余皆附于释名之下。"并专列"药名同异"，对一物多名、多物同名现象通过考证历代本草，实地走访调查，纠正了前人许多定名的错误。例如山楂，李氏根据山楂的形态特征，援引有关论述，指出楂即株、杭，即《唐本草》之赤爪木，《虞衡志》之赤枣和所谓山里红、酸枣等，他们并不是几种不同的药物，仅仅是同名而已。

李时珍之前，旧本草载药不过 1518 种，李氏通过"搜罗百氏，访采四方"，广泛收集历代本草有名未用之药物，及散见于其他书籍中与流传于民间的有效药物，而且还通过亲自实践挖掘新的中药资源，在旧本草记录的药物基础上新增药物 374 种。《本草纲目》是历代诸家本草中新增药物数最多的，李时珍是如何发现这么多新的中药资源的呢？从李时珍调查和新增的中药资源途径看，应该主要有以下几种。

其一是从民间、军队中发掘新的中药资源。李时珍通过亲身的临床实践发现有临床功效，并亲自到过 5 省进行调查、采集标本，采制应用，或访问药农、猎人、樵夫、渔民等所得。例如，乌爹泥就是李时珍亲自采制并应用于临床所得；九仙子是李时珍走访民间获知有治咽痛喉痹之效，于是亲自上武当（太和山）采挖并验证其功；百草霜是李时珍从农人自治自疗方法中获得的一种新的中药资源；等等。不仅如此，李时珍还从军中发掘杖扑伤损之药，例如三七，"此药近时始出，南人军中用为金疮要药，云有奇功。又云：凡杖扑伤损、瘀血淋漓者，随即嚼烂，罨之即止，青肿者即消散"。李时珍的发现，使三七这一药物在临床上广为应用。李时珍从当时的民间及军队中发掘新的中药资源品种共有 104 种，除三七外，尚有土茯苓、虎耳草、满江红、南瓜、龙须菜、朱砂根、淡竹叶等，这些中药至今仍在临床上及民间广泛应用。李时珍通过这一途径发现新的中药资源是其在新中药品种探索研究上的重大贡献，值得学习和借鉴。

其二是从先贤的经史子集里挖掘新的中药资源。李时珍博洽经史，长耽典籍，凡"子史经传，声韵农圃，医卜星相，乐府诸家"，无不阅览，对这些非医学书籍知识的掌握，极大地拓展了李时珍的知识面，为李时珍从事医药实践活动打下了坚实的基础。李时珍还从这些非医药书籍中发现前代本草文献未载录的新的中药资源种类，从《本草纲目》新增的中药品种看，共有 56 种，这些非医药书籍例如《山海经》《荀子》《吕氏春秋》《齐民要术》《大明一统志》《武当山志》《寰宇志》等达 35 种之多。充分说明李时珍是一个有心人，把曾经习读过的非医学书籍中有关药物功能效用的记载下来，作为后来医学临床运用的研究项目，对当代科学工作者不无启示！

其三是从前代的本草医籍中挖掘新的中药资源。李时珍新增的 374 种中药大部分是从前代本草文献的医籍方书中挖掘的，共有 196 种，其中从本草文献中发掘的有 52 种，从医学方书中发掘的有 144 种。从本草文献中发掘的 52 种中药，往往附录于有关药物的详载之中，混淆夹杂其中，没有释名、集解、功能、效用、主治、气味等论述，显现不出来，这些文献分别为《神农本草经》《本草经集注》《新修本草》《本草拾遗》《日华子本草》《本草图经》《政和本草》《饮膳正要》《本草约言》《本草权度》《食物本草》等。从医学方书中发掘的 144 种中药，在前代的临床应用中均已证明具有良好的治病疗效，但历代本草文献均未有记载，这些医籍方书分别为《肘后方》《注解伤寒论》《千金方》《外台秘要》《圣惠方》《圣济总录》《本事方》《和剂局方》等。新的中药资源的药用价值往往在民间应用中开始，然后记载于一些地方医学方书中或者地方本草文献中，所以从前代的本草医籍中挖掘新的中药资源是李时珍新增中药品种的重要途径。这些对当代医药学工作者研究民族医药、民间医药文献具有重要的启迪意义。

中药资源中植物药材的生长有一定的地域性，土壤、气候、阳光、水分、栽培技术及采收加工等方面，与药材质量有着密切的关系。《本草纲目》每味药大都标明其出产地及采集期。经李时珍考证，比较不同产地的同一品种的药物功效，且记载明确，属"道地药材"者约 140 种。如艾条，李时珍曰："自成化以来，则以蕲州者为胜，用充方物，天下重之，谓之蕲艾。"又言艾："产于山阳，采以端午，治病灸疾，功非小补。"现有研究证实，蕲艾的质量（挥发油、微量元素）均高于其他产地艾叶。还有报道证明：端午节前后 3 天采集艾叶所含挥发油均高于其他时间采集的。从艾叶的这些研究说明，李时珍把蕲艾作为艾叶的"道地药材"，及把端午节（五月五日）作为艾叶的采集期，均被科学研究所证实。

李时珍不仅仅注重中药资源的道地性，对中药的采收、加工亦非常重视。在其《本草纲目》序例中言："（药物）生产有南北，节气有早迟，根苗异收采，制造异法度……乖于采取，则物是而时非。"中药品质的好坏，决定于有效成分含量的多少，有效成分含量的高低与产地、采收季节、时间、方法有着密切的关系，因此，李时珍十分讲究采收时间、方法。如"曼陀罗八月采花、九月采实""紫葳秋后采之""女贞实十月上巳日收""桑椹子三月收""旱莲草五月收""（枸杞）春采枸杞叶，夏采花，秋采子，冬采根"。对中药采收时间的阐述是准确的。李时珍所介绍或春、或秋、或冬、或生长最旺盛、或清明、或花蕾刚开、或成熟等的采收时节极其丰富，这些宝贵经验均是李时珍长期实践所得，亦被现代中药著作所吸收沿用。对于药物的加工方法，李时珍专列"修治"一项，并根据药材入药部位的形、色、气、味、质地，采用不同的加工方法，或拣洗、或横切、或去壳、或燎毛、或蒸煮、或阴干、或暴干、或揉搓等，均做了详细具体的说明，为后代中药加工业的发展提供了丰富的资料。

李时珍在辨识中药质量优劣上积累了丰富的经验，他通过亲身实践、临床验证，通过商品药材的形色味以判定中药质量优劣。如柴胡（卷十三），李时珍云："北地所产者亦如前胡而软，今人谓之北柴胡是也，入药亦良。南土所产者……强硬不堪使用。"李氏把北柴胡与南柴胡做了性状比较，认为入药应以北柴胡质优。

《本草纲目》药物各论"集解"项下，都收录了历代诸家本草的鉴别经验及自己在辨认药材的实践中积累的心得体会，为后世中药鉴别留下了宝贵史料。《本草纲目》所辑录的存在混伪品的中药约有150种，绝大多数至今仍时有发现。李时珍对存在混伪品的中药采用了多种不同的鉴别方法。如从药物的形状、大小、表面、颜色、质地、断面、气味、水试、火试、物理实验、化学实验等方面进行鉴别，李时珍所用的这些鉴别方法十分接近现代中药鉴定学的性状鉴别及理化鉴别。

明代以前，药物性状在中药鉴别中至关重要，李时珍也极为重视。如人参为一常用的名贵中药，自古以来奸商多用沙参、桔梗等物伪充人参出售。李时珍在鉴别人参时曰："伪者皆以沙参、荠苨、桔梗采根造作乱之。"又言："荠苨苗似桔梗，根似沙参，故奸商往往以沙参、荠苨通乱人参。"李时珍反复比较这几种不同植物的根茎，从它们的断面、质地、气味等方面找到了不同点："沙参体虚无心而味淡，荠苨体虚无心，桔梗体坚有心而味苦。"这种鉴别人参伪品的经验沿用了几百年，即使在今天，基层中药工作者仍将其作为一种便捷的经验鉴别方法。

李时珍根据民间调查，利用水试法、火试法鉴别多种中药真伪。在特生礜石"集解"下，利用水试法鉴别与其相似的方解石："其状颇与方解石相似，但投水中不冰者为真。"又如沉香，李时珍言："沉香入水即沉。"接着他又引述前人用水试法鉴别沉香的经验，将沉香与檀香区别开来，"按李珣《海药本草》谓：沉者为沉香，浮者为檀香。"

此外，李时珍在总结历代本草中一些药物的物理、化学知识的同时，创造性地运用物理、化学实验方法作为鉴别中药的手段。

综上所述，李时珍在中药资源调查中运用了近乎现代科学的方法和手段归同类、订基原、增新药、重地道、详采集、辨真伪、别混淆、示方法，成为后世中药资源调查的一个优秀典范。李时珍的《本草纲目》作为我国一个重要的中药资源调查参考、应用的资料库，至今依然具有重大的实用价值。

7.《本草原始》

《本草原始》为明代医药学家李中立所撰，初刊于明万历四十年（1612年）。该书为综合性本草，突出药材产地、生药形态鉴定，以推求药物原始。全书载药452种，有药图379幅，其中大多是作者实地调查采集、临摹写生所绘的，全书共12卷，文字内容多引自《证类本草》《本草蒙筌》《本草纲目》。药品分类沿用《本草集要》的十部分类法，论药体例依照《本草纲目》而加以简化，重在药图与图注，突出药材的形态特征。《本草原始》之前本草著作所附图，绝大多数为基原图，《本草原始》则以药材图为主，突出描绘药用部分。黄精、地黄、白及、人参等根入药，只画根形；使君子、补骨脂、蒺藜等果实入药，只绘果形；对树脂类，如龙脑香、阿魏等，则绘出基原植物以示来源。李中立深入药材集市写生并据实地考察撰写图注，在区分药物混淆、辨别真伪、揭露掺假等方面列出许多有价值的辨别方法。对以前著作有详细记载者略作说明，对以前著作论述不详者则详为考辨，为药材鉴别提供了重要依据。如"黄精"条注云："入药用根，故予惟画根形，后仿此。""狗脊"条则注云："狗脊有金黄色，肉有青绿色，亦有赤色者，市卖皆此根也。"又如"漏芦"条下注云："前人多用苗，今人多用根。今市通货之，医通用之。予无见使苗者，故画根以告人。"该书吸收了当时药工鉴别药材的经验，术语形象而生动，如"凤眼降香""鹅眼枳实"等药名。又如肉豆蔻"外有皱纹，肉有斑缬，纹如槟榔纹，肉油色者佳"，既反映鉴别特征，又说明其品质优劣。该书对一些易混淆品种详加考辨，区别真伪，并揭露不法商贾作假掺伪的手法。如指出沙参、桔梗、荠苨三药"市者彼此代充，深为可恨！"在区分沙参与桔梗、荠苨时云："沙参形如桔梗，无桔梗肉实，亦无桔梗金井玉栏……又似荠苨，无荠苨色白，亦无荠苨头数股之多。"后又区别荠苨与桔梗："有心者为桔梗，多芦者为荠苨。"最后指出用沙参宜择"独芦，无心，色黄，肉虚"者真，鉴别要点突出，至今仍可借鉴。该书正品药与伪品药常同时绘图对比，并加注解，区分真伪。如郁李仁有真、假两图，真者"粒小而光，皮黄白者真"，而假者"颗大皮皱，如小杏仁"。除图绘外，还记录许多以伪充真的恶劣手段，如"贝母"条云："近有无耻小人，以制过半夏削成两瓣，内入须心，合为一颗，仿佛西贝母形以欺人，深为可恨。"该书论述药材的形质性状，多是从实际观察中得来的经验，足以补前人之不逮。又如"五味子"条注："雷公云：'小颗皱，有白朴盐霜一重，其味酸、咸、苦、辛、甘，味全者真。'"该书则指出："南五味陈久自生白朴，是雷公之言，是南而非北。"又云："（雷公）不知南北各有所长，风寒咳嗽南五味为奇，虚寒劳伤北五味为佳。"对于菖蒲，历来以一寸九节为佳，该书则指出："不必泥于九节，多节者良。"比较符合实际。炮制方法得当与否与临床功效十分密切，如木香条："凡入理气药，只生用不见火。若实大肠，宜面裹煨熟用之。"又谓栝楼："子，去外壳用仁，渗油只一度，免人恶心。毋多次，失药润性。"又如天门冬："去心，但以温水渍漉使润渗入肌，俟软缓缓劈取，不可浸出脂液。不知者乃以汤浸多时，柔则柔矣，然气味却尽，用之不效。"

《本草原始》是我国早期的一部药材学专著，是本草史上最富特色的中药材经验鉴别专著，对后世有一定影响。作者在实践中积累的中药材资源调查方法，汲取了许多药工的辨药经验及术语，形象地点出了药材真伪优劣、道地药材的鉴别特征，十分符合基层实际，对保证临床用药效果意义重大。

8.《本草汇言》

《本草汇言》为明末医药学家倪朱谟所撰，天启四年（1624年）刊行。该书共20卷，载药581种，附图530余幅。该书注重临床用药经验。倪氏生当明末，周游各地，遍访通晓医药人士，卷首记载就有148位。该书资料来源广泛，内容新颖，保存了大量民间用药经验。倪氏既重"登堂请益"，也重实地考察，他到晋、蜀地山谷查看龙骨产区，到温州、处州观察山农种植茯苓。该书突出药物实地考察，注重民间用药经验收集，是中药资源调查与实践的重要成果。

此外，明代尚有各种专题本草著作。如食疗本草类，如以《食物本草》为题的就有卢和、汪颖、薛己、吴文炳诸人之作，穆世锡《食物辑要》、赵南星《上医本草》、施水图《山公医旨食物类》等；救荒本草书有鲍山《野菜博录》、王磐《野菜谱》、周履靖《菇草编》等。药物炮制类，如缪希雍《炮炙大法》，书中阐释了439种药物的炮制方法，包括操作程序、贮藏保管等内容，个别药还述及炮制前后的药性变化和不同的疗效。此外，还有王文洁《太乙仙制本草药性大全》、吴武《雷公炮制便览》、俞汝溪《新刊雷公炮制便览》等。

评 述

明朝是我国本草史以及中药资源调查方面的又一个鼎盛时期。基于中药资源调查和医药实践，曾先后出现了《滇南本草》《本草品汇精要》《本草纲目》三部本草巨著，其中尤以《本草纲目》最为突出，最具影响力。以李时珍为代表的本草学家通过实地调查、文献考证，从不同角度、不同层次、不同地域对中药资源的品种基原、生境生态、栽培采收、药材鉴定、修治炮制、功效作用，以及新中药品种发掘、外来药物的吸纳和补充等诸多方面，做了大量卓有成效的工作，这些都是历史上任何时期无法比拟的。可以说，在中药资源调查和应用方面，明代所取得的成就，超过了历史上其他任何一个时期。

《本草纲目》是当今世界流传最广、出版印刷最多的本草著作，其所记述的丰富医药和动物、植物、矿物知识，不仅对中国医药和自然科学产生了重大影响，而且对世界科学的贡献也十分巨大。自《本草纲目》问世以来，世界上先后有多种文字的外译本出版流通，凸显了明朝中国自然科学特别是医药学方面的领先地位，达尔文称之为"古代中国百科全书"。

第二节 清代时期

一、概述

明代后期，政权愈见腐朽。1644 年 3 月 18 日，李自成率农民起义军攻陷北京，明王朝宣告灭亡。当时东北地区女真民族在努尔哈赤、皇太极、福临祖孙三代的努力下，重新崛起，改族名为满族，组成八旗子弟兵屡犯明朝地方政权，经济和军事实力大振，觊觎关内。明朝总兵吴三桂在与李自成接战的同时，引清兵入关。李自成回师北京，于 4 月 29 日即帝位，国号"大顺"，但于次日即退出了北京。随后清军入京，并正式建立了清王朝。

满族入主中原，由奴隶制度急剧过渡到封建制度，大力加强封建集权统治。清初"康乾盛世"，社会经济发展。奖励垦荒，轻徭薄赋，惩治贪污，兴修水利，节约开支，至康熙四十八年（1709 年），户部库存白银已由原先的 1000 余万两增至 5000 多万两，出现了安定和繁荣的局面。

清中期以后的闭关锁国政策愈加严厉，严重阻碍了西方文化的东渐和交流。在上述大背景下，清代前中期的医学发展，呈现出一个比较错综复杂的局面，中医药学传统理论和实践经过长期的历史检验和积淀，至此已臻于完善和成熟，医学理论阐述、临床诊治方法及实际疗效，较之世界一些先进国家的医药水平也毫不逊色。温病学理论在治疗传染性热病方面，降低死亡率、预防传染，起到了积极作用。尤其是人痘接种预防天花方法的大力推行，更是揭开了中国乃至世界医学史上光辉灿烂的一页。

但是，长期的闭关自守，一味地循古尊经，使得这一时期的医药学难以摆脱旧时的窠臼，而不能真正地有所突破和创新。西医传入的势头在清初之后不久就低落下来，新鲜的知识和观念难以融入中医社会，而这种西方理念带来的冲击，直至清代晚期才真正到来。中医界在寻找多途发展，但时机尚未成熟。

二、中药资源调查与成果

较之以往，清代虽难有划时代意义的本草学杰作，但也异常繁荣，不但本草著作数量空前增多，药物种类也空前丰富。清代本草著作的编撰，同样是建立在中药资源调查和医药实践基础上的。

1.《本草汇》

《本草汇》，郭佩兰编撰，顺治十二年（1655年）初成，至康熙五年（1666年）始定稿。全书共18卷；该书以《本草纲目》为本，兼取《本草经》《本草经疏》《本草通玄》之旨，专明药性，力求言简意赅，收药485种。其中，卷九至十八，分为草、谷、菜、果、木、虫、鳞、介、禽、兽、人、金石、服器、水、火、土等16部，471种药物，补遗14种，共计485种。各药之下，先言其气味、升降、阴阳、归经，再集数句对语，标明药性，便于记诵；后选诸家所论，探讨药性机理，附述产地、炮制、七情等内容，并增入有关验方。并在每药下编有韵语，以便于记诵与初学者学用。该书还收药图208幅，集中置于书末。

2.《本草备要》

《本草备要》，明末清初医家汪昂撰，成书于康熙三十三年（1694年）。该书是一部普及性本草书，收载常用药400余种，分草、木、果、谷菜、金石水土、禽兽、鳞介鱼虫、人等八部。卷前为药性总义，统论药物性味、归经及炮制大要。药物各论中每药先辨其气、味、形、色，次述所入经络、功用、主治，并根据药物所属之"十剂"，分记于该药之首。后世刊本，更臻完善。《本草备要》特别注重引述历代名家精论、验案、奇案、疑案、验方、秘方，并对有关药物之辨误、辨疑、质疑等论述尤为详尽。

3.《本经逢原》

《本经逢原》，清代著名医家张璐著，成书于康熙三十四年（1695年）。全书4卷，记述700多种药物。张璐参考《本草纲目》的分类方法，将常用的700余种药物分为水、火、土、金、石、卤石、山草、芳草、隰草、毒草、蔓草、水草、石草、苔草、谷、菜、果、水果、味、香木、乔木、灌木、寓木、苞木、服器、虫、龙蛇、鱼、介、禽、兽、人32部。凡性味、效用、诸家治法及药物真伪优劣的鉴别，都扼要地做了叙述，其目的是使学者易于领会书中的要点。该书命名虽为《本经》，但不以考订为重，并未全录《本经》之药，而是以临床实用为主，经过反复斟酌，更多择取了与临床密切相关的切于实用的药物。在每种药物项下，皆先记其性味、产地、炮制，然后记述《本经》原文，非《本经》药物则直接阐述其功治，即所谓"发明"，且杂引各家之说及附方。在各药物下，直叙药性功治或兼述其别名、产地、性状、鉴别等；或简述《本经》等典籍主要功治，便入"发明"项下阐释药性药理，重述用药经验、配伍用药及功效治验等。

该书是张璐 60 多年来行医遣药、临床实践的经验之谈，尤对药物质量论述甚详，对药材来源与疗效关系进行了辨析。

如山草部"白术"条云："白术，一名山姜。甘温，无毒。云术肥大气壅，台术条细力薄，宁国狗头术皮赤稍大，然皆栽灌而成，故其气浊，不若於潜野生者气清，无壅滞之患。入诸补气药，饭上蒸数次用；入肺胃久嗽药，蜜水拌蒸；入脾胃痰湿药，姜汁拌晒；入健脾药，土炒；入泻痢虚脱药，炒存性用；入风痹痰湿利水破血药，俱生用。然非於潜产者，不可生用也。""苍术"条云："苍术，《本经》名山蓟。苦、辛，温，无毒。产茅山者，味甘，形瘦，多毛，最良；吴郡诸山者次之；楚中大块辛烈气燥者为下。制用糯米泔浸，刮去皮，切片，同芝麻炒或麻油炒通黄，去焦末。或去皮切片，蜜水拌，饭上蒸用。又白露后以泔水净，置屋上晒露一月，谓之神术。"

4.《本草从新》

《本草从新》为清代医家吴仪洛撰，成书于乾隆二十二年（1757 年）。全书 18 卷，载药 720 余种，分草、木、果、菜、谷、金石、水、火土、禽兽、虫鱼鳞介、人 11 部 52 类，较《本草备要》增收 275 种；各药论述分为性味、主治、真伪鉴别、炮制方法及临床配伍应用等，引文有据。同时，对药物的真伪和同一药名而性味、功用所以不同，以及修治方法等，均有所述及。

如"用药有宜陈久者（收藏高燥处，又必时常开看，不令霉蛀）；有宜精新者，如南星、半夏、麻黄、大黄、木贼、棕榈、芫花、槐花、荆芥、枳实、枳壳、橘皮、香栾、佛手柑、山茱萸、吴茱萸、燕窝、蛤蚧、沙糖、壁土、秋石、金汁、石灰、米、麦、酒、酱、醋、茶、姜、芥、艾、墨、蒸饼、诸曲、诸胶之类，皆以陈久者为佳。或取其烈性减，或取其火气脱也（凡煎阿胶、鹿胶等，止宜微火。令小沸，不得过七日。若日数多，火气太重。虽陈之至久，火气终不能脱。服之不惟无益，反致助火伤阴也。煎膏子亦宜微火，并不可久煎。阴虚有火之人，一应药饵食物，最忌煎炒。修合丸子，宜将药切绝薄片子，蒸烂熟、捣为丸。若用火制焙，不但不能治病，反致发火伤阴，旧疾必更作也）。余则俱宜精新。若陈腐而欠鲜明，则气味不全，服必无效。唐耿沣诗云：朽药误新方，正谓是矣，此药品有新陈之不同，用之贵各得其宜也"。吴氏在此"用药有宜陈久者，有宜精新者"条中，除原为人熟知的"六陈"外，还新补了大黄、木贼、棕榈、芫花、槐花、荆芥、枳实等 20 多种。

5.《本草求真》

《本草求真》为清代医药学家黄宫绣撰，刊于乾隆三十四年（1769 年）。该书于药物意义"无不搜剔靡尽，牵引混说，概为删除，俾令真处悉见"，故冠以"求真"为其书名。该书 12 卷（一作 10 卷），无总论，唯于各大类之前有提要。前 9 卷收载药物 520 种，正文药条按功效分类，每药直述其性味、功效，兼论药物来源、真伪及炮制法。同时，该书采用了在当时颇为先进的检索方法。其正文分为补剂、收涩、散剂、泻剂、血剂、杂剂、食物等 7 大部，书后附"卷后目录"（即索引），各药名仍按草、木、果、谷、菜、金、石、水、土、禽、兽、鳞、鱼、介、虫、人等分部。前后目录及正文药条下均注有序号，颇利于查找。书前载图 477 幅，多从《本草纲目》与《本草汇言》两书中转绘。另有"主治"2 卷，介绍脏腑病证主药、六淫病证主药，以及《脉理求真》卷。

该书切合实用，不尚空谈，是一部医药学紧密结合、内容精简扼要、临床实用价值较高的本草专著。这是中国中药资源调查及其实践所获得的成果，也是中国传统药学蓬勃发展的充分体现。

6.《质问本草》

《质问本草》，9 卷，琉球人吴继志撰。吴氏为从业医师，曾赴中国留学并随贡使至京师进贡。乾隆中叶，吴氏采集琉球本土及土噶喇、掖玖诸岛所产药用植物数百种，将其根、株、枝、叶、花萼、果实等生长情况绘图详注，并制成标本，或以盆栽生物，又与琉球来华的贡使、进学者及我国各地精于医药者反复考证，经过 12 年的长期钻研，不懈努力，共考订药物 160 种，撰成于清乾隆五十四年（1789 年）。

吴氏鉴于琉球人"蕉布以衣，螺壳以炊，不能无疾病；苟有疾病，不可无药；纵令有药种，不辨其真伪，辄毒其肺腑，使人死非命"。他采本藩所产山草野本，或"令山北求之土噶喇、掖玖诸岛"素未知名之植物，又将所采集者写真描生，并取其花、苗、枝、叶、根制成标本贴于其旁，且区别泽生、野生、岩生还是树生，详明"萌于何时""花于何候"，是"经秋而零"抑或"历冬不凋"，逐一制成册页。自清乾隆四十六年（1781 年）至五十四年（1789 年）间，每年七八十种或百数种不等，委托到中国朝贡的使团人员及赴京师、福建的留学生将其带至北京、福建等地，或亲自到中国求教，广泛咨询老药工、药农，反复鉴定后明确其基原；或在中国的"本草"或他书中"正名某，俗名某，异称某，治某症"等。为此，该书是重要的药学古籍，所载均是作者采集琉球群岛的各种草木药物。其中内篇 4 卷，以常用的内治药物为主；外篇 4 卷，多属用于外治的民间药；附录 1 卷，属于不能移植或"不知其状"的药物。书中插图比较精致，所作按语，多系咨询鉴定之所得，颇多可取之处。因药物治病，攸关人命大事，为慎重起见，他还要求每一位回答者注明自己是某省、某乡、某姓名。如此既可使"览者如示之掌上"，又能"使有志者辨其真伪，从其症，投其剂"，治病救人，以期造福其本藩。

《质问本草》是中琉医药交流的结晶，也是一部独具地方特色的药用植物资源调查图集。

7.《本草纲目拾遗》

《本草纲目拾遗》（简称《纲目拾遗》）为赵学敏（1719—1805）撰写的一部综合性本草。赵学敏自幼习儒，性好博览，凡星历、医卜、方技诸学无不涉猎。《纲目拾遗》初稿成于乾隆三十年（1765 年），然未刊行，此后赵学敏又不断进行调查补充，对该书进行增订修补。书中常记有赵氏医药活动情况及时间，最晚年代为嘉庆八年（1803 年），可见，该书初成后还历经了近

40 年的增补修订。该书于同治三年（1864 年）初刊。

该书作者在文献调查、实地调查的基础上，对李时珍《本草纲目》（简称《纲目》）的药物加以补充和订正。全书共 10 卷，卷首"正误"篇，纠正《纲目》中的误记和疏漏达数十条。各论收载药物 921 种（含《纲目》未载之药 716 种），其中有不少品种是作者深入调查、实地采访后记录的民间药材，或已见于当时其他医书上的应用品种，如冬虫夏草、鸦胆子、太子参等；还收载了部分外来药物，如金鸡勒（即金鸡纳皮）、东洋参、西洋参、鸦片烟、日精油、香草、臭草、烟草等。

该书不仅记载浙江一带的药用植物，还收载了许多边远地区、少数民族地区、沿海地域及国外的药物，药品的分布地之广是历代本草中罕见的。此外，该书附有大量源自民间经验的简、便、廉、验的草药和单方，均是作者深入到民间，虚心学习求教而收集的，如舒筋活络的鸡血藤，治冷痢的鸦胆子，治疮的千里光，驱蛔虫的鹧鸪菜，治头风的臭梧桐，解暑毒的六月霜等。

该书不仅是一部弥补《纲目》之不足而创作的本草学著作，更重要的是，该书作者极为重视中药资源的实地调查和文献考证，善于收集总结来自民间的医药知识，为我国中医药学增添了大量来自中药资源调查和广大民间或域外新的用药经验。《纲目拾遗》具有很高的科学价值，其主要贡献是很好地总结了《纲目》之后我国中药资源调查与中国传统药学发展的新成果和新成就，是清代本草学中新内容最丰富、最重要的本草著作之一，代表了清代本草学的最高成就。其在中国传统药学发展史上占有极其重要的地位，对于研究《纲目》与明代以来中药资源调查及中国传统药学的发展都起到了极其重要的作用，一直受到海内外医药界与相关领域学者的高度重视。

8.《植物名实图考》

《植物名实图考》为吴其濬（1787—1846）编撰，书成于清道光二十八年（1848 年），吴殁后二年，由山西巡抚陆应谷代为序刻刊行。经文献调查与考证，清代状元吴其濬历任翰林院编修，江西、湖北学政，内阁学士，湖南、浙江、云南、山西巡抚，湖广总督等，其毕生喜好本草和植物学，被誉为清代的本草学和植物学大家。吴其濬先行编著了《植物名实图考长编》，继而又编撰了《植物名实图考》。吴其濬充分利用在多省任巡抚的机会，亲临实地，勤问渔樵，采集植物标本，摹绘成图。《植物名实图考长编》主要是植物学资料的汇集，《植物名实图考》（简称《图考》）则是图文见长的植物学专著。

吴其濬在撰著《图考》时，特别注重资源调查（含文献调查）及深入实地考察获取第一手资料，常亲自栽培、品尝植物等。该书编写方式是以本草书籍为基础，所收载的皆为植物。吴氏特别推崇《本草纲目》《梦溪笔谈》《救荒本草》等著作。《图考》全书共 38 卷，采取与《本草纲目》相似的分类方式分为 12 大类，即谷类、蔬类、山草类、隰草类、石草类、水草类、蔓草类、毒草类及芳草类、群芳类、果类、木类，分类较之前人更为简洁、合理，纠正了前人文献中许多名不符实的错误记载。全书共收载植物药材 1714 种，比《本草纲目》所收载植物药材增加了 500

多种，每种植物又按形态、生境、颜色、性味、产地、用途（尤重于药用价值）描述，附图 1800 余幅，图文并茂，以绘图精细、数量众多而深受广大读者欢迎，久享盛誉。

该书植物附图数量超过了以往任何本草著作，绘图质量尤为精确，既生动而又实用，其中部分图示将该植物的根、茎、叶、花等整株描绘，更准确地揭示了植物形态特征及其分析鉴别等。《图考》中许多药图在绘制时，表现出了植物的鲜活状态，而且有的还附有实地调查情况的如实记录，更能真实而全面地反映该植物的特征与纪实性，仅就这一点，也大大超出了前人各家的植物绘图与记述水平。例如，吴其濬在"鬼臼"条中记载云："此草生深山中，北人见者甚少……余于途中，适遇山民担以入市，花叶高大，遂极图之。"《图考》所绘植物，线条流畅，图形清晰精确，刊印之后很快成为代替以往诸家本草著作图谱的版本。如清人张绍棠在翻刻《本草纲目》时，则直接用吴其濬的绘图，替换掉了李时珍所绘之图。每一种植物的描述都配有根据实物绘成的植物图。有些图精确程度可资鉴定该植物之所属的"科"和"属"，有的甚至可资鉴定到"种"。这对于中医临床准确用药、避免品种混乱，以及推动中药鉴定学学科发展等都具有重要意义。

《图考》收载的植物涉及面甚广，既有稻、粱、黍、稷、玉米、大豆、胡麻等粮食作物，也有白蒿、地黄、何首乌、柴胡、紫参等药用植物，又有松、柏、柳、樟、白杨、桦木等用材植物，橙、柑、梅、柿、椰子、无花果等果树等。从生态角度看，这些植物有陆生、隰生、水生、石生等。从空间分布来看，该书所收录植物药遍及我国当时 19 个省，其地域范围之广和种类之多，都远远超过了历代本草。作者尤其集中与侧重于对云南、贵州、江西、湖南、山西等省植物的调查与采集，如该书收录的云南植物有 370 余种，江西约 400 种，湖南约 280 种等。吴其濬曾任云贵总督，公务之余，其潜心于植物研究，多利用职务之便，亲临实地或嘱咐随从，采集调查当地的植物种类和资源，这一地区恰恰是历代本草学家采访多所不及之地，特别是云贵等边远山区地域的植物资源，乃首次得以调查、记载，因而《图考》得以收集与记述大量以前未知之植物。例如，马铃薯从国外传入中国后，被许多地方大力推广，但名称不一，在山西被称为"山药蛋"，《图考》最早把"山药蛋"之名载入，言其"根实如番薯""味似芋而甘，似薯而淡""疗饥救荒"等。又如该书新增的一种植物名"稻搓菜"，生于路旁、田间、荒地和沟边，过去被认为乃农田杂草，可适于做地被材料等。因而吴其濬将这生于稻田且与稻子并存之物称作"稻搓菜"，并记述"稻搓菜生于稻之腐余，其性当与谷精草比，吾乡人喜食之"。还言部分地区清明时节采用稻搓菜来制作清明果等。现经鉴定，该品为菊科植物稻槎菜 *Lapsana apogonoides* Maxim.，又名蓝花豆、蓝蝴蝶。

《图考》的分类，是在承继《本草纲目》植物分类基础之上，又加以细分为 12 类，计有谷类 52 种、蔬类 176 种；草类再分为山草类 201 种、隰草类 284 种、石草类 98 种、水草类 37 种、蔓草类 235 种、芳草类 71 种，毒草类 44 种，群芳类 142 种；果类 102 种、木类 272 种。由以上排列顺序可以看出，基本上是由草本到木本，体现"从微至巨"的原则，而且还体现了吴氏重视民生，所以突出谷类、菜类。草类是按生态、生化原则排列，并还为适应宋、元、明以来园艺植物的发展，特别列出了"群芳"

一类。在同一类植物中，又将相近的植物排列在一起。书中记载植物种类比《本草纲目》多519种，其中许多是南方或边疆地区植物，凸显了区域性特点，弥补了历代本草对边远地区药物记载的缺漏和不足，该书成为区域植物资源分布和药物应用著作的典范。

《图考》对于繁乱的植物名称和地方名，以及同物异名或同名异物的现象，做了很多考订。基于对古代文献资料的详细研究，凡既往典籍中已有记述的品种，吴其濬都注明了文献的来源。吴其濬尊古但不盲从，从不人云亦云，而是以实地调查、实物观察为依据，植物形态与文字记载，一一相互印证；遇有含混不清之处，还要经过实地考察、访问乡民，再辅以文献记载等多方研判，方才给认知之见；若几经考察研究，仍然无法定论者，则暂且存之，决不主观臆测，妄下结论。正因为如此，《图考》中才出现了一物多图却未加以注释，或只有图却无其名，甚至尚无其文的情况。可以说，《图考》既综合了前人研究成果，又总结了中药资源调查的新发现、新发明、新认识，是一部中药资源调查实践应用成果的集成之作。

吴其濬虽然注重实践和观察，但他从来都不忽略前人已有的研究成果。他生活的时代，是清代乾嘉汉学的兴盛时期，学者们在学术上更加缜密、严肃和踏实。时代无疑对吴其濬产生了深刻的影响，其治学时总对前人成果给予了充分尊重。对前人的见解，除了于其"长编"中一一予以列述以外，在《图考》中每有引用即一一注明，而从不掠人之美。凡前代本草诸书已记载者，均注出见于何书及其品第。且吴其濬曾两度入值南书房，见到了更多珍贵的文献，但凡对其著述有所裨益，均如实记述；其引用有关植物的文献达800种以上。吴其濬治学严谨，在转引文献时，不但注明其出处，而且还特别做到忠实于原文，全部一一照录，从不割裂原书文义。一些果树、用材植物和花卉植物的专谱中，如《打枣谱》《桐谱》《蚕书》《茶经》《菊谱》《芍药谱》《牡丹谱》等，均被《图考》著录或节录；书中辑录了中国各地包括国外引进的果树达60多种，保存的植物学文献数量均超过历代其他任何一部本草著作。

《图考》以古代文献为基础，却并非泥古不化。作者注意对文献的考订、辨伪，不轻信盲从，改变了明代以来一直笼罩于整个学术界不加分析批判、因袭传抄的风气。吴其濬非常尊重李时珍，但并不总是以《纲目》所载为准。例如，他纠正了李时珍对冬葵的论断："（冬葵）为百菜之王，志书亦多载之，李时珍谓今人不复食，殊误。以一人所未食而曰今人皆不食，抑何果于自信耶？"又如古代称的麻，为五谷之一，长期以来都被认为是指大麻。但宋应星却认为"诗书五谷之麻，或其种已灭，或即菽粟之中别种，而渐讹其名号，皆未可知也……火麻压油无多，皮为疏恶布，其值几何？"对这一观点持否定态度。吴其濬批评他的错误，指出他的观点是"执今人之所嗜，以订古人之所食"。再从《图考》的性质来看，它既不同于主要记载药物的本草如《本草纲目》，也不同于以农用为主的《群芳谱》《广群芳谱》这类书，它除部分涉及药用与农用外，有相当一部分并不直接与实用有关。它所载植物范围更大，并开始摆脱单纯实用性的框架，而有向纯粹植物学转变的趋势。

《图考》对前人著作中的研究成果充分肯定，大量吸收；对前人的错误多有纠正，这是十分可贵的。书中对植物形态性状的描述，较之前人更加精细，对植物根、形、色、叶脉、花型、气味的记述也生动细微，极易辨识。从产地到生境，从植物萌芽初生到结实，从药材性状到色味，药物应用从内服到外用，记述得既全面又生动。《图考》图绘精美，既便于核对名实，鉴定种类；又形象生动地保存了植物的原始状态，以供后人寻检。本草著作图文并重，唐宋以来，几成定例，而《植物名实图考》不仅附图多，而且细致入微、清晰可辨，图文并茂，条理清晰，便于检阅。

吴其濬"宦迹半天下"，他利用自己多地为官的便利，访樵问叟，采集标本，观察植物形态，研究其功用。1821—1829年，吴其濬在他父母去世、回乡丁忧期间，买田河东，开辟植物园，亲身经历收集种植多种植物，观察生物学特征。他极为注重植物"名"与"实"的相互关系，把"身治目验"与文献考证结合起来，文与图的相互印证，使得药物基原的辨识和认定更为准确、可信。

《植物名实图考》书中记载的植物多以南方为主，吴其濬不仅记录这些植物的产地，还对各植物的生长环境有着细致的描述。书中还附记了当地的土名俚称和应用习惯，对于品种考订和植物利用有一定的意义。通过实地调查（中药资源调查）采集到的第一手资料，征集到的民间、地方的使用习惯，丰富了药物治疗的内容，充实和发展了药物产地、形态、品种、鉴别等方面的知识，使得本草学有了向着近代药用植物学发展过渡的趋势，也被现代中医药界视为"非本草类的本草学著作"。

9.《生草药性备要》

《生草药性备要》，清代医药学家何克谏撰，成书于康熙五十年（1711年）。经文献调查与考证，该书为广东地区最早的一部本草专著，也是记述地方草药的一部重要著作。全书分上、下二卷，共录植物药311种，上卷记述了七叶一枝花等162种草药；下卷记述了独脚金等149种，书末还附杂症验方8首，每药分别记述药名、别名、产地、性味、主治等。作者在其《序言》中云："其时岁在康熙辛卯，随友延师，授其草性相传，博览药味合成之方，如果效验，约计二百余，虽此《本草纲目》未有所载……其草药多属粤东土产，故著家藏篇内咨究前辈。"该书对于继承整理岭南地区民间草药起到承前启后的作用。

10.《人参谱》

《人参谱》，陆烜编，成书于乾隆三十一年（1766年）。经文献调查与考证，人参为中国特有之名贵药材，有延年益寿之功。关于其神奇的药效，传说亦多。王士禛（渔洋）欲撰人参谱而未成，其诗文见于《池北偶谈》等书。陆烜因生病需用人参，于是寻检文献而完成谱传。正如其自序所云："余得怔忡疾，医者曰'非人参不可'，顾近日辽参贵逾珠玑，贫家安所得此？因感是，遂遍忆旧览，检书几百种，披阅手抄，稍加论列，不十日谱成，而病若失。"其书不分卷，有"序、人参谱、人参谱跋、人参附录"内容，人参论述按"释名、原产、性味、方疗、故实、诗文"条目展开，特别是"故实、诗文"中，辑录史籍所载人参故事多种，为从文学角度研究人参文化的深刻影响提供了大量资料。"人参附录"中还介绍东北人参的等级、价格及收藏方法，人参伪劣真假的鉴别要点等。此书毕竟为短时间写就，有未尽完善之处，但书中引文有据，作者见得以"按"附后，文字简洁，便于披阅，是其长处。

11.《食物考》

《食物考》，全称《脉药联珠药性食物考》，清代医家龙柏撰于乾隆六十年（1795 年），共 1 卷。经文献调查与考证，该书乃录"生民常食之品"，列食物 1106 种，外补遗 96 种。分诸水、诸火、五谷、造食、油、造酿、蔬菜、百果、茶、禽、畜、兽、鳞、介及盐 15 部。仍用"四言诀"，或一物单撰一长篇"四言诀"，并通过眉批或脚注，补充了许多服用方法和个人经验。例如，在菜油条下之眉批云："吴人以菜油为正食，故妇女少血闭之症，而人不知也。"这正是古人注意到各地区域性日常食物与某些疾病发生的相关性之例证，也是作者 30 余年悉心体认与临床治验之大成，因之被誉为"岐黄之功臣，后学之先觉"。

龙柏针对当时医界时弊，即医书大多所论药者即单论药，方书者则单论方，脉书者又单论脉，致使初学者不易在临床上将上述三者一以贯之；以致经常发生诊其脉证，而用非其药，或用其药而不知其性等况发生。故龙柏将古方、药物联于脉，纲目井然，即"先言脉理，因脉言证，因证治药，方药虽定，亦一阵图而已"，故谓之"联珠"。该书首次以脉类药，取脉之浮、沉、迟、数为纲，先言脉理，因脉言症，因症治药，复对药食之性味、归经、功能、主治而分考，说理浅显易明；与作者所编的《脉药联珠药性考》（简称《药性考》）则更切实用，故该书对于临床诊疗具有重要指导意义，对后世影响颇著。

12.《草木便方》

《草木便方》，刘善述编著。经文献调查与考证，该书作者为民间医师。刘氏为四川合州（即今重庆市合川区）人，其深晓草医草药，尝竭力搜求川东土产药材，察形究性，附以方剂，编成该书即卒。其子刘士季为之辑定，刊于清代同治九年（1870 年）。该书分元、亨、利、贞 4 卷；前二卷为中草药集，后二卷为方药集。全书载药 508 种，每药均附有药图和药性歌括，共收载民间验方约 700 条。

该书乃刘氏在家乡从事多年中草医药之所得。其所载药物皆为川东等地土产，随地可采，所收验方至今仍为民间习用。由于本书所收药物广泛易求，所载方剂简单有效，故百余年来，该书虽经民间草医辗转传抄，但至今未泯。

我国中药（含民族民间草药）资源极其丰富，而有效地开发利用，作为防治疾病和保健的重要武器，更有极其悠久的历史。这些药物，早先并无所谓"官药"和"草药"之分。实际上，近世认为是"草药"者，在历代本草文献中早有著录，甚至占不小的比重，从而在很大程度上丰富了我国本草学的内容并促进其不断发展。例如，李时珍巨著《本草纲目》，不仅记录了许多"草药"，并对有关药物性能功效的歌谣和民间谚语高度重视，并加以收载。事实也证明，这些中药资源经调查及实践应用，所获得的新成果与新资料，皆蕴含着无数医家药人及广大先民所总结的宝贵经验和智慧创造。至于专门汇集整理的"草药"资料或地方性药学著述，如本书前已述及的兰茂《滇南本草》、吴继志《质问本草》、赵学敏《本草纲目拾遗》，以及何克谏《生草药性备要》等，无不各具特色，皆成为本草学中的珍贵文献。

清代400余部本草著作中，普及性本草书籍竟占其大半，这不能说是完全正常的，但普及性本草著作中仍不乏高水准之作。

清代流行最广的普及性本草著作是汪昂的《本草备要》。他是以《本草纲目》和《神农本草经疏》为基础加以综合节要编撰而成。该书最大特点是其实用性，所选400余种药物皆常用之品；另一特点是通俗，解说简明扼要，易懂易记。

吴仪洛的《本草从新》是《本草备要》的增补本，共录药物720种，分类编次悉同《本草备要》。该书补充了许多未见于本草著作记载的民间药材，在药物识别上作者也根据体会予以记述，其次在产地、道地药材、炮制等方面都有新的见解。

综上所述，明末及清代中期以来本草学的发展，药物的辨识和分类，药物品种的增加与药效的积累，药物名实的考订和药材产地优劣的评判，用药安全与有效等，一直贯穿于明末清初药物学发展之始终。随着西学东渐，中国传统医药学面临着许多新的考验，上述有关医药活动与实践认知，均与清代中药资源调查及其应用实践密切相关，也是其实践应用成果的有力反映。

评　述

明清以来，我国传统药学有了空前的发展，特别是李时珍《本草纲目》集明代以前医药学之大成，既为传统的医药典籍，又是一部"中国百科全书"（英国生物学家达尔文语）式的博物学著作。继《本草纲目》之后，清代先后有《本草纲目拾遗》、《植物名实图考》以及对于《本经》的考释辑佚、《伤寒论》的阐发等一批经典医籍的药性考辨疏证的普及性本草出现，并源源不断地传入欧亚各国，大力地促进了中外交流及我国传统药学的发展。

清代初年，社会生产力得到一定的发展，医药学也获得相应的进步。但是，清代对内高压、对外闭关锁国的政策，既严重阻碍了经济社会的发展，也束缚了医药学科学技术水平的不断提高。但清代时期的医事活动与医药典籍的整理考释，使清代专题性本草与普及性本草数量胜过于历朝历代，不可否认是清代本草的一大特色，从另一个侧面也体现了当时中药资源调查及其应用成果之丰硕。

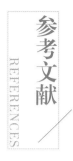

参考文献
REFERENCES

［1］李经纬，林昭庚.中国医学通史：古代卷［M］.北京：人民卫生出版社，2000.

［2］薛愚.中国药学史料［M］.北京：人民卫生出版社，1984.

［3］陈重明，黄胜白.本草学［M］.南京：东南大学出版社，2005.

［4］尚志均，林乾良，郑金生.历代中药文献精华［M］.北京：科学技术文献出版社，1989.

［5］马继兴，万芳.马继兴医学文集［M］.北京：中医古籍出版社，2009.

［6］金久宁.唐宋时期的中药资源调查与官修本草［J］.中国现代中药，2014，16（11）：937-941.

［7］钱超尘，温长路.李时珍研究集成［M］.北京：中医古籍出版社，2003.

［8］郑金生.《履巉岩本草》初考［J］.浙江中医杂志，1980（8）：338-342.

［9］卫强.药学文化概论[M].2版.合肥：安徽大学出版社，2018.

［10］刘文泰.本草品汇精要[M].曹晖，校注.北京：北京科学技术出版社，2019.

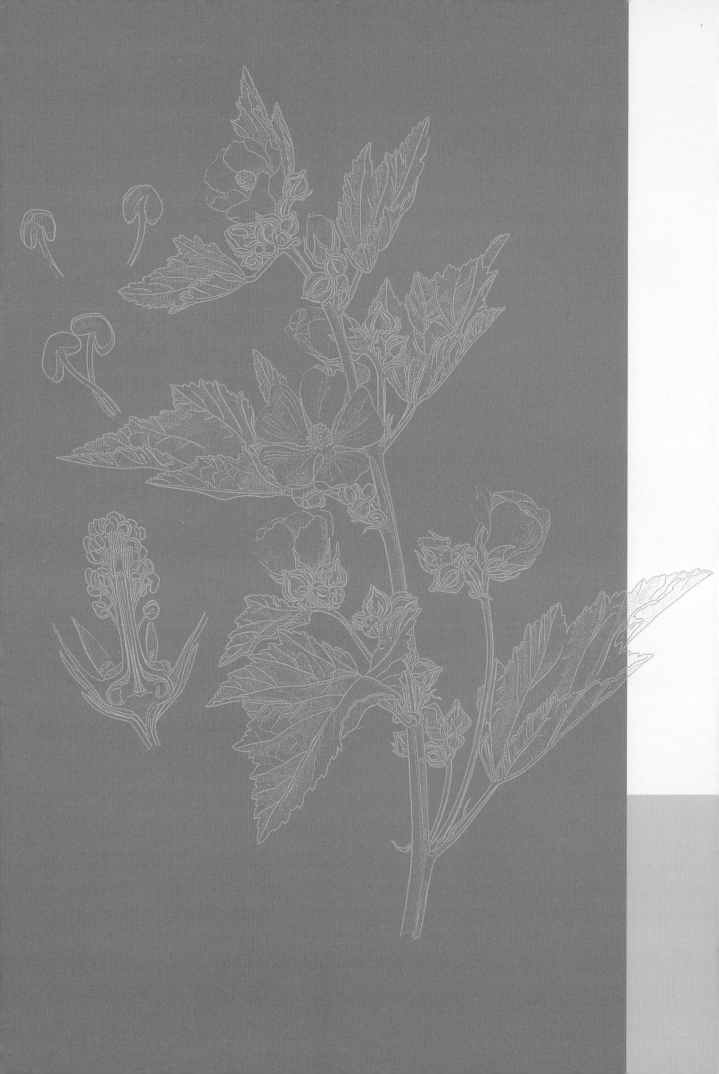

中篇

ZHONG PIAN

第六章
中华民国时期

一、概述

　　1840 年鸦片战争后，在世界资本主义和帝国主义的侵略和压迫下，中国封建社会逐渐解体，变为半殖民地半封建社会。1911 年 10 月，武昌起义，清朝覆灭，改国号为中华民国。1912 年 2 月 12 日，清朝颁布退位诏书。至此，我国长达两千多年的封建帝制历史得以告终，进入中华民国时期。

　　辛亥革命后，西方文化及西方医药学在中国进一步传播，对中国社会及医药事业的发展产生了重大影响。而随后却出现了一股全盘否定传统文化的思潮，致使我国传统医药学的发展受到极大阻碍。1929 年 2 月 23 日—26 日，南京国民政府卫生部召开的第一届中央卫生委员会会议。会上提出了一系列废止旧医（实指中医）和限制中医行医、人才培养及中药材使用的议案，并形成《中央卫生委员会议决议案》，即臭名昭著的"废止中医案"。"废止中医案"激起全国中医药界的极大愤慨，在全国掀起了一场声势浩大的"反废止"风潮。几经斗争，直到 1935 年 11 月，中国国民党第五次代表大会召开，以冯玉祥为首的 82 名代表再次提出：政府应对中西医一视同仁，尽快公布《中医条例》；国家医药卫生机关应增设中医；允许设立中医学校。几经磨难的《中医条例》终于于 1936 年 1 月 22 日正式颁布，这标志着中医在医药卫生系统中取得了合法地位，"废止中医案"以失败告终。

　　西方文化、西方医药学等现代科学的东渐，虽然促进了与中医药学相关的现代生物科学的发展。但在这种大背景下，中医药学仍受到较大的压抑和歧视，不可能进行系统的整理和研究，更不可能对中药资源进行专门的调查和研究。因此，这一时期几乎没有进行过专门的中药（或药用）资源调查，仅为数不多的国内外生物学家（含少数传教士）在进行植物学、动物学资源调查时得到的一些药用植物、药用动物的资料。

二、中药资源调查与成果

（一）植物（含药用植物）资源调查与成果

1. 植物（含药用植物）资源调查概况

近代植物分类学在欧洲兴起之时，我国丰富的植物（含药用植物）资源便已引起欧洲学者的注意。据文献调查，欧洲人在我国进行专业性植物资源调查与标本采集等始于 17 世纪中叶。鸦片战争后，随着中国沦为半殖民地半封建国家，西方人在中国的大规模植物标本采集活动遍及全国各地，尤以西南、华南、西北及台湾为多。最早在中国采集植物标本的主要是欧洲人。经初步统计，从 17 世纪中叶到 20 世纪，外国在中国的采集者包括传教士、外交官、商人和学者等，有记录的计 316 人，采集植物标本达 121 万余份之多。我国植物中 70% 以上种类的模式标本是由外国人采集的，并保存于世界各大植物标本馆。而辛亥革命前，我国专门从事植物分类研究的本国学者很少。可以说，西方的采集家与我国植物分类学的开拓者们，在中国植物的采集与研究方面对我国植物分类学的发展起了十分重要的作用。

在中药资源文献调查中，首先是植物（含药用植物）资源调查最为重要且受人关注。

2. 国外人士对我国植物（含药用植物）资源的调查及标本采集、鉴定

民国时期，对我国植物资源开展调查的以欧、美、俄、日等国家和地区的植物学家为多。他们在我国各地进行考察、标本采集、物种鉴定，研究发现了不少新种。举例记述如下。

S. Hedin 瑞典著名探险家，在 1927—1934 年对内蒙古西部、甘肃、青海、新疆东北部进行了广泛的调查和标本采集。

J. P. Cavalerie 法国天主教神甫，主要在贵州、云南进行调查。新属如异唇苣苔属 *Allocheilos* W. T. Wang（苦苣苔科）即根据他所采的标本命名的。

H. J. Esquirol 法国天主教神甫，主要在贵州、香港进行调查。所采标本中包括一些新分类群，如新属辐花苣苔属 *Thamnocharis* W. T. Wang（苦苣苔科）。

F. Ducloux 法国天主教神甫，主要在云南、川西进行调查。采集植物标本约 6000 号，从中发现许多新植物，新属如尾囊草属 *Urophysa* Ulbr.（毛茛科）、弥勒苣苔属 *Paraisometrum* W. T. Wang（苦苣苔科），新种如 *Petrocosmea duclouxii* Craib（石蝴蝶属，苦苣苔科）、*Catalpa fargesii* Bur.（梓属，紫葳科）等。

P. K. Kozlov 俄国人。1923—1926 年在内蒙古等地共采集 2.5 万多份植物标本，计 1300 多个

物种，300 多号种子。其中包含不少新种，如 *Pugionium calcaratum* Kom.（沙芥属，十字花科）、*Euphorbia kozlovii* Preokh.（大戟属，大戟科）等。

E. H. Wilson　英国园艺学家，主要在四川、湖北、西康、台湾等地进行调查。Wilson 在中国的 11 年间，共采集标本 6.5 万份，约 5000 个物种，其中包含许多新属和新种，新属有七子花属 *Heptacodium* Rehd.（忍冬科）、大血藤属 *Sargentodoxa* Rehd. et Wils.（大血藤科）、山白树属 *Sinowilsonia* Hemsl.（金缕梅科）、牛鼻栓属 *Fortunearia* Rehd. et Wils.（金缕梅科）等。

S. T. Dunn　英国分类学家，主要在香港、广东、福建等地进行调查。基于他所采的标本，发表的新属有绣球茜属 *Dunnia* Tutcher（茜草科）、福建柏属 *Fokienia* Henry et Thomas（柏科）等。

川上泷弥（T. Kawakami）　日本人，主要在台湾进行调查。共记述台湾植物 3458 种 74 变种，如 *Fagus hayatae* Palib. ex Hayata（水青冈属，壳斗科）、*Hypericum hayatae* Y. Kimura（金丝桃属，藤黄科）、*Begonia hayatae* Gagnep.（秋海棠属，秋海棠科）、*Rubus hayatanus* Koidz.（悬钩子属，蔷薇科）、*Diospyros hayatai* Odashima（柿树属，柿树科）、*Ophiorrhiza hayatana* Ohwi（蛇根草属，茜草科）、*Carex hayatae* Honda（薹草属，莎草科）等。

G. Forrest　爱丁堡植物园采集员，主要在云南进行调查。总共采集 3.1 万余号标本，发现许多新属和新种，如反唇兰属 *Smithorchis* Tang et Wang（兰科）、铁破锣属 *Beesia* Balff et W. W. Smith（毛茛科）、小芹属 *Sinocarum* Wolff. f.（伞形科）、丁茜属 *Trailliaedoxa* W. W. Smith et Forrest（茜草科）、山茉莉属 *Huodendron* Rehd.（野茉莉科）、毛冠菊属 *Vierhapperia* Hand. -Mazz. (Accepted name: *Nannoglottis* Maxim. , 菊科）等。

岛田弥市（H. Shimada）　日本农学家，主要在台湾进行调查。以岛田命名的台湾新种有 *Aristolochia shimadai* Hayata（马兜铃属，马兜铃科）、*Gordonia shimadai* Ohwi（大头茶属，山茶科）、*Eupatorium shimadai* Kitamura（泽兰属，菊科）等 27 种。

佐佐木舜一（S. Sasaki）　日本植物学家，主要在台湾进行调查。以佐佐木命名的台湾植物有 *Rhododendron sasakii* Wils.（杜鹃花属，杜鹃花科）、*Whytokia sasakii*（Hayata）Burtt（异叶苣苔属，苦苣苔科）、*Alpinia sasakii* Hayata（山姜属，姜科）、*Calanthe sasakii* Hayata（虾脊兰属，兰科）等。

金平亮三（R. Kanehira）　日本林学家，主要在台湾进行调查，曾命名 29 个台湾木本植物新种。

F. Kingdon Ward　英国植物学家和探险家，主要在云南、西藏进行调查。他在所采集的标本中发现许多新属和新种，新属如独叶草属 *Kingdonia* Balf. et W. W. Smith（毛茛科）、獐牙菜属 *Kingdonwardia* Marq. Swertia L.（龙胆科），新种如 *Acer wardii* Smith（槭属，槭树科）、*Gaultheria wardii* Marq. et Airy Shaw.（白珠树属，杜鹃花科）等。

日本早稻田大学满蒙学术调查团　主要在东北和内蒙古进行调查。

金城铁郎（T. kanashiro）等　主要在山西进行调查，曾在大同等地采集植物 467 种。

3. 国内学者对我国植物（含药用植物）资源的调查及标本采集、鉴定

钟观光（1869—1940）　我国第一个用科学方法调查、采集高等植物的学者，足迹遍及华北和江南各省。共采集标本 15.7 万份，其中有许多新属和新种，如钟木属 *Tsoogia* Merr.（马鞭草科）、草地短柄草 *Brachypodium pretense* Keng（禾本科）、大理角盘兰 *Herminium tsoongii* Tang et Wang（兰科）、鸡足山千里光 *Senecio incisifolius* Ling（菊科）等。

钱崇澍（1883—1965）　中国近代植物学（包括植物分类学、生理学和生态学）研究奠基人之一，主要在湖北、浙江、江苏、四川、海南进行调查。

陈焕镛（1890—1971）　中国植物分类学和树木学开拓者之一，主要在海南、湖北、香港、广东进行调查。

钟心煊（1892—1961）　主要在福建、湖北进行调查研究。

耿以礼（1893—1975）　著名禾本科专家，主要在浙江、江苏、内蒙古进行调查研究。

胡先骕（1894—1968）　中国近代植物学研究奠基人之一，主要在浙江、江西、福建进行调查。

唐进（1897—1984）　兰科、百合科和莎草科专家，主要在浙江、江苏、河北、山西、四川进行调查研究。

刘慎谔（1897—1975）　植物地理学家，在甘肃、江苏、河北、东北、新疆、西藏、四川、陕西等地进行调查研究。采集标本 1.8 万余份，在所采标本中发现许多新种，如宾川獐牙菜 *Swertia binchuanensis* T. N. Ho et S. W. Liu（龙胆科）等。

秦仁昌（1898—1986）　中国研究蕨类植物的先驱，主要在云南、四川进行调查研究。采集了大量的植物标本，其中新植物有 64 种（蕨类植物 19 种，种子植物 45 种）。所采标本存于国内及美、英、德、奥地利、瑞典等国一些著名标本室，从中发现有许多新属和新种，新属如叉序草属 *Chingiacanthus* Hand.-Mazz（Accepted name: *Isoglossa* Oerst，爵床科）、大果五加属 *Diplopanax* Hand.-Mazz.（五加科）、漏斗苣苔属 *Raphiocarpus* Chun（Accepted name: *Didissandra* C. B. Clarke，苦苣苔科）、马尾树属 *Rhoiptelea* Diels et Hand.-Mazz.（马尾树科），新种如仁昌黄芪 *Astragalus chingianus* P. C. Li（豆科）、秦氏蛇根草 *Ophiorrhiza chingii* Lo（茜草科）、秦氏荚蒾 *Viburnum chingii* Hsu（忍冬科）等。

蒋英（1898—1982）　主要在贵州、云南、江西、香港、海南进行调查研究。采集植物标本约 1.3 万号，新植物 18 种。1935—1936 年在广西、广东采集了大量植物标本，新属和新种有皿果草属 *Omphalotrigonotis* W. T. Wang（紫草科）、蒋英冬青 *Ilex tsiangiana* C. J. Tseng（冬青科）、小花苹婆 *Sterulia micrantha* Chun et Hsue（梧桐科）、贵州木瓜红 *Rehderodendron kweichowense* Hu（安息香科）、白花异叶苣苔 *Whytockia tsiangiana*（Hand.-Mazz.）A. Weber（苦苣苔科）等。

方文培（1899—1983）　槭树科和杜鹃花科专家，主要在四川进行调查研究，采集标本近万份。

汪发缵（1899—1985）　百合科、莎草科、兰科专家，主要在河北、四川、云南进行调查研究。

陈封怀（1900—1993）　菊科和报春花科专家。1929—1931 年在吉林东部采集。

裴鉴（1902—1969）　南京中山植物园主任，主要在浙江、四川、江苏进行调查研究。1931—1936 年发表有关马鞭草科、毛茛科、三白草科、金粟兰科等科植物的文章，以及南京附近维管束植物调查方面的文章 14 篇。1926 年以后转向经济植物和药用植物调查，与周太炎合著《中国药用植物志》。但在江苏和浙江所采标本，多在第二次世界大战中毁去。1938 年又与曲桂龄一道到四川天全与宝兴调查采集。

郝景盛（1903—1957）　主要在四川、甘肃、青海、河南、陕西进行调查研究。

郑万钧（1904—1983）　著名树木学家。主要在四川进行调查研究。

钟补求（1906—1981）　玄参科专家，主要在安徽、浙江、陕西、四川、西藏进行调查研究，为我国在西藏采集标本的第一人。

俞德浚（1908—1986）　蔷薇科专家和植物园艺家。总共采集标本 20 万余份，保存于中国科学院北京、昆明、华南等植物研究所，以及美国阿诺德树木园、英国皇家植物园标本馆，含许多新种，如俞氏蹄盖蕨 *Athyrium yui* Ching（蹄盖蕨科）、孔药花 *Porandra ramosa* Hong（鸭跖草科）、俞氏铁线莲 *Clematis yui* W. T. Wang（毛茛科）、俞氏清风藤 *Sabia yui* L. Chen（Accepted name: *Sabia yunnanensis* Franch.，清风藤科）等。

侯宽昭（1908—1959）　茜草科专家，在广东、海南多次采集。所采标本中新属有扁蒴苣苔属 *Cathayanthe* Chun（苦苣苔科）、盾叶苣苔属 *Metapetrocosmea* W. T. Wang（苦苣苔科）、滇赤材属 *Sapindopsis* How et Ho（Accepted name: *Aphania* Bl.，无患子科）和卷花丹属 *Scorpiothyrsus* Li（野牡丹科）。

胡秀英（1910—2012）　江苏铜山人，华西大学生物系毕业。1939—1941 年先后在四川成都、雅安、天全、宝兴等地调查，采集植物标本 1000 余号。1945 年后赴美国留学，后一直是 D. Merrill 助手，论著颇丰。

蔡希陶（1911—1981）　主要在云南进行调查研究，采集了 7000 多号植物标本，含新属构属 *Smithiodendron* Hu（Accepted name: *Broussonetia* L'Hérit. ex Vent.，桑科）、长喙兰属 *Tsaiorchis* Tang et Wang（兰科），以及新种希陶盾蕨 *Neolepisorus tsaii* Ching et Shing（水龙骨科）、簇叶沿阶草 *Ophiopogon tsaii* Wang et Tang（百合科）、马关黄肉楠 *Actinodaphne tsaii* Hu（樟科）、蔡氏石楠 *Photinia tsaii* Rehd.（蔷薇科）等。

王战（1911—2000）　1943 年到湖北西南部，首次采到水杉标本。中华人民共和国成立后在东北林业所工作，参与东北全区植物考察和采集。

张宏达（1914—2016） 主要在云南进行调查研究。中华人民共和国成立前曾去西沙群岛调查，是报道该群岛植物和植被的第一人。中华人民共和国成立后在海南、广东、广西、贵州（荔波一带）及云南东南部多有零星调查，采集标本存中山大学生物系。

匡可任（1914—1977） 茄科、葫芦科专家。

吴征镒（1916—2013） 中国植物地理学与区系学研究开拓者，植物分类学家。在西北、西南调查，采集了大量标本，并发现不少新物种。新种有拟玉龙乌头 *Aconitum pseudostapfianum* W. T. Wang（毛茛科）、月座景天 *Sedum semilunatum* K. T. Fu（景天科）、狭齿香茶菜 *Rabdosia stenodenta* C. Y. Wu et H. W. Li（唇形科）等。

冯国楣（1917—2007） 在云南采集标本近万种。所采标本存中国科学院昆明、北京、华南植物研究所标本馆。其中有新植物 356 种（蕨类植物 53 种，种子植物 303 种），新种如冯氏观音座莲 *Angiopteris fengii* Ching（观音座莲科）、冯氏铁线蕨 *Adiantum fengianum* Ching（铁线蕨科）、冯氏乌头 *Aconitum fengii* W. T. Wang（毛茛科）、国楣山柑 *Capparis fengii* B. S. Sun（山柑科）、国楣槭 *Acer kuomeii* Fang et Fang f.（槭树科）、国楣鹅掌柴 *Schefflera fengii* Tseng et Hoo（五加科）等。

此外，这个时期对我国植物资源进行调查的国内学者还有陈诗、贺贤育、陈长年、田圃、李藻、张守仁、夏纬瑛、曾怀德、李建藩、陈念劬、左景烈、黄志、高锡朋、王孝、孔宪武、陈少卿、辛树帜、周鹤昌、邱炳云、白荫元、陈谋、吴中伦、王作宾、钟补勤、刘振书、刘继孟、曲桂龄、刘心祈、刘有栋、周映昌、傅坤俊、马大浦、邓世纬、杨衔晋、邓祥坤、张福延、梁国贤、杨承元、刘瑛、孙祥麟、张英伯、林维治、李彩琪、李鸣岗、徐永椿、刘德仪、张肇骞、严楚江、莫熙穆、刘其燮、赵子孝、熊耀国、周承烈、林镕、赵修谦、吴韫珍、简焯坡、王汉臣、薛纪如、胡文光、林英、杨祥学等。

以上这些中外学者所进行的植物资源调查和植物标本采集活动，发现了一些新种，为我国以后所进行的中药资源调查和研究奠定了坚实的基础，提供了丰富的资料。调查和发表的植物物种多数均可供药用，有的还是重要的中药资源，如大黄属（*Rheum*）、大戟属（*Euphorbia*）、大血藤属（*Sargentodoxa*）、小檗属（*Berberis*）、杜鹃花属（*Rhododendron*）、金丝桃属（*Hypericum*）、马兜铃属（*Aristolochia*）、山姜属（*Alpinia*）、泽兰属（*Eupatorium*）、冬青属（*Ilex*）、人参属（*Panax*）、藁本属（*Ligusticum*）、李属（*Prunus*）、威灵仙属（*Clematis*）、肉桂属（*Cinnamomum*）、山茶属（*Camellia*）、地黄属（*Rehmannia*）、金毛狗脊属（*Cibotium*）、巴豆属（*Croton*）、石竹属（*Dianthus*）、枸杞属（*Lycium*）、安息香属（*Styrax*）、知母属（*Anemarrhena*）、水龙骨科（*Polypodium*）、景天属（*Sedum*）、三尖杉属（*Cephalotaxus*）、石蒜属（*Lycoris*）、桑寄生属（*Loranthus*）、鸡血藤属（*Millettia*）、美登木属（*Meytenus*）、木兰属（*Magnolia*）、茄属（*Solanum*）、黄柏属（*Phellodendron*）、紫菀属（*Aster*）、老鹳草属（*Geranium*）、槐属（*Sophora*）、百合属（*Allium*）、喜树属（*Camptotheca*）、

珙桐属（*Davidia*）、榕树属（*Ficus*）、菝葜属（*Smillax*）、龙胆属（*Gentiana*）、远志属（*Polygala*）、杜仲属（*Eucommia*）、千里光属（*Seecio*）、甘草属（*Glycyrrhiza*）、水杉属（*Metasequoia*）等。这些科学家们的足迹踏遍了整个中国，收集了丰富的资料，采集了大量的标本，为编纂中国植物志和地方植物志做出了巨大贡献，并为中华人民共和国成立后中药资源调（普）查做出了巨大贡献。

（二）中药资源相关学科的发展及其主要成果

中医药界人士及相关专业的科学家们在对中药资源进行实地调查和文献调查的基础上，编写出版下列专著，促进了中药资源及相关学科的发展。

1.《中华药典》

《中华药典》于 1930 年 5 月 15 日颁布，是我国第一部中西药同时收录的药典，共收载药物718 种，以西药为主，中药仅收载 60 多种，且作生药收载。《中华药典》是我国近代药学家辛勤劳动的结果，推动了我国近代药学技术的发展。

2.《药物出产辨》

陈仁山用 20 余年的时间在实地及文献调查与临床实践的基础上，编著了《药物出产辨》，于1930 年由广州中医专门学校铅印出版。全书按土、金石、草、谷、菜、果、木、虫、鳞、介、禽、兽、人、器物及生草药等分为 15 类，各类下又细分小类（如金石下又分为金、玉、石、卤石 4 类），共 46 类，是近代颇具地方特色的以主述中药材产地（多为广东所产）、性味、功能、主治、形态及用法等的专著，共收载药物 763 种，论述简明、真实，重点介绍药材的真伪及产地。

3.《中国新本草图志》《现代本草生药学》《祁州药志》

赵燏黄先生是当代著名的生药学家、本草学家，也是中药资源学家。他毕生研究生药（中药）品种、考证、产地、栽培、功效、资源等，并将调查研究的成果先后编撰出版了《中国新本草图志》、《现代本草生药学》（与徐伯鋆合著）、《祁州药志》。他在本草药品名实考证方面积累了丰富的资料，总结了近 30 年的经验，深刻地认识到"药材的科学研究，鉴定为至难的第一个问题，只有药材的基本建立，进而进行化学及药理学的研究，则错误自少"。

4.《中国药学大辞典》

民国名医陈存仁在多年行医实践、实地调查、文献考证的基础上，于 1935 年出版了《中国药学大辞典》，该书堪称中药调查发展史上的第一部大型辞典，集古今中外中药调查研究之大成，收集药物达 4260 种，附方 1 万余首，印有插图 1400 余幅。每药分别介绍命名、古籍别名、基原、产地、形态、性质、成分、效能、主治、历代记述考证、辨伪、近人学说、配合应用、用量、施用宜忌、参考资料等 21 项，收集资料较为丰富而全面，汇集了古今有关论述，大多数药物除中文药名外，还标明了拉丁文或英文、日文等名称。有 142 种中药还收载了当时已经分析出来的化学成分。

中华民国时期，除为中药资源调查做过相关工作，为生药学、本草学及药材学等做出卓越贡献并为此奉献一生的大家、教授外，还有很多著名教授与中药研究者，例如周太炎、徐伯鋆、薛愚、叶三多、杨叔澄、瞿文楼、秦伯未、安斡青、汪逢春、赵树屏、王焕文、伍晟、李承祜、楼之岑、徐国钧、米景森、关克俭、张友栋、张昌绍、严智钟、孟目的、於达望、薛宜琪、刘宝善、陈邦贤、黄鸣驹、陈克恢、赵承嘏、朱任宏、汤腾汉、陈思义、张毅、周廷冲、周金黄、金理文、顾学裘、周梦白、范行睢、黄胜白、雷兴翰、李兴隆、谢成科、肖倬殷、王宪楷、廖工铁、肖义菊、彭司勋、李正化、蓝天鹤、殷恭宽、刘绍光、张耀德、刘效良、张拯滋、蔡锺杰、陆观虎、王遽生、林修灏、沐绍良、赵守训等，以及相关领域的大家、教授蔡希陶、秦仁昌、刘慎谔、刘承钊、吴征镒、方文培等。他们在极其困难和简陋的条件下，开展了如麻黄、人参、延胡索、大黄、细辛、三七、当归、防己、黄芩、党参、川芎、半夏、常山、黄连、龙胆、黄柏、胡椒、苍术、槟榔、使君子、鸦胆子、益母草、洋金花、曼陀罗等常用中药资源的生药鉴定、中药化学、药物制剂、质量标准、毒理药理及临床观察等研究与实践，并取得了不少成果，促进了我国中医药事业的发展，为现代中药学的持续发展奠定了坚实的基础。他们的工作一直持续到中华人民共和国时期。

评　述

民国初期，中国封建社会逐渐解体，西方文化及西方医学在中国逐渐传播，对中国社会和医药事业影响很大。相对西医药而言，传统医药被称为中医药，受西方医药学的影响，传统医药学受到很大冲击，发展受到很大阻碍。国民政府不重视中医药学，甚至全盘西化，提出了"废止中医案"。虽经全国人民及医药界人士的强烈反对和抗争，这场闹剧得以平息，但还是严重阻碍了中医药事业的发展。历史总是向前发展的，当时的中医药界人士及与中药资源密切相关专业（如动植物分类学等）的中外科学家们在艰苦的条件下，仍然坚持工作，取得了一定的成果，也为新中国成立后中医药及中药资源的普查工作打下了一定的基础。

第七章
中华人民共和国时期

自中华人民共和国成立以来，我国分别于 1960—1962 年、1969—1973 年、1983—1987 年组织开展了 3 次全国范围的中药资源调（普）查，第四次全国中药资源调（普）查从 2011 年开始试点并逐步展开，目前普查工作已接近尾声。

第一次全国中药资源调（普）查（1960—1962 年）是由卫生部发文组织实施，普查以常用中药材为主，出版了《中药志》，收载常用中药材约 500 种，是中华人民共和国成立后首部有关中药材资源的学术专著。第二次全国中药资源调（普）查（1969—1973 年）是结合全国中草药群众运动，将各地的中草药作用进行调查整理，出版了《全国中草药汇编》（上、下册）。第三次全国中药资源调（普）查（1983—1987 年）由中国药材公司牵头完成，出版了《中国中药资源》《中国中药资源志要》《中国中药区划》《中国常用中药材》《中国药材资源地图集》《中国民间单验方》6 部专著。第四次全国中药资源调（普）查由国家中医药管理局牵头，中国中医科学院中药资源中心具体组织实施，自 2011 年开始通过中医药部门公共卫生专项和中医药行业科研专项等，以项目支撑工作的方式组织开展全国中药资源调（普）查工作。截至 2020 年，调（普）查工作已覆盖全国 31 个省（区、市）2700 多个县，已基本覆盖所有县级行政区划单元。

以下主要论述前 3 次全国中药资源调（普）查的概况。因中药资源调（普）查是一个持续性、不间断的过程，且各地也都在开展相应的区域性中药资源调（普）查工作，因此，在每次中药资源调（普）查中都相应介绍该调（普）查期间及其随后一段时间［下一次中药资源调（普）查开始前］全国各省（区、市）区域性中药资源调（普）查的概况及成果。

第一节 第一次全国中药资源调（普）查

一、概述

中华人民共和国成立后，党和政府十分重视中医药事业，特别是在毛泽东主席提出"中国医药学是一个伟大的宝库，应当努力发掘，加以提高"这一指示的号召下，全国各地积极响应，努力发掘和研究中医药宝贵遗产，同时广泛地开展中药资源调（普）查。

二、中药资源调（普）查与成果

（一）第一次全国性中药资源调（普）查概况

1958年4月7日，《中华人民共和国国务院公报》（1958年25期）发布了《关于利用和收集我国野生植物原料的指示》。文件指出，我国可资利用的野生植物原料十分丰富，已发现的重要原料有1000多种。仅云南等9省发现的野生植物药材就有200多种，可是这些资源只有很少一部分被利用和正在研究利用，而绝大部分还是满山遍野闲散着，不为人们所重视。各地对于这些野生植物原料，凡已经能够利用的，应尽量收集，充分利用；对于还不能利用的，也应当积极进行研究试验，以便迅速加以利用。文件还对如何利用和收集，提出了9条指导意见。周恩来总理明确提出了把野生植物充分利用起来，各地全面规划、统一安排、定期检查的要求。

1959年10月11日，在《国务院关于发动群众广泛采集和充分利用野生植物原料的指示》中指出，野生植物原料中还有很大一部分没有采集和利用，因此必须动员广大农民广泛采集和充分利用野生植物。根据指示，有关医药卫生、科技教育等部门与单位，都组织医药院校、科研院所及临床应用等科技人员与广大群众，先后对四川、云南、贵州、西藏、新疆、甘肃、青海、陕西，以及东北、华东与华南等地，进行了规模不一的中药资源调查与合理开发利用。

1959年，经全国药政工作会议讨论，卫生部制定了《普查野生药源方案》，并于1960年3月11

日发出《卫生部关于普查野生药源的通知》。该通知明确规定，各省（市、区）卫生厅（局）在各级党委领导下，与有关部门配合，制订具体计划，充分发动群众，在3年（1960—1962年）内基本上摸清全国野生药材资源。《普查野生药源方案》详细规定了普查的步骤和要求，要求基本搞清一些重点地出产品种、蕴藏量、过去和现在资源利用情况等。同时，该方案还提出要结合封山育林、水土保持、医疗需要等情况，确定开发利用和保护繁殖计划，并要求在1962年完成后，将总结报告上报卫生部。

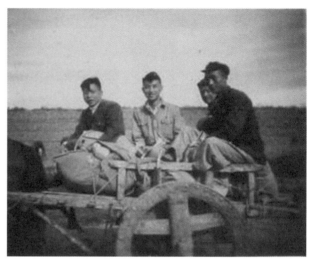

图 7-1-1　中国医学科学院药物研究所科技人员深入实地进行中药资源调查

1959年，中国医学科学院药物研究所肖培根等按照卫生部要求，带领30多位科技人员，进行了有关药用植物资源等调查（见图7-1-1），采集标本约5万份。

（二）第一次全国性中药资源调（普）查标志性成果

1960—1962年，在中国医学科学院药物研究所的指导下，全国进行了中药资源调查，此亦称第一次全国中药资源调查。其标志性成果主要为编著、出版以下三部专著。

1.《中药志》

《中药志》是我国第一部中药材专志和重要参考书，由中国医学科学院药物研究所、中国科学院植物研究所、中国科学院南京中山植物园、北京医学院药学系、天津市药材公司、北京中医学院、北京市药材公司、中国中医研究院中药研究所、中国科学院动物研究所、中国科学院地质研究所、中国科学院昆虫研究所、南京中医学院、商业部医药局、四川中药研究所等单位联合编著，在经实地中药资源调查基础上，紧密结合文献调查，并经本草考证、基原鉴定，以及将原植物与药材对照，结合现代药学研究，对全国常用的492种中药材进行系统整理，编写而成。本书共4册，第一册为根与根茎类（113种），第二册为种子、果实类（125种），第三册为花、叶、皮、藤木、全草类及其他（139种），第四册为动物与矿物类（115种）。每种药物均分别记述其原植（动、矿）物、药材、效用及附注。同时，均附有基原的墨线图，少数还附有彩色图。第一版1959年由人民卫生出版社出版发行，1979年后予再版，分6册陆续出版发行。第一、二册为根与根茎类，第三册为果实、种子类，第四册为全草类，第五册为花、叶、皮、藤木类及其他，第六册为动物类、矿物类。全书共收载中药758种。每种药均分别介绍其历史、原植物、采制、药材及产销、化学成分、药材鉴别（含性状鉴别、显微鉴别、理化鉴别）、性味功效、药理作用、临床应用、附注及参考文献等内容，并附有墨线图、生药黑白照片和植物彩色图片。

2.《药材学》

1960年，南京药学院药材学教研组徐国钧经系统研究，整理了700余种药材的本草考证、基原、产地、产季、产况、产作等生产、鉴定和应用知识，编撰出版了《药材学》。该书是科研人员在深入山乡及对药材生产加工、收购经营部门进行实地考察调研的重要成果。

该书除总论外，对收载药材的生产、鉴定和应用等知识进行了具体介绍，并运用现代科学技术，对中国常用药材的来源、生产、培育、采（捕）收、炮制、鉴定、成分提取及临床应用等加以研究，附有药用动植物、药材外形、饮片及组织粉末等图片共1300余幅。中药材组织粉末显微鉴定，是当时极为实用而新颖的药材鉴定法。

该书经补充修订后于1996年再次出版，第二版更名为《中国药材学》。

3.《中药材品种论述》

1964年，中国中医研究院中药研究所研究人员在谢宗万带领下，深入全国各地进行中药资源调查，并结合大量古今文献，对本草深入研究考证，编著了《中药材品种论述》上册，由上海科学技术出版社出版。

关于本草的文献考证，早在1958年，谢宗万就使用了"本草学的考证"这一说法。1963年，谢宗万又首次提出了"本草考证"一词，其即指基于历代本草文献并结合植物分类学知识而进行的药物基原品种研究，并为后来的本草学者广泛采纳。谢宗万编著的《中药材品种论述》，提出了本草考证的一整套理论和方法体系，并通过大量品种的实践，使本草考证臻于成熟。将"本草考证"独立设项，其目的就是为了研究中药材复杂品种并进而澄清品种混乱问题。这种性质的专著，当时在国内尚不多见。因此，谢宗万从实际调查入手，并广泛参考有关中药文献和药用植物方面的资料，将植物药材中存在的复杂品种混乱问题加以分析讨论。其分析讨论的主要依据：一是历代本草文献对中药材品种的论述及其临床用药经验；二是当时各地实际应用情况与老药工对中药材真伪优劣的评价；三是植物科属亲缘关系和其他有关研究紧密结合的成果。谢宗万在《中药材品种本草考证的思路与方法》中系统地阐述了本草考证的思路与方法是：①实地调查，摸清情况：包括植物形态、药材特征、产地分布、生态习性、采收季节、形成与加工、古代实物的依据等；②钻研文献，认真分析：包括原文、旁证材料、时代背景、药图版本、方志、语言文字等；③普遍联系，重点突破；④说理充分，结论公允；⑤掌握标准，确定正品。在这些方法中，文献研究是基础。谢宗万认为要做好本草考证，一定得有丰富的野外知识，如果没有传统的野外药物调查，仅靠古籍考证是做不好的。就本草考证的研究方法而言，"本草考证"即"本草文献考证"，指依托本草文献，运用现代知识对药物学某一内容进行的考证。本草文献考证的目的是继承用药历史经验；核心是澄清药物基原；基础是历代文献典籍，尤其是本草典籍；主要方法是植物、动物、矿物的分类学和鉴定学。

该书分总论和各论。总论对研究中药复杂品种的重要性、构成中药品种复杂化的原因、中药材同名异物与同物异名现象、澄清中药材混乱品种的途径、中药材本草考证的方法、澄清当前中药材复杂品种问题的几点意见等进行论述。各论以"人参、参叶与土人参"和"参三七、水田七、姜三七、土三七与景天三七"等专题分别进行讨论评述。谢宗万对于中药材品种名实问题，以及如何在中药资源调查基础上切实加强中药品种理论的研究与实践应用进行了阐述，研究并建立了中药品种的新理论。因此，《中药材品种论述》问世以后，深受业界好评，影响深远。

《中药材品种论述》中册于1984年由上海科学技术出版社出版。后经修改和调整，上册于1990年再版，中册于1994年再版。《中药材品种论述》上、中两册除总论外，共对150种中药进行了系统的本草考证。

（三）区域性中药资源调（普）查与成果

在上述第一次全国中药资源调查（1960—1962年）期间及随后的一段时间，全国各地也陆续进行中药资源调查工作，并取得了不少可喜成果。择要按当时行政区划简介如下。

1. 东北区

黑龙江省

1953年7月，王克辉在《药学通报》1卷7期发表了《人参属生药的介绍》，分述了人参属生药应用简史、植物形态、分布、产量，以及人参属植物的自然环境等。

1959年6月，黑龙江省人民委员会根据国务院《关于开展野生植物资源普查利用及编写经济植物志工作的通知》，印发了《关于开展野生植物资源普查的通知》，决定开展全省性野生植物资源第二次普查工作，并确定黑龙江省祖国医药研究所为普查黑龙江省药用植物资源的主要单位，哈尔滨医科大学、东北农学院为协作单位。经过对大小兴安岭、完达山脉及松花江、牡丹江、嫩江等流域的药材资源调查，共搜集到药用植物801种，其中涉及中药材的有335种，涉及民间药材（如三棵针、血见愁等）的有356种，国外药用植物110种。在资源调查基础上，黑龙江省祖国医药研究所编写出版了《黑龙江中药》第一辑（黑龙江人民出版社，1959年）、高铭功编著了《黑龙江民间中药》（黑龙江人民出版社，1959年）。

同年，刘鸣远在小兴安岭新青的同一草甸地段中采得形态上既有区别又有联系的地榆属标本4个类型，经鉴定分别为地榆、白地榆、细叶地榆和百花地榆，并发表论文《小兴安岭新青产几种地榆属（*Sanguisorba* L.）植物的初步研究》。

1962 年，由黑龙江省药材公司组织，黑龙江省祖国医药研究所参加，全省开展了第三次药材资源普查。重点在杜尔伯特、林甸、泰来、安达、富裕等县市调查防风、甘草、龙胆草、桔梗、柴胡等草原生药材资源状况及资源保护情况。

1963 年，黑龙江省野生经济植物图志编辑委员会编撰了《黑龙江省野生经济植物图志》（黑龙江人民出版社，1963 年）。

吉林省

1957—1958 年，吉林省开始系统组织人员调查人参、鹿茸、平贝母、党参等药材种植生产及野生数量，并发动群众进行调查。1958 年，吉林省先后引种南方药材 129 种，成功 25 种，有生地黄、山药、红花、牛膝、白芷、板蓝根等，全省建立了 23 个药材种植场。

1962 年，调查发现引种的南方品种中少数品种虽然成功，但其质量能与主产地产品媲美者甚少，由此引进南方品种数仅存 2 个。

辽宁省

1956 年，辽宁省药材公司成立。为了摸清辽宁省中药资源情况，由沈阳药学院等大专院校、科研部门协作，同时组织发动全省各市县医药公司及供销社配合，对全省药材资源进行调查。这次调查共采集标本 5000 余份，标本鉴定由辽宁省药材公司与中国科学院林业土壤研究所、沈阳药学院共同负责。

1956—1957年，辽宁省药材公司、省药品检验所和中国科学院林业土壤研究所派出专家组成普查队，对辽南、辽东地区进行了一次补充调查，调查范围包括旅大市（现大连市旅顺口区）的老铁山、长海县海洋岛及新金（现大连市金普新区）、庄河、岫岩、凤城等市县。历时40天，共采集标本1.5万余份。这次调查共查清中药材400余种。通过调查还搞清了一部分真伪品种，如秦皮和胡桃楸皮，白三棱与荆三棱、五加皮与香加皮等。经辽宁省药品检验所、沈阳药学院、沈阳市药品检验所鉴定后，向全国印发说明书1万余份，纠正了错误品种，打开了正品的销路，对保障人民健康做出了贡献。调查中还发现有些基层收购站收上来的药材质量不合格。针对这种现象，辽宁省药材公司对常用中药材的培植和加工技术进行了收集、整理和推广，以文件汇编及小报的形式予以连载，并要求下发至各市县农林水利局、农业生产社、农林技术指导站及卫生科，极大地促进了辽宁省中药材的规范化种植和加工，使药材的质量有了显著的提高。通过调查，辽宁省药材公司还组织全省重点市县26名技术骨干与沈阳药学院共同编写出版了《辽宁省产药材标本》和《辽宁药材》。

1958 年，沈阳药学院生药教研室与辽宁省卫生厅药政管理局合编的《辽宁主要药材》，由辽宁人民出版社出版发行。1959 年，中国科学院林业土壤研究所刘慎谔等编写的《东北药用植物志》，由科学出版社出版发行。此外， 1956—1957 年，中国医学科学院药物研究肖培根曾多次与辽宁省药材公司配合，到辽宁地区进行中药资源调查，于 1959 年出版了《东北植物药图志》。

同年，在保定召开中医药工作会议，沈阳药学院在教学中认真贯彻执行该会议精神，组织师生 600 余人，在辽宁省进行药用植物普查，覆盖 40 余县，采集标本 3 万份，涉及药用植物 109 科 285 属 368 种。在此基础上，沈阳药学院结合多年来实地调查和收集的资料，于 1963 年 2 月编写出版了《东北药用植物原色图志》。

1960 年 9 月，中国科学院林业土壤研究所会同辽宁省商业厅、辽宁省林业厅和沈阳药学院，将 1958 年以来普查搜集的资料加以分析整理，出版了《辽宁经济植物志》一书，该书将辽宁省经济植物按用途分为 8 大类共计 700 种，其中药用类 149 种。

1960 年，辽宁省药材科学研究所成立。该所自成立至 1969 年，所长王治钢组织所内技术人员先后 3 次深入辽宁主要山区和平原进行中药资源调查，共采集药用植物标本 1 万余份，药材 400 余种，发表论文 7 篇。

2. 华北区

北京市

1958 年，北京师范大学生物系贺士元、邢其华主持编写《北京植物志》上、中、下册，其中含药用植物。

天津市

1957 年，天津自然博物馆刘家宜结合教学与科研，对天津四郊五县的植物（含药用野生植物）种类进行了比较全面、系统的野外调查。调查历时近 20 年，采集了大量植物标本。

山西省

1959 年，山西省卫生厅组织编著出版了《山西中药志》。全书共收载山西产中药材 300 种，附有插图 196 幅。书中着重叙述的产地加工、性状鉴别等项，系根据与老药工座谈记录整理而成。该书反映了山西省中药材的基本概况，基本上澄清了混乱品种。

内蒙古自治区

1949 年，中国科学院崔友文自山西向北采集，经丰镇、集宁、陶林、卓资县到呼和浩特进行调查。在此基础上，于 1953 年编著出版了《华北经济植物志要》。

1950 年，我国植物学家林镕、张肇骞、李继侗、吴征镒、侯学煜、蔡希陶等考察者在伊克昭盟采集了大量标本。

1952—1953 年，国家为了沟通西北与华北的铁路联系，中国科学院地理研究所与铁道部西北干线工程局组织了包兰线的地理学、植物学等专业考察。参加植物（含药用植物）组考察的有吴传钧、孙承烈、邓静中、王明业、马境治、祝景太、武泰昌等。考察组于 1953 年 3 月至 6 月考察了银川至包头一段，包括内蒙古包头市、包头县（后划入乌拉特前旗）、伊克昭盟全境、河套行政区、乌兰察布盟的一县一区三旗（固阳县、石拐矿区、乌拉特前旗、乌拉特中旗、达尔罕茂明安联合旗）。其考察结果除完成包兰线的专门调查报告外，还出版了《黄河中游西部地区经济地理》一书，书中介绍了阴山山脉、贺兰山山地、黄土高原、蒙古高原等地的植物种类及生长状况。

1954 年，中国科学院组织中国科学院黄河中游水土保持综合考察队，由中国科学院所属各有关研究所及陕、甘、晋三省有关大专院校共同组成，包括 12 个专业组共 100 余人，其中植物（含药用植物）组的成员有林镕、钟补求、李继侗、崔友文、王文采、李安仁、姜恕、李世英、戴伦凯，此外，马毓泉、李博、刘钟龄等参加了内蒙古的考察工作。考察队历时 3 年，考察了黄河中游地区的甘肃、内蒙古［伊克昭盟、巴彦淖尔盟（包括阴山山脉中段及其周边）和贺兰山地区］、陕西和山西西北部等地，共采集植物标本 3 万余号，并据此于 1958 年编写了《黄河中游黄土区植物名录》。

1957 年，在农业部与内蒙古自治区人民政府农牧部领导下，内蒙古畜牧厅草原勘测总队（后成立为草原管理局）组织了全区的草原勘测，设植物、土壤等 7 个专业组，对全区 19 个牧业旗的草原进行勘测，其中包括阴山山脉经过的察哈尔右翼后旗、察哈尔右翼中旗和四子王旗。此次勘测，人数之多、规模之大是空前的，共采集植物（含药用植物）标本 9000 余号。由朱宗元编撰《内蒙古野生种子植物名录》（手稿），包括种子植物 110 科 574 属 1947 种 163 变（亚）种，占内蒙古种子植物的 80% 左右。这批标本除少部分送到内蒙古大学和内蒙古草原站保存外，大部分已在十年动乱中丧失。由于成绩突出，1959 年，内蒙古自治区草原勘测总队派代表出席在北京召开的全国劳模代表大会，受到毛泽东、刘少奇、周恩来、朱德等党和国家领导人的接见。1964 年，编印了《内蒙古主要野生植物简介》。

1957 年，王建中发表《内蒙古大青山区的药用植物》一文，对内蒙古大青山区的药用植物进行初步统计。同年，王祖惠在察哈尔盟（多伦县、明安太右联合旗）和哲里木盟（科尔沁左翼后旗）调查及采集，以多伦地区为主产地，在察哈尔盟采集中药材 70 余种；以扎鲁特旗为主产地，在哲里木盟采集中药材近百种。富象乾、王振堃、张月恩在对该区植物数年调查研究的基础上，对除大青山外几个重点地区进行部分药材的实地调查采集与访问，此外还搜集了内蒙古自治区药材公司、呼和浩特和包头两市药材公司及自治区药品检验所历年购销药材的资料、样品及标本等，同时访问了该部门有工作经验的同志，将已经得到的各种药材分别加以考证和鉴定，对其生物学特性做初步调查分析。

1958—1961 年，内蒙古自治区卫生厅药品检验所对该区药用植物进行调查，于 1961 年编撰出版了《内蒙古药材》一书。书中收载了中药材 264 味，包括植物药材 213 味、动物药材 41 味、矿物药材 10 味。对每味药材的品名、别名、蒙名、来源、形态、产地、采收、加工、鉴别、用途、包装等都做了具体介绍。

1961—1964 年，中国科学院组织内蒙古、宁夏综合考察队，对内蒙古中东部进行全面考察。参加单位包括中国科学院有关研究所、高等院校和内蒙古自治区有关厅局，共 35 个单位，100 多人，分 15 个专业组，植物（含药用植物）、草场、林业 3 个专业组都进行过植物学考察和标本采集，标本保存在中国科学院综合考察委员会，部分标本保存在内蒙古大学标本室。参加植物组野外考察工作的单位和人员主要有中国科学院自然资源综合考察委员会赵献锳，内蒙古大学雍世鹏、刘钟龄，中国医学科学院植物研究所孔德珍、王义凤，内蒙古农牧学院李德新，内蒙古乌兰察布盟科学技术委员会朱宗元，内蒙古伊克昭盟畜牧局韩瑞，兰州大学陈兴瑶，云南大学黄瑞复等。考察队于 1965 年开始进行总结，后因"文化大革命"而中断，至 1973 年又重新开始总结，植物组还对内蒙古西部进行了补点工作，最后全队出版了《综合考察专集》8 册。其中植物组刘钟龄等编写的《内蒙古植被》，第一次尝试把植物区系和植被研究汇集于一体，记载了内蒙古境内（包括阴山山脉）128 科 691 属 2271 种植物的地理分布、生境类型、生态生物学特性和群落学作用。

3. 华东区

江苏省

1956年，中国科学院植物研究所、南京中山植物园药用植物组研究人员分苏南、苏北2个组，在当地药材（医药）公司的配合下到药材产区开展实地调查，编写了《江苏省植物药材志》。该书将药用部分分为孢子花粉、皮（根皮、茎皮）、木、茎藤、根茎、根、叶、花、果实、种子、全草等11大类，共收载商品药材303种，收集民间草药46种，对每种商品药材的植物名称、土名、学名、科名、产地、植物描述、生药性状、显微镜观察、采收时间、加工处理、收购要求、包装贮藏等项做了记载。

1960 年 3 月，江苏省卫生厅与省科学技术委员会组织卫生厅药政管理局、中国科学院南京植物研究所、南京药学院、南京中医学院、省卫生厅药品检验所等单位，组成中药资源普查队，按照卫生部《关于普查野生药源资源问题的通知》要求，开展了全省中药资源的普查。此次普查，通过实地外业工作，共收集江苏产药材 486 种。其中，植物药材 404 种，动物药材 63 种，矿物药材 19 种。在此过程中，对每种药材分名称、别名、来源、历史、形态、产地、采收加工、性状、化学成分、品质规格、包装贮藏、购销、功效等项记述。为了更好地开发利用该省中药资源，江苏省卫生厅组织南京药学院及有关单位，根据调查所得到的标本及实物、产销情况等资料，于 1965 年主编出版了《江苏药材志》。

1960 年，南京药学院徐国钧与其学生编著并负责审阅出版了《药材学》。该书是以徐国钧《生药学》为基础，经过广泛的调查研究、生产实践和科学研究编著而成的大型参考书。

浙江省

1950 年，在华东农林部统一部署下，华东农林部、浙江省农林厅、浙江大学农学院、南京大学、复旦大学等单位的教授、专家、工程技术人员、林业干部及学生共 44 人，组成了华东农林部森林（含药用植物）调查浙江队，利用暑假，在浙江西天目山区 11 个县进行了包括造林、营林、森林植被、森林土壤、森林病虫害、林副产品、经济特产、社会经济及林政方面的综合调查。这是浙江省第一次有组织的森林调查研究，为浙江省的植物研究留下了宝贵的资料。

1953—1959 年，上海第一医学院药学系生药学教研组对杭州药用植物进行调查研究，在此 7 年中，共到杭州等地调查 11 次。其中，1955 年及 1956 年夏季，药学系同学在杭州进行生产实习过程中，共采集标本 2000 余号，并在杭州山区挖掘药苗，并从杭州国营药物种植场及浙江农学院购买药苗 100 余种，引种到学校药圃，成为编写《杭州药用植物志》的主要依据。该书收载杭州野生及种植的药用植物 268 种，分属 98 科，每种内容有通用名称、学名、别名、科名、形态描述、药用部分、效用、附方及备注等项，附有植物图 184 幅，原植物或商品生药照片 204 幅，于 1961 年由上海科学技术出版社出版。

1954 年，浙江医学院药学系在调查杭州、温州两地区的药用植物时，发现浙产姜黄、莪术、郁金等 3 种药材源自同一植物——温郁金。

1955 年 1 月，汪计珠在《中药通报》1 卷 1 期（《中药通报》于 1955 年 7 月创刊，1989 年改刊名为《中国中药杂志》）发表了论文《十大功劳与枸骨的鉴别》。该文调查了浙江全省十大功劳药材资源的应用情况，结果发现均误以枸骨代替。十大功劳系小檗科植物 *Mahhonia japomica* DC，枸骨系冬青科植物 *Ilex cornuta* Lindl. et Paxt.，该文对二者植物形态进行对比描述，以供鉴别。

1955—1957 年，浙江师范学院生物系吴长春、王曰玮、方云亿、张朝芳、郑朝宗、严素珍、黄正璋等到天目山采集种子植物（含药用植物）标本 3 次，采得种子植物 117 科 676 种，其中裸子植物 6 科 8 种，双子叶植物离瓣花类 68 科 372 种，合瓣花类 30 科 191 种，单子叶植物 13 科 105 种。

1958—1962 年，在工农业生产"大跃进"和"人民公社化"运动中，在中共浙江省委的直接领导下，根据国务院关于把野生植物充分利用起来的指示，省科学工作委员会组织省林业、卫生等有关部门人员，成立了浙江省野生资源植物普查队。普查队在技术上获得中国科学院南京中山植物园的指导，于 1958 年 10 月中旬在温州地区进行普查试点工作。1959 年 4 月开始，除了省普查队继续在金华、嘉兴、宁波等地区进行普查外，卫生系统又抽调人员组织了 2 个普查队，在当地党委和人委有关部门的配合支持下，分别在四明山、雁荡山、舟山，以及东天目山、西天目山和莫干山进行普查。根据这些普查资料，参考商业部门历年中药材收购记录和其他有关文献，结合 1958 年保定全国中医中药工作会议精神，将中医采风运动中全省各地贡献出来的民间单方草药，整理汇总成《浙江中药资源名录》，收录植物药材 916 种，动物药材 88 种，于 1960 年 2 月出版。该资源普查在各地、县的配合下进行了一次规模较大的野外调查采集工作，深入到浙南山区，共采集植物标本 7820 号 6 万余份，鉴定出 1940 种及变种、变型，其中有利用价值的达 1430 种，撰写成温州、宁波、金华、台州和杭州等地区的有用野生植物参考资料，最后汇集成《浙江经济植物志》（初稿）。该普查的成果还有王亩仙、鲁润青合著的《浙南民间药用植物图说》（浙江人民出版社，1959 年 2 月）和浙江省卫生厅主编的《浙江中药手册》第 1—4 集（浙江人民出版社，分别于 1959 年 2 月、1959 年 4 月、1960 年 8 月、1962 年 3 月出版）。

1959 年，方云亿于《浙江大学学报》发表《浙江西天目山的种子植物》一文，是第一篇公开发表的系统记载浙江天目山植物种类的文献。

1961 年 4 月至 1965 年 11 月，浙江省卫生厅组织成立了《浙江天目山药用植物志》编辑委员会，并从省卫生厅药政管理局和药品检验所、杭州胡庆余堂制药厂、杭州药物种植场、杭州龙驹坞药物试验场、临安县卫生局等单位抽调力量，组织野外普查工作队，在天目山地区草药医生、老药农的密切配合下，从西天目山开始，经东天目山，深入昌西、昌北、昌南等地区，历时 5 个多月，先后调查了近 50 个资源比较集中的重要山头，采集了部分实物标本，其中以民间用药占多数。在勘察资源和采集标本的同时，工作队还广泛搜集当地民间的用药情况和医疗经验，指导当地有计划地组织采挖和圈养保护，详细观察和记录药用植物的生态环境。根据浙江省历年在天目山搜集的植物资源和 1959 年以来几次植物资源普查中的药用植物资料，结合当地民间医疗经验、中药材生产和利用情况，由浙江省卫生厅主编出版了《浙江天目山药用植物志》上集（浙江人民出版社，1965 年 11 月）。该志系统、全面地介绍了浙江省西部以天目山为中心的药用植物，收载民间药和中药原植物共计 1184 种（包括正种 906 种，附种 278 种）。每种植物均按中文名、学名、地方名、植物描述、产地、生长环境、药用部分、显微观察、采集加工、品质规格、成分及药理、应用和附注等项一一述明（民间药仅记植物描述和应用两部分）。除少数附种外，每种植物均附插图，少数植物附生药组织图，以资识别。由于十年动乱，下册未能出版。

安徽省

1954—1964 年，左大勋等人结合果树（含药用果树）资源调查和引种栽培，先后在江苏、安徽、

中篇 | 第七章 中华人民共和国时期 | 109

浙江、广西、广东、陕西、甘肃等省对柿属的种类、品种、生态习性、栽培技术等进行调查，对安徽柿属植物的种类分布情况进行报道。

1958—1959 年，按照卫生部的指示，安徽省委、省政府成立了省野生植物综合利用委员会，负责全省野生植物资源普查。野生植物综合利用委员会组织有关大专院校师生、省直机关和各地科技人员及业务骨干，在中国科学院南京中山植物园的技术指导下，对全省植物资源进行全面普查，先后有数千人参加这项工作，采集植物标本 7 万多份，搜集到丰富的植物综合利用资料。在此基础上，钱啸虎等负责编写《安徽经济植物志》，中国科学院南京中山植物园单人骅等审核了初稿。同时，在安徽省卫生厅等有关部门主持下，根据资源普查结果编写出版了《安徽药材》1—6 册，载有各类中药材 369 种，并作为安徽省展览资料参加 1958 年全国农业展览会。毛泽东主席视察安徽时，在安徽省博物馆观赏了安徽金寨县陈义铁培育的 72 千克特大茯苓。

1960 年，皖南大学、安徽农学院编写出版了《安徽经济植物志》，载有野生药用植物 1191 种。

福建省

1956 年，在福建省科学技术委员会主持下，由福建师范学院生物系、厦门大学生物系、福建农学院、福建省药品检验所等单位参加的福建省橡胶宜林地综合科学考察，共采集标本 1000 余号。

1957 年，在福建省科学技术委员会主持下，由厦门大学生物系、福建师范学院生物系、福建农学院等单位参加的鹰厦铁路沿线综合（含中药资源）科学考察，共采集标本 500 余号。

1958年，在福建省林业厅及福建省科学技术委员会主持下，由厦门大学生物系、福建师范学院生物系、福建省林业厅、福建省林业科学研究所、福建林学院、福建农学院，以及省外的南京大学、华东师范大学、复旦大学等单位参加的福建省植物（含药用植物）资源综合考察，共采集标本 1.5万余号。

1958 年 7 月，福建省医药卫生部门组织开展药材资源调查工作，历时 2 个月，调查了建瓯、永春、宁德等地的 18 个县，采集标本 22094 号，获得 1200 多种可利用的野生经济植物资料。其中，可供药用的植物达 773 种。

1959 年至 1960 年 5 月，福建医学院对福建省民间蛇药开展调查，发现民间蛇伤青草药 151 种。

1959—1961 年，福建省开展了第一次中草药资源普查和民间单方验方的收集工作。

江西省

1951 年，林英接受江西省林业局的任务，带领南昌大学森林系学生在赣南进行杉木蓄积量调查，省林业局派李企明、杨芳华，赣州地区林业局派吴世游参加。在该考察中发现许多热带植物（含药用植物）区系分布，如番荔枝科、买麻藤科，以及天料木 *Homalium cochinchinense*（Lour.）

Druce.、岗松 *Baeckea frutescens* L. 等，其分布已超过南岭山地以北的江西中南部山地。

1952 年，庐山植物园熊耀国、王秋圃、王名金、邹垣、胡启明、熊杰等先后在省内各山区进行植物（含药用植物）资源调查和标本采集，其中王名金等人在资溪县、都昌县、庐山等地采集标本。

1953 年，王名金等人在九江、星子采集标本。

同年，南京大学地球科学学院地质学专业师生到庐山实习，进行地质、矿物（含药用矿物）调查，标志着庐山开始成为高等学校专业课程实习的目的地。

1954—1956 年春、秋两季，中国科学院江西植物调查队在萍乡县北部宣德、上栗、长乐、桐木、长坪等区调查。王文采利用部分调查结果撰写了《萍乡丘陵的一些药用植物》，于 1956 年发表于《中药通报》。

1954 年，中国科学院植物研究所姜恕与庐山植物园熊耀国等一同到武功山一带进行考察。与此同时，华东和华中各高等学校生物系和森林系每年夏、秋季均带领学生到庐山进行野外实习，获得了大量资料和植物（含药用植物）标本；江西师范学院生物系由林英、黄新和、龚明暄等带领学生到福建、江西、广东三省交界的寻乌县项山乡进行教学实习，采集了大量植物标本。江西共产主义劳动大学总校、江西药科学校等相继在省内山区进行教学实习及科研，也采集了大量植物标本。

1955 年 6 月，王名金等人在庐山采集标本。11 月，王名金等人又在鄱阳县采集标本。

1955 年 7 月，江西省中药管理委员会组织江西省卫生厅、江西省中药材经理处、中国药学会南昌分会、江西省中医实验院、江西省药品检验所、江西药科学校、江西医学院、江西师范学院、江西省农业科研所、江西省药材公司等单位 30 余人，深入药材重点产区遂川、井冈山、宁都、广昌、铜鼓、修水、武宁、庐山等地，进行两个多月的资源勘察，共采集标本 1800 余种，基本掌握了这些地区主要药材品种的分布状况。

1956 年，江西农学院曾广证、董闻达、李春鲁等开始进行江西农田杂草区系分布的调查，采集了大量农田杂草类的药用植物标本。同年 6 月，江西师范学院生物系将在鄱阳湖采集的一批蚌类标本赠送给中国科学院动物研究所林振涛进行鉴定。

1957 年 7 月，中国科学院南京中山植物园王名金在庐山采集植物（含药用植物）标本。10—11 月，中国科学院南京中山植物园王名金、单汉荣、黄树芝等人在黎川、资溪等地采集植物（含药用植物）标本。这些标本均保存在中国科学院华南植物园标本馆。

1958 年，庐山植物园胡启明、聂敏祥、赖书绅、李启和、扈象恒、肖礼全、王金成和中国科学院胡嘉祺组成两个考察队，到赣南、赣东及赣东北考察采集植物（含药用植物）标本。一队由胡启明领队，到瑞金、会昌、寻乌、安远及九连山考察和采集；二队由聂敏祥领队，到广昌尖峰岭、南丰军峰山，黎川德胜关、樟村，资溪马头山、石峡、茶园乡，贵溪铁牛关、西华山、冷水坑，铅山西坑、黄岗山，上饶五府山，广丰铜铋山等地的峤山山脉和武夷山脉，玉山怀玉山及龙首，德兴大茅山等地的怀玉山脉进行考察和标本采集，共采集标本 2 万余号 20 万余份。首次发现武夷山有古老的残存植物——连香树 *Cercidiphyllum japonicum* Sieb. et Zucc. 和领春木 *Euptelea pleiosperma* J. D. Hook. f. et Thoms.。同年 10 月，中国科学院南京中山植物园王名金在黎川县采集标本。

1959—1960 年，江西省人民委员会发出《在全省开展中药材资源勘察的通知》，组织各有关厅、局和全省各地医务人员，在林英的带领下，江西大学、江西药科学校、江西省卫生厅、庐山植物园、中国科学院北京植物研究所、江西农学院、江西省药材公司等单位的师生到靖安、铜鼓、奉新、南城、修水等 10 余县的药材主产地进行中草药资源调查。通过这次范围广泛的调查，查出可供药用的中药资源达 1500 种，同时掌握了上述地区药材品种的分布状况。江西省中医药研究所则根据以往调查数据，组织人员系统整理了江西民间草药使用的情况，汇编为《江西民间草药》第一集、第二集，分别于 1959 年、1960 年由江西人民出版社出版。

1959—1960年，江西省林科院熊杰在九连山、井冈山、黄岗山等地进行森林植物（含药用植物）调查、植被考察，并采集了大量标本，并在井冈山河西垅发现了观光木*Tsoongiodendron odorum* Chun。庐山植物园赖书绅、扈象恒及吉安地区林业科学研究所曾照汉到分宜大岗山，安福武功山，莲花坊楼、神泉，永新禾山、七溪岭、韩江，宁冈（现并入井冈山市）东上乡、大陇，井冈山，遂川七岭，泰和水槎、桥头，吉安东固山，兴国均福山等地进行野生植物资源考察，采集标本6000余号，共6万多份。同时，还组织各县的科学院所进行各县植物资源调查及标本采集，首次采到了檀梨等标本。在调查的基础上，庐山植物园汇编了《江西经济植物志》，经邵式平（时任江西省省长）审阅后题名为《江西植物志》，于1960年由江西人民出版社出版。该书收录野生植物501种，对每种植物的名称、形态特征、生活环境、产地、用途、采收处理等都有详尽的叙述。

1960年7月，婺源县科学工作委员会、婺源县科学院组织人员在多年调查的基础上，完成编写《婺源经济植物志》。全书分为野生纤维类（78种）、野生油脂油料类（65种）、野生淀粉类（44种）、野生化工原料类（19种）、野生药物类（231种）、野生果实类（22种）等6个部分，共收录459种野生经济植物。同年，庐山植物园赖书绅、肖礼全、余水良和九江地区林科所邹垣等到永修云山、燕山，武宁武陵岩、九宫山、伊山、太平山，修水五梅山、黄龙山，宜丰石花尖、仙姑崇，铜鼓大伪山等地进行植物资源及植被考察。此外，林英带领江西师范学院生物系植物地理研究室的人员，到武夷山和九连山进行调查，发现武夷山有柳杉、南方铁杉原始林分布。

1960—1962 年，林振涛到江西，对鄱阳湖进行动物（含药用动物）采集调查。林振涛于 1962 年 6 月在《动物学报》上发表论文《鄱阳湖的蚌类》，首次系统报道鄱阳湖有蚌科动物 22 种，隶属于 16 属，其中 20 种为鄱阳湖首次记录，真柱状矛蚌 *Lanceolaria eucylindrica* Liu 为新种。

1961 年 1 月，在中草药群众运动中，兴国县发掘出以鲜野鸡尾草为主药的"兴国解毒剂"，在各地因自然灾害导致食物中毒等事故中，抢救了 2 万余人的生命。4 月，中央曾派一架专机来昌取得鲜野鸡尾草 150 余千克送到青海省柴达木盆地冷湖工地，救治 30 多名误食氟化钠中毒昏迷的患者，被救治人员全部得救。

1962 年，林英带领江西大学生物系生态地植物学研究室的人员，先后对武夷山、九连山、井冈山、项山、怀玉山、九岭山和幕阜山等地进行森林植被与植物（含药用植物）资源考察和采集。同年，江西医学院彭凤潭、张丰旺对南昌及赣东进行了蛇类资源调查，所得标本经整理鉴定共有 17 种，隶属于 3 科 10 属。

1962—1964 年，姚淦等人分别于 1962 年 9 月在寻乌县，1963 年 8 月在武功山，10 月在武功山和井冈山荆竹山，1964 年 7 月在赣县，9 月在上犹县、大余县，10 月在信丰县、龙南县，对江西开展植物（含药用植物）资源调查与标本采集工作。

1963 年 3—4 月，张玺、李世成等人到鄱阳湖区的南昌、谢埠、新建、瑞洪、鄱阳、都昌、湖口、九江、星子、吴城、德安、涂家埠等地做了一次比较广泛和细致的动物资源（含药用动物）调查。通过对调查所采得的标本进行分析研究，初步鉴定为 47 种，隶属于 3 科 17 属。其中有 22 种为该地区的首次记录，江西楔蚌 *Cuneopsis kiangsiensis* Tchang et Li 为一新种。同年 9 月，中国科学院土壤研究所席承藩等在江西采集标本，林英、程景福、杨祥学、黄新和、龚明暄、王素珍、万文豪等人对都昌、永修、德安、星子等滨湖植被和植物（含药用植物）资源进行考察，采集了大量标本。

1964 年，江西大学生物系林英等人在乐安县招携唐家岭一带采集标本。魏宏图等人在江西赣南开展植物（含药用植物）资源调查与标本采集工作。中国科学院华南植物研究所杨志斌、姚淦等人在江西赣南采集标本。

1964 年 9 月，张玺在《动物学报》上发表《鄱阳湖及其周围水域的双壳类包括一新种》的论文。

1964 年 11 月，江西省中兽医研究所、赣南区畜牧兽医站根据多年的调查结果，组织编写《江西民间常用兽医草药》一书，并由江西人民出版社出版。

1965 年 9 月 17 日，魏宏图一行到江西赣县，沿途采集了大量标本，为开展赣南植物资源调查提供科学数据。

同年，中国科学院南京植物研究所俞中仁等人于 7—8 月在赣县王母渡采集标本；8—11 月分别在兴国、宁都、石城、会昌等地开展资源调查与标本采集工作。

同年，中国科学院植物研究所简焯波、应俊生、马成功、李雅茹、包士英等到江西省铅山县武夷山进行资源考察并采集标本。

1965 年，庐山植物园赖书绅、黄大富等到井冈山各地以及宁冈、遂川等县进行植物（含药用植物）资源考察，采集植物标本 2500 多号，共 2.5 万多份，并发现老井冈山梯子崖有乐东拟单性木兰 *Parakmeria lotungensis*（Chun et C. Tsoong）Law（1 株）、坪水山海拔 1600 米的山谷有冷杉 *Abies fabri*（Mast.）Craib（4 株）及南方铁杉 *Tsuga chinensis* var. *tchekiangensis*（Flous）Cheng 自然林分布。

山东省

1950—1954 年，谢宗万在山东医学院任教期间，曾多次带学生到泰山、崂山采集药用植物标本，并对济南一年一度的药市进行中药品种调查。当时曾调查搞清了闻名山东的泰山何首乌是萝藦科植物 *Cynanchum bungei* Decne，紫花地丁有堇菜科的 *Vioka yedoensis* Makino、豆科的 *Guekdenstaedtia mukti-fkora* Bunge、罂粟科的 *Corydakis bungeana* Turcz 等多个复杂品种。

1954—1959 年，山东省济南市人民政府卫生局编印了《济南市中药成方配本（暂定本）》，收载方剂 120 个。为了进一步丰富和完善该配本内容，市卫生局又从 1957 年开始，组织本市中医中药人员对上述配本内容进行整理和补充，并结合群众的用药习惯，新增了若干有效方剂，选定成方 500 种，出版了《济南市中药成方选辑》（济南人民出版社，1959 年）。该选辑内容来自各老药店的老药方和各地老中医献出的经验方，内容罕见，实用性较强。

1958 年，山东省卫生厅组织力量对群众献出的验方、秘方进行查对、整理、搜集和补充，整理编写了《山东中医验方集锦》（山东人民出版社，1959 年），按照内、外、妇、儿、五官科及其他疗法分类，整理了 311 个验方、秘方。其中对于民间草药，如青龙草、白虎草等，除必要文字说明外，还附有插图。

1959 年 4 月，山东省根据国务院《关于利用和收集我国野生植物原料的指示》，建立了由山东省商业厅、省卫生厅、省纺织工业厅、山东省轻工业学校、泰安农学院、山东师范学院、山东大学生物系、省中医药研究院、中国科学院南京分院、南京中山公园等单位参加的野生植物调查队，以泰山、崂山、昆嵛山、徂徕山、五莲山等为重点，对全省野生植物资源进行普查。

同年，山东省卫生干部进修学院组织有关教学人员，参考国内外中医药有关文献及收集实物标本观察，吸收山东省卫生厅药政管理局及济南市药材批发站等提供的经验和实际资料，重点选择了 242 种山东产药材，加以研究和整理，编写了《山东中药》（山东人民出版社，1959 年）。该书共包括植物类药材 192 种，动物类药材 32 种，矿物类药材 9 种，加工品类药材 9 种。每种除记载常用名和当地土名外，还系统地介绍了形态、药用部分、产地、产期、加工方法、外形特征、质量鉴别、包装保管及简要功效等，并附各专区主要药材简表等。为了便于辨识，又附插图 200 幅。此系山东第一本图文并茂的中草药专著，也是第一部对药用植物形态、适宜采收季节、加工方法、制剂及贮存保管等知识进行全面系统描述的专著。同年，山东省科学技术委员会、山东省商业厅对山东野生植物资源普查品种进行了估产，编制了"山东省野生植物资源普查品种估产表"，首次对山东中草药资源的蕴藏量进行描述。

1964 年 6 月，山东医学院药学系中草药教研室编写了《泰山药用植物名录》（油印本）。

4. 中南区

河南省

1955 年，河南大学黄以人对鸡公山的植物（含药用植物）进行调查，河南省农科院时华民对河南各山区和平原各县进行调查，与河南农学院丁宝章共同编写了《河南植物名录》，共计植物 160 科 733 属 1709 种，首次对河南植物进行了系统整理。

1959—1960 年，河南省科学技术委员会、中国科学院河南分院、河南省商业厅对河南省野生经济植物及其自然区划进行普查。

1960 年，随着全国各地野生植物资源调查与植被区划工作的开展，新乡师范学院几位老师到太行山、伏牛山、大别山、桐柏山、鸡公山等地，对河南蕨类植物和苔藓类植物资源（含药用植物）及分布进行调查。余慧君等对蕨类植物进行调查，采集制作标本 1000 余份，按秦仁昌的《中国蕨类植物科属名词及分类系统》予以分类，分属于 19 科 39 属 99 种。何宗智等对苔藓类植物进行调查，采集制作标本 2000 余份，按照陈邦杰提出的分类系统予以分类，分属于 32 科 90 属 210 种。

1962—1964 年，由中国科学院河南化学研究室组织，对全国药用、油料、纤维植物进行重点调查，河南地区也参与了调查。

1962—1967 年，由中国科学院北京植物研究所、南京植物研究所组织，对河南省伏牛山植物及河南薯蓣科植物进行重点调查。

1963 年，时华民、张铭哲主编的《河南经济植物志》由河南人民出版社出版。该书根据 1959—1960 年野生经济植物普查和自然区划普查资料进行整理编写，以河南野生的蕨类植物及种子植物为主，共收集重要经济植物 566 种，每种都列有名称、拉丁学名、形态特征、产地及分布、生活环境、用途、理化性质、采收处理及加工方法、繁殖方法等项目，并附插图。附录有植物形态术语解释、野生经济植物的一般鉴别方法、野生经济植物的几种简易加工制造方法、用途分类索引等。

湖北省

1960 年 3 月 11 日，湖北省卫生厅转发卫生部《关于普查野生药源问题的通知》，开始了湖北省野生药源的普查工作。普查工作由湖北省卫生厅安排各地市县药政部门、中药材公司、药品检验所进行。此工作于 1960 年第一季度开始，1962 年结束，历时 3 年。

湖南省

1953年，华南植物研究所黄成就、江恕在湖南进行植被（含药用植物植被）调查的同时，在汝城、衡山、辰溪、溆浦、吉首、永顺、桑植等县采集标本1000余号，资料汇入《中国植被》一书。

1953—1954 年，中国科学院植物研究所委托安江农业学校李泽棠在黔阳县雪峰山进行植物资源（含药用植物）调查，共采集标本 4000 多号。1956 年，中央林业科学研究院王德桢在会同县采集标本近 2000 号。两批标本保存在中国科学院植物研究所和华南植物研究所等标本馆，影响较大，被有关文献引用，系早期湖南中药资源的重要成果。

1956—1958 年，《湖南省中医单方验方》由湖南省卫生厅内部刊行。该书收集了湖南省内部分中医单方、验方，在湖南省内产生了较好的影响，同时也鼓舞了广大中医继续献出各自掌握的单方、验方。1957 年 3 月，湖南省中医药研究所成立，湖南省卫生厅将收到的单方、验方转至该所，并委托其编辑《湖南省中医单方验方》。湖南省中医药研究所根据收到的单方、验方，按照中医病名分类，先后编辑了《湖南省中医单方验方》第一辑、第二辑，1958 年由湖南人民出版社出版。后又对第一辑、第二辑进行修订，合编为《湖南省中医单方验方选》，1963 年由湖南人民出版社出版。同年，湖南省开展了"群众性的中医采风运动"，全省献方达数十万首。为了更好地利用这批资料，湖南省卫生厅从全省选调经验丰富的中医协助湖南省中医药研究所对这批献方进行研究和整理，编印了《湖南省中医单方验方》第三至第十辑，其中第三、四、五辑为内科，第六辑为妇科，第七辑为儿科，第八辑为外科，第九辑为五官科，第十辑为针灸科、伤科。

1958 年，湖南省兴起中草药群众运动。为了更好地开展中草药群众运动，介绍新品种、新经验，澄清名实混淆，鉴定、辨认药物及发展药材生产，湖南省中医药研究所主持编写了《湖南药物志》第一辑，由湖南人民出版社于 1962 年 4 月出版，印数 3500 册（其中精装 500 册）。该书共收载湖南省内常用药物 417 种，一药一图，文字部分包括中文名称、各地别名、拉丁学名、原植物（包括形态、生长环境、分布、栽培）、药材部分（包括产地、采收、产地加工、品质、炮制、贮藏）、效用（包括性味、功效、主治、民间应用）和附注 7 个部分，系湖南省第一部图文并茂的中药资源学专著。书中拉丁学名根据标本鉴定结果确定，各地别名方便当地群众辨识使用，栽培技术精要，编写资料精当、绘图准确美观。

1958 年 2 月，《中药通报》（1958 年 4 卷 2 期）发表了丁毅的《湘西黔东的刘寄奴》一文。该文报道了经中药资源调查发现湘西及黔东一带多年所用的刘寄奴，均系金丝桃科植物元宝草 *Hypericum sampsoni* Hance。

1959 年，湖南经济植物研究所组织湖南师范学院、华南植物研究所和广西植物研究所等单位的学者，组成调查队，开展全省野生经济植物调查。湖南师范学院刘林翰、周青山等，华南植物研究所李学根、谭沛祥等参加。李学根在怀化地区洪江、麻阳、慈利、张家界、桑植、永顺等地采集植物标本 2000 多号，谭沛祥在洪江、芷江、洞口、新宁、城步、道县、江永、长沙等地采集植物标本 4000 余号，刘林翰等在衡阳、道县、宁远等地调查采集。这次调查资料汇入《中国经济植物志》一书。

1964 年，应湖南省科技厅的邀请，华南植物研究所黄茂先、何绍颐到宜章莽山进行全面采集，共采集标本 2000 号。

1965 年，万绍宾、彭寅斌、刘林翰、刘登稼结合全省农业区划研究，在沅江、华容、张家界、芷江、黔阳等地进行标本采集。

广东省（含今海南省）

1956 年，中国医学科学院药物研究所开展对我国热带、亚热带药用植物资源的调查，主要由生药、栽培和植物 3 组组成海南岛药用植物调查队，对海南岛下辖的 16 县药材产区的市场药、民间药和代用品，以及药用植物栽培地区栽培的中药材进行调查，形成了《海南岛药用植物调查工作总结》，对海南岛自然情况、植物资源等进行简单介绍，对具有开发价值的中药进行详细介绍。此次共调查市场中药材 80 余种，民间草药访问 300 多种，主要有槟榔、砂仁、草豆蔻、沉香、降香、苏木等。

1958 年，在广东省卫生厅的主持下，广东省中医药研究所和华南植物研究所合作，在省内开展中草药资源及应用调查。调查队到省内各地进行实地调查，并深入民间采风，发掘出丰富的草药验方及草药治病经验，在此基础上选取疗效显著、久经流传的常用草药，于 1961 年编写成《岭南草药志》，由上海科学技术出版社出版。该书收载广东常用草药 88 种，分别记载其别名、来源、鉴别特征、产地、生境、性能及临床应用经验，并配以彩图。

1960—1961 年，广东省卫生厅药政局组织中国医学科学院、华南植物研究所、广东省药材公司等单位，对省内中草药资源开展调查，发现广东省中草药品种近千种。在上述调查基础上，广州市药品检验所与华南植物研究所整理编写了《广东中药》于 1963 年由广东人民出版社出版。该书按植物类（下分根类、根茎类、茎类、皮类、叶类、花类、果实类、种子类、全草类、其他类）、动物类和矿物类进行分类，收载广东常用中草药 122 种，从品种鉴定、栽培、采收加工、药材性状、包装贮藏、用途，以及品种混乱情况和品种鉴别等方面进行论述，为广东常用中药的鉴别提供依据。

1960 年，中国医学科学院药物研究所根据油印本《海南岛药用植物名录》，收集海南药用植物 769 种。

1961 年 6 月，中国医学科学院药物研究所海南热带药物研究站傅舜谟整理了《中国医学科学院药物研究所海南热带药物研究站采集植物标本名录》，介绍采集植物标本 64 种，引种热带药名录 230 种，海南草药 387 种。

广西壮族自治区

1958 年，广西壮族自治区发动群众，开展药源普查工作，自治区药物研究所中药组将历年普查所获的资料和标本进行整理和鉴定，编纂《广西药用植物名录》，并先后出版《广西中药志》第一辑、第二辑。

1958 年 7—11 月，广西中医药研究所联合广西卫生厅药品检验所、广西林业科学研究所、广西药材公司、中国科学院华南植物研究所广西分所、中国医学科学院药物研究所等单位组成 20 人的广西药用植物调查队，对全州、金秀、上林、马山、武鸣等 5 个县进行药用植物资源调查，采集标本 849 号。

1959 年 4—5 月，广西卫生厅药品检验所工作人员和广西中医学校部分实习生对隆林、凌云、乐业、那坡、龙州、天等和大新等县开展药用植物资源调查，采集标本 1186 号。

1960 年 10—11 月，由广西卫生厅主持，广西药物研究所研究人员和广西中医专科学校及广西卫生专科学校部分师生对玉林和梧州两地区各县开展药用植物资源调查，采集标本 4987 号。

1960 年 12 月，广西药物研究所方鼎率中药培训班学员，对邕宁县坛洛镇开展药用植物资源调查，采集标本 95 号，采到黄色茶花——金花茶（见图 7-1-2），引起世界园艺家们的重视。

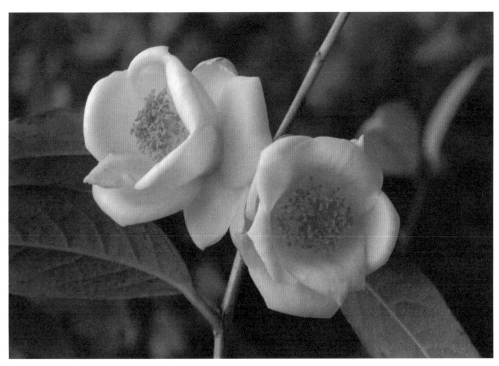

图 7-1-2　"茶族皇后"——金花茶

5. 西南区

四川省（含今重庆市）

1955 年 7—8 月，第二军医大学徐岩、傅克治等科技人员，对灌县、太平场、青城山、刷经寺、茂县、峨眉山等地进行中药原植物调查，采集中草药标本 60 余种。

1956年，成都中医学院组织凌一揆、万德光、曾万章、李仿尧等学者考察峨眉山中药资源，采集2000号标本，现保存于成都中医学院标本馆，并筹建峨眉山实习基地。

1959年，由中国科学院四川分院牵头，共组织川渝两地8个单位参加甘孜州药用植物资源普查和野生名贵中药材及经济植物调查。

1959—1960年，中国科学院四川分院、四川省中医药研究所与有关科研单位、大专院校合作，根据省委关于普查四川野生经济植物的批示，发动全省广大群众和医药科学工作者，采集和提供了24908号实物标本，经整理和鉴别，编撰了《四川中药志》（3册），收载中药材1030种，每种药材又分原植物（动物）、药材和医疗用途，附有单色线描插图或实物照片，其中彩色图40余幅，由四川人民出版社于1960年出版。

1959年4月，四川医学院药学系谢成科经中药资源调查，发现四川市售多种马兜铃，于《四川医学院学报》（1959年第4期）发表论文《四川马兜铃原植物的调查及其生药的鉴别》。

1962年，四川省中药研究所陈善墉、何铸等编写《峨眉山药用植物名录》，收录药用植物141科677种。

贵州省

1955年，由贵州省卫生学校陈震标领队，与有关专业人员吴家荣、杨济秋等对贵阳地区中草药资源开展调查，采集中草药标本，整理调查报告。

1956—1958年，在贵州省卫生厅的组织领导下，结合1958年掀起的中草药群众运动及献方献药高潮，仅贵阳市参加献方献药的就有143人，共献方2520个。当时，由贵州名医袁家玑和陈震标主持，组织具有丰富经验的10余位民间医生，对所献方药进行审查，并由贵阳市卫生局编著《贵阳民间药草》，于1959年9月由贵州人民出版社出版。该书共收载常用有效草药126种，此系贵州第一本图文并茂、一药一图的草药专著。

1958年，杨济秋与杨济中编写的《贵州民间方药集》一书，由贵州人民出版社出版。该书问世后，由于其收载的方药简单明了，极其简便实用且具有较好的临床疗效，深受全国各地读者的欢迎，纷纷向编者或出版社索书，并希望重印。因此，该出版社于1963年增订并再版。

1957—1959年，贵州省中医研究所组织科技人员，多次对贵州省9个地、州、市73个县的200多个高山、丘陵、盆地、沟谷以及梵净山、雷公山等区域进行中药资源调查，采集标本2.5万余份，整理、鉴定中药资源2857种，编写《贵州民间药物》第一集。该书共收载贵州民间植物药200种，贵州民间验方500余种，均附墨线描图，1965年由贵州人民出版社出版。

1957年，贵州省兽医研究所组织科技人员，在对贵州民间以中草药防治猪、牛、羊、马等常见疾患方药的调查、搜集基础上，编写出版了《贵州省民间兽医验方》第一辑、第二辑。

1959—1963 年，遵照国务院发出的《关于利用和收集我国野生植物原料的指示》，中国科学院植物研究所与贵州有关科研单位、大专院校合作，400 余人参加，历时 4 年，在全省进行野生经济植物资源普查，采集标本 1.4 万号，约 12 万份，编写出版《贵州经济植物图说》，记载经济植物 600 种。其中，可供药用原料生产用的药用植物有 349 种。例如以五倍子为原料可提取生产鞣酸，以三棵针等为原料可提取生产黄连素，以苦参为原料可提取生产苦参碱，以楤木等为原料可提取生产齐墩果酸等，上述药用原料都在贵州实现了工业化生产。特别是以五倍子为原料提取的鞣酸及其系列产品，还是贵州的重要出口产品，驰名中外。

1960 年 9—10 月，贵州省中医研究所杨世群等考察了梵净山西北面的坪所、燕子千淘金河岸、护国寺、苏家坡、黑卷子、金顶的植物资源，采集药用植物标本 200 号。

1963 年 8—10 月，中国科学院昆明动物研究所彭鸿绥等在黔东南从江、榕江、雷山和凯里进行动物考察。

云南省

1951 年，云南橡胶植物调查团赴屏边、金平调查，采集标本 300 余号，活植物百余种。同年，毛品一第一个在西隆山采集植物（含药用植物）标本，共采集 254 号。

1952 年，蔡希陶率队到河口考察金鸡纳树资源。

1953 年，由林业部发起，由苏联专家和国内森林、土壤、植物、病理专家以及部分院校的师生共 1295 人组成的云南特种林调查队，赴河口、金平、车里（景洪）、橄榄坝、芒市、盈江等地调查，全程 3000 千米。调查于 2 月 4 日开始，4 月底结束，有蔡希陶、冯国楣等参加。

1954 年 3—5 月，毛品一、禹平华、尹文清、李润等人到大围山东西两麓做植被（含药用植物）调查和采集，共采得标本 1072 号，植物种苗 66 种。

1955 年，以波波夫为首的 7 位苏联专家和中方考察队队长刘崇乐、副队长蔡希陶及赵星三，一同率领生物、土壤、化学等方面的专业人员 111 人，开展对紫胶虫及其寄主的考察研究。8 月，中苏联合紫胶考察队更名为云南生物综合考察队，除考察紫胶外，还增加动植物区系的调查。苏联增加副队长伊万诺夫，中方增加副队长吴征镒，专业人员增至 122 人，分两队在景东和屏边大围山进行考察。考察队沿昆洛公路南至允景洪，沿滇缅公路西至潞西，足迹遍及滇南、滇西各地及景东、景谷、镇康、耿马等地。考察发现 5 种胶蚧科紫胶虫和 117 种寄主植物，采集植物标本 2000 余号，提出"把紫胶列入国家生产计划"的建议。此后，国家林业部门在景东建立了紫胶研究所。

1956 年，中国科学院云南生物考察队中、苏专家和工作人员 190 余人，其中包括队长刘崇乐、副队长吴征镒、蔡希陶，苏联科学院苏卡乔夫院士，以及植物、动物、土壤、小气候等科学家 10 人，中国科学院和有关大学的科学家 14 人，青年科技工作者 95 人。考察队分两地工作，一队在景东研究扩大紫胶产区、提高产量、开辟用途等问题；一队在元江、普洱、思茅、景洪、勐海等地调查自然条件、生物资源，研究主要集中在热带作物的引种、驯化及提高产量等，并采集植物（含药用植物）标本 2000 号以上。

同年，中国科学院组织 20 多个院所和高等院校的专家、专业人员 800 余人次，结合国务院"十年科学技术发展远景规划"任务，联合进行云南热带、亚热带生物资源综合考察。考察区域包括思茅、西双版纳、临沧、德宏、文山等地州。1960—1962 年，采集 2 万余号植物标本，编制了云南热带地区植物名录和 30 余科的属种检索表，发现省内新分布记录植物 102 种，国内新分布记录植物 46 种，各类经济植物 1200 余种。吴征镒、王文采编著《云南热带、亚热带地区植物区系研究的初步报告》，完成了《云南热带、亚热带橡胶宜林地选择报告和宜林地分布图》《云南热带、亚热带综合自然规划》，以及云南热带、亚热带地貌、土壤、植被等的区划研究专题论著。

1956 年，中苏联合科学考察队对西隆山低海拔的勐拉坝一带进行了首次较全面的植物（含药用植物）考察，为期 2 天，共采集植物标本 630 号，其中新发现的有蓝石蝴蝶 *Petrocosmea coerulea* C. Y. Wu ex W. T. Wang 等。毛品一在独龙江两岸采集标本 106 号。

同年，云南省药物研究所开始在昆明市郊等地采集药物标本并进行民间方药调查，为《滇南本草》整理出版做准备。

1956—1959 年，云南省药材公司组织有关单位对云南省中药资源开展普查，发现 56 种药材新资源，如绿壳砂仁、长籽马钱、诃子、儿茶、苏木、郁金、琥珀、芦荟、萝芙木及三分三等。

1957 年，云南省药物研究所开展抗高血压的药物资源调查，从印度"蛇根木"同属植物中筛选出萝芙木（傣族地区称麻三端）等药用植物，初步提取成分与进口药"寿比南"等对比，发现降血压作用相似。紧接着又陆续开展《滇南本草》的调查整理工作，完成第一卷的编写任务。

1958—1974 年，丽江高山植物园先后完成了当地中草药的引种驯化试验，以及卫生部下达的类皮质激素甾体皂苷原料植物的资源调查与引种驯化研究。该类植物高含量品种和栽培技术的推广成功，为泼尼松、地塞米松等类皮质激素药物的国产化奠定了基础。

1958 年，朱太平带领的临沧队在临沧地区 8 个县及当时的临沧大雪山专区（即今之永德县大雪山乡）进行了规模不大的采集，共采集近 700 号标本。

1958—1959 年，国务院发出"关于利用和收集我国野生植物原料"的指示后，中国科学院与商业部、全国供销合作总社合作，开展野生植物普查和编写《中国经济植物志》的工作。中国科学院昆明植物研究所派出 6 个考察组对云南各州及四川西昌专区的经济植物进行调查。

1959 年 7 月，《药学通报》（1959 年 7 卷 4 期）发表曾育麟的《云南的儿茶》一文，报道了经资源调查发现云南儿茶产于西双版纳傣族自治州，尤以勐罕产量最高。根据当地所用原料和采集的植物标本，经鉴定系豆科植物 *Acacia catechu* Willd.，即与一般所称的"黑儿茶"为同一植物来源。

1959—1962年，按照急需合成甾体激素和避孕药原料薯蓣皂苷元（即薯蓣皂素）的国产原料需要，云南、贵州、四川（含今重庆市，下同）、湖南、湖北及陕西等地开展含薯蓣皂素植物的专题性中药资源调查研究。经调查，能提取甾体激素药物的植物皂素主要有薯蓣皂素、剑麻皂素、番麻皂素三大类，尤以薯蓣皂素为主。在我国含薯蓣皂素的植物主要有盾叶薯蓣等薯蓣属植物。而薯蓣等薯蓣属植物有较强的地域性及其地理位置等要求，且分布范围不大，产地主要在中国和墨西哥。我国主要分布于湖北、湖南、云南、四川、贵州及陕西等地，但最佳适宜生长区面积不大。

1959年，冯国楣率丽江高山植物园的科研人员赴中甸、德钦、贡山、维西等县进行滇西北野生植物资源考察，在德钦县澜沧江发现薯蓣皂苷高含量的三角叶薯蓣，向国庆十周年献礼。同年，云南省药物研究所到野外调查采集夹竹桃科、萝藦科、百合科等植物，从中筛选强心药，从黄花夹竹桃植物种仁中提取的"黄夹苷"制备注射液。

同年，西双版纳热带植物园标本馆（当时称为"植物资源组"）由著名植物学家蔡希陶建立，致力于西双版纳地区热带植物资源调查和开发利用。

1960年，继国务院1958年发布《关于利用和收集我国野生植物原料的指示》后，中国科学院昆明植物研究所动员全所力量，对云南、贵州野生植物进行普查。至年底，基本完成了云南西双版纳、保山、文山、临沧、德宏、昭通、丽江和滇中地区，以及贵州黔南、黔东北的普查任务，并撰写各地区的普查报告，提供800多种有经济价值的野生植物，为《云南经济植物》的编写打下了基础。

同年，云南省科学技术委员会、省卫生厅、省经济委员会等部门联合组织工作组，在全省进行野生植物资源普查，采集植物标本3750种，2万多份。其中药用植物1700种，发现民间草药378种，中药材新资源115种。

1961年，在云南文山、老君山及苍蒲塘至小铺子途中采集标本56号。

1962年，我国处于国民经济困难时期，中国科学院昆明植物研究所开展野生食用植物调查，进行了山毛榉科植物所含淀粉、油脂和鞣质的分析，并在《云南学术研究》上发表《植物体内有用物质积累和亲缘关系的探讨：鞣质在山毛榉科植物中的分布规律》等文章，是国内正式发表的最早的植物化学研究论文，收入冯国楣、周俊编著的《橡子》一书中。其后，这一成果被国内木本、粮食植物书籍大量引用。同时，整理编著了《云南野生食用植物》《云南常见的有毒植物》等专著，由云南人民出版社出版。

同年，冯国楣在多依树村至毛坝村及陈家寨村至腰店村采集标本600号。

同年，中国科学院昆明植物研究所周俊等在有关中药资源调查基础上，完成了国产资源丽江山慈姑的化学及生产工艺的研究。1963年，云南省药物研究所进行野外资源调查及标本采集，完成生药室标本总目录编写及云南热带、亚热带地区药用植物资源调查报告，西双版纳热带植物园标本馆共采集、存储植物标本1.4万多份。

西藏自治区

1951—1976年，自1951年中央文化教育委员会组织的西藏工作组进藏以来，多位著名植物学家在西藏进行了标本（含药用植物）采集和研究，至1976年共计采集标本约7万份，为研究西藏植物资源与《西藏植物志》的编撰提供了科学依据。1976年底，在中国科学院青藏高原综合科学考察队的主持下，由中国科学院植物研究所、中国科学院昆明植物研究所、西北高原生物研究所着手筹备《西藏植物志》的编写，为开发西藏的野生植物资源、阐述西藏植物区系的形成演化提供科学依据。《西藏植物志》系记载西藏自治区野生及栽培高等植物的专著，由中国科学院青藏高原综合科学考察队吴征镒主编。该书共收录蕨类植物、裸子植物、被子植物共计208科1258属5766种，分5卷出版。第一卷包括蕨类植物、裸子植物及被子植物从三白草科至石竹科，第二卷从睡莲科至豆科，第三卷从酢浆草科至龙胆科，第四卷从夹竹桃科至菊科，第五卷为单子叶植物。《西藏植物志》是研究西藏地区植物学（含药用植物学）的重要工具书，为认识西藏植物、了解西藏植物资源（含药用植物资源）及其分布、生境的基础著作。该书还收录了大量藏族药用植物，如总状绿绒蒿*Meconopsis racemosa* Maxim.、川西小黄菊*Pyrethrum tatsienense*（Bur. et Franch.）Ling ex Shin、长叶火绒草*Leontopodium longifolium* Ling和圆穗蓼*Polygonum macrophyllum* D. Dou等。

6. 西北区

陕西省

1952年12月，西北农学院牛春山编写刊印了《陕西树木志》，共收载树木（含药用木本植物）851种。

1953年，草医李白生将其收集整理的100多种草药资料，附上采集的标本，赠送给陕西省卫生厅等部门，受到上级部门的重视和支持。陕西省卫生厅派专人去眉县组织草医座谈交流经验，同年4月在眉县成立了太白草药研究会。

1955年，李白生将其收集的草医草药经验编成《太白草药》（油印）散发全国。1957年，李白生、李心吾编撰成草药药性赋及歌诀，收药200多种，印刷成册予以推广。1964年，又增加草药120种，由李心吾编写成草药方剂七言歌诀，被眉县卫生局编入《太白草药概要》（油印）中推广。李白生等人对草医草药整理工作虽因"文化大革命"中断，但其成果被后来出版的《陕西中草药》《陕西草药》《中药大辞典》等所收录。

1956—1960年，为了摸清陕西中药资源，陕西省中医研究所（也称中国医学科学院陕西分院中医研究所，下同）每年均组织中药调查采集组赴全省重点药材产地进行调查和标本采集。1956年10月，中药调查采集组赴眉县、汉中、延安等25个县进行调查和标本采集。1957年，李涵、张人骏、杨竞亚等组成中药调查采集组，赴山阳、蓝田和凤县进行调查采集工作，共采集中草药标本213种，制作标本1600多份。1958年5月，中药调查采集组在华阴县工作后，又分成榆林、靖边、延安、宜川、黄龙、宜君的陕北组和陇县、凤县、南郑、宁强、紫阳的陕南组，历经5个多月，共采集中药标本11017份，为编写《陕西中药志》奠定基础。1959年5月，中药调查采集组对太白山区5个县的药材品种进行重点调查，采集标本140147份，编写了《陕西省药用植物标本目录》，共收录陕西省药用植物标本500多种，每种均包括品名、土名、学名、科名和采集地区，累计完成了全省22个县的调查工作，初步确定了全省药用植物352种。1960年，该组对太白山区进行采集调查工作，编写了《陕西省药材名录（植物药部分）》，已鉴定500多种。

1956—1961年，陕西省中医研究所组织中药资源调查组对全省陕南、陕北和关中25个县进行调查和标本采集，1961年由魏德全、禹淑媛、许青媛编写了《陕西中药志》第一册，由陕西人民出版社出版。本书收载药物共268种，初步整理陕西所产种药材，并澄清了一些中药材混乱现象。

1957年，乐天宇、徐纬英编写的《陕甘宁盆地植物志》由中国林业出版社出版。该书是在乐天宇、徐纬英于1938—1944年在陕甘宁边区所做的森林及植物（含药用植物）资源调查和标本采集工作的基础上编写而成，是中华人民共和国成立初期出版的一部关于陕甘宁盆地植物区系方面的专著，同时也是我国地方植物志中出版较早的一种。其植物资料全部来源于实地考察，尤其是作者于1940年集中进行的森林植被考察，对该书的编撰具有重要作用。其区系内所产药物达200种以上。书中集中介绍了6种重要的药用植物分布，并对其生产方式和销售市场情况予以详述。该书在植物学方面具有一定的权威性，因此，一直有学者将它作为植物研究的重要参考资料来使用。

1958年，为了展现陕西主要药材情况，陕西省药材公司组织全省常用中药材普查，并编印了《陕西省351种药材产量产值调查统计资料》。陕西省农业展览会编写了《陕西药材介绍》，内容主要介绍陕西道地大宗药材47种，于1958年9月由陕西人民出版社出版。

1960年4月，太白县太白公社根据市计划委员会〔60〕会商第190号、市卫药字105号文成立了太白公社药源普查领导小组，社长肖浦云任组长，计划委员会主任马怀奇、文教卫生局局长赵益勤、县医院院长宋招琳、药材商店主任刘生玉为成员，下设办公室。5—7月，普查领导小组抽调有关部门药业技术人员，历时68天，对8个管区的药源进行普查，还深入到鳌山、南天门、太白山进行勘察，共采集标本274种，其中民间草药44种。7月，太白县药材公司在"发扬祖国医药遗产，为社会主义建设服务"的精神鼓舞下，在县文化馆举办第一次太白县中药材品种展览会，共展出地产样品党参、大黄、猪苓、细辛、太羌活、太贝母、款冬花、柴胡等50多个品种。至1965年前，基本摸清主要动植物资源的种类及其分布情况，制定了局部发展区划和规划，为生产部门提供了基本可靠的资源数据。从1949年10月1日至1965年5月16日，共发表有关植物资源方面的论文80余篇，平均每年4.7篇，比中华人民共和国成立前多9.5倍；药用动物方面的论文30余篇，平均每年约2篇；出版专著30余册，平均每年2册。这些成果为秦巴山区药材等多种经营的发展和有关科学研究提供大量的参考资料和依据。

1958—1960 年，中国科学院西北生物土壤研究所植物组科技人员响应"大跃进"的号召，编写《西北野生有用植物手册》第一册、第二册、第三册、第四册，分别于 1959 年 4 月、8 月、12 月及 1960 年 9 月由陕西人民出版社出版。同时，西北大学生物系还进行安康地区野生有用植物调查，由王文杰主笔发表了《安康专区野生有用植物调查报告（摘要）》，为后来编写出版《安康地区经济植物》做了准备。《安康地区经济植物》由中国科学院陕西分院生物研究所、西北大学生物系编，陕西人民出版社 1960 年出版，其中包含药用植物资源内容。

1961 年 12 月 20—22 日，陕西省中医研究所召集西安地区名老中医工作者 20 多人，就本省动物药、矿物药的产地、品质、加工、鉴别等问题进行研讨，为编写《陕西中药志》提供资料。1962 年，陕西省中医研究所编写的《陕西中药志》第一册由陕西人民出版社出版。同年该所先后有 12 人到省内 25 个县（市）采集标本 1199 种 1.75 万份。

甘肃省

1956—1958 年，甘肃省卫生厅组织药材资源调查组，由高岭、曲曰谦等 8 人在甘肃南部文县、武都、康县、宕昌等地进行采集调查，共采集药用植物标本 634 号 2000 余份，经北京大学诚静容鉴定 400 余种，至 1958 年首次发表 186 种。

1957—1965 年，肖庆笃、赵汝能、曲曰谦、高岭等 10 余人，先后分别在甘肃各地进行中药资源调查，采集标本 3 万余份，经初步鉴定，有药用植物 1100 多种。

青海省

1958 年，青海省药材公司编写了《青海药材》一书，收载中药 107 种。

1958 年，青海兴办养鹿业。而驰名中外的西宁大黄，民国时期即有少量种植，20 世纪 60 年代全省广泛种植，产量发展很快。中药材野生变家种的还有当归、党参、贝母、枸杞、红花、人参等。

1958—1960 年，中国科学院青甘综合考察队调查了本地区的高等植物 1300 种左右，其中在河西、柴达木和祁连山等地查得药用植物 80 多种。

宁夏回族自治区

1950 年，中国科学院曾组织"黄河中下游水土保持考察"，1954—1957 年又组织"黄河中游水土保持考察"，两次考察均有我国著名植物学家参加，如林镕、钟补求、李继侗、崔友文等。考察组到贺兰山进行植物（含药用植物）采集，共采集标本 3 万余号，编撰《黄河中游黄土区植物名录》。在贺兰山采到两个新种：宁夏绣线菊 *Spiraea ningshiaensis* Yu et Lu［植物分类学报 13（1）：100.1975；黄河队 8928 号，1956 年 9 月 20 日采自贺兰山东坡苏峪口 1700 米山地］、软毛翠雀

Delphinium mollipilum W. T. Wang（植物学报 10：268.1962；黄河队 8928 号，1956 年 9 月 24 日采自贺岚山，发表时写贺岗山）。

1957—1958 年，宁夏回族自治区成立了沙漠考察队，对我国西北地区沙漠开展综合考察，共采得植物（含药用植物）标本 2500 余号，在贺兰山西坡采得新种斑子麻黄 *Ephedra rhytidosperma* Pachom（in Not. Syst. Herb. Inist. Bot. Acad. Uzbekistan. 18：51.1967；彼得洛夫 Petrov s.n 采自巴彦浩特南 50 千米，银川至巴彦浩特公路旁）。此后沙漠研究所一直在我国沙漠地区坚持植物采集和科研工作，又得新种 2 个：阿拉善独行菜 *Lepidium alaschanica* S. L. Yang［植物分类学报 19（2）：241.1981；张强、陈必寿 0174，1964 年 7 月 4 日采自贺兰山西坡］、刘氏大戟 *Euphorbia liouii* C. Y. Wu et J. S. Ma［云南植物研究 14（4）：371.1992；刘瑛心、杨喜林，1979 年采自巴彦浩特］。

1958 年，宁夏回族自治区成立。在自治区成立前，除对一些传统药材进行一般收购业务外，宁夏的中药资源状况基本不清，只能从 1946 年梅白述等编写出版的《宁夏资源志》获知一二，该书收载的中药材有 81 种。

1958 年，内蒙古草原管理局刘中央在贺兰山曾采过 40 余号标本。

1959 年，内蒙古草原勘测总队开展了阿拉善旗草原普查，朱宗元等于 5 月和 9 月，两次进贺兰山考察采集植物（含药用植物）标本 150 余号。

1959 年 8 月 13 日，在银川召开的中医中药展览会展出了动植物标本、药材实物 768 件，古医书 74 册，验方 300 个。

1959—1961 年，中国科学院植物研究所、西北植物研究所曾派石铸、何业祺等到贺兰山采集植物（含药用植物）标本。其中何业祺采得 2 个新种：短龙骨黄芪 *Astragalus parvicarinatus* S. B. Ho［植物研究 3（1）：55.1983；Y. C. Ho 2551，1959 年 5 月 31 日，采自贺兰山西坡巴彦浩特附近］、栉齿毛茛 *Ranunculus pectinatilobus* W. T. Wang［植物研究 15（3）：1.1995；He Yeqi 2809。1959 年 6 月 1 日，采自贺兰山哈拉乌沟］。此后西北植物研究所仍断断续续到贺兰山采集标本，如叶友谦、徐养鹏、徐朗然等，其中叶友谦采得一新种贺兰山棘豆 *Oxytropis holanshanensis* H. C. Fu［植物分类学报 20（3）：313.1982；321］。

1960 年，内蒙古农牧学院王朝品在巴彦浩特至贺兰山采集标本 292 号，并撰写《巴彦淖尔盟植物名录》（当时阿拉善地区归巴彦淖尔盟），在阿拉善共采植物 508 号。

同年，内蒙古药品检验所到贺兰山做药用植物普查，采集植物标本 130 余号。

1960—1964 年，高春明等调查了隆德、泾源两县药用植物资源，采集药用植物标本 300 余份。1963 年，邢世瑞、高春明等调查贺兰山药材资源，编写了《贺兰山药用植物名录》。1964 年，邢世瑞、陶德兴等调查六盘山部分地区中药资源，采集药用植物标本 800 余份，170 余种（见图 7-1-3）。

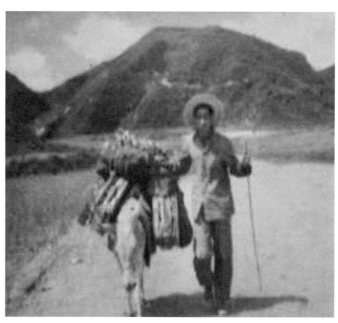

图 7-1-3　1964 年六盘山二龙河中药资源调查，调查人员赶着毛驴带标本下山

1962 年夏季，内蒙古大学生物系生态学与地植物学学科四年级学生毕业实习到贺兰山考察。学生采集植物（含药用植物）标本 350 余号；马毓泉和曾泗弟采标本 200 余号。1963 年暑期，马毓泉又采标本 290 余号。两年共采近 900 号。经鉴定发现新分类群多个。

1962 年，宁夏大学、宁夏农学院开始在贺兰山采集植物标本，采集量在 600 号以上。

1963 年，还有刘岳关的采集。宁夏农学院马德滋、刘惠兰等多次到贺兰山采集，所积累的标本成为编写《宁夏植物志》贺兰山部分的主要参照资料。其中新变种 2 个：白花蒙古百里香 *Thymus mongolicus* Ronn. var. *leucanthus* H. L. Liu et D. Z. Ma（马德滋 s. n.，1957-07，采自贺兰山）、长花长稃早熟禾 *Poa dolichachyra* Keng var. *longflora* S. L. chen et D. Z. Ma（马德滋 No.A-048，1973-06 采自贺兰山苏峪口沟兔儿坑）。

新疆维吾尔自治区

1958—1960 年，在新疆维吾尔自治区卫生厅主持下，中国医学科学院药物研究所、中国科学院新疆水土生物资源综合研究所等联合组织中药资源调查，新疆药材公司、新疆中医医院也派专人参加。3 年时间在新疆 9 个地州的 35 个县调查发现药材 140 种。其中，植物药材 50 科 110 种，动物药材和矿物药材 30 种。在调查的基础上整理出版了《新疆药材》，收载植物药材 80 种，动物药材 16 种，矿物药材 3 种，共 99 种，并附有黑白图。此次中药资源调查对促进新疆药材生产、扩大收购与使用都起到很大的促进作用。

1964—1966 年，中国人民解放军新疆生产建设兵团组织专家开展新疆植物资源普查。在普查基础上，由新疆部队后勤部卫生部编撰《新疆中草药手册》，于 1970 年由新疆人民出版社出版。

该书介绍认药、采药、加工和用药的一般知识，并收录新疆野生、栽培和引种的中草药 300 余种，每药分项记述其植物形态、炮制、功用等。

评 述

中华人民共和国成立以来，为了解决中药材长期供不应求的困难，中央政府十分重视野生中药资源的调查。第一次全国中药资源普查规模较小，主要是在各省（区、市）卫生厅的领导下，由各省（区、市）药品检验所、有关院校及研究所组织力量，制定计划进行实地调查，以采集标本、药材样品，记录调查结果，开座谈会，进行走访等形式开展的。普查结果除了发表论文外，还编写出版了多部著作。

第二节　第二次全国中药资源调（普）查

一、概述　✔

　　1965 年 6 月 26 日，毛泽东主席指示卫生部要"把医疗卫生工作的重点放到农村去"，为广大农民服务，解决农村缺医少药的困境，保证人民群众健康（即"六·二六"指示）。随后，全国掀起了开展"一根针、一把草"、采种制用中草药和调查中草药资源的中草药群众运动。

　　1969—1973 年的第二次全国中药资源调查期间，根据毛泽东主席"六·二六"指示，全国掀起一场轰轰烈烈的调查中药资源、采种制用中草药的群众运动高潮。

二、中药资源调（普）查与成果　✔

（一）第二次全国性中药资源调（普）查概况

　　第二次中药资源调（普）查实际上是一场在特殊年代进行的全国规模的中草药群众运动。在此期间，中央或地方政府通过组建医疗队、科研小分队赴农村巡回医疗、开展中医药科学研究、开门办学等形式进行中医药的推广。随后广泛开展群众性的中药资源调查，采药、种药、制药、用药，编写中草药资料等。

　　全国性或大区域性中药资源调（普）查与成果，主要包括国家有关政府部门（如卫生部、科技部、经济贸易委员会等部委）的重大或大区域性的有关科研院校和科技人员等所进行的中药资源调查及其成果。1967年以来，特别在"文化大革命"与开展中草药运动中，广大医药卫生人员遵照毛泽东主席的"六·二六"指示，到基层医院或农村去，积极投入开展"一根针、一把草"的中草药运动。首先，深入实地学习，上山识药采药，虚心向老草医、老药工和老药农学习，并在中草药资源调查中注意收集民族民间单验方（如苗族医药单验方等）、下乡巡回医疗和培训农村卫生员等，并参加中药资源调查及其应用等工作。在此次运动中，我国各省、自治区、直辖市（除香港、澳门、台湾外）几乎都有中草药实用手册等资料出版。各种中草药实用手册等的编写过程是对当地的中草药资源（以药用植物为主，兼及药用动物、矿物），从物种、分布、生境、形态特征到功能主治等的一次系统总结，不仅起到普及中草药知识的作用，而且为中草药的发展起到了很大的推动作用。

全国各省、市（地、州）乃至县（区）和部队，都编印或出版了不少宣传推广运用中草药防病治病、中草药种植（养殖）、中草药制剂、中草药单验方，以及针灸、推拿等新医疗法和防治有毒植物、食物中毒等简明知识的小册子，并力求做到图文并茂，以便自学自用，相互交流。不少单位，甚至不少家庭或个人都收藏了不少中草药资料，并蔚然成风。据《"文革"期间中草药实用手册全文数据库》（科技部立项的社会公益研究项目，由中国中医科学院收集整理）统计，"文革"期间的各种中草药实用手册达 800 余种。这一时期，广大医务工作者与当地老药农、乡村医生携起手来，开展中草药群众运动，收集整理了一大批实用且具有科学价值的中草药手册。这些实用手册多为第一手资料，体现宝贵的原创性，不但是极为珍贵的史料，而且对寻找新药源、开发新药等都具有较为重要的科研价值和医疗价值。

在中草药群众运动中，全国仅有《中华医学杂志》、《中草药通讯》（该刊是在中草药运动蓬勃开展的 1970 年创办的，1980 年更名为《中草药》）等少数刊物。而深受药学人员欢迎的如《药学通报》（1953 年创刊，1959 年因故停刊，1978 年 7 月才复刊，1989 年更名为《中国药学杂志》）、《中药通报》（1955 年 7 月创刊，1959 年 4 月至 1980 年 12 月停刊，1981 年复刊，1989 年 1 月更名为《中国中药杂志》），均是在 1978 年之后才复刊的。因此，全国各地有关科研院校及医药卫生单位都积极自办中草药期刊，以刊载各自在开展中草药运动中所获得的科技成果、经验体会，或宣传医药科普知识等。这一时期，陆续出现了《中药材》（广州）、《中成药》（上海）、《医院药学杂志》（武汉）、《民族民间药物杂志》（云南）、《广西赤脚医生》等公开发行的药学刊物，以及贵州的《贵州医药资料》（今《贵州医药》杂志）、《贵州药讯》、《贵州医药通讯》、《湄潭科技》、《民间草药》、《卫生园地》及《医药科普》等。不过，各地所办的这类中草药期刊多为内部交流（有的后来也转为公开发行），它们就像雨后春笋，促使"文化大革命"后期中医药杂志、医药科普报刊出版出现了空前的繁荣。

1973 年 7 月，卫生部发出通知，在江苏省无锡市太湖工人疗养院举办为期近一个月的"全国中草药研究经验交流学习班"，来自全国各地的代表约有 100 位，既有北京、上海、天津、南京、广州、重庆等地的中医药科研院所、医疗单位、部队医院的医务人员，又有各地县基层医院的基层医生。会上代表们听取了有关中草药的研究报告，开展经验交流，并赴无锡等地有关中医药单位参观学习，还安排了对江苏新医学院正在编写的《中药大辞典》的专题讨论，听取了《中药大辞典》编撰的专题报告（见图 7-2-1）。

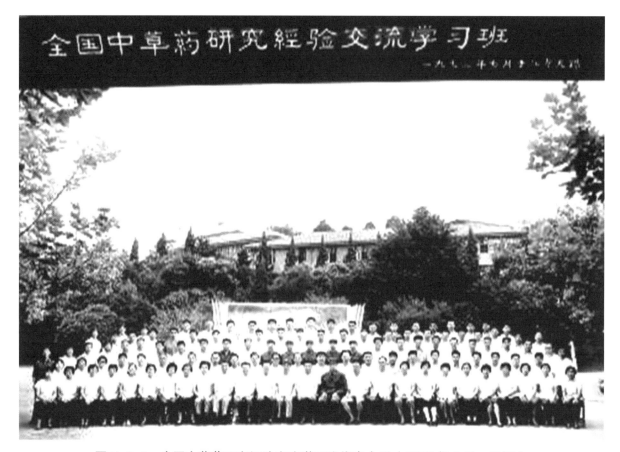

图 7-2-1　全国中草药研究经验交流学习班代表合影（1973 年 8 月，无锡）

1975 年，中国科学院昆明植物研究所周俊、伍明珠、杨崇仁、冯国楣、吴征镒发表了研究论文《人参属的三萜成分及分类系统和地理分布的关系》，在中药资源调查基础上通过植物化学研究，首次揭示三七与人参、西洋参的皂苷化学组成近似。其研究还表明，在植物形态上，人参、西洋参和三七的根茎均为直立型根茎，其化学成分不随地理分布而影响；而人参属的另一组植物，如珠子参、竹节参、羽叶竹节参的根茎为横卧型根茎，其皂苷的化学组成以齐墩果烷皂苷为主，其化学成分、植物形态与地理分布有一定相关性。这一成果为《中国药典》及药学界普遍采用，澄清了人参属植物研究上的混乱，从而推动了三七及人参属植物的研究与开发利用。

此次中药资源调（普）查的主要方法是传统、经典的，主要是调查样地中的中药资源品种，采集和压制腊叶标本和药材样品，详细记录，并进行鉴定、归纳、整理和总结。

（二）第二次全国性中药资源调（普）查标志性成果

第二次全国性中药资源调（普）查标志性成果主要为编著、出版以下两部专著。

1.《全国中草药汇编》

《全国中草药汇编》是在 20 世纪 70 年代全国开展中草药群众运动的基础上，比较系统、全面地总结、整理中草药认、采、种、养、制、用等方面的经验，并结合当时国内外有关科研技术资料编写而成，共上、下两册，1975—1978 年由人民卫生出版社出版，是中华人民共和国成立以来出版的第一部大型中草药工具书。它既突出了中医药特色，又体现了时代特点，充分反映广大群众的经验和科学研究的成果，是对中华人民共和国成立 20 多年来中药研究和应用的一次大总结，因而深受全国中医药界的欢迎，并受到国家的奖励（1978 年获全国科学大会成果奖），是一部在全国具有很大影响的著作。

《全国中草药汇编》是在卫生部的领导下，由中国中医研究院中药研究所、中国医学科学院药物研究所、卫生部药品生物制品检定所协同全国 9 省（黑龙江、辽宁、陕西、浙江、江西、湖南、广东、四川、云南）、2 市（北京、天津）有关单位，在中药资源实地调查（主要是在 1969—1973 年进行，所以这次调查亦可称为"第二次全国中药资源调查"）与文献调查基础上编写而成。全书正文收载中草药 2202 种，附录 1723 种，连同附注中记载的中草药，总数达 4000 种以上，并附墨线图近 3000 幅。书中每种中草药均按正名、别名、来源、形态特征（或药材性状）、生境分布、种植（或饲养）要点、采集加工、炮制、化学成分、药理作用、性味功能、主治用法、附方、制剂及附注等项顺序编写，内容丰富，资料较准确可靠，并在一定程度上结合了现代医学科学知识，且绘图精致，为科研和临床提供参考。

由于《全国中草药汇编》是"文革"中开展群众卫生运动的成果，其国内资料主要来源于"文革"期间各地（包括省、市、县）出版的中草药手册，或多或少地留有时代的印记，且所收录的处方大都来自基层的民间单方验方，许多处方均未注明来源或出处，因此该书经修订和补充，于 1996 年出版第二版。

随着时代的进步，中医药研究产生了许多新知识、新技术、新方法和新成果。因此，秉持"保持实用性，体现中医药特色；显示创新性，突出中医药继承"的思路和原则，该书又一次进行修订，做到补充国家标准的不足，体现学科特色的最新成果，保持原有成果的风貌，保持原有品种并适当增加新品种，分 4 卷，于 2014 年出版第三版。

2.《中药大辞典》

《中药大辞典》由江苏新医学院编，耗时 7 年（1958—1965 年），经广泛实地调查研究及资料整理完成初稿，并于 1972 年开始经综合整理编纂而成。全书收载中药 5767 种，其中植物药材 4773 种，动物药材 740 种，矿物药材 82 种，传统作为单味药使用的加工制品（如升药、神曲等）172 种。每味药材分正名、异名、原植物（动物，矿物）、栽培（饲养）、采集、制法、药材、成分、药理、炮制、性味、归经、功用主治、用法用量、宜忌、选方、临床报道、各家论述、备考等项进行阐述。全书分 3 册（上册、下册、附编）。附编为中药名称索引、学名索引、化学成分中英文名称对照、化学成分索引、药理作用索引、疾病防治索引、古今度量衡对照等。该书是中华人民共和国成立后出版的大型中药专业工具书之一，于 1977—1979 年由上海人民出版社出版。

《中药大辞典》第一版问世后，得到了国内外广大读者的普遍好评，并多次重印。第二版于2006 年 3 月由上海科学技术出版社出版。第二版的框架结构和体例基本同第一版，但对第一版中的大量内容进行了修订，特别增加了药物条目，调整了部分药物品种来源，增补了近 30 年来有关种植（饲养）技术、药材鉴定、化学成分、药理作用、炮制、现代临床应用等方面的中药学研究成果，反映了当代中药学的研究水平。新版《中药大辞典》仍分上、下、附编 3 册，收载药物6008 种。

（三）区域性中药资源调（普）查与成果

在开展第二次全国中药资源普查（1969—1973 年）期间及随后的一段时间，全国各地也陆续开展了各种类型的区域性中药资源调（普）查，并获得不少可喜成果。现按当时行政区划介绍如下。

1. 东北区

黑龙江省

1970—1973年，经中草药群众运动调查，黑龙江省盛产有刺五加、满山红、翻白草、珍珠梅、刺莓果、白屈菜、鸡树条、接骨木、鬼箭羽等近百种野生中药。其中，刺五加最高年收购量曾达8450吨，满山红最高年收购量达1250吨。黑龙江省革命委员会卫生局主持编写出版了《黑龙江常用中草药手册》（黑龙江人民出版社，1970年）。

吉林省

1975—1979 年，东北师范大学生物系张文仲、吉林省中医中药研究所严仲恺等对长白山北、西、南三坡开展调查，设 72 个调查点，点面结合，采集标本 4656 号 2.6 万份，拍摄数百张彩色和黑白照片，采集药用植物 913 种，其中高山带采集 78 种。1982 年发表《长白山高山带药用植物资源调查简报》；编写出版《长白山植物药志》，记载长白山区植物药 875 种。

1977 年，吉林省出版《吉林省药品标准》。该标准共收载吉林省生产、供应、使用的常见药品 590 种，按中成药、中药材、化学药品 3 类分编。

辽宁省

1965年，为贯彻执行毛泽东主席发出的"六·二六"指示，辽宁中医学院开展了中草药采、种、制、用群众运动，对辽宁省的中药资源做了重点调查，并征求贫下中农、"赤脚医生"和医药工作者的意见，将收载的辽宁省产常用中草药260种（另附药35种），防治常见病、多发病单验方578个，汇编成《辽宁常用中草药手册》，于1970年4月出版。该书为群众采药时便于识别，还绘制了168种药用植物的彩图；对辽宁省已种植成功的10多种常用中药材介绍了简要的栽培方法。1970年7月，辽宁中医学院、沈阳药学院等单位配合沈阳军区后勤部卫生部，出版了《东北常用中草药手册》。1971年6月，又在对辽宁省中药资源做进一步调查的基础上，汇编出版了《辽宁常用中草药手册（续编）》。该书收载辽宁医疗实践中新发现和常用的中草药86种，防治常见病、多发病单验方400个。这些著作的出版，反映了当时辽宁省发掘、利用中草药防治疾病的成果。

1980年，辽宁省科学技术委员会下达了植物资源调查任务，并在此基础上组织有关学者和专家编写《辽宁植物志》，经过5年的努力，完成了该项工作。调查结果表明，辽宁省有野生植物资源2200多种，其中药用植物资源约830种，名贵、惯用和常用中草药约200种，其中不乏有人参、刺参、黄檗等珍稀濒危药用植物。

2. 华北区

北京市

1971—1972年，在中草药群众运动中，由北京市卫生局组织北京市药品检验所、北京市药材公司、北京药品生物制品鉴定所、中国医学科学院药物研究所、中国科学院植物研究所、北京市中医医院及有关区县等15个单位51人组成"北京市中草药资源普查队"，先后在北京市平谷、顺义、房山、门头沟、海淀、昌平、延庆、怀柔、密云等9个区县进行中药资源普查。经过2年时间，调查了北京市中药品种、蕴藏量和分布，采集标本，编制《北京植物名录》。名录收集了北京市蕨类植物、裸子植物、被子植物162科822属1972种（包括变种、变型），其中药用植物814种。同时，还发现一些以前认为少产或者不产的药材（如元胡、款冬花、虎杖、照山白等）蕴藏量较丰富。调查结果显示，北京市栽培药材150余种，包括一些不易采收的药材。在这些中草药资源调查基础上，出版了《北京中草药手册》《北京中草药资源普查资料汇编》《北京中草药栽培手册》。

天津市

1975年，天津师范学院地理系接受蓟县西水厂林场森林资源普查的任务，采用标准地调查和有林地实测相结合的方法，历时一个多月，完成了400多公顷面积的外业普查，撰写《天津市蓟县西水厂林场森林资源普查报告》。调查发现，林下蕴藏着丰富的野生植物资源，其中药用植物资源主要有沙参、桔梗、柴胡、防风、远志、紫草、白头翁、栝楼、马兜铃、山丹、地榆、仙鹤草、酸枣、苍术、黄精、玉竹、照山白、山豆根、穿山龙等。

1976—1977 年，天津自然博物馆刘家宜在对天津四郊五县的植物（含药用野生植物）种类进行野外调查的基础上，经过对所采集的大量标本的整理、研究与鉴定，于 1976 年编写了《天津植物名录》，这是对当时天津植物资源较全面的总结。名录共收载天津市野生和常见栽培的蕨类植物、裸子植物和被子植物共 148 科 620 属 1141 种（含种下分类单位）。1977 年 7 月，该名录以油印本形式由天津自然博物馆首次印刷。之后，天津自然博物馆联合天津师范大学、南开大学植物学工作者，以油印本《天津植物名录》为基础，历经多次深入调查。截至 1994 年，天津地区发现和记录的植物种类较油印本《天津植物名录》增加了 9 科 117 属 336 种；1995 年，由天津教育出版社出版了以辞条形式介绍植物的《天津植物名录》。

1980年初，天津市农业科学院林业果树研究所张儒懋、姜伟堂在对蓟县的软枣猕猴桃、山楂及杏资源考察时发现，软枣猕猴桃自然分布于蓟县北部深山区，如八仙山、梨木台、黑水河、黄花山、黄乜子等林区；山楂主要分布在盘山周围地区和蓟县东北部长城内外一带；杏资源存在2个种，即杏和西伯利亚杏，广泛分布于蓟县北部山区。3种果树资源蕴藏相对丰富，果实均有药用及食用价值。蓟县扩大了山楂的种植面积，山楂及培育品种山里红大面积种植，资源获得了较好地开发。

河北省

1970年，河北省革命委员会商业局医药供应站等编写了《河北中药手册》，由科学出版社出版。该书介绍中药的基本知识，如认药、识别植物药方法等；收载了金莲花、柴胡、紫菀、丹参、北沙参、酸枣仁等河北地产药材403种，附图245幅。

山西省

1972 年，由山西省革命委员会卫生局编著，山西人民出版社出版了《山西中草药》。参加编写的单位有山西省革命委员会科技局、山西省药品检验所、山西大学、山西省生物研究所（中国科学院遗传分所）、山西医学院、太原铁路医院、山西医学院第一附属医院、山西省革命委员会建委地质局实验室、山西省中医研究所、太原市药材公司等。时任山西省药品检验所中药组副组长的张蔚兴受命承担图书编写这一重任。山西大学的李继瓒、史秉有、刘波、滕崇德，山西省生物研究所（中国科学院遗传分所）的李才贵、刘天蔚、马保琳、刘悦，山西医学院第一附属医院的高雁忠、国玉忠、李丁、赵耀青，山西省中医学校的顾金城、张一兵、郭连奎等踊跃参与。全书收载山西省产中草药 447 种 478 味，逐一描述药物的来源、识别特征、生境分布、种植方法、采集加工、药材鉴别、成分、炮制、性味功能、主治应用（处方举例，全书共收载处方 1100 余个）、常用量、附注及参考，并按原植物（或动物、矿物）形态及药材、饮片实物绘制彩图 302 幅。

1979年，由滕崇德、李继瓒、杨懋琛、钱玉华主编，山西人民出版社出版了《山西中草药续编》。全书结合教学和科研工作，通过实地调查和访问，收集了山西所产的中草药标本和土、单、验方，根据有关文献资料编写成书。该书收载了《山西中草药》未编入的中草药311种（包括植物药材281种，动物药材30种），作为《山西中草药》的续编本。

1982年，山西省药材公司编写并出版《山西中药》（上、下册）。该书系根据山西省人民政府"关于编纂地方志"的指示精神，在山西省医药管理局和山西省医药公司党委的直接领导下编写的。该书是业务技术知识和中药志性质的历史资料和发展史书，全书共分5章19节，其资料大部分来自各县分公司、中药厂（场），有些则收集、整理自档案、报纸和访问、座谈等。

内蒙古自治区

1966—1972年，内蒙古医学院等中医药工作者对内蒙古自治区药用植物进行调查，在此基础上，于1972年由内蒙古自治区革命委员会卫生局主持编写出版了《内蒙古中草药》。该书收集内蒙古自治区中草药393种，其中植物药材342种，动物药材38种，矿物药材13种。

1971—1977年，包头市药品检验所整理编写了油印版《包头市药用植物初步调查与整理》。该资料是在1971年包头市矿物局医院调查石拐地区中草药，1972年包头市卫生学校采集土默特右旗耳沁尧地区中草药，1974年包头市药品检验所和土默特右旗卫生局主办的包头市中草药师资学习班采集土默特右旗、郊区、固阳县等地中草药标本的基础上，包头市药品检验所又于1976年在包头市30多个单位（包括生产队、园林、种植场等）做了适当补充调查、采集，并经过鉴定整理而成的。通过调查，了解到包头地区常用中药（如麻黄、柏子仁、萹蓄、草乌、赤芍、防风、远志、葶苈子、郁李仁、杏仁、红芪、苦参、柴胡、秦艽、益母草、黄芪、车前子、茵陈蒿、艾叶、蒲公英等）野生资源仍很充足。

1980年，内蒙古医学院中蒙医系罗布桑等到各地调查药用植物资源，搜集大量资料，编辑出版了《蒙药志》（上）。该书总论包括采药知识、蒙药学理论和有关植物学知识等；各论按药材的功能分类，每种药材列有正名、别名、来源、药用部位、原动植物的形态、药材性状鉴别、炮制、性味功能、临床应用、按语、方剂举例、文献摘引、主要成分、药理作用、附录等项内容。全书共收录152种蒙药材，附彩色图片146幅。

1981年7月，《内蒙古药用动物》出版。该书由赵肯堂、徐嫦、色仁那木吉拉等人经多年调查、采集和访问编写而成。书中内容反映了内蒙古地区药用动物的种类、资源、应用情况及蒙医和民间验方。

1982年，中国科学院动物研究所、山东栖霞县药材公司宋大祥、吕锡岫、尚进文在《生物学通报》发表了论文《东亚钳蝎的形态和习性》。

3. 华东区

江苏省

1969 年，江苏省各地、市、县通过 2 年多的实地调查，并广泛搜集民间单方、验方，按名称、地方名、形态特征、分布、生长环境、采收加工、功效、主治、用法、用量等，汇编成适用于农村医药卫生部门的《中草药手册》，并举办了中草药展览会。

1972—1987 年，南京药学院（1986 年与南京中药学院合并，成立中国药科大学）徐国钧负责对长沙马王堆一号汉墓出土的药物进行研究，结果鉴定出茅香、高良姜等 9 味药材；主持了"六五"期间的"中药材同名异物品的系统研究"课题，并获国家科技进步奖三等奖（1987 年）。由南京药学院《中草药学》编写组编，徐国钧主持编写的《中草药学》上、中、下 3 册，于 1980—1987 年由江苏科学技术出版社出版，全书近 300 万字，为当代中草药研究的大型参考书。

1976 年，黄胜白、陈重明等将自 1960 年以来发表的《〈神农本草经〉以前的本草学》《中药的本草考综述》《〈本草纲目〉版本的讨论》《吴其濬和〈植物名实图考〉》《对〈植物名实图考〉36 种植物的订正》《对〈植物名实图考〉又 41 种植物的订正》，以及对人参、大青、菘蓝、当归、鹤虱、白头翁、败酱、通草、石楠叶和石楠藤、麦门冬、葶苈子的本草学考证、整理、汇总，出版了专著《本草学》。

浙江省

1966—1969 年，浙江人民卫生实验院等单位组成"薯蓣皂素资源调查组"，在全省范围内进行调查，分析样品 364 个，基本摸清薯蓣属植物地下茎中薯蓣皂苷元的含量和纯度，对避孕药物等的生产起了重要的作用。

1969—1972 年，浙江省革命委员会生产指挥组卫生办公室从历年调查来的资料中选出对农村常见病和多发病疗效好、在浙江省分布较广的草药，编成《浙江民间常用草药》第一集，于 1969 年 10 月由浙江人民出版社出版。后又深入农村，虚心向"赤脚医生"和老药农学习，广泛收集资料，编成了《浙江民间常用草药》第二集，于 1970 年 5 月由浙江人民出版社出版。在浙江人民卫生实验院、杭州大学、杭州市植物园等单位的支持下，又编成《浙江民间常用草药》第三集，于 1972 年 6 月由浙江人民出版社出版。该书第一集、第二集各收载浙江省常用草药 100 种，第三集收载 173 种。每药按地方名、形态特征、分布和生长环境、采季、功效和主治等项叙述，并附白描图以资对照。每集书末还附有治疗病症索引等。

1971 年 12 月，在浙江省卫生局主持下，浙江人民卫生实验院具体负责《浙江药用植物志》的编撰工作。该项目由浙江省卫生局、浙江省教育局、杭州市卫生局、浙江人民卫生实验院、浙江医科大学、杭州大学等单位派人组成编写组，浙江人民卫生实验院、浙江省中医研究所、浙江省药品检验所、浙江省中医院、浙江省医药公司、杭州药物试验场、杭州市中草药服务部等单位派人组成编写办公室。浙江省9个地区（市）指定的编写联络员就地帮助收集资料和组织对初稿的初审工作；上海师范大学生物系、杭州大学、浙江医科大学、浙江中医学院、杭州植物园、浙江林学院、浙江农业大学植保系、浙江水产学院、杭州药物种植场、金华卫生学校、吴兴县和瑞安县卫生局卫生科技情报组参加部分的书稿编写、标本鉴定和审稿审图工作；中国科学院植物研究所、南京植物研究所、华南植物研究所、中国科学院昆明植物研究所、广西植物研究所、中国医学科学院、中国中医研究院、中国科学院上海药物研究所、江苏新医学院、南京药学院、四川大学生物系、四川省中药研究所、福建省中医研究所、天津市药品检验所、平阳亚热带植物研究所、《浙南本草新编》编写组等单位提供参考资料和部分植物形态图，并协助鉴定标本；杭州、金华、嘉兴药材采购供应站提供部分药材样品。经过近10年的努力，终于完成《浙江药用植物志》的编写工作，于1980年7月由浙江科学技术出版社出版。这是一部较系统、全面的中草药大型工具书。全书收载的品种有浙江省所产的野生、栽培品种，以及从省外试引种成功的藻类、菌类、苔藓、蕨类和种子植物等各类药用植物，共计1655种。其中，包括常用中药材原植物587种，有一定药用价值的民间草药1060种，原料药用植物8种。该书全面反映了浙江省中草药资源的分布与特点，系统总结了该省中西医药人员和人民群众使用中草药的经验，为临床、教学、科研、药检、生产等提供了实用而重要的参考文献。

1981—1983年，杭州植物园对全省野生花卉（含药用植物）种质资源进行系统的调查，编写《浙江野生花卉种质资源的调查》，其中列举可供观赏的野生植物（含药用植物）500余种。

1981—1985年，浙江成立中华猕猴桃科研生产协作组，着重于优良种质的开发利用，撰写了《中华猕猴桃资源调查和利用的研究》。

安徽省

1972年，毕书增等在进行毛皮兽（含药用动物）资源调查中，发现有6种毛皮兽为安徽兽类的新记录。另外，还观察了有关黑熊的一些情况。

1974年5月，蒙仁宪曾配合六省一市长江水产资源（含药用植物）调查，对长江中下游安徽段附属湖泊之一的升金湖进行了水生（包括部分湿生）维管束植物的初步调查，从中可见安徽省水生维管束植物之一斑，并对升金湖水生维管束植物种类及生物量进行了相关报道。

1975年，安徽省开展第二次药用资源调查。为了总结提高和进一步推动安徽省发展中草药、应用中草药的群众运动，安徽省革命委员会卫生局组织编写出版了《安徽中草药》（植物药部分），供本省"赤脚医生"及基层医药卫生人员自采、自种、自制中草药和防治疾病时参考。该书从收集标本、资料，草拟初稿，审查修订，收集地方名，以至最后定稿，都得到全省各地、市、县卫生部门和医学院校的大力支持。太平县（今黄山区）和亳县（今亳州谯城区）卫生局还分别为该书在农村人民公社大队卫生所举办了领导干部、中医西医、"赤脚医生"和老药农参加的审稿学习班。该书收载植物药材共769种。收载的原则是以该省所产药材，特别是地道药材为主，有些虽非该省出产，但临床常用，而且省内已引种成功的，如当归、甘草等，亦有收载。书中所列名目，均为药材名称，按功用分为17大类。为方便读者识药和鉴别混淆品种，书中附有植物形态图628幅，其中彩色图10幅。附录有"中草药常识"和"植物形态名词简释"，可帮助读者掌握有关名词术语，以便正确识别和采集加工、使用药物。

1978年，李书春、李秾、吴诗华等安徽农学院林学系部分师生及省林业科学研究所部分科技工作者，在全省进行了近20年较为深入的调查研究和采集工作，经大量腊叶标本的整理和研究、鉴定，共收集木本植物（含药用木本植物）1237种，并在此基础上编写出版了《安徽木本植物》一书。全书共计收载1207种木本植物（包括变种、变型和少量栽培品种），隶属于109科342属。裸子植物采用郑万钧系统编排，被子植物采用哈钦松（J. Hutchinson）系统。

1978年，安徽省林科所黄映泉首次前往清凉峰南坡采集植物标本，发现那里珍稀、濒危树种比较丰富。同年7—8月，淮北煤炭师范学院邹寿昌等在安徽北部的淮北、肖县、灵璧、符离、曹村、褚兰、宿县等地，1980年7—8月在大别山金寨县的梅山水库、长岭公社，宿松的破凉亭等地进行了两栖爬行动物的短期采集和调查，共获得两栖动物11种，分别隶属于2目6科7属；爬行动物16种，分别隶属于3目7科12属。

福建省

1972—1975年，福建省医药卫生部门对全省50多个县、市及福建省武夷山、戴云山及其分支山脉等100多座山峰进行药材资源实地调查，采集药用植物1600多种，其中200多种为南方特产。

1973—1975年，福建省开展第二次中草药资源普查和民间单方验方的收集工作。

1975—1977年，在福建省医药公司主持下开展福建省南药普查，由厦门大学生物系、福建师范学院生物系、福建省药品检验所及福建省医药公司中药组等单位参加，共采集标本1000余号。

1976年，在福建省卫生厅领导下，通过福建师范大学生物系、厦门大学生物系、福建医科大学、福建省亚热带植物研究所、福建省三明真菌研究所、福建省医药公司等多方协助，福建省先后开展多次药材资源调查和民间单方验方收集工作，并在此基础上组织编写《福建药物志》第一、二册，由福建人民出版社出版。该书第一册记载了福建省野生、栽培和引种成功的药用植物共500种；第二册收载福建省野生或栽培的药物901种，附图641幅，还对可能混乱的69种做了形态的鉴别比较。1983年再版第一、二册（修订版），由福建科学技术出版社出版。书中记载了福建省野生、栽培和引种成功的药用植物共1337种。

1978—1989 年，福建省开展武夷山自然保护区综合科学考察。在福建省科学技术委员会主持下，植物一组由福建师范大学生物系、厦门大学生物系参加，植物二组由福建省亚热带植物研究所、福建林学院等全省有关植物研究及教学单位参加，共采集标本 1.5 万余号。

1980—1981 年，福建省医药部门在福建沿海地区 12 个县开展海洋药物资源调查，收集药用海洋动植物 236 种。

江西省

1966 年，在江西省科学技术委员会的领导下，由江西大学生物系和庐山植物园负责，组织江西省林科所、吉安农校、共大分校、井冈山科学技术委员会和井冈山植物园等单位组成的井冈山科学考察队，对井冈山地区进行了为期半年的森林植被和植物（含药用植物）资源考察，采集植物标本 2000 余号 2 万余份。江西大学生物系还组织师生对赣东五府山进行植被和植物资源调查，初步掌握了该区域的植被特点和植物资源分布信息。

1966—1968 年，由庐山植物园杨建国、赖书绅、聂敏祥领队，组织庐山植物园、江西大学生物系、江西中医学院、江西农业大学、江西医学院、江西省林业厅、江西省林科所、江西国药厂、江西省药材公司等单位 20 余人，组成江西薯蓣和小檗碱资源考察队，深入全省山地、丘陵，查知江西含薯蓣皂苷元薯蓣植物 7 种、含小檗碱植物 10 余种，蕴藏量大，采集薯蓣植物和其他植物标本 2000 余号 2 万余份。

1969 年，江西省卫生厅、庐山植物园、北京植物研究所、江西农业大学、江西药材公司及各地、市、县卫生局和医院、卫生院、合作医疗站等在全省范围进行草药植物资源调查时，采集标本近 2 万号，不仅发现了新药，如夏天无 *Corydalis decumbens*（Thunb.）Pers. 等；还发现了药用方面的新种群、新记录，如江西栝楼 *Trichosanthes kiangsiensis* E. Y. Cheng et C. H. Yuch、短萼黄连 *Coptis chinensis* Franch. var. *brevisepala* W. T. Wang et Hsiao、明党参 *Changium smyrnioides* Wolff 等。

1969—1970 年，江西省在中草药群众运动中开展了多次中草药植物资源调查，如调林英到江西药科学校筹办药学系，并深入靖安、铜鼓、奉新、南城、金溪、临川、南丰、井冈山、兴国、寻乌、宁都、安远、大余、吉安、九江、彭泽、宜丰、永修等县山区调查，编写《草药手册》，记述动植物草药 900 余味，还编写了《中草药学》教材，培训了大批药学人才。

1970 年 1 月，江西药科学校和草药展览馆等单位，收集全省各地的民间草药验方、草药标本、成药制剂 1000 种，编写出版《江西草药秘方》，并参加在北京举办的全国中草药展览。

1971 年，庐山植物园、庐山红旗医院组织人员组成联合调查队，先后深入民间搜集中草药秘方、验方，并对庐山区域内的药用植物进行实地调查，收集相关资料汇编成《庐山中草药》，系统记载庐山区域里的中草药 1300 多味。

1971—1978 年，由国务院派遣，中国中医研究院、北京中医学院先后派出 8 批医疗队在江西省德兴地区开展医疗服务，并对德兴地区的中草药资料进行系统的采集，经乐崇熙、胡世林等人鉴定，该区域共有中草药资源 1460 余种，其中裸子植物 8 科 12 种，被子植物 135 科 927 种，并编写了《香屯中草药手册》等资料。

1972 年 5 月 9 日至 6 月 11 日，上海工农兵电影制片厂（即科教电影厂）来江西省德兴县拍摄国内第一部以中草药为题材的科教片。在德兴县主要拍摄中草药群防群治、百药山，以及金银花、丹参、白术、芍药、茯苓、益母草、鱼腥草等中药材。该片影响很大，世界卫生组织在一份文件中曾提到此片，中药学的英文 Chinese Herbology 一词从此在海外广为传播。

1973 年，在北京医疗队的指导下，德兴县对境内中草药资源进行调查，经鉴定的药用植物共1008 种，其中菌类植物 16 种，地衣植物 2 种，苔藓植物 2 种，蕨类植物 49 种，裸子植物 12 种，被子植物 927 种，并对有重要作用的中草药资源进行筛选、研究和临床验证。

1974 年，江西省开展林业考察工作，庐山植物园李启和、罗少安、单汉荣、张少春，江西农业大学施兴华、农植林等配合上饶地区林科所在武夷山脉的西坑、猪母坑及主峰黄岗山从事森林保护区考察和植物（含药用植物）标本采集。

1975 年 5 月，庐山植物园、江西中医学院药学系结合多年来在庐山一带采集的药用植物标本及临床功效研究，在 1972 年《庐山药用植物名录》（初稿）的基础上，完善相关资料，编写《庐山药用植物名录》，并由江西中医学院药学系印刷。

1975年，江西大学林英、万文豪、杨祥学、徐声修，庐山植物园赖书绅、单汉荣、李启和、盛晋英，江西农业大学施兴华、农植林、张秋根等配合赣南地区林业局进行森林树种考察和采集，发现赣南大余、安远有江南油杉，大余有长苞铁杉。

1975—1979 年，江西省上饶地区林科所牵头组织的由江西共大总校林学系、庐山植物园、江西省林科所、武夷山垦殖场等单位组成的"饶武调查队"，对武夷山进行多次珍贵树种调查和标本采集（含药用植物），并鉴定 200 余种木本植物。1979 年秋，"饶武调查队"进入贵溪市的浪岗、冷水等地进行珍贵树种资源调查，采集标本 415 号。其间，"饶武调查队"还到靖安、泰和、井冈山、全南、寻乌项山、上犹等进行调查和标本采集。

1976 年，湖北中医学院药学院药用植物学专业师生到庐山进行药用植物学课程实习，并进行药用植物资源调查和标本采集。

1977—1979年，江西省药物研究所张海道带领药用植物资源调查组，对吉安、九江和上饶3个地区的中药植物资源及品种进行调查，采集标本1300号，发现江西特产药材抚芎（茶芎）为川芎的三倍体栽培变种，江西产的西芎为藁本的栽培品种，江西产的血当归（土大黄）为乳突叶酸模等。

1978 年 4 月，江西省商业局下达《省产药材管理办法》，将蔓荆子、枸杞子等 30 种药材列为省管品种。5月，为了贯彻全国中药材生产会议精神，江西省计划委员会、财贸办公室、农林办公室、省卫生局等联合召开全省中药材生产会议，对全省中药材资源与生产工作进行全面布置。

1979年，江西大学生物系、江西省农科院水产科研所组织专家编写的《鱼用中草药》一书，由江西人民出版社出版。

同年，《江西植物志》编委会先后组织3次大规模的考察工作，深入贵溪的浪港林区、修水的五梅山、赣南崇义的聂都、大余的烂泥迳、资溪的马头山、黎川的岩泉，以及其他交通不便、人迹罕至、破坏轻微的山区及湖滨补点调查采集，共采到标本3000余号3万余份，发现井冈山、马头山、大余等地有罗汉果、金毛含笑、长瓣短柱茶、伞花木、蛛网萼分布，马头山有长叶榉树。

1980年，江西中医学院、庐山植物园组织有关专家，在丁景和等多年调查的基础上，系统整理江西省药用植物品种，编写了《江西药用植物名录》。

1981—1985年，江西省林业厅组织江西大学生物系、庐山植物园、江西农学院林学系、江西省气象局、江西省林业厅、江西省林业勘测设计院、江西省林业科学研究所、赣州地区林业科学研究所、赣南树木园、九江市林业科学研究所、上饶地区林业科学研究所、景德镇市林业科学研究所、江西省博物馆等单位的专家、教授和林业科学工作者，根据调查结果，编写《江西森林》，于1986年由中国林业出版社、江西科学技术出版社联合出版。该书系统地论述了江西的自然地理环境，森林的自然地理分布、起源和发生发展规律及其在全国和世界森林中的地位与联系，特别是整理了江西省珍稀濒危树种，为开展植物保护提供科学依据。

山东省

1970年，为了贯彻"备战、备荒、为人民"的战略方针和"把医疗卫生工作的重点放到农村去"的指示，山东省卫生局组织编写《山东中草药手册》，由山东人民出版社出版。该书收载山东野生或栽培中草药364种，其中多数是临床常用、产量较大的中药，还有一部分为该省未加利用而在全国其他省已被利用的中药，少数为民间中草药。

同年，为了科学地综合利用穿龙薯蓣，山东省组织卫生、林业、药检等部门专业技术人员参加调查队，对昆嵛山、牙山、艾山、泰山、沂山等进行单品种的定点调查，以上产区均有穿龙薯蓣分布，但资源量有限，皂素含量低，不足以供工业开发利用。

1971年，山东省根据中共中央〔71〕26号文件关于各地要组织力量查清本地中药资源的指示，组织山东省中医药研究院等单位，对泰山、崂山、昆嵛山、乳山、徂徕山、五莲山、鲁西平原、南四湖及海滩进行普查，编写《山东省中草药资源调查报告》，通过调查获知，山东省野生及栽培中草药品种有800余种，其中植物药材700余种，动物和矿物药材100余种。

1970—1974年，为推广先进经验，促进中草药发展利用，山东省中草药展览会将巡回展出的经验汇总，编撰《中草药新医疗法验方选》（山东省中草药展览会编，1971 年）、《中药草验方选编》（山东人民出版社，1970 年）。为了进一步学习其他省的经验，1974 年 10 月，青岛海洋渔业公司职工医院节选了"全国中草药新医疗法展览会"的部分版面项目，翻印《中草药新医疗法处方集》（油印本 2 册），记载了大量的秘方验方。

1975 年 6 月，山东省革命委员会卫生局、商业局组织有关人员，深入农村，对广大群众在生产中实践中积累的中药材栽培经验进行调查和总结，编写《山东中药材栽培》（山东人民出版社，1975 年）一书。该书共收载 103 种药用植物，并附插图 66 幅。对已有栽培经验的品种，比较详细地介绍了栽培管理技术；对少数已引进试种品种，简要介绍原产地的栽培方法。此系山东省第一部对中药材栽培进行研究的专著。

1982 年，许安琪等对山东苔藓植物种类进行初步调查及标本采集，又集中对蒙山龟蒙顶及其附近的苔藓种类进行调查、标本采集及鉴定，先后发表《山东蒙山苔藓植物种类调查初报》《山东蒙山苔藓植物种类及其生态特点的调查》等论文。

4. 中南区

河南省

1981 年，河南人民出版社出版了丁宝章、王遂义、高增义主编的《河南省植物志》（1—4 册），收载河南高等植物（含药用植物，苔藓除外）197 科 1191 属 4473 种及变种。有分门、分科检索表；每科有科、属特征，分属、分种检索表；每种植物有中文名、别名、拉丁名、形态特征、分布、生长环境及主要用途等。全书配有插图 2951 幅。

湖北省

1965 年 7—8 月，湖北中医学院中医学毕业班学生 50 余人在该校专业老师带领下，前往利川县福宝山药材种植场进行药用植物资源调查、采集及访贫问苦、劳动锻炼，共 50 余天。调查范围以福宝山为中心，辐射周围地区（汪营及齐岳山）。采集制作腊叶标本 300 余号，引种常用品种如黄连、云木香、药用大黄等 10 余种至湖北中医学院药物种植场，并整理福宝山药用植物名录 600 余种。

1968 年 7 月，湖北中医学院附属医院中药班 20 余人，经湖北省卫生厅批准，在专业老师带领下，赴恩施、咸丰、利川进行为期 20 天的中药资源调查，采集标本 300 余份，编写药用植物名录 700 余种。

1968 年，湖北中医学院在神农架阳日镇办分院，组织学生调查中草药土方土法，并采集药用植物进行初加工、炮制，并编写《神农架中草药土方土法》2 册（内部资料）。

1970 年 7 月，湖北省成立薯蓣资源调查队，对全省薯蓣属药用植物资源开展全面调查，发现湖北省薯蓣属药用植物18种。

1971年，湖北中医学院开设中药专业，招收学生117人，在兴山县办学。于当年8—9月分3个班，分别在兴山县榛子乡、三阳乡及神农架大岩屋，由湖北中医学院、华中师范学院、武汉大学老师带领，开展药用植物采集与调查，共采集药用植物标本800余份，编写药用植物名录，收载药用植物1100余种。

1975年7月，湖北中医学院中药专业74级50余人在麻城县龟山进行为期2周的药用植物资源调查，采集标本400余份，编写《麻城龟山药用植物名录》。

1976年7月，湖北中医学院中药专业75级40余人在蒲圻县羊楼洞进行为期2周的药用植物资源调查，采集标本300余份，编写名录。在以上调查的基础上，湖北中医学院编纂了《中草药土方土法》，由湖北人民出版社出版。

1976—1987年，神农架药品检验所石世贵、龚山美等通过10多年的调查，于1987年6月编写《神农架中药资源名录》（内部资料，刘启宏、詹亚华审），共载药2023种，其中植物药1800种，动物药213种，矿物药及其他药10种。

1978年1月，湖北省革命委员会卫生局编写《湖北中草药志》，汇集了湖北中医学院、武汉医学院、湖北医学院、湖北省中药材公司、武汉市药品检验所及中国科学院武汉植物研究所等11家单位的调查成果，1982年由湖北省卫生局继续出版第二册。两册共计收载中草药650种，含植物、动物、矿物药。内容涉及来源（拉丁名）、药用部位、形态、分布生境、产地、采收加工、药材性状、炮制、性味、功能特点、用法用量、注意事项、应用举例、主要成分、药理、贮藏等。

湖南省

1962年，湖南人民出版社出版了《湖南药物志》第一辑。

1970年6月，为指导湖南省中草药采、种、制、用群众运动，《湖南药物志》第一辑由湖南人民出版社第2次印刷。

1970年7月，湖南省成立薯蓣资源调查队，对全省薯蓣属药用植物资源进行全面调查，共调查到湖南省薯蓣属药用植物18种。同年，编印《湖南省薯蓣资源植物图集》，记载湖南省18种薯蓣属药用植物的拉丁学名、地方名、性状、生境分布、民间用途等内容，并测定每一种薯蓣的皂苷含量。18种薯蓣属药用植物一物一图，其中前10种所附为彩图。

1972年，湖南省中医药研究所在以往工作的基础上，完成了《湖南药物志》第二辑的编辑工作，同年10月由湖南人民出版社出版。第二辑收集湖南常见中草药406种，基本沿用第一辑体例，适当增加民间应用内容。第二辑出版之后，湖南省中医药研究所继续开展该项工作，于1978年7月完成了《湖南药物志》第三辑的编写工作，1979年12月由湖南人民出版社出版。湖南师范学院生物系植物学教研室参与了标本鉴定工作，有关市县卫生局、药品检验所、医药公司与广大的基层医疗工作者、"赤脚医生"、老药农、老草医提供了大量标本和资料。第三辑共收载植物药 341 种，在沿用前两辑体例的基础上，增加了化学成分和药理作用，民间应用也相应的改为临床应用。紧接着，湖南省中医药研究所又完成了《湖南药物志》第四辑的编写工作，但未能正式出版。《湖南药物志》是第一次系统整理、研究湖南省主要中药资源的具体成果，基本掌握了湖南省主要中药资源种类，但是其中没有动物药材资源和矿物药材资源。

1975年9月，湖南省医药器材公司编印《湖南药材手册》。该书的品种以常用植物药材、动物药材、矿物药材为主，弥补了《湖南药物志》没有收载动物药材、矿物药材的缺憾，同时增加了湖南没有生产但在湖南有销售的常用药材。内容上植物药材多取自《湖南药物志》，同时增加了产新季节、销售区、包装等中药材商品学的内容。附注部分以混伪品、地方习用品的辨识内容为主。该书对指导湖南省内中药材购销具有较大意义。

1979 年，为建立自然保护区，湖南省林业厅科技教育处彭德纯多次组织中南林业科技大学、湖南师范大学、南岳树木园、湖南省林业科学研究所等单位和有关市、县林业局进行自然资源考察，采集了大量标本，极大地丰富了湖南省自然资源本底资料。主要有 1979 年新宁县舜皇山、紫云山调查，石门县壶瓶山考察；20 世纪 80 年代初期绥宁黄桑考察、桑植八大公山自然资源综合考察，桂东八面山考察，武陵源考察（包括张家界武陵源、慈利索溪峪、桑植天子山），道县千家峒考察；1986 年、1987 年沅陵借母溪考察，永顺猛洞河、小溪旅游资源考察等。这一时期，一些市县林业局的林业工作者在本地积极采集植物标本，送到大专院校、植物研究机构，对当地植物资源的调查起了重要作用。如陈日明、廖博儒、黄宏全在桑植、张家界、保靖、永顺等地采集大量标本送至中南林业科技大学和中国科学院昆明植物研究所；罗仲春、罗毅波父子在新宁县进行全面采集，标本送至中国科学院植物研究所和中南林业科技大学等单位；曹铁如在城步采集大批标本送至中南林业科技大学、湖南师范大学、华南植物研究所、广西植物研究所、四川大学等单位；杨泽永在洞口采集了大量标本送至中南林业科技大学。

1980 年 5 月至 1982 年 5 月，在湖南省科学技术委员会的资助下，湖南省中医药研究所李庚嘉、谌铁民等在湖南省蓝山县开展中药资源调查工作。调查内容包括中药资源的种类、分布，珍稀药用资源专题调查，栽培中药材产销调查，药材市场流通情况调查，民族药专题调查，民族民间单验方收集。共调查蓝山县中药资源 956 种，其中植物药资源 838 种，动物药资源 113 种，矿物药资源 5 种，其中 64 种（包括变种）当时尚无文献记载药用，54 种为各类保护动植物；辨析了蓝山县地方混淆中药材 76 种，调查了蓝山县端午药市；收集到单验方 1340 首，筛选出 734 首；1983 年 5 月，完成资料汇编，编印《湖南省蓝山县中草药资源考察与研究》。此次调查为湖南省第三次全国中药资源普查构建了基本框架，奠定了技术方法，提供了实施范例。

广东省（含今海南省）

1970年，广东省药品公司于1970年组织广东省农林水科学技术服务站经济作物队等7个单位，对南药资源进行专项勘查，发现千年健、马钱子、大枫子、沉香、安息香等野生南药资源。其后，华南植物研究所与广东省药品公司合编《常用中草药彩色图谱》出版（共3册，由广东人民出版社分别于1970年、1973年、1978年出版）。该书收载中草药765种，每种均配有彩图，记载了来源、植物形态、分布、生境、采收加工方法、商品性状、性能用途等，对研究、开发利用省内中草药资源具有重要的参考价值。该书第二册和第三册，于1980年分别获中国科学院科技成果奖三等奖。

1972—1978年，广东省医药卫生研究所、华南植物研究所和肇庆地区卫生局等单位，对紫花杜鹃资源进行专项调查，发现高要、云浮、信宜等县蕴藏丰富的资源。1978年，该项目获全国科学大会成果奖。

1974年，中国科学院华南植物研究所陈邦余、伍辉民等对西沙群岛的植物（含药用植物）与植被进行了较为详细的调查研究，编撰出版了《我国西沙群岛的植物和植被》。

1982—1983年，广州中医学院徐鸿华等与广东省药材公司韶关站梁朝晋等合作，对粤北山区的药用植物资源进行初步调查，发现粤北山区有文献未记载的野生三七、罗汉果、三尖杉等，并有夏枯草、紫花杜鹃可大量提供药用；粤北地区707种药用植物中，有430种临床疗效确切。根据粤北药用植物资源及市场调研预测，徐鸿华等撰写了《粤北山区药用植物资源合理开发利用》，推荐了23种经济价值高、医疗用药急需或紧缺的药用植物作为重点开发利用品种，并被有关部门采纳。

广西壮族自治区

1966年4—6月，广西中医药研究所罗金裕率队到上思县百包乡十万大山调查，采集标本574号。

1974年3月，广西壮族自治区革命委员会卫生局组织自治区中医药研究所、广西医学院、广西中医学院、广西壮族自治区人民医院、广西植物研究所及各地区、市卫生局等单位人员参与编写的《广西本草选编》（上、下册）一书，由广西人民出版社出版。

1974年8—9月，广西中医药研究所罗金裕率方鼎、沙文兰、陈秀香、高成芝等人对全州县药用植物进行调查，采集标本484号。

1976—1979年，由广西中医药研究所组织和技术指导、全区各地药品检验所参加的中草药资源调查工作，历时3年，深入深山老林，采集到数万份标本，进一步充实中医药所的馆藏标本。

1976年10—11月，在广西各地、市卫生人员的配合下，广西中医药研究所方鼎、沙文兰、陈秀香、高成芝、罗金裕等对钦州地区各县进行调查，采集标本2000号。

1977—1978年，在广西各地、市药品检验所及基层卫生人员参与下，广西中医药研究所方鼎、沙文兰、陈秀香、高成芝、罗金裕对全区各市、县开展调查，采集标本28641号。

1978—1979 年，为发掘祖国医药学遗产，发展少数民族科学文化，根据卫生部关于进行民族药调查整理工作的指示，在广西壮族自治区卫生厅的直接领导和各地、市、县卫生局的大力支持下，以区、地、市药品检验所为主，有关单位配合，组成民族药调查专业队，自 1978 年 5 月至 1979 年 9 月，先后在壮族、瑶族、苗族、侗族、毛南族、仫佬族、京族等 7 个民族聚居的 36 个县进行调查访问。在调查过程中，调查专业队召开各种类型的座谈会 100 多次，走访各民族民间医药人员和有一技之长的少数民族社员、干部 800 多人次，采集药物标本 3769 号，收集防治各种疾病的药方 4000 余条。在此基础上，组织有关人员对上述资料进行整理，选出部分药和方，经全区少数民族民间医药代表座谈会代表的讨论、评议、推荐，最后将各民族常用的、来源清楚的 1021 种植物、动物、矿物药材和 303 个药方整理、编写成《广西民族药简编》。

1976—1980 年，广西中医药研究所方鼎、覃德海对广西姜科植物进行资源调查，采集标本约 400 号。

1978—1992 年，广西开展大规模的中药、民族药资源普查工作，由广西壮族自治区卫生厅民族医药古籍整理办公室牵头的全区民族医药普查，收集了 3 万多条民族医药验方和一批古籍文献资料，制作了 3000 多个民族药物标本，整理出版了一批民族医药专著，在广西民族医药研究所建立了较完备的广西民族医药陈列室和民族药标本室。

1979 年 6—7 月，广西中医药研究所陶一鹏参加龙州县医药研究所调查队，采集标本 760 号。9—11 月，广西中医药研究所派专人参加弄岗综考队，采集标本 866 号。

1979—1990 年，在那坡县百合公社百南卫生站的支持下，广西中医药研究所方鼎、覃德海对该县百都乡弄化村开展调查，采集标本约 1000 号。

5. 西南区

四川省（含今重庆市）

1971年，为了贯彻落实毛泽东主席"备战、备荒、为人民"的战略方针和"六·二六"指示，进一步发掘祖国医药遗产，更好地为工农兵服务，遵循毛主席关于"中国医药学是一个伟大的宝库，应当努力发掘，加以提高"的教导，按照国务院关于"一九七一年各地应着手组织中草药药源普查工作"的指示及省、市革命委员会的要求，在重庆市卫生局的领导下，由四川省中药研究所、西南农学院、重庆市中药材公司、重庆市药品检验所、四川省重庆药剂学校、重庆市卫生学校组成重庆市中草药资源普查组，普查记录药用植物742种，其中《重庆常用草药手册》未收入的有259种，共收集单方、验方243个。

1972 年，由四川医学院、阿坝州医药公司、汶川医药公司、茂汶医药公司抽调人员组织黄连素植物资源调查。通过调查、采集，共获标本、样品90个，分属于3科4属，共15个以上植物种。

1973—1974年，由中国科学院成都生物所牵头，组织四川植被调查工作，在甘孜州采集标本7800余号，其中具有经济价值的1115种，药用植物824种，在成都生物研究所专刊《川生科技》（植被专辑）1975年第二期予以记录。

1975—1982年，为了充分反映四川中药资源状况和广大群众应用、鉴别中草药的经验，特别是"文化大革命"以来医药科研的成果，方便"赤脚医生"采、种、制、用中草药，在四川省科学技术委员会、四川省卫生局、四川省供销社的共同领导下，由四川省中药研究所、成都中医学院、四川省中药材公司等单位组织有关单位和人员，在原《四川中药志》一、二、三册基础上，重新编写《四川中药志》。全书收载中草药3000种左右，从1976年起，分册陆续由四川人民出版社出版。1979年8月，该书获四川省革命委员会科学技术委员会授予的四川省科学技术奖二等奖。

1977—1979年，阿坝州进行全州中藏药材资源普查，采制腊叶标本349科1232种，基本摸清了藏药种类、分布和蕴藏量。据调查，全州藏药蕴藏量约3.8万吨。收集整理藏紫菀等6种药材资料被《中国民族药志》收录，38个藏药方剂和34个藏药材先后编入《六省区藏药标准》和《藏药标准》。

1977—1981年，四川省科学技术委员会、省卫生局、省供销社根据全国医药卫生科研规划，将四川中草药资源普查列入四川省重点科研项目，由四川省中药研究所、四川医学院、成都中医学院与各地州科学技术委员会、卫生局、供销社等单位承担，组织111个普查队，共1243人，对全省139个县1946个公社进行药源普查。采集标本总数达67万份，收集民间单方、验方7082个，经初步整理、鉴定，共有3593种中草药，其中植物药材3207种（隶属于288科1194属），动物药材342种，矿物药材44种。发现和订正具有经济价值和学术意义的新资源34种，清理出模式标本7科14种，在此基础上编写了《四川中草药名录》。

1978年，根据国务院〔78〕34号文件"要十分注意中草药资源勘查和保护工作"的通知，荥经县抽调卫生局和中药材公司专业人员7人组成荥经县中草药资源普查队，历时5个月，采集到药物标本1004个，栽培药物标本23个，民间单验方近100个。1982年，对上述药物标本再次进行鉴定和筛选，各类药材合计611种，其中植物类578种，动物类32种，分别隶属于173个科属。

1978—1980年，乐山地区科学技术委员会、卫生局，峨眉县科学技术委员会、卫生局和四川省中药学校科技人员组成"峨眉山中药资源普查队"，原四川省中药研究所杨会全为乐山地区技术负责人，开展峨眉山中药资源普查，历时半年之久，采集标本2000多号，发现名贵药材103种。野外普查结束后，由四川省中药学校和峨眉、洪雅两县卫生学校科教人员鉴定、整理，编写《峨眉山药用植物资源》一书，收录药用植物207科1597种。

1978—1983年，成都中医学院电教中心和药用植物教研室对峨眉山中药资源进行拍摄和影片记录，于1984年制作完成峨眉山药用植物纪录片，其中曾万章、秦云程、万德光等拍摄制作的声画同步彩色幻灯片《峨眉山——药用植物的宝库》1985年获卫生部优秀教学幻灯片奖，《花——被子植物的繁殖器官》1986年获四川省教育委员会优秀教学幻灯片奖。

1979年，成都中医学院贾敏如、乔仕荣在调查峨眉山区域产的"矮茶风"后，于1980年在《成都医药》上发表论文《矮茶风的混淆品——九节龙的鉴别》。

同年，彭水县人民医院组织相关科技人员对全县药用植物分布开展调查，采得140余科1579种植物标本，其中以禾本科、蔷薇科、唇形科、菊科、伞形科、十字花科、兰科、毛茛科、蓼科、百合科、小檗科植物为主。经整理鉴定，已知入药的有1150多种，占标本的70%以上。

同年，甘孜州科学技术委员会、州卫生局、州商业局共同组织普查人员142人，对甘孜州全州18个县42个区104个公社开展中草药资源调查，调查面积5万平方千米，采集标本72863份，编写《甘孜州中草药植物名录》第一、二册，收载药用植物1539种。

1980年，峨眉山管理局徐厚义从1977年开始研究峨眉山珙桐种子繁殖，历时4年取得成功，并于1984年撰写《峨眉山珙桐的种子繁殖》一文。

1981年，中国科学院昆明植物研究所研究员吴征镒以峨眉山所产四福花为模式，建立起中国四福花新属。

同年，中国科学院成都生物研究所叶昌媛在《动物分类学报》发表论文《四川峨眉山蛙属一新种——峰斑蛙》。

同年，四川省中药学校印制《峨眉山药用植物研究（一）》。

1982年1月28日，中共四川省委书记杨超到峨眉山考察时指示：峨眉山发展速度不快，要认真研究体制问题，走社会主义企业化的道路；要停耕还林，加强自然风光建设；要把峨眉山作为乐山地区，甚至四川的苗圃基地，把乐山峨眉这一片搞成楠木化和香樟化；还要搞花卉，乐山地区的桂花、白兰花、高山杜鹃是一宗很大的财富；对社队要进行一次面对面教育，靠山吃山，吃山又要养山，关键是把群众动员起来，万众一心，扎扎实实地工作。

同年，中国科学院北京植物研究所郎楷永在对峨眉山兰科植物进行实地考察研究后，撰写论文《峨眉山兰科新植物》，发表在《植物分类学报》上。

同年，成都中医学院曾万章考察峨眉山等地石凤丹的基原植物后，在《成都中医学院学报》发表论文《石凤丹考证与鉴定》。

同年，四川省中药学校祝正银在《云南植物研究》上发表论文《峨眉山开口箭属一新种》。

1982年8月6—10日，由四川省科学技术委员会、省卫生厅、省医药局在重庆市主持召开了"四川省中草药资源普查评议会"，参加会议的有中国药材公司、四川大学、四川省自然资源研究所、西南师范学院、成都市药检所、重庆市药品检验所等省内外医药教学、生产、科研、药检等55个单位72名代表。与会代表认真审查了《四川中草药资源调查报告》、《四川中草药名录》（初稿及会议印发的技术资料，经过讨论查实，一致通过了评议书。

1982—1988 年，赵素云、李文虎和孙西对《草木便方》进行校勘考证，并结合《四川中药志》、四川省中草药资源普查资料及实物标本，重新整理出版《草木便方》。全书收载药物 508 种，附图432 幅，单方、验方 700 余个，1988 年由重庆出版社出版。

贵州省

1970 年 8 月，贵州省印江县民族中医院李光华与省战备中草药调查队袁风仪、刘慰庸重点考察梵净山南麓，采集中草药 319 种，标本 1180 余份。

1970—1973 年，贵州省组织省卫生厅、贵阳医学院、贵阳中医学院等 16 个单位 40 余名科技人员组成贵州战备及常用中草药调查队，对贵州 41 个县的 167 个区乡（镇）426 个公社进行中药民族药资源调查。查明与备战、备荒相关的药用植物有 2500 种，采集标本 932 种 9878 份，并收集了相关单方、验方 11418 个，编写成《贵州省备战备荒中草药名录》《贵州备战备荒单验方汇编》等资料。

1971—1978 年，为攻克老年慢性支气管炎，贵州省和有关省、市协作，开展了苦参的研究。贵阳医学院附属医院、贵阳市第一医院、贵阳妇幼保健医院、遵义地区医院等承担临床疗效观察，贵阳制药厂、贵阳中药厂及湄潭县人民医院药剂科等负责药品生产、剂型改革与质量标准等研究，贵阳省外各协作单位也承担了上述相关内容的交叉研究。本课题工作由贵州省防治慢性支气管炎办公室负责牵头与协调历经 8 年完成。1978 年 8 月，在贵阳召开由北京、四川等 11 个省（市）46 个单位 73 名代表参加的"苦参研究成果鉴定会"。课题协作组向鉴定会提交的论文集收载论文 43 篇，包括贵州省植物园的《黔产槐属药用植物资源》，对豆科槐属植物种质资源、植物形态、分种检索（全世界 25 种，中国 15 种，贵州产 5 种）、生境分布、藏量等做了较为系统的研究与总结；贵阳医学院及有关医疗单位对苦参化学、药理、药物代谢及治疗支气管哮喘、喘息型慢性支气管炎、粒细胞减少症等疗效观察做了较系统的研究与总结；贵阳制药厂、贵阳中药厂及湄潭县医院等对苦参素、苦参总碱片、鞣酸苦参碱片、苦参注射液、苦参素注射液及苦参结晶碱泡沫气雾剂等生产工艺及质量控制方法进行较系统的研究与总结等。

1972—1978年，为了更好地研发与合理有效地利用贵州中药民族药资源，据生产开发、科研教学、药品检验等实际需要，贵州省科学技术委员会及省林业厅等组织有关科研院校，有目的地进行专题性中药资源调查，包括贵州石斛植物资源调查、贵州薯蓣植物资源调查、贵州竹叶柴胡植物资源调查、贵州淫羊藿植物资源调查、贵州萝芙木植物资源调查、贵州岩豇豆植物资源调查、贵州黄山药等治疗尘肺药物资源调查、中药材伪品及习用品的调查等。在有关专题性中药资源调查中，有的还是跨省区、多部门并与中药资源研发密切结合的大课题，如贵州石斛植物资源。经调查，贵州药用石斛资源的原植物主要来源于兰科石斛属（*Dendrobium*）及金石斛属（*Ephemerantha*）植物，有的地县还将石豆兰属（*Bulbophyllum*）、石仙桃属（*Pholidota*）的部分植物作为石斛习用品；其主要分布于贵州黔西南、黔南、黔东南、黔西北和黔北等地，如兴义、安龙、三都、册亨、贞丰、罗甸、关岭、紫云、荔波、独山、从江、榕江、黎平、锦屏、赫章、盘县、赤水、习水等市（县）；主要有金钗石斛、铁皮石斛、环草石斛、束花石斛、流苏石斛、细叶石斛、罗河石斛、叠鞘石斛、杓唇石斛、细茎石斛、齿瓣石斛、兜唇石斛、玫瑰石斛、钩状石斛、重唇石斛、聚石斛、短棒石斛、疏花石斛、串珠石斛、大苞鞘石斛等59种，尤以赤水、习水的金钗石斛、铁皮石斛，兴义、安龙的铁皮石斛、环草石斛等最为著名。

1978年，承担贵州全省地质矿产勘查及地质灾害勘查与治理任务的贵州省地质矿产勘查局等单位，经多年对全省地质矿产的勘查，探明全省有储量的矿产60多处，约占全国探明储量矿种总数的43%；发现矿产80多种近3000个矿床或矿点，其矿产地约有900处，尤其煤、磷、铝、锰、金、锑、汞、铜、铁、铅、锌、碘、稀土、重晶石等矿产，在国内外均占有重要地位。贵州的丰富矿产不仅是冶金、化工等工业的重要原料，也是药用矿物资源，全省矿物药约有70种。除早享盛名的朱砂、雄黄等有日趋枯竭之势外，其他尚有多种矿物药，如石膏、滑石、钟乳石、炉甘石等。

云南省

1967年，西双版纳热带植物（含药用植物）园标本馆共采集、存储植物标本1.4万多份。

同年，全国疟疾防治研究领导小组（"523"领导小组）成立，在云南"523"办公室统一协调下，云南省药物研究所针对性启动抗疟中草药青蒿等的调查。

1967—1974年，西双版纳热带植物（含药用植物）园标本馆新采集标本约5700份。

1968—1970年，由昆明军区后勤部卫生部、中国科学院昆明动物研究所、云南省药材公司、云南中医学院、云南省微生物研究所、云南省药品检验所、中国科学院昆明植物研究所等单位组成中草药资源普查组，在各地的配合下进行群众性中草药普查，广泛收集民间中草药单验方。

1970—1978年，由昆明军区后勤部卫生部、中国科学院昆明植物研究所等单位在普查的基础上出版了载药572种的《云南中草药选》，各地也都编印了该书分册。

1973—1988年，中国科学院西双版纳热带植物园肖来云、普正和对云南西双版纳州桑寄生科植物（含药用植物）的种类、分布、环境及危害、传播和繁殖栽培诸方面做了调查研究，共计9属24种3变种。这些桑寄生植物共有寄主树种83科263属483种。

1974—1983年，西双版纳热带植物园（含药用植物）标本馆新采集增加标本3.4万多份。

1975年，云南省药物研究所开展"黄花蒿"资源调查和引种实验。11月，《滇南本草》整理版1—3卷出版发行。

1978年，中国科学院昆明植物研究所李恒、徐廷志等，结合高原湖泊环境保护的综合研究，对该湖的植物区系和植物群落（含药用植物）进行为期一周的调查。查明泸沽湖有维管植物32种，其中挺水植物11种，浮叶植物1种，漂浮植物2种，沉水植物18种，湖泊固有的水生植物群落主要由沉水植物组成。泸沽湖海拔较高，纬度偏北，沉水植物种类如此之多，是云南其他高原湖泊所罕见的。波叶海菜花*Ottelia acuminate* var. *crispa*（Hand. -Mazz.）H. Li是泸沽湖的特有种，在水生植物群落中占有重要地位，由于花期长，从春到秋，都可见到滨岸湖区繁星似锦的白花，颇有特色。这里品藻*Lemna trisulca* Linn. 特别丰富，在水深2—7米的区域有大量品藻漂动，由于它不漂浮于水面，只在水面以下悬浮，和金鱼藻一样，也可把它归于沉水植物，在群落结构中系层外植物。品藻是很好的鱼饵饲料，每当风浪乍起，大量品藻就被冲到湖滨沙滩上堆集在一起，家禽家畜可以随意获取。云南各大湖泊都少见品藻繁殖，仅在丽江黑龙潭和洱海附近的芦苇鱼塘中较为常见。

1979 年，怒江植物考察队在独龙江采集植物（含药用植物）标本 615 号。

同年，在云南新平发现成书于明代嘉靖四十五年（1566 年）的《明代彝医书》，这是现存最早的彝医专著，载有常用药材 1189 种，其中植物药材 871 种，动物药材 262 种，矿物药材及其他药材 56 种。

1981 年，中英植物学工作者组成大理点苍山联合考察队，中方领队冯国楣，英方领队圣·安德鲁大学植物园主任罗伯特·约翰·米切尔（Robert John Michell）。考察队在点苍山的东、西坡考察点苍山的植被和植物区系。6 月，武素功、臧穆等赴楚雄、大理、丽江、维西、贡山转独龙江考察，历时 4 个月。1981 年采集植物活体 700 余株，种子 213 包。

1981—1983 年，中国科学院植物研究所、中国科学院昆明植物研究所和成都生物研究所组成横断山脉地区植物区系调查队，对云南大理以北的横断山区 60 个县市的广大地区进行深入的调查和采集。3 年中共采集植物（含药用植物）标本 21082 号。经过整理、鉴定，分别于 1993 年和 1994 年编辑出版了《横断山区维管植物》上、下册，书中收载维管植物 219 科 1467 属 8559 种。

同年，中国科学院青藏考察队在独龙江流域及西藏察隅县东区（独龙江上游克劳洛流域）采集标本 1911 号。

西藏自治区

1973 年，噶玛群培开始撰著《甘露本草明镜》。他曾前往西藏、云南等地考察药物资源，历经近 20 年完成该书。该书约 60 万字，收集 697 种常用藏药材，其中植物药材 493 种，矿物药材 99 种，动物药材 105 种，每种药材均详细描述了科属种名、形态、生境、功效等，为西藏最有参考价值的本草书之一。

6. 西北区

陕西省

1966 年，陕西省中医研究所派出专业人员深入宝鸡、眉县、太白、凤县、黄龙等山区，参与陕西省与国家组织的民间草药调查，编写了《关于全省草药基本情况的调查》及《药材生产技术》初稿。

1969 年 1 月，中国人民解放军总医院组织医疗队到陕西延安、安康、商洛 3 个专区 31 个县，在为人民群众服务的同时，向中医、老药农学习，收集土单验方，采挖中草药 800 多种，从中选出中草药 478 种、土单验方 2970 个，编成《陕西中草药土、单、验方手册》，于 1970 年 7 月出版。

1969 年，太白县卫生局、药材公司、驻军 8352 部队卫生处、宝鸡市药品检验所等组成药源普查队，对太白县药源进行普查，编写《太白草药概要》《太白中草药》二书。

1970 年，陕西省革命委员会卫生局、商业局联合组织部分中医药科技人员、医院卫生人员、草医、药农组成中药普查队，对陕西中草药资源和防病治病应用情况进行调查，并将调查所取得的大量资料进行初步整理和研究，对一部分中草药进行重点科研试验，编纂了《陕西中草药》，由科学出版社于 1971 年出版。该书共收载中草药 576 种，附原植物、动物形态图 512 幅；书后还选编了防治常见病中草药方剂 705 个，以及植物的形态术语、采收、加工炮制常识等。同时，各有关单位还编印了不少中草药资料，例如，中国科学院陕西分院生物研究所与西北大学生物系合编《安康地区经济植物》，兰州军区后勤部卫生部编《陕甘宁中药选》，南昌市卫生局革命委员会编《战备草药手册》，镇坪县革命委员会生产组编《草药汇集》，延安地区革命委员会卫生局编《延安地区中草药》，千阳县革命委员会文卫局、商业局编《千阳中草药》，宝鸡县革命委员会卫生局编《宝鸡县中草药选》，麟游县革命委员会卫生局编《麟游中草药》，岐山县革命委员会卫生局编《岐山县中草药》，商洛地区革命委员会卫生局编《商洛地区战备中草药展览资料汇编》等。

1970—1979 年，陕西省发现了具有活血、止血等功效的三七、狮子七、蝎子七、芋儿七等草药，有力地促进了"七药"群的形成。陕西中医学院聂伯纯研究认为，自《本草纲目》收录三七以来，一个庞大的最有活力的新的"七药"群逐步形成。经调查总结，全国能定种定名的"七药"有 280 种（其中包括 27 个变种和 2 个变型，涉及 69 科 64 属），而陕西太白山区就占 176 种（种 163 个，变种 11 个，变型 2 个），涉及 50 科 12 属，说明"七药"在太白山地区分布集中且使用广泛。聂伯纯公开发表了《中国七药考略》《太白七药调查研究》等论文。

1979 年，陕西省中医药研究院刘永福等完成的《陕西动矿物药》，共收载陕西省动物、矿物药材 169 种（动物药材 119 种，矿物药材 50 种），附品 10 种，每种药物项下具体内容有本草出处、别名、来源、动物形态、生境、采收加工、药材性状、鉴别、炮制方法、贮藏、性味归经、功能主治、用量用法、附方等，并附动物形态及药材形态图93幅。该书荣获1979年陕西省科技进步奖三等奖。

1980 年 8 月，陕西省卫生厅、医药局通知淘汰停用波叶大黄等。波叶大黄等在陕西长期种植并被作为正品大黄使用，但经反复药化、药理及临床研究表明其无泻下作用，系伪品，故予淘汰停用。

1982 年 11 月，宝鸡市卫生局抽调宝鸡市中医学校、宝鸡市卫校、宝鸡市药品检验所的教学、科研人员组成了由穆毅、曾九成为组长的太白山药物资源考察队，对太白山区域（东至黑河、南至黑河及湑水河、西至太白河、北至渭河）进行考察，采集中草药标本 3000 余份 1000 多种，并经西北植物研究所鉴定，由宝鸡市卫生局组织编写了《太白山本草志》，由陕西科学技术出版社于 1993 年出版。该书载药 1445 种（未包括动物药及矿物药），基本上反映了太白山的药材资源，收集了几千年来传承下来的太白山草医药经验。经省级专家鉴定，认为该书填补了国内空白，达到了国内先进水平，推动了太白山草药的临床、科研及教学工作。

甘肃省

1970—1971 年，甘肃省卫生局组织甘肃中草药调查组，由赵汝能、张国梁、曹宗钧等 10 余人分别在全省开展调查，编写《甘肃中草药手册》1—4 册，收载甘肃省产药用植物 951 种、药用动物 87 种、药用矿物 34 种、加工类药 8 种，共计 1080 种，附图 975 幅。

1972—1983 年，赵汝能、杨永建、王定海、曹宗钧等 10 余人在甘肃各地开展调查，采集药用植物标本 4 万余份近 2000 种，编写《甘肃中药志》第一册，收载药物 300 余种。

1976—1978年，甘肃省药品检验所张彦明、张函芳、朱俊儒与丹巴、托不丹、铁不丹、江阳尼玛等采集药用植物标本3000余份1000多种，还有部分植物、动物、矿物药材样品。

青海省

1966—1973 年，青海省各地都开展了中草药群众运动。至 1973 年，青海省中草药普查工作基本结束，共调查中草药 710 种，其中农业区 480 种，稀有品种 18 种；牧业区 230 种，稀有品种 18 种。青海省和各州县都编印了一批中草药资料。1973 年，青海省药品管理检验研究所编印的《青海中草药名录》收载青海民间常用中草药，共 109 科 682 种和 49 变种，加上动物、矿物和其他类药，青海中草药资源已达 800 种左右。这些中草药以草本植物居多，具有高原植物的特点，历代中医本草学鲜有记载的。

1968—1984 年，罗达尚对川藏高原大部分地区进行调查，采集标本 6000 份，汇编《青藏高原藏药名录》，收载藏药约 2600 种；发表《青藏高原藏药植物初步研究》，分析了 191 科 682 属 2372 种的种属结构、植被类型、区系成分、形态特征、药用部位、功能主治等。

1970—1972 年，经有关医药卫生单位和专业工作者的调查研究，青海省革命委员会整理编写了《青海常用中草药手册》第一、二册，收载常用中药材 259 种。其中，第一册 1970 年出版，收载大黄等常用药材 111 种；第二册 1972 年出版，收载常用药材 148 种。

1971 年起，青海省开展青藏高原特有药物资源调查研究，农业区的湟中、湟源、民和、乐都、互助、大同、尖扎、贵德等县，牧业区的门源、祁连、玉树、果洛、河南等县都有部分基层医药工作者参加调查。

1971 年 12 月，兰州军区卫生部派专人到青海进行药源调查，并编写出版《陕甘宁青中草药选》，该书除说明中草药的性味功效外，还附有彩色插图和民间防治疾病的单验方。

1972 年 1 月，原青海省生物研究所与青海省同仁县隆务诊疗所在对青藏高原野生动、植物进行多年调查的基础上，编撰出版了《青藏高原药物图鉴》3 册。第一册、第二册收载植物药材 153 种，原植物 194 种；第三册收载动物药材 77 种，对药用动、植物做了较为翔实的论述。

1974—1977 年，青海省铁卜加草原改良试验站从青海湖西岸采集的标本中选出 141 种有药用价值的植物，于 1974 年编印《青海湖西区药用植物》一书。青海医学院组织科技人员，于 1977 年编印了《青海省中草药野外辨认手册》。

宁夏回族自治区

1969 年，邢世瑞等 9 人组成的药材资源普查队，对泾源县进行深入调查，采集药用植物标本5000 余份 290 余种（见图 7-2-2）。

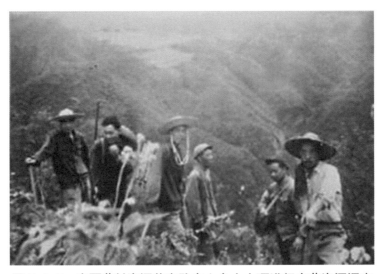

图 7-2-2　宁夏药材资源普查队在六盘山山顶进行中药资源调查

1970 年，银川举办了"宁夏中草药展览会"，各县均采集了当地的药用动、植物标本，并报送参加展览会的资料，展览会共展出中草药 300 种。

1971 年，宁夏卫生局抽调邢世瑞、王愚、马德滋等组成《宁夏中草药手册》编写组，根据历次资源调查和 1970 年"宁夏中草药展览会"的资料，编写出版《宁夏中草药手册》。该书包括 3 部分内容：其中中草药一般知识部分概括介绍认药、采药、制药和用药的一般知识；中草药部分收载地产中草药 422 种，每种按来源、别名、植物形态、生境分布、采收加工、性味功能、主治用法等顺序编写，并附黑白图和 50 页彩色植物图；附录部分收载植物形态名词解释、拉丁名和中文名索引。这是中华人民共和国成立以来，首部反映宁夏中药资源的专著。但是该书是在宁夏中药资源未进行全面调查的情况下编写的，因此收载的内容有一定的局限性。

同年，宁夏中医学校编写出版《宁夏常见病验方选编》，收载民间验方 900 余条，记载了人民群众利用当地中草药防病治病的丰富经验，疗效显著的主要有铁棒锤、红三七、铁心甘草、长虫草、狗肠草（黄花铁线莲）、脓疮草、小蓝雪花、毛香（鼠曲草）、骆驼蓬、鸡冠草、鸡毛狗、白鲜皮、祖师麻、寄马桩、羊奶角角（鹅绒藤）等。

1972—1974 年，宁夏卫生局委托宁夏药品检验所组织卫生、商业、林业等部门的 30 余名科技人员，组成宁夏中药资源普查队，由郭赢洲、邢世瑞任正、副队长，深入六盘山、贺兰山、罗山、南华山等主要山区和引黄灌区的部分县市，进行了规模较大的药材资源普查，查出宁夏有中药资源 673 种（以来源计），其中药用植物 610 种，药用动物和矿物 63 种，并编写《宁夏六盘山药用植物名录》和《宁夏药用植物名录》。这次普查工作在 1979 年宁夏医药卫生科技大会上荣获科研成果奖三等奖。

新疆维吾尔自治区

1973—1975 年，新疆维吾尔自治区人民政府组织卫生厅、畜牧厅、中国科学院新疆分院、新疆军区后勤部卫生部等有关部门开展中药资源调查，下属药品检验所、药材公司、新疆中医医院、军区后勤部卫生部药械处等专业部门和单位组织专业队伍，广大基层"赤脚医生"、中医药人员、部队卫生员积极参加，上山下乡，采集制作中草药标本，收集民间验方。

1975 年，新疆维吾尔自治区卫生厅、中国科学院新疆生土所、新疆军区后勤部卫生部在群众性中草药运动基础上，共同编写出版了《新疆中草药》，由新疆人民出版社等出版。该书收载新疆地产中草药 430 种，原植物 348 种，其中药用植物 297 种，药用动物 30 种，药用矿物 21 种，并附药材基原彩图 323 幅。

1974—1976 年，新疆伊犁地区科学技术委员会与卫生局组织中草药普查组，开展伊犁地区药用资源调查。在普查基础上，编撰《伊犁中草药手册》，收载伊犁地区中草药 386 种，其中植物药材 353 种，动物药材 29 种，矿物药材 4 种，并附药材基原彩图 382 幅。

评述

　　第二次全国中药资源调（普）查是遵照毛泽东主席"把医疗卫生工作的重点放到农村去"，为广大农民服务，解决农村缺医少药困境的指示而进行的。20 世纪 70 年代，全国上下掀起一场轰轰烈烈的中草药群众运动，推广"一根针（针灸）、一把草（民间中草药）"和"四制"（即自种、自采、自制、自用中草药），不花钱、少花钱。医疗队下乡或下派至基层医院为农村基层群众看病。在群众性中草药资源普查的基础上，编写各种形式的中草药手册，举办规模不一的展览会，并将所有的资料汇集，编著成高水平的《全国中草药汇编》和《中药大辞典》。这次中药资源普查参与的人员较多、地域较广、普及性强，但研究的水平有限，所用的调查方法传统，缺乏仪器设备。

第三节　第三次全国中药资源调（普）查

一、概述 ⌄

　　1982年12月28日，国务院常务会议做出了关于"对全国中药资源进行系统地调查研究，制订发展规划"的决定，随后进行了中华人民共和国成立以来规模最大且最全面的第三次全国中药资源普查。这次普查从1983年开始，对全国80%以上国土面积进行全面系统调查，内容包括中药资源种类和分布、数量和质量管理、中药区划和中药资源开发保护等。通过普查，出版了"中国中药资源丛书"，包括《中国中药资源》《中国中药资源志要》《中国中药区划》《中国常用中药材》《中国药材资源地图集》《中国民间单验方》等。这期间及随后的一段时间，卫生部、国家科学技术委员会等部委以及各地所组织的中药资源调查，也获得诸多成果，如《中国药用动物志》（1979年、1983年）、《中国民族药志》（1984年）、《中国矿物药》（1988年）、《新华本草纲要》（1988年）、《中国道地药材》（1989年）、《中药资源学》（1993年）、《中国神农架中药资源》（1994年）、《常用中药材品种整理和质量研究》（1994—2003年）、《中国本草彩色图鉴·常用中药篇》（1996年）、《中华本草》（1999年）、《贵州苗族医药研究与开发》（1999年）、《分子生药学》（2000年）、《中国药用动物养殖与开发》（2002年）、《中国民族药志要》（2005年）。

　　开展第三次全国中药资源普查，既充分体现党和国家对广大农村及城乡人民健康的关心，对中国传统医药的高度重视与大力扶持，也有力地促使该时期中药资源调（普）查获得丰硕的成果与极其可观的成效，有力地促进人民卫生事业、山乡经济和中药产业的蓬勃发展。从1978年党的十一届三中全会确定改革开放至2010年期间，我国30多年来的中药资源调（普）查无论从其广度或深度上都取得了卓著的成效，深刻体现了中药资源既是我国独特的战略资源、文化资源，又是世界上新药研发的优势资源和经济资源。

二、中药资源调（普）查与成果

（一）第三次全国性中药资源调（普）查概况

1983—1987 年，遵照国务院 1982 年 12 月 28 日《国务院常务会议纪要》（45 期）第九条"关于中西药品生产和供应问题，请国家经委牵头，国家计委、农牧渔业部、卫生部参加，对全国中药资源进行系统地调查研究，制订发展规划，把产区定下来，然后召集有关县的领导开个会，由农牧渔业部下达生产任务，有关部门要做好生产和加工的技术指导，价格低的可适当提高"的指示精神，由国家经济委员会牵头，经协商，由国家医药管理局、农牧渔业部、卫生部、中国科学院、林业部、对外经济贸易部、国家统计局派人组成"全国中药资源普查领导小组"，国家医药管理局为组长，农牧渔业部、卫生部为副组长，全国中药资源普查领导小组办公室设在国家医药管理局所属的中国药材公司，负责领导全国中药资源普查的具体工作。这是中华人民共和国成立后，规模最大、最为系统且全面的中药资源普查，亦称之为"第三次全国中药资源普查"。

这次全国中药资源普查有以下 10 个特点。

1. 加强领导，组建各级普查机构

1983 年 4 月 2 日，国家经济委员会下发《关于开展全国中药资源普查的通知》〔经医（1983）310 号〕（见图 7-3-1），对国务院 1982 年 12 月 28 日《国务院常务会议纪要》（45 期）第九条指示精神，以及从 1983 年开始统一部署的开展全国中药资源普查的目标、任务、意义和组织机构等都进行了传达后，还特别指出此次"中药资源普查工作涉及部门多，任务重，技术性强。为了有组织、有领导地进行工作，请省、市、自治区人民政府加强领导，组织有关部门参加，指定牵头单位，成立省、市、自治区中药资源普查领导小组，设办事机构，统一部署。根据全国中药资源普查领导小组提出的资源普查工作方案，制定本省、市、自治区普查规划，普查工作以县为单位进行"。通知还指出"鉴于我国家生和野生动植物药材属性杂、品种多、药用量大小不同等特点，普查范围应以常用的药材（包括常用民族药）为主。当前要重点抓好紧缺脱销品种的资源普查。"根据通知要求，各省（区、市）、市（地、州、盟）、县（市、区、旗）都要成立相应的中药资源普查领导小组及中药资源普查领导小组办公室（以下简称"普查办"）等机构，并聘请当地中医药学、动植物分类学、中药鉴定学、资源学、林学、矿产学、生态学等与中药资源相关的专家组成专家咨询或顾问组，指导中药资源普查工作，并切实加强领导，以县（市、区、旗）为单位进行中药资源普查。

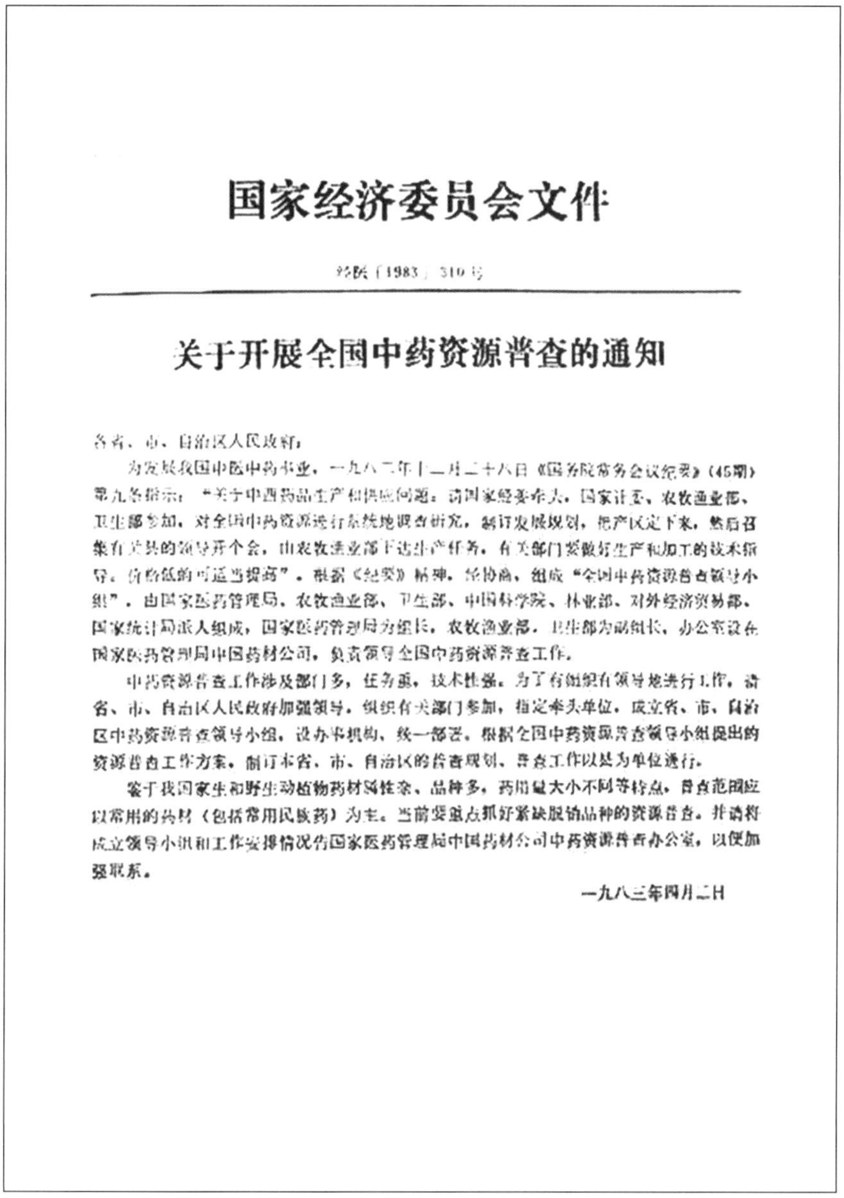

图 7-3-1 《关于开展全国中药资源普查的通知》

2. 明确任务，制定普查实施方案

1983年7月11日，国家医药管理局、农牧渔业部、卫生部、对外经济贸易部、林业部、中国科学院、国家统计局联合发出了《关于下达全国中药资源普查方案的通知》〔（1983）国药联材字第310号〕，对全国中药资源普查的目的意义、普查范围、普查步骤、普查办法都作出明确规定与要求（见图7-3-2），指出"全面开展中药资源普查，不仅对解决目前供应紧缺有重要作用，而且对今后有计划地发展生产，开发利用边疆山区少数民族地区的中药资源，保证国内药用，扩大外销，增加当地人民收益有着深远意义"。对普查范围提出了全国中药资源品种的具体名单：家种药材有当归、白芍、生地、川芎、山药等50种，家野兼有药材有知母、贝母、杜仲、丹参、海马等82种，野

国家医药管理局
农牧渔业部
卫生部
对外经济贸易部 文件
林业部
中国科学院
国家统计局

(83)国药联科字第310号

关于下达全国中药资源普查
方 案 的 通 知

各省、市、自治区人民政府:

根据国家经委经医（1983）310号《关于开展全国中药资源普查的通知》精神，经全国
中药资源普查领导小组研究提出全国中药资源普查工作方案，现随文发出。各省、市、自治
区可参照全国中药资源普查方案，按照当地的情况制订本省、市、自治区的普查规划和具体
方案，并报全国中药资源普查办公室备案。

中药资源普查所需经费，由各省、市、自治区中药资源普查领导小组申请当地财政部门
协助解决。

为了进一步开展中药资源普查工作，望各省、市、自治区尽快组织，具体落实。

附件：全国中药资源普查方案

一九八三年七月十一日

图7-3-2 《关于下达全国中药资源普查方案的通知》

生药材有功劳叶、五加参、旋覆花、白头翁等228种，共计360种。各省（区、市）可按其实际在此基础上再制定，并要求按下达的普查范围、步骤、方法等，制定各省（区、市）的普查方案上报。

3. 加强培训，外业内业普查并重

中药资源普查是一项多学科且技术性强的系统工程。各省（区、市）普查办应根据普查各阶段工作的需要，对各级普查人员结合实际与现场培训等不同方式，进行外业普查（如标本采集、样方测产等）和内业普查（如标本制作、资料整理等）技术培训，并要求各级普查办应做好年度或不同时期的技术培训计划、培训考核及培训总结。

4. 巡回检查，点面结合抓好典型

中药资源普查过程中，紧紧依靠各级领导、专家教授、巡回检查、督导结合，并注意发现与抓好典型，点面结合地进行工作。加强与各省（区、市）等普查办的联系，结合各省（区、市）等普查办在全省普查工作的实际，定期或不定期到各省（区、市）等地巡回检查与交流经验，发现典型，点面结合，相互学习，相互促进，有效地推进中药资源普查工作的开展。

5. 内业为重，抓住特色认真总结

中药资源普查过程中，特别是普查后期，要在普查外业扎实工作的基础上，以内业为重点，做好标本制作（含腊叶、浸渍、药材标本等）、鉴定分类、标本管理、资料搜集、表格填报、资料编审（含工作报告、技术报告、名录编审、专题报告、简报通报等）、图表展件、影像资料、电脑输存、整理归档等工作。要认真总结，特别要注意抓住特色，切实且认真地做好中药资源普查总结工作。

6. 认识药材，揭示药材真伪优劣

中药资源普查过程中，应高度认识与反思中医药在发展过程中出现的种种问题，自觉地认识为何至今对中医中药既有相左的认知论争，也有长期不断努力清除但却因生产或市场等原因导致的庸医害命、假药杀人的危害！应在文化自觉、文化自信、自觉反思、自信反省中树立具有高尚人文科学属性的中国传统医药文化及其崇德尚诚之美。在中药资源普查中敢于大胆暴露中药生产、中药市场等所出现的"假、丑、恶"，奋力鞭挞有违"救死扶伤，济世活人"的种种不法行为，将中医药的本体观、价值观、道德观与中医药文化的核心价值"仁、和、精、诚"，以及尊重生命、敬畏生命、爱护生命，贯穿在待患若亲、动须礼节、举乃和柔、勿自妄尊、诚信笃实、不可矫饰等"医乃仁术"理念之中，以多种方法、多种形式教会老百姓、教会更多人辨识药材，揭示药材真伪优劣。

7. 突出特色，调查民族民间方药

中药资源普查过程中，应高度认识与重视民族医药、民族民间方药的调查研究。民族药系具有不同文化背景的民族传统用于预防、治疗和保健的天然药物。民族药的起源、形成和发展与民族文化、信仰、环境生态密切相关。传统医药知识是在特定的自然环境条件和历史文化背景下，人类社会与自然界相互作用的产物。中国是由56个民族组成的多民族国家，各个民族都在长期与自然界及疾病的斗争中，积累了自己丰富多彩且别具特色的民族医药，共同构成了中华民族的传统医药体系。民族医药是中国乃至世界医药科学的重要组成部分，是中国和世界优秀文化的瑰宝。我国的民族药则是指以藏族、维吾尔族、蒙古族、苗族、傣族、彝族、土家族等少数民族医药理论为指导的药物及其制品。此次普查应结合各地实际，有重点地进行民族医药（如藏医药、维医药、蒙医药、

彝医药、苗医药、傣医药、土家医药等）及民间方药调查，为研究开发特色突出的民族药物及其制品、大力发展民族医药打下基础。

8. 系统研究，制定区划发展规划

在中药资源普查过程中，切实加强对中药材生产及其自然资源与自然条件、社会经济条件的相关性，以及生态环境、地质背景和区域分异等规律的认识与利用等系统调查。中药材生产"应按中药材产地适宜性优化原则"，"因地制宜，合理布局"，充分体现中药材规范化、标准化、规模化、品牌化与中药区划、地道药材紧密结合的相关性。中药区划是发展中药生产及合理开发护育中药资源的重要基础。其基本方法与主要内容是在中医药理论指导下，充分运用中医药学、本草学、生态学、生物分类学、农业区划学、气象学、地质学、矿物学及系统工程学等有关学科的理论和方法，研究中药资源的分布规律及其动态变化的有效途径与措施；研究中药生产的合理布局及其结构调整，以及客观经济规律和中药生产布局规律的关系与制约；研究中药（特别是地道药材和常用大宗药材）的生态适宜区与生产适宜区，以及中药区域分布和区域特征的形成与发展；研究中药区划与自然区划、农业区划等相关区划的相关性；研究中药产业发展规划和相关产业发展规划的关系等。在全国中药资源普查中，各省（区、市）、市（地、州、盟）、县（市、区、旗）都应进行中药区划的研究与建立，为全国中药区划奠定坚实基础。在此基础上，注意突出区划的地域性、综合性、宏观性三大特征，正确处理历史与现状、区划与规划、中药区划与农业区划及行政区划等关系，综合考虑所有相关因素，为逐步实现中药材规范化、标准化、区域化、专业化、规模化与品牌化生产及其发展规划提供科学依据，进而做好"中国中药区划"的研究与建立，以及研究制定各级中药发展规划。

9. 认真总结，层层验收展示成果

中药资源普查在地方党委政府支持下，紧紧依靠广大群众，做好宣传，明确目标任务，制定验收标准；严格按照全国中药资源普查领导小组及其办公室的具体部署和要求，严格按照普查准备、野外普查、内业工作及总结验收4个阶段，进行全面且系统的普查与验收；认真而切实地做好普查总结，由县（市、区）到市（地、州），再到省（区、市）层层验收，并举办各具特色、多种形式、老百姓喜闻乐见的展览，以宣传中药、展示成果。

10. 永葆丰盈，薪火相传玉汝于成

从1983年起，在各级党和政府的关心支持下，在中医药界及广大群众的参与下，中药材从业人员历尽艰辛，开展全国中药资源普查。此次普查历时5年，共有4万多人参加，他们跋山涉水、栉风沐雨，对全国80%以上的国土进行实地调查，取得了大量第一手资料，采集了近200万份标本、

药材样品，收集了 10 多万个民族民间单验方，完成了中华人民共和国成立以来，规模最大且最全面系统、广泛深入的一次全国性中药资源普查。

在全国各省（区、市）中药资源普查基础上，全国中药资源普查领导小组办公室又组织全国中医药、药材部门以及科研、测绘等单位的有关专家教授及科技人员，组成中国中药资源组（江苏省植物研究所袁昌齐任组长）、中国中药资源志要组（陕西省中医药研究所张志英任组长）、中国中药区划组（贵州省中药研究所冉懋雄任组长）、中国常用中药材组（中国药材公司张惠源任组长）、中国民间单验方组（陕西省中医药研究所朱海玉任组长）及中国中药资源地图组（中国药材公司张惠源任组长）等专题组，又用了 5 年时间，对全国中药资源普查所取得大量资料及标本等，进一步加以收集汇总、整理归档、妥善保管、研究分析、编辑修纂，终于编著（绘制）了一套大型"中国中药资源丛书"。同时，在北京举办了"全国中药资源普查成果展览"，于 1995 年 3 月 22 日接受国家科学技术委员会等有关部门及专家组的检查验收与申报成果鉴定，更让中国医药这一伟大宝库的重要组成部分——中国中药资源永葆丰盈，薪火相传玉汝于成。

（二）第三次全国性中药资源调（普）查标志性成果

第三次全国中药资源普查成果丰硕，标志性成果主要为编纂并由科学出版社出版的"中国中药资源丛书"，并获国家科技进步奖二等奖。

现将"中国中药资源丛书"各分册主要内容简述如下。

1.《中国中药资源》

该书从总揽全局的角度，简要介绍我国中药资源的种类、分布、蕴藏量和产量、开发利用的历史和现状、资源保护管理和发展战略研究等。

该书共分绪论、中药资源种类、中药资源分布、中药资源蕴藏量和产量、中药资源开发利用、中药资源保护和管理、中药区划及区域开发战略等 7 章。

经普查统计，我国的中药资源种类有 12807 种（含种下分类单位）。其中，药用植物占全部种类的 87%，药用动物占 12%，药用矿物不足 1%（见表 7-3-1）。

表 7-3-1 中药资源分类统计

类 别	科 数	属 数	种 数
药用植物	383	2309	11146
药用动物	395	862	1581
药用矿物	—	—	80

我国药用植物有 11146 种（包括 9933 种和 1213 种下单位）。其中，藻类、菌类、地衣等低等植物 459 种，分属 91 科 188 属；苔藓、蕨类、种子植物等高等植物 10687 种，分属 292 科 2121 属。我国药用动物有 1581 种和种下单位（不含亚种），分属 11 门 33 纲 141 目 415 科 861 属。其中，陆栖动物 330 科 720 属 1306 种，海洋动物 85 科 141 属 275 种。药用动物中以脊椎动物门占较大优势，约占 62%。脊椎动物中的圆口纲、软骨鱼纲和硬骨鱼纲泛称鱼类，药用鱼类有 104 科 232 属 412 种。其中，海洋鱼类 83 科 145 属 262 种，占药用鱼类的 60% 以上。我国有药用矿物 12 类 80 种（原矿物）。

该书在中药资源调查基础上，发现我国不同地域的自然植被及动、植物分布存在很大差异。因此，按照我国不同自然环境条件讨论了中药资源分布；还以长白山、太白山、峨眉山、梵净山、神农架、黄山、鼎湖山、贺兰山、天山为例，讨论了我国中药资源的垂直地带性分布；并以行政区域为单元，将普查结果分为华北区、东北区、华东区、中南区、西南区、西北区等，对各省（区、市）的中药资源分布情况进行分述。

我国中药包括中药材、饮片和中成药，而中药材又是饮片和中成药的原料。据调查，全国用于饮片和中成药的药材有 1000—1200 种。其中，野生中药材种类占 80% 左右；种植药材种类占 20% 左右。在全国应用的中药材中，植物类药材有 800—900 种，占 90%；动物类药材有 100 多种；矿物类药材有 70—80 种。

经调查，中药资源显著的地域性决定我国各地生产、收购的药材种类不同，各地用药习惯不同，所经营的中药材种类和数量亦不同。全国各地生产、收购的中药材种类各具特色，构成了中药材区域化的模式。我国黄河以北的广大地区，以耐寒、耐旱、耐盐碱的根及根茎类药材居多，果实类药材次之。长江流域及我国南部广大地区以喜暖、喜湿润种类为多，叶类、全草类、花类、藤木类、皮类和动物类药材所占比重较大。我国北方各省（区、市）收购的家种、野生药材一般在 200—300 种；南方各省（区、市）收购的家种、野生药材在 300—400 种。东北地区种植（饲养）种类以人参、鹿茸、细辛为代表，野生种类以黄柏、防风、龙胆、蛤蟆油等为代表；华北地区的种植种类以党参、黄芪、地黄、山药、金银花为代表，野生种类以黄芩、柴胡、远志、知母、酸枣仁、连翘等为代表；华东地区种植种类以贝母、金银花、延胡索、白芍、厚朴、白术、牡丹皮为代表，野生种类以蝎子、蛇类、夏枯草、蟾酥、柏子仁等为代表；华中地区种植种类以茯苓、山茱萸、辛夷、独活、续断、枳壳等为代表，野生种类以蜈蚣、龟甲、鳖甲、半夏、射干为代表；华南地区种植种类以砂仁、槟榔、益智、佛手、广藿香为代表，野生种类以何首乌、防己、草果、石斛、穿山甲、蛤蚧等为代表；西南地区种植种类以黄连、杜仲、川芎、附子、三七、郁金、麦冬等为代表，野生种类以麝香、川贝母、冬虫夏草、羌活为代表；西北地区种植种类以天麻、杜仲、当归、党参、枸杞子等为代表，野生种类以甘草、麻黄、大黄、秦艽、肉苁蓉、锁阳等为代表。海洋药物以昆布、海藻、石决明、牡蛎、海马等为代表。经调查，我国常用药材有 500 多种，地道药材 200 种。全国已建立中药材生产基地 600 多个，人工种植的药用植物有 250 多种，种植面积已达 40 万公顷。

我国中药材的大多数品种，在全国范围内经营调拨。全国药材系统每年都要举办全国药材商品交流会，交流的中药材一般在 800—1000 种，最多达 1200 种。全国经营的药材品种中，常用药材有 500—600 种，少常用药材 200 种左右，不常用药材约 100 种，还有少数冷门药。从各地经营规模来看，北京、天津、上海、广州等大城市一般为 700—800 种，中小城市一般在 500—600 种，县及县以下为 300—400 种。上海是我国经营药材品种较多的地区，据记载，最多时达 1070 种。

我国是个多民族的国家，各民族人民在长期与疾病做斗争、维系民族生存繁衍的过程中，以各自的生活环境、自然资源、民族文化、宗教信仰等为根基，创立了具有本民族特色的医药体系。经调查，我国民族药十分丰富，有 4000 多种。

民间药也称草药，多在民间广为使用，是中药资源应用的初级阶段，也是商品药材产生的基础和源泉。经调查，我国现有商品药材 1000 余种，占全部中药资源的 10% 以上；其余 85% 以上的品种都属民间药和民族药。许多省区对本地民间药做了调查统计，河北的中药资源中，商品药材占 13%，民间药占 87%；江苏的中药资源中，65% 的种类属民间药；浙江民间药有 1171 种，占 62%；广西民间药则占 80% 以上。经调查，发现我国民间药在长期的应用实践中，有的民族还形成了各自的特色与优势。据有关单位初步调查，陕西省的太白草药习惯上以"七"字命名，称为"七药"，太白山地区以"七"字命名的草药有 104 种。桃儿七、红毛七、芋儿七、长春七、金牛七、朱砂七、太白三七和钮子七等 8 味药，被称作"八大金刚"，是太白草药中的要药。"七药"的含义有多种解释，一曰七药功效类如三七，故名；二曰七药长于治五劳七伤而谓之；三曰七药合金疮如胶似漆（"漆"与"七"同音，借音寓意）。还有的认为，七药者，草药之概称。在七药中，还有称桃儿七为七药之"王"，红毛七为七药之"国老"。不论哪种解释，都说明"七药"不仅有广泛的群众基础，而且有一定的用药理论。

2.《中国中药区划》

该书分绪论、总论、主要药材适宜区分析和分区综述等篇章论述。首次以我国自然条件、社会经济条件与中药材生产特点为依据，在研究总结中药资源分布规律、区域优势和发展潜力的基础上，按照地域区间的差异性和区内相似性，本着因地制宜、扬长避短地发展中药生产及合理开发利用与保护抚育中药资源的原则，以地道药材为主进行区域划分。在对"中国中药区划"进行论述的基础上，还对我国中药区域开发与战略发展进行研究讨论，并选择具有明显区域分布特色的代表药材，如川贝母、肉苁蓉等 28 种野生药用植物和黄芪、三七等 40 种家种药用植物，深入而具体地进行其适宜区分析。该书特别注意突出"区划"的地域性、综合性、宏观性三大特征，正确处理历史与现状、区划与规划、中药区划与农业区划及行政区划等之间的关系，综合考虑所有相关因素而研究并建立了"中国中药区划"。

我国的"地道药材"集中显示了中药区划的特点。从某种意义上讲，中国历代本草对地道药材的记述，正是朴素而原始、生动而实用的中药区划，是中华民族祖先以中药为对象进行地域分异规律研究与认识的成果。至今，诸如"川广云贵，南北浙怀，秦陕甘青"等地所产的地道药材，以及我国中药行业祁州"十三邦"和樟树等"四大药市"，仍为中药的"脊梁"，在中药市场占有举足轻重的地位。实践证明，地道药材反映出的科学内涵与中药区划有着紧密的内在联系，研究中药区划与中药材规范化基地的合理布局，以地道药材为主体的研究方法与遵循原则是切实可行的，这也是对以地道药材为主体的中药品种理论的深入研究，是对中药生产合理布局和中药资源开发利用、保护抚育与可持续利用客观规律的生动反映。

"中药区划"与"中国中药区划"的研究建立，充分体现了"首在调查，贵在综合，重在协作，功在实用"的区划过程。这是发展中国社会主义中医药事业和人类保健康复、防病治病的需要，是祖国医药学继往开来和对中华人民共和国成立以来药材生产实践经验教训认真总结的迫切需要，是中药材规范化种植（养殖）与规范化生产基地建设和中药资源合理开发利用的迫切需要，中药材生产"应按中药材产地适宜性优化原则"，"因地制宜，合理布局"。

此次全国中药资源普查"由下而上"（即由县区至地，至省市，再至全国）研究与建立的"中国中药区划"，填补了全国农业区划体系和中药业的一项空白，是此次中药资源普查的一个创举。这是中医药学、农学、生态学、地理学、矿物学等多学科及中药业、农业、区划、经济等多部门协作研究的成果，也是全国中药资源普查的重要成果之一。其有利于中药资源的合理开发、保护与中药材生产的分区规划、分类指导、有效实施，有利于按市场机制配置中药材生产与流通资源，创造更好的社会效益、经济效益和生态效益，从而促进中医药事业的发展。

中药区划与中药材规范化生产基地布局的研究实施，充分体现了中药材生产与中药资源地域分异规律、地道药材与地道产区特色，并提出中药生产与中药资源开发护育的总体布局和商品基地建立的设想。中药材规范化生产基地建设在总体布局与药材产地选择上，遵守"地区性、安全性、可操作性"原则。在引种药材时遵循气候"相似性"原理，通过实验研究，确定生产基地。药材种植（养殖）开发以地道药材产区为主，野生药材保护抚育切实提高资源转化率和建立资源保护区，特别是加强开展濒危药用动植物资源保护与可持续利用研究，不断寻找新品种、扩大新资源及其药用部位，提高商品率与开发新药的水平。

在具体研究与建立各级中药区划时，按照"中药材生产条件的相对一致性，中药材生产特点的相对一致性，中药材生产发展方向、途径、措施的相对一致性，中药区划与农业区划的相协调，不同等级中药区划的相衔接，保持一定的行政区划单元的完整性"6条基本依据分区。分区命名采用"二级分区系统法命名":一级区主要反映各中药区的不同自然、经济条件和中药资源开发利用与中药生产的主要地域差异;在同一级区内,又根据中药资源优势种类及其组合特征和生产发展方向与途径的不同划分二级区。一级区、二级区均采用"三段命名法命名":一级区为地理方位+热量带+药材发展方向;二级区为地理位置+地貌类型+优势中药资源品种名称(地理位置+地貌类型,通常采用地理简称来代替)。

按"中国中药区划"的分区系统,共划分成为 9 个一级区和 28 个二级区。

Ⅰ 东北寒温带、中温带野生、家生中药区

Ⅰ₁ 大兴安岭山地赤芍、防风、满山红、熊胆区

Ⅰ₂ 小兴安岭、长白山山地人参、黄柏、五味子、细辛、鹿茸、哈士蟆区

Ⅱ 华北暖温带家生、野生中药区

Ⅱ₁ 黄淮海辽平原金银花、地黄、白芍、牛膝、酸枣仁、槐米、北沙参、板蓝根、全蝎区

Ⅱ₂ 黄土高原党参、连翘、大黄、沙棘、龙骨区

Ⅲ 华东北亚热带、中亚热带家生、野生中药区

Ⅲ₁ 钱塘江、长江下游山地平原浙贝母、延胡索、菊花、白术、西红花、蟾酥、珍珠、蕲蛇区

Ⅲ₂ 江南低山丘陵厚朴、辛夷、郁金、玄参、泽泻、莲子、金钱白花蛇区

Ⅲ₃ 江淮丘陵山地茯苓、辛夷、山茱萸、猫爪草、蜈蚣区

Ⅲ₄ 长江中游丘陵平原及湖泊牡丹皮、枳壳、龟甲、鳖甲区

Ⅳ 西南北亚热带、中亚热带野生、家生中药区

Ⅳ₁ 秦巴山地、汉中盆地当归、天麻、杜仲、独活区

Ⅳ₂ 川黔湘鄂山原山地黄连、杜仲、黄柏、厚朴、吴茱萸、茯苓、款冬花、木香、朱砂区

Ⅳ₃ 滇黔桂山原丘陵三七、石斛、木蝴蝶、穿山甲区

Ⅳ₄ 四川盆地川芎、麦冬、附子、郁金、白芷、白芍、枳壳、泽泻、红花区

Ⅳ₅ 云贵高原黄连、木香、茯苓、天麻、半夏、川牛膝、续断、龙胆区

Ⅳ₆ 横断山脉、东喜马拉雅山南麓川贝母、当归、大黄、羌活、重楼、麝香区

Ⅴ 华南南亚热带、北热带家生、野生中药区

Ⅴ₁ 岭南沿海、台湾北部山地丘陵砂仁、巴戟天、化橘红、广藿香、安息香、血竭、蛤蚧、穿山甲区

Ⅴ₂ 雷州半岛、海南岛、台湾南部山地丘陵槟榔、益智、高良姜、白豆蔻、樟脑区

Ⅴ₃ 滇西南山原砂仁、苏木、儿茶、千年健区

Ⅵ 内蒙古中温带野生中药区

Ⅵ₁ 松嫩及西江河平原防风、桔梗、黄芩、麻黄、甘草、龙胆区

Ⅵ₂ 阴山山地及坝上高原黄芪、黄芩、远志、知母、郁李仁区

Ⅵ₃ 内蒙古高原赤芍、黄芪、地榆、草乌区

Ⅶ 西北中温带、暖温带野生中药区

Ⅶ₁ 阿尔泰、天山山地及准噶尔盆地伊贝母、红花、阿魏、雪莲花、马鹿茸区

Ⅶ₂ 塔里木、柴达木盆地及阿拉善、西鄂尔多斯高原甘草、麻黄、枸杞子、肉苁蓉、锁阳、紫草区

Ⅶ₃ 祁连山山地秦艽、羌活、麝香、马鹿茸区

Ⅷ 青藏高原野生中药区

Ⅷ₁ 川青藏高山峡谷冬虫夏草、川贝母、大黄、羌活、甘松、藏茵陈、麝香区

Ⅷ₂ 雅鲁藏布江中游山原坡地胡黄连、山莨菪、绿绒蒿、角蒿区

Ⅷ₃ 羌塘高原马勃、冬虫夏草、雪莲花、熊胆、鹿角区

Ⅸ 海洋中药区

Ⅸ₁ 渤海、黄海、东海昆布、海藻、石决明、海螵蛸、牡蛎区

Ⅸ₂ 南海海马、珍珠母、浮海石、贝齿、玳瑁区

3.《中国中药资源志要》

该书根据全国中药资源普查的资料和有关文献收载我国药用资源 12694 种，其中药用植物 383 科 2313 属 11020 种，药用动物 414 科 879 属 1590 种，药用矿物 84 种。

书中收载的种类，按各自的分类系统排列，属及属以下以学名的拉丁字母为序。药用植物中藻类、菌类、地衣、苔藓植物采用国内常用分类系统；蕨类植物采用秦仁昌（1978）分类系统；裸子植物采用郑万钧（1978）分类系统；被子植物采用恩格勒（1964）分类系统。药用动物采用约翰逊（1977）分类系统排列。药用矿物按化合物属性归类。每个资源种下列有中药名、地方名（每种不超过 5 个）、分布、生态环境（海拔高度、地形地貌、生长环境、伴生植物、寄主、土壤等）、药用部位、性味、功能（无性味、功能者只列用途）、用途及附注项（包括功效相同或相似种，国家重点保护种类，代用品及混淆品种，新资源、新分布及其他需要说明的内容）等。

4.《中国常用中药材》

该书介绍的常用中药材是治疗常见病、多发病的主要药材，其应用历史悠久、疗效可靠、年销量大、调剂面广，多一地或数地生产供应全国，在中药材行业占有十分重要的地位。

该书在研究分析全国中药资源普查资料的基础上，系统论述了我国人参、三七、乌梢蛇、茯苓、冬虫夏草、朱砂、雄黄、阿魏等 138 种常用中药材的来源、分布、种植（饲养）技术、采收（捕）加工、药材性状、标准规格、贮藏养护、商品产销与发展前景。特别利用中国药材公司和各省（区、

市）药材（医药）公司，以及有关部门多年来从事中药材生产、科研、经营工作的资料与经验，在药材生产、质量标准、混淆品种、商品养护，以及市场营销等方面进行分析讨论，对今后中药材生产经营及市场开拓具有重要意义。

5.《中国民间单验方》

该书是在全国中药资源普查中搜集到的 10 多万个民间单验方的基础上，参阅大量文献编写而成的。共选编 2 万多个民间单验方，治疗病症 200 种。书中对每一种疾病首先做一概述，简要介绍其含义、病因、病机、临床表现、治疗原则及预防护理等，然后列出单验方的处方组成及主治等项目。

此次全国中药资源普查所获得的民族民间防治疾病的方药，充分体现我国广大劳动人民丰富而宝贵的用药经验。该书总结、反映了此次全国中药资源普查有关民族民间防治疾病单验方的成果，并对中药资源的深度研发具有重要意义。

6.《中国药材资源地图集》

该书由中国药材公司与中国测绘科学研究院联合编绘。其在研究分析全国中药资源普查资料的基础上，以地图的形式，很好地反映了我国地道、常用、大宗药材的分布，野生药材蕴藏量和种植（饲养）药材的全国产量。该图集包括序图、专题综合图、省（区、市）药材分布图和药材产（藏）量图 4 组，共 81 幅，并在图名页和背页附有各种统计图表和文字说明。

该图集的地理底图以"1985 年国家普通地图集"为基本资料重新设计和编绘，形象地反映了此次全国中药资源普查的有关资料和重要成果，并对今后中药材生产、科研、经营及市场开拓具有重要意义。

通过全国中药资源实地调查与研究总结编撰的"中国中药资源丛书"，较全面地反映了此次全国中药资源普查沐雨栉风、筚路蓝缕与薪火相承的艰辛历程。系列专著"中国中药资源丛书"对我国中药资源保护抚育、中药材生产经营、质量监管、科研教学、合理开发，以及各级有关领导决策等，都具有较好的实用和参考价值。此次全国中药资源普查主要取得了下述 6 项成果：基本查清全国现有中药资源 12807 种；揭示中药资源的分布规律；调查 362 种常用药材的资源数量；进行全国的中药区划；建立中药资源技术档案和数据库；编写"中国中药资源丛书"。参加验收评审的专家一致予以高度的评价。

中药资源普查，属于新兴的边缘学科——中药资源学范畴。它的研究对象和方法涉及自然、社会科学中的多学科，是一项复杂的系统工程。通过此次全国中药资源实地普查并吸收有关研究成果，统计出的资源种类比《中药大辞典》收载的增加了7000多种；对中药资源地域分布特点的系统研究，揭示了资源的分布规律（水平分布和垂直分布）；参考有关区划成果，首次提出中国中药区划的原则和依据，建立全国中药区划系统（9个一级区和28个二级区），并进行68个中药材品种适宜区分析，为发挥资源优势、避免盲目发展、科学指导中药材生产提供科学依据；通过对常用药材和野生药材产（藏）量、年收购量和销售量的分析，总结出资源消长变化和药材产销规律；通过实验、总结，提出药材"实地样方测产、收购量回归分析、生产收购人员座谈三结合的蕴藏量调查方法（简称"综合估算法"）；首次建立以县为单位的全国中药资源档案和362种药材数据库，研究绘制出中药史上第一部药材专业地图集，研究设计400多种图例符号，供今后编制同类图集参考和使用。中药资源普查不仅在多方面处于国内领先水平，在国际传统药物资源（包括植物药）研究方面也是处于领先水平。20世纪80年代以前，还没有任何一个国家进行过如此全面而系统的资源调查研究（包括种类、分布、蕴藏量）、区划和药材资源地图集的编制。中药资源普查是一项为中药事业和全社会服务的基础性研究成果，其应用价值主要表现为社会效益，作为研究制定长远保护管理、合理开发利用规划的科学依据，许多首次公布的基础数据、资料，对中药事业的发展产生了深远的历史影响。"中国中药资源丛书"是此次全国中药资源普查成果的集中反映，也是当代中药史的重要文献，它对中药材生产、区划、经营、科研、教学，以及农、林、牧、副业和相关产业都具有十分重要的研究参考价值，并产生巨大的社会效益、经济效益和生态效益。

鉴此，"全国中药资源普查"获国家科学技术委员会组织评选的"1995年度十大科技成就"（排名第五）；国家科学技术委员会1995年科技进步成果奖二等奖；国家中医药管理局1995年科技进步奖一等奖。《中国药材资源地图集》获1995年全国优秀科技图书奖二等奖。

全国中药资源普查结果表明，我国幅员辽阔，地形复杂，气候多样，孕育着丰富的中药资源；但由于不同地域的自然植被及动物、植物分布存在着较大差异，各地资源开发的社会经济条件和传统习惯也各不相同。在上述主要因素的综合作用下，一定程度影响和制约了全国各地中药资源种类的多寡与丰度。下面特以第三次全国中药资源普查的成果，对全国各省（区、市）的中药资源种类与分布，药用植物、动物、矿物资源与产（藏）量、收购量和需要量，药材生产与经营状况调查等方面，做简要记述与对比分析。

总的来看，20世纪80年代全国30个省（区、市；不含香港、澳门、台湾地区，下同）以及所属县（市、区、旗），经过这次中药资源普查，基本摸清各地中药资源的家底（除西藏由于条件所限外）。从资源种类与区域分布情况看，南北差异显著，资源分布有所不同——我国行政区划所属的六大区中，华东、中南和西南区拥有的种类有明显多于东北、华北和西北区的优势，并各有特色。六大区中种类多寡的排列次序为：西南区、中南区、华东区、西北区、东北区、华北区。其中，西南和中南区是我国中药资源最丰富的两大区，占全国总数的近50%，各省、区的中药资源种数一般在3000—4000种，最高达5000多种。华东和西北区的中药资源约占全国的35%，各省、区的中药资源种数一般为 2000 种左右，最高为 3200 多种。东北和华北区的中药资源较少，约占全国的 15%，各省、区的中药资源种数一般在 1500 种左右，最高者也仅为 1700 余种。

我国各省（区、市）中药资源种数的统计与对比，见表 7-3-2。

表 7-3-2　各省（区、市）中药资源的种数统计表

大区	行政区	药用植物		药用动物		药用矿物	其他	总计
		科数	种数	科数	种数			
东北区	黑龙江省	135	818	21	34	1	3	856
	吉林省	181	1412	128	324	45	0	1781
	辽宁省	189	1237	181	380	63	0	1680
华北区	河北省	181	1442	–	242	30	0	1714
	山西省	154	953	70	133	0	0	1086
	内蒙古自治区	132	1070	12	240	30	0	1340
	北京市	148	901	38	59	13	4	977
	天津市	133	621	68	98	9	0	728
华东区	江苏省	212	1384	76	110	23	3	1520
	浙江省	239	1833	70	614	13	9	2469
	安徽省	250	2167	140	291	45	5	2508
	福建省	245	2024	200	425	13	0	2462
	山东省	212	1299	85	150	17	4	1470
	江西省	205	1576	74	121	14	0	1711
	上海市	161	829	108	194	0	0	1023
中南区	河南省	203	1963	121	270	69	0	2302
	湖北省	251	2354	178	524	61	31	2970
	湖南省	221	2077	96	256	51	0	2384
	广东省	182	2500	62	120	25	0	2645
	广西壮族自治区	292	4035	–	505	50	0	4590

大区	行政区	药用植物		药用动物		药用矿物	其他	总计
		科数	种数	科数	种数			
西南区	四川省	227	3962	60	344	48	0	4354
	贵州省	275	3927	–	289	78	0	4294
	云南省	265	4758	119	260	32	0	5050
	西藏自治区	–	1450	–	540	4	0	1994
西北区	陕西省	241	2730	129	474	40	47	3291
	甘肃省	154	1270	–	214	43	0	1527
	青海省	106	1461	65	154	46	0	1661
	宁夏回族自治区	126	917	86	182	6	0	1105
	新疆维吾尔自治区	158	2014	69	153	43	0	2210

注：本表引自《中国中药资源》（科学出版社，1995 年）。

（三）区域性中药资源调（普）查与成果

在第三次全国中药资源普查（1983—1987 年）期间及随后的一段时间，全国各省（区、市）除了进行第三次本省（区、市）的中药资源普查外，还陆续开展了区域性或专题性等多种中药资源调查，并在实践应用中获得不少可喜成果。现择要按当时的行政区划对全国各省（区、市）中药资源普查的结果予以简要介绍。

1. 东北区

黑龙江省

黑龙江有高等植物 186 科 737 属 2200 余种，脊椎动物 611 种。全省中药资源有 856 种，其中植物类 135 科 818 种，动物类 21 科 34 种，矿物及其他类 4 种。省内中药资源主要集中于大、小兴安岭地区，特别是动物种类比较丰富，该省北部亚寒带的野生动物资源约占全省的 65.9%。

1983—1988 年，黑龙江省开展了第三次全省中药资源普查工作。黑龙江省人民政府办公厅于 1983 年 10 月 20 日，根据国家经济委员会《关于开展全国中药资源普查的通知》和国家医药管理局等 8 个部门联合印发的《关于下达全国中药资源普查方案的通知》精神，黑龙江省发出《关于开展全省中药资源普查的通知》并成立省中药资源普查领导小组，组长为省经济委员会副主任许广全，副组长为省经济委员会副主任薛瑛和省科学技术委员会副主任吕振涛，成员由省医药管理局、农牧渔业厅、卫生厅、林业厅、森林工业总局、农场总局、供销社、对外经济贸易厅和统计局等部门负责人组成。普查领导小组下设办公室，主任为黑龙江省医药管理局生产处副处长郭庆丰，副主任为黑龙江省药材公司副经理吴成信、生产科科长杜永祥，办公室设在黑龙江省药材公司，并研究制定了《全省中药资源普查方案》。

根据全国中药资源普查办公室要求，黑龙江省医药管理局承担全省药材资源普查任务。1985年8月，全省中药资源普查工作会议在尚志县召开，会议传达了国家和黑龙江省有关中药资源普查文件的精神，部署全省中药资源普查工作。为了确保全省中药资源普查工作的质量，黑龙江省中药资源普查办公室经与有关大专院校、科研单位协商，聘请13位专家组成黑龙江省中药资源普查技术顾问组。顾问组组长为关玉瓒（省政府农村发展研究中心副主任），副组长为朱有昌（省自然资源研究所）、刘鸣远（哈尔滨师范大学）、孙玉林（省药品检验所），专家有李钊、付克治、哈永年、聂绍荃、杨大中、何烈勋、韩大举、李春源、王良信等9人。到1985年年底，全省76个市县组建中药资源普查机构，选调专业技术人员组成普查队伍（一般市县选调10—15人，中药材生产市县选调20人以上，全省共选调普查人员1042人），从事技术指导、人员培训，中药资源真伪、混乱品种鉴别及新品种鉴定等。同时，还由有关大专院校、科研单位派出近百人协助外业踏查。

为了统一全省普查工作技术要求、普查方法和工作步骤，黑龙江省中药资源普查办公室印发了《压制中药材植物标本方法》《开展中药资源普查技术方法》，培训市县技术负责人120多人，为基层普查培养了骨干队伍。全省培训后，林甸、拜泉、肇州、杜尔伯特、伊春、林口、桦南、海伦等50多个市县分别举办培训班，培训普查人员近千人次。为确保全省普查任务顺利完成，黑龙江省采取全面普查与重点普查相结合，即各市县在搞好全面普查的同时，责成生产市县集中力量抓好重点产区、重点品种普查。外业调查借鉴植物地理学调查方法，参考生态调查法和群落调查法，并结合中药资源分布特点，采取定向等距、机械选择样地样方的调查方法。实际工作中，各普查队分蕴藏量调查、资源分布调查和采集标本3个小组，分别开展踏查作业。

据统计，黑龙江省踏查面积有400多万公顷，调查样地2.6万个，实测样方13万个，面积129.6万平方米。通过踏查、座谈访问、查找资料，基本查清药用动物、植物、矿物的品种、数量、产地、分布、面积和蕴藏量。在开展外业普查同时，各市县普查办及时组织人员抓紧内业作业。各市县普查办安排专业人员搜集资料，查找历史收购、种植、销售档案，整理素材等，为内业整理做好基础工作。此次黑龙江省中药资源普查共采集制作动植物药材标本389种16.8万份，为考证评价中药资源质量提供依据。全省编制药材资源名录856种。

黑龙江此次中药资源普查取得成果主要是：摸清全省中药资源家底，全省共有中药资源856种，按药材商品分类共有405种，其中植物类药材352种，动物类药材49种，矿物类及其他药材 4 种。查清全省中药资源生态环境及其资源分布，分布在山区、半山区的中药资源有 250—300 种，蕴藏量 176 万吨；分布在平原、草原的有 200—300 种，蕴藏量 94 万吨。基本弄清全省中药资源品种和蕴藏量，总蕴藏量 270 万吨，其中植物类药材 269.5 万吨，动物类药材 2300 吨，矿物类及其他类药材 2700 吨。全国重点调查品种 363 种，黑龙江省有 124 种，蕴藏量约 150 万吨。全省各市县在实际踏查中，曾发现一些当地未曾利用过的中药资源新品种和新资源，部分药材混乱品种也得以澄清。

1987—1988 年，赵光仪等在塔河地区进行药用植物种类调查，查明药用植物 510 种，并对黄芪、五味子、草苁蓉、手掌参、缬草、地榆、杜香、香鳞毛蕨进行质量评价，发表论文《塔河林业局药用植物资源及其开发利用》。

1996—1997年，于海泉等在五大连池地区调查，共调查到药用植物422种，其中地衣植物5种，苔藓植物5种，蕨类植物10种，裸子植物4种，被子植物398种；木本药用植物58种，草本药用植物340种，藤本药用植物20种，异养药用植物4种。发表论文《五大连池自然保护区的中草药资源》。

1999—2000 年，李连军等在方正林业局进行野生药用植物资源调查，对 26 种野生药用植物蕴藏量进行调查研究，并发表论文《方正林业局野生药用植物资源调查》。

2002年，孟凡清等在东宁林区进行野生药用植物资源调查，对刺五加、五味子、百合、杜鹃、苍术、车前子、柴胡、龙胆、玉竹、沙参等10种药用植物的蕴藏量进行调查研究，并发表论文《东宁林区野生药用植物资源调查》。

同年，黑龙江省森林工业总局动植物保护处贾喜波和兰春梅采取样方调查方法，在具有代表性的森林分类型设置1480样方，进行药用植物资源调查，查明小兴安岭常用药用植物29种，年蕴藏量123万吨，年允收量22万吨。

2003 年，张守平等在汤原县大亮子河森林公园进行野生药用植物资源调查，记载药用植物 192 种，发表论文《大亮子河森林公园野生药用植物资源调查》。

2006 年 6 月，黑龙江省重点野生药材物种勘察工作领导小组成立，并印发了勘察方案，开展历时 2 年的现场勘察。其勘察范围西起松嫩平原，东至三江平原，北起大兴安岭，南至老爷岭，勘察面积 6 万平方千米。全省出动 4000 多人次，设置勘察样地 5000 个，样方 2.5 万个，采集制作野生药材标本 1500 套。其勘察重点区域包括尚志、海林、铁力、杜尔伯特等 48 个野生药材资源分布比较集中的县（区、市），基本查清全省重点野生药材资源分布、蕴藏量，以及人工种植、养殖情况：全省刺五加、五味子、防风、龙胆等 22 种重点野生药材蕴藏量达 74 万吨，养殖梅花鹿、马鹿、黑熊等药用动物 38195 头，林蛙 5056 万只。

2008 年，侯柏新等调查大庆草原野生药用植物，记载大庆野生药用植物 132 种，发表论文《大庆草原野生药用植物现状调查与发展对策浅析》。

吉林省

吉林有维管植物约 2200 种。全省中药资源有 1781 种。其中，植物类 181 科 1412 种（藻类植物 3 种、菌类植物 99 种、地衣植物 29 种、苔藓植物 23 种、蕨类植物 47 种、裸子植物 18 种、被子植物 1193 种），占 79%；动物类 128 科 324 种（包括无脊椎动物 105 种、脊椎动物 219 种），占 18%；矿物类 45 种，占 3%。浑江、通化、延边及白城等地的中药资源种类较多。长白山是我国中药资源宝库之一，有维管植物 123 科 478 属 1242 种，其中可药用的有 116 科 900 余种；药用动物近 300 种。

1983—1988 年，吉林省开展第三次全省中药资源普查工作。吉林省人民政府办公厅根据国家经济委员会 1983 年 4 月 2 日下发的《关于开展全国中药资源普查的通知》和国家 7 个部（院、局）1983 年 7 月 11 日联合下发的《关于下达全国中药资源普查方案的通知》要求，于 1984 年 10 月组建吉林省普查机构，省、市、县三级建立领导小组和办公室，各县下设普查队。吉林省三级普查办公室共 53 个，办公室主任由领导小组副组长或成员担任，办公室成员以农业区划办和药材公司（站）为主，由农业、林业、特产、学校、卫生等部门抽调有一定专业知识的人员组成，全省参加普查的共有 630 人。1985 年 7 月，吉林省组织部分市县先行普查试点，根据国家和吉林省具体情况，制定普查方案，拟定《吉林省中药资源普查技术规程和验收标准》，对普查方法、技术、措施、指标、内业整理各项要求以及内外业标准都做了明确规定。各市（地、州）、县普查办也相继制定普查方案、细则、普查队员守则、制度及技术规程。1986 年 2 月，吉林省召开全省普查工作会议，会上系统布置了中药资源普查工作，对全体普查人员进行技术培训。参加会议的有吉林省各有关委厅局负责同志，各市（地、州）县领导小组组长、办公室主任、技术负责人共 100 余人。会议总结了前段工作经验教训，明确普查工作任务。1986 年 5 月，吉林省中药资源普查工作全面展开。在实际工作中，各普查队分蕴藏量调查、资源分布调查和标本采集 3 个小组，分别开展踏查作业。根据全国中药资源普查办公室要求，运用"综合估算法"确定中药资源蕴藏量。此次普查蕴藏量"综合估算"，主要根据 3 个方面资料：样地实测数据、历年药材收购资料、走访座谈资料。

外业调查借鉴植物地理学调查方法，参考生态调查法和群落调查法，结合中药资源分布特点，采取定向等距、机械选择样地样方的调查方法。野外调查以县为单位分乡（镇）进行。各县根据土地构成状况，分地类、立地类型、不同海拔高度等，按比例随机分布设样地于土地利用现状图上。普查队按图到现场定位，放线测量，清查样地药用植物种类、株数、称量药用部位重量、记录生境等。调查资料分乡（镇）整理，各乡（镇）数汇总作为全县蕴藏量的基础数据。根据《技术规程》规定，全省各地统一采用"样方法"进行外业调查。吉林省工作会议后，各市县办公室在充分准备的基础上，于 1986 年 5 月至 1987 年 10 月全面开展外业调查工作。1987 年 1—6 月，吉林省各县、区外业调查全部结束，由各市（地区）普查办、顾问专家组、区县办公室按吉林省《验收标准》《验收细则》组织阶段性验收。验收的内容包括样地数量（抽样比例）、布设是否合理，复位是否正确；样地调查后是否留有标记，样地数量清查（种类、数量）是否正确；家养家种药材调查情况、外业记录是否齐全清楚；走访、座谈记录是否全备；调查内容是否详尽等。

1987年6月，各市（地、州）县先后进行内业整理工作，按《技术规程》要求计算重点药材品种蕴藏量、生产量，填制各种报表，绘制分布图，整理民间单验方，压制标本，撰写工作报告、技术报告、专题报告。省级内业整理任务的重点是对下一级资料进行综合分析，综合估算蕴藏量，汇总生产量，在此基础上撰写各种报告。全国统一调查的363种重点药材中，吉林省有127种（涉及184种基原动植物），其中植物药材121种（175种基原植物），动物药材6种（9种基原动物）。吉林增加调查药材品种52种，其中植物药材50种、动物药材2种，总计共调查179种药材。1987年11月完成了对白城地区的最后验收。

吉林此次中药资源普查取得的成果主要是：基本查清吉林省各市（地、州）、县中药资源种类及分布。全省中药材1428种，其中植物药1020种、动物药363种、矿物药45种，编写《吉林省中药资源名录》。采制动植物标本20861份，拍摄标本照片7047张。此次中药资源普查还发现未曾记载或开发利用的种类、新记录3种：棘子草（菊科）分布于吉林市，属东北新记录；对叶韭（百合科）分布于辽源市，属东北新记录；野生玫瑰（蔷薇科）分布于延边州，属东北新记录。1987年6月至1988年6月，吉林各级普查办撰写的技术报告，对本地中药资源进行综合论述，探讨资源状况、开发历史、现状及存在问题，并制定中药资源区划和长远发展规划。

辽宁省

辽宁有维管植物160科约2200种，脊椎动物210科492属827种。全省中药资源有1680种。其中，植物类189科1237种，占74%；动物类181科380种，占23%；矿物类63种，占3%。此次中药资源普查还发现芫花 *Daphne genkwa* Sieb. et Zucc.、虎杖 *Reynoutria japonica* Houtt.、中华秋海棠 *Begonia sinensis*（A. DC.）Irmsch.、刺旋花 *Convolvulus tragacanthoides* Turcz.、西伯利亚小檗 *Berberis sibirica* Pall. 和毛黄栌 *Cotinus coggygria* var. *pubescens* Engl. 等新记录种。辽宁东部山区中药资源丰富，种类较多的是本溪、丹东、抚顺等地。

1983—1985年，辽宁省开展第三次全省中药资源普查工作。遵照国务院关于"对全国中药资源进行系统地调查研究，制订发展规划"的指示要求和国家经济委员会《关于开展全国中药资源普查的通知》的规定要求，1983年6月，辽宁省政府责成省经济委员会召开由省医药管理局、农牧业厅、林业厅、卫生厅等多个部门和单位负责人参加的全省中药资源普查工作会议，制定普查工作方案，组建了辽宁省中药资源普查领导小组。1983年7月27日，辽宁省人民政府办公厅下发《关于开展中药资源普查工作的通知》和《普查实施方案》，要求辽宁全省普查工作在1985年12月上旬完成。1984年5月，辽宁省中药资源普查办公室成立，机构设在辽宁省药材公司，负责全省普查工作。全省共成立中药资源普查工作办公室50多个，一些市、县经济委员会主任亲自担任普查领导小组组长。1984年，辽宁省中药资源普查办公室聘请14名专家、教授作为技术顾问，负责指导中药资源普查工作，开展技术培训和标本鉴定等，各市、县也分别聘请技术顾问参与工作或技术指导，开展技术培训和标本鉴定等，为中药资源普查内、外业工作的开展打下良好的基础。

根据实施方案要求，辽宁省普查办在朝阳地区组织进行普查试点，具体明确普查的目的任务、方法步骤、重点品种（在国家普查办要求调查360个重点品种范围内，确定辽宁省有资源的154个重点品种，并要求对其中12个重点品种进行专题调查），就其来源、分布、生长环境、野生资源蕴藏量、家种面积、产量、收购量、需要量、资源开发利用历史、现状和问题等进行全面调查，并注意在普查中努力争取发掘新品种、新资源。在普查中，省、市、县还在不同地域范围内分别就各自地域内的中药种类、来源和混杂品种进行调查。1983—1985年，辽宁全省开展中药资源普查技术培训，举办各类型学习班、试点班29次，培训普查队员近600人次。全省有720余名普查队员参与普查工作，其主体是各级药材公司（站）人员，另有部分科研院所、卫生部门的技术人员和沈阳药学院60多名师生参加。技术培训班请来沈阳药学院、中国科学院林业土壤研究所、省中药研究所等有关方面人员讲授植物分类知识及普查方法。省普查办收集整理有关全省和各地区的中药资源历史资料以供参考，曾先后两次为各地编写中药资源名录，提供有关信息。1983年8月，省普查领导小组与省植物学会在朝阳、阜新地区进行主要野生药材甘草、黄芩和酸枣的蕴藏量调查试点工作，并将报告分发给各市参考学习。省普查办曾组织两次试点会，目的是为了统一和规范一般的普查技术和搞好全省中药资源蕴藏量调查工作，这些工作为外业调查工作的开展提供了有力的技术保障。

1985年3月26日，辽宁省经济委员会和辽宁省医药管理局又联合下发《关于进一步开展好中药资源普查工作的通知》，要求按期完成普查任务。1985年3月至1986年4月，各普查队主要开展外业调查工作，共普查了684个山头，总行程21070千米，采集标本56025份，拍摄幻灯片和照片8353张，摄制了重点品种专题录像片，为中药生产、科研和教学提供了丰富的资料（见图7-3-3、图7-3-4、图7-3-5）。

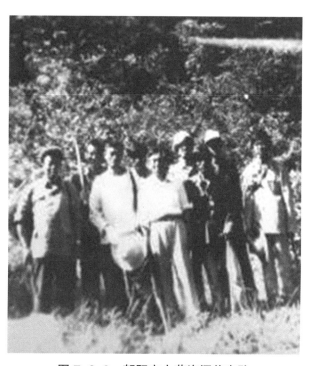

图 7-3-3　朝阳市中药资源普查队

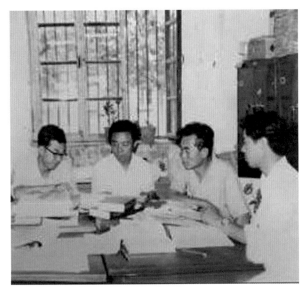
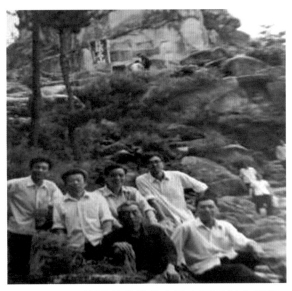

图 7-3-4　朝阳市医药公司进行标本鉴定　　图 7-3-5　沈阳药学院普查队在医巫闾山考察

1986 年 4 月至 1987 年 5 月，内业整理、部分外业补充和市、县总结验收工作是普查工作的重点内容。内业整理工作包括外业调查得到的数据整理和审核、标本鉴定、撰写报告、填制图表等。在整理过程中发现的外业不足之处也做了及时补充。最后均以县为基本单位，形成省、市、县三级资料。内外业工作完成后，各市、县组织验收。从 1986 年 3 月起，进入普查全面验收阶段。首先以大连地区验收为示范，推广到全省各市。每市验收前，都将有关材料送交至省普查办及专家审查，修改后作为正式材料提交验收会议。验收后，除汇报和展示全部普查资料外，还举办幻灯展示及小型展览，请有关专家和领导评审。

1983—1987 年，辽宁对全省 13 个市（包括所属县、县级市）、重点山川河谷等地域都进行了普查。全省普查面以乡、村为单位计算，已普查地区占全省乡、村总数的 70% 以上。

辽宁省此次中药资源普查的主要成果如下。

此次普查，填报了"全国中药资源调查表""全国重点药材购销情况调查表""全省中药资源产（藏）量分级、分县统计表"，绘制了《全国中药资源综合分布图》《五种重要中药资源产（藏）量分布图》《全省中药资源区划图》《全省药材生产基地图》等。采集制作药用植物腊叶标本 56025 份。普查查明中药资源共计 1679 种，隶属 370 科。其中，药用植物 189 科 1237 种，药用动物 181 科 380 种，药用矿物 62 种。拍摄幻灯片和照片 8353 张；查清全省中药伪品、混乱品种 122 种。收集民间单验方 1158 个，经筛选整理出单验方 179 个，其中包括地产单味药材 165 味。

通过普查，根据中药区划目的任务和原则，辽宁省紧密结合实际，研究建立"辽宁省中药区划"体系（全省共划分为 3 个一级区，5 个二级区）与辽宁中药材生产基地的分区布局，填补了辽宁中药区划体系的空白，并在此基础上依据社会需求和生产能力，提出 1990—2000 年中药资源开发利用的规划设想等。在对全省普查所获的大量资料、数据及标本进行较深入的研究整理、综合分析的基础上，还编写了《辽宁省中药资源普查工作报告》《辽宁省中药资源普查技术报告》《辽宁省中药资源名录》《辽宁省中药资源区划》《辽宁省中药资源普查单品种专题报告》《辽宁省中药伪品及混乱品种》等资料。1988年，"辽宁省中药资源普查"获辽宁省科技进步奖三等奖。

1988—2012年，辽宁省开展了多项特定区域的中药资源调查。1988—1990年，大连市医学研究所与大连水产学院、大连民族学院等合作完成了"辽东半岛药用海洋生物资源调查"，1991年获辽宁省科技进步奖三等奖。1999年，王艳萍等对辽宁本溪关门山主要药用被子植物开展调查。2001年和2002年，有学者对千山珍稀濒危中药和药用蕨类进行调查。

辽宁省海岸线全长2178千米，岛屿岸线长622千米，近海分布大小岛屿506个，岛屿面积187.7平方千米，海洋中药资源极具特色。2005—2007年，王宏伟等对辽宁沿海大型药用底栖海藻资源进行调查。结果表明，辽宁沿海有大型药用底栖海藻84种。其中，蓝藻门1种，红藻门45种，褐藻门22种，绿藻门14种。

辽东山区是辽宁省中药资源最为丰富的地区之一，王德宏等曾对辽东山区的药用真菌资源进行调研。辽东蚕区是指岫岩、凤城、宽甸、本溪、辽阳、清原等放养柞蚕的地区，特别适宜中草药的生长、栽培。陈凤林等曾于2000—2012年对辽东蚕区的中草药资源进行调查。在辽西地区，鲍冬兵等曾对朝阳珍稀野生药用植物进行调查。王冶钢、朱有昌等曾对辽东半岛自然分布的亚热带药用植物进行调查。辽南地区由于其特定的地理条件，药用植物资源较为丰富。2006年，大连大学高松等在多年野外调查的基础上，出版了《辽南地区药用植物图鉴》，收集了该地区地产药用植物500余种，填补了该地区药用植物彩色图谱方面的空缺。此外，辽宁东部山区尚有岫岩、宽甸、本溪、桓仁、新宾、清原等6个满族自治县，辽西有阜新、喀左2个蒙古族自治县。2012年，高英等报道了上述少数民族自治县药用植物和生物资源的调查结果。

2000年，程桂兰等的调查表明，辽宁省共有药用蕨类植物16科34种。

2000—2017年，辽宁省亦开展多项单品种中药资源的专项调查。长期以来，在科技部、辽宁省科学技术厅等项目的资助下，沈阳药科大学孙启时团队对辽宁省的道地药材资源进行专项调查研究，并出版了《辽宁道地药材》一书。该书对辽细辛、辽五味、龙胆、林下参、关黄柏等20余种道地药材进行系统的研究和全面整理，不仅考证辽宁道地药材的道地性，绘制辽宁道地药材分布图，还提供道地药材原植物、药材及其饮片的实物图片，并汇集化学、药理的研究成果，初步完成药材质量控制的方法，大多数药材还提供指纹图谱鉴别，补充完善了1987年以来辽宁省道地药材的研究情况。

2004—2013年，沈阳师范大学两栖爬行动物研究所李丕鹏团队等对辽宁全省境内的两栖爬行动物生物多样性和分布开展野外调查研究。结果表明，辽宁省药用两栖动物资源丰富，多达11种，这些药用两栖动物占辽宁省所有两栖动物的68.7%。其中，东北小鲵、中华蟾蜍、东北林蛙和黑斑蛙分布广泛、种群数量大，东北林蛙已成为辽宁省主要的野生动物产业。同时，研究团队还提出对这部分资源加强保护、监测、栖息地恢复和可持续利用管理与研究的方案。

2006—2016 年，辽宁中医药大学王冰、康廷国团队在科技部、国家中医药管理局、国家环保局、辽宁省教育厅等各级项目的资助下，对辽宁省内的牛蒡、酸浆、红蓼、平车前、平贝母、淫羊藿、山楂、紫穗槐、苘麻、紫草、五味子、刺五加等中药资源开展了较为系统的专项调查，收集并保存了大量种质，并同窦德强团队合作开展诸多关于其种质资源评价的研究工作，出版了《中国林下山参研究》《中国牛蒡研究》《辽宁地道药材五味子种质资源与质量》《中国石柱参及相关中药研究》等专著。这些专著的出版，代表了国内该领域研究的领先水平。

2010 年，高松等又对辽宁省的药用植物进行了进一步考察，出版《辽宁中药志（植物类）》。该书是一部全面、系统反映辽宁省中药资源的大型著作。全书收载辽南地区药用植物 180 余科 1380 种，包含中药材 1660 种。2015 年，高松主编的《辽宁中药志（动物、矿物、海洋类）》出版发行。该书收载辽宁地区陆生（淡水生）动物中药 614 种，海洋类中药 276 种，矿物类中药 68 种，进一步完善了辽宁省中药资源的本底情况。

2. 华北区

北京市

北京中药资源有 977 种。其中，植物类 148 科 521 属 901 种，占 92%；动物类 38 科 59 种，占 6%；矿物类 13 种；其他类 4 种。

1983—1985 年，北京市开展第三次中药资源普查工作。北京市医药总公司、市卫生局、市供销社、市林业局、市农业局组成北京市中药资源普查领导小组，组织协调全市 14 个区（县）成立相应的普查机构。1984 年 7 月至 1985 年 10 月，北京市开展全市野外普查，普查全市 335 个乡的中药资源情况，出动 5800 多人次，行程 11.6 万千米。其间召开各种类型座谈会（调查会）336 场；采集动植物药材标本 597 种 6735 份；调查 381 种地产药材，蕴藏量为 32060 千克；调查历年收购药材品种 385 种，野生药材占本市生产总收购量的 60%—70%，包括黄芩、柴胡、知母、苍术、酸枣仁、益母草、黄精、玉竹、瞿麦、草河车、刘寄奴、一支蒿和斑蝥、蟾酥等。完成普查资料主要有：各区（县）地产药材蕴藏量基础统计表，全市资源分布图及品种附录，全市地产药材目录，原植物彩色摄影图片集，北京地产药材重点品种黄芩、侧柏、国槐 3 种药材的专题调查报告，全市地产药材生长分布及蕴藏量坐标示意图，北京市中药资源普查技术报告，北京市中药资源普查工作总结等。

1984 年，贺士元、邢其华等对《北京植物志》进行修订，分上、下两册出版。1984 年版《北京植物志》记载维管植物 169 科 869 属 2056 种 177 变种、亚种及变型。

1992 年，贺士元等在 1984 年版《北京植物志》的基础上再行修订，修订后的《北京植物志》共记载蕨类植物、裸子植物、被子植物 171 科 952 属 2168 种 249 个种下等级。

2003—2007 年，北京市植物保护站组织专家和 13 个区（县）植保站 60 多人，对北京市 270 多个乡镇 1.68 万平方千米的区域进行普查。查明北京市农业野生植物 1084 种，国家重点保护野生药材植物 13 种，野生药用植物 417 种；采集制作保存标本 4000 余件，建立农业野生植物标本室；完成了北京市农业野生植物资源利用现状调研。

2007 年，北京市园林绿化局和北京市农业局联合成立《北京市重点保护野生植物名录》编制领导小组和专家组，在广泛征求意见和修改的基础上编制北京市重点保护野生植物名录（含野生药用植物）。北京市人民政府于 2008 年 2 月 15 日批准了《北京市重点保护野生植物名录》。同年，北京林业大学园林学院郝培尧、胡淼淼对北京百花山地区蔷薇科野生植物（含药用野生植物）资源进行调查，发现该地区有蔷薇科植物 13 属 40 种。

2007—2009 年，北京林业大学宿敏对北京市怀柔、延庆、密云等区县，包括百花山、东灵山、喇叭沟门、云蒙山等自然保护区，上方山、玉渡山等森林公园及其周边村镇进行调查，发现药用植物黄精、山丹、穿山龙、黄芩、桔梗、党参、五味子、草麻黄、知母、刺五加、秦艽、丹参等都有较广泛分布。

2007—2010年，在北京市园林绿化局的组织下，北京林业大学2000多名师生在全市范围开展全面、系统的植物（含药用植物）种质资源调查。调查范围涵盖全市16个区（县），不仅涉及郊区山场和自然保护区，也包括城镇街旁绿地和居住区花园。调查对象不仅包括野生、栽培及引进植物，也包括林业、园林、药用及食用等经济植物（但不包括农业栽培植物）。调查范围包括全市1649条沟系52208个样方，采集标本22460份。4年来，调查人员累计开展外业调查286次，数据整理超过400天。调查结果表明，北京地区共有野生维管植物140科654属1790种。其中，蕨类植物19科31属83种，裸子植物3科7属10种，被子植物118科616属1697种。此次调查统计北京野生维管植物比《北京植物志》（1992年）增加206种，其中鞘舌卷柏、唐松草、长喙唐松草、狭叶黄芩、旱榆、回旋扁蕾、一枝黄花、卷丹、萱草、冰草等10种植物为本次调查新发现的。调查还发现脱皮榆、水榆花楸、省沽油等210种野生植物在北京地区的新分布点；发现当药、假水生龙胆等11种具有观赏价值的植物变异类型；发现14种具有水量、水质和水体流动指示作用的湿地植物；摸清了杓兰属植物以及百花山葡萄、丁香叶忍冬等90种北京重点保护野生植物分布、濒危状况；发现全市有入侵倾向植物96种，其中已有明显扩散的27种。

2010 年，北京林业大学省部共建森林培育与保护教育部重点实验室吴雍欣、李俊清依据北京地区实地野外调查数据及相关文献，对 15 个调查单元的野生维管植物（含药用野生植物）进行统计分析。调查结果表明，北京地区野生维管植物共计 1505 种，国家重点保护野生维管植物 3 种，北京市保护野生维管植物 98 种， 受威胁野生维管植物 36 种， 中国特有野生维管植物 199 种。

同年，北京林业大学生物科学与技术学院和北京市门头沟区林业工作站的陈伯毅、张燕如、赵良成等，对北京市野生有毒植物（含药用野生有毒植物）的种类、生活型组成、有毒部位、毒性、毒理类型及利用价值进行分析。结果表明，北京市共有野生有毒植物 145 种，分属于 51 科 110 属，其中草本植物占 80%，木本植物占 20%。有毒部位以全株或全草有毒为主，毒性以小毒占大多数，剧毒植物仅 1 种，毒理类型以神经系统和皮肤、黏膜刺激性中毒为多。

同年，马清温等对 2005 年和 2010 年两版《中国药典》所收录的药材原植物进行统计，结合作者多年实地考察和积累，同时参考大量相关文献，编撰《北京药用植物图鉴》。

2010—2011 年，中央民族大学生命与环境科学学院与云南农业大学的徐家星、黄卫娟、王建军等在小龙门国家级森林公园进行药用植物资源野外调查和标本采集、鉴定，共鉴定药用植物 109 种，分属于 47 科 85 属。其中，毛茛科 16 种，蔷薇科 9 种，菊科 8 种，豆科 7 种，百合科 6 种。

2010—2014 年，北京中医药大学中药学院肖瑶、刘春生、白贞芳对松山自然保护区药用植物资源进行调查，调查地点包括百瀑泉、八仙洞、原始森林、松月潭、鸳鸯岩、雷劈石、观鸟台、松树王等，从低海拔到高海拔大面积实地采集标本、拍摄照片、制作腊叶标本。调查结果表明，松山自然保护区野生药用植物 79 科 225 属 310 种，其中被子植物 298 种。药用部位以根及根茎类、全草类、果实及种子类、叶及茎类最为常见。优势科为菊科、蔷薇科、唇形科和百合科等，优势属为蒿属、委陵菜属、蓼属和堇菜属等。

天津市

天津中药资源有 728 种。其中，植物类 133 科 395 属 621 种，占 85%；动物类 68 科 98 种，占 13%；矿物类 9 种，占 2%。该市燕山及太行山麓的盘山是中药资源的集中分布区。

1983—1987 年，天津市开展第三次中药资源普查工作。根据国家经济委员会发布经医〔1983〕310 号文件《关于开展全国中药资源普查的通知》，以及国家经济委员会、四部二局一院经贸〔1986〕29 号文件精神，天津市成立了中药资源普查办公室，对天津市区及四郊五县的中药资源进行全面调查。结合以往天津植物资源的调查，并参考有关文献，天津市中药资源普查办公室于 1987 年 7 月编写《天津市中药资源名录》，收载植物药材 957 种，来源于 133 科 395 属 621 种；动物药材 174 种，来源于 46 目 68 科 98 种；矿物及其他药材 9 种。名录中包括天津习用药材 443 种，还收载了以往资料未收载过的麦饭石、黄芫花等品种。

1984 年，八仙山自然保护区成立，作为天津动植物资源分布最集中、种类最多的良好生态区域，1995 年晋升为国家级自然保护区。1985—1988 年，在天津市农业区划办公室、市财政局、蓟县林业局、蓟县国营林场等部门的大力支持下，由天津市农林局主持并拟写调查方案，邀请南开大学、天津师范大学相关专业人员参加，对八仙山自然保护区及准备扩大的林区内的生物资源进行了第一次本底调查，调查人员分社会经济调查组，植被调查组，昆虫调查组，鸟类调查组，鱼类、两栖和爬行类、哺乳类调查组 5 组，共获得动植物 227 科 791 种，其中植物 362 种，动物 429 种。调查结果经整理编写成《天津市蓟县八仙桌子自然保护区综合调查》，由天津科学技术出版社于 1990 年出版。

1986—1989 年，天津农学院对八仙山植物资源进行数次考察。根据采集的标本鉴定、整理出维管植物 90 科 239 属 364 种，木本植物 44 科 82 属 123 种，其中黄檗、杠柳、卫矛、野葛、鼠李、胡枝子、照山白等具有重要的药用价值。自 20 世纪 80 年代末期，天津医科大学张攻对八仙山地区进行资源调查，历经 14 年，发现该区共有植物 391 种，其中具备药用价值的资源有 186 种。历史上的天津是我国重要的中药商品集散地之一，曾拥有华北地区最大的中药集散市场。天津市药材集团公司周福祯于 1992 年经调查统计称，天津经营销售的地产中药材有 346 种，其中野生品种 270 种，栽培品种 49 种，地方中草药 27 种，总产量约 2 万吨。天津分布着丰富的墨旱莲药用资源，20 世纪 70 年代，一年即可收购 40 余吨，除满足天津市场需求外，还外销到北京等其他地区。

1988—1991 年，由天津市农业区划委员会立项，蓟县农业区划办公室承担，聘请南开大学生物系专业人员，对蓟县山区的野生生物资源（含中药资源）进行调查。此次调查查清了蓟县山区野生动植物资源，调查结果整理汇编成《天津蓟县山区野生生物资源及开发利用》一书，于 1991 年由海洋出版社出版。书中收载高等植物 808 种（隶属于 132 科 422 属），脊椎动物 296 种，昆虫 420 种。每种动植物资源均对其中文名、学名、用途、化学成分、产地、生境、分布、数量状况进行列表分析，对主要生物资源的种植、养殖等应用技术进行论述。书末附录包含野生生物资源部分种类彩图。据统计，该书共收录蓟县山区药用植物资源 300 余种，较为名贵的药材 40 余种，可供药用的动物资源 64 种，可供药用的昆虫资源 30 余种。

1995—1998 年，天津自然博物馆刘家宜对七里海湿地（七里海湿地是国务院于 1992 年批准的天津古海岸与湿地国家级自然保护区，拥有连片生长的芦苇区，是天津地区最大的芦苇产地）进行高等植物（含药用植物）区系的考察，共记录植物 46 科 121 属 196 种（含种下分类单位），其中草本植物占绝对优势。据天津古海岸与湿地国家级自然保护区管理处报道，2003 年实地考察发现，湿地有高等植物 44 科 114 属 165 种，以禾本科、菊科、豆科等为代表的草本植物占主要地位。

1997 年 10 月至 2000 年 10 月，北京师范大学张正旺等对天津地区 20 处湿地的水鸟进行调查，采用步行调查和水路调查相结合的方法，以直接计数法统计水鸟的种类及数量，共记录水鸟 107 种，分属 7 目 14 科 39 属，候鸟 103 种。

1998 年，天津大学环境科学与工程研究院于 5 月（枯水期）、8 月（丰水期）、10 月（平水期），对天津近岸海域 13 个监测站的生态环境进行调查，共检出浮游植物 60 种，隶属于 6 门 32 属，其中硅藻门 42 种，占绝对优势，其次为甲藻门 13 种，金藻门 2 属 2 种，绿藻门、裸藻门、隐藻门各 1 属 1 种。

经国务院批准，早在 1984 年 10 月天津市蓟县就建立了中上元古界国家自然保护区。2004 年 8 月至 2005 年 12 月，保护区管理处对保护区进行了本底调查及野外自然综合考察，地质相关部分是考察重点，动植物（含药用动植物）资源调查采取收集资料、采集标本、拍摄及现场询访的方法。考察结果由天津市蓟县中上元古界国家自然保护区管理处汇编成《天津市蓟县中上元古界国家自然保护区本底调查及野外自然综合考察报告》。据考察，保护区共有高等植物 847 种，其中苔藓植物 14 科 23 属 33 种，蕨类植物 17 科 19 属 34 种，裸子植物 3 科 4 属 4 种，被子植物 94 科 294 属 776 种，并附有 94 种植物的位置信息、特征描述及实拍彩图。另记录脊椎动物 250 余种，昆虫 14 目 92 科 420 种。

2004 年，天津大黄堡湿地自然保护区成立。2005—2006 年，天津市武清区林业局联合南开大学、天津自然博物馆、大黄堡湿地管理处等多个单位，对天津大黄堡湿地生物资源多样性进行第一次本底调查。植物资源（含药用植物资源）调查采用野外踏查、样方法、样线法与室内分析相结合的调查方法，共记录植物 238 种，其中芦苇、香蒲属植物常形成以本身为优势种的植物群落。昆虫资源的定期调查为每月 1 次，每次 3 天。此外还进行不定期调查，采用白天用捕虫网采集、晚上用灯光诱集和人员问询的调查方法。据不完全统计，共有昆虫 11 目 75 科 369 种，部分可供药用。鸟类调查时间为 2005 年 3—12 月，每月 2—3 次，采用样点结合样带的调查方法，共记录鸟类 17 目 47 科 199 种，占全国鸟类种数的 14.95%，其中国家一级重点保护鸟类 4 种，二级重点保护鸟类 33 种。此外，保护区内还分布有兽类 15 种、两栖动物 5 种、爬行动物 8 种、鱼类 31 种、浮游动物 16 种、底栖动物 34 种。

2004 年，刘家宜主编的《天津植物志》正式出版。该书在《天津植物名录》基础上进一步增补与整理，共收载天津市野生及习见栽培的高等植物 4 门（苔藓植物门、蕨类植物门、裸子植物门及被子植物门），计 163 科 748 属 1365 种 6 亚种 127 变种 18 变型。

2005 年，天津市林业局高德明报道了天津有史以来首次进行的野生动物资源调查。调查结果显示，天津市有记录的野生动物有 851 种（不包括昆虫类），其中鸟类 360 种，兽类 40 种，两栖类 7 种，爬行类 18 种，鱼类 127 种，大型水生无脊椎动物 14 种，底栖动物 230 余种，浮游动物 55 种。国家重点保护野生动物 48 种，其中国家一级重点保护野生动物 10 种，国家二级重点保护野生动物 38 种。

2008 年，天津城市建设学院刘雪梅等报道，在对九龙山国家森林公园内的实地调查中，收集到维管植物 82 科 214 属 324 种，其中被子植物 72 科 204 属 311 种，裸子植物 2 科 2 属 2 种，蕨类植物 8 科 8 属 11 种。九龙山植物种数以菊科、禾本科、蔷薇科、豆科、唇形科、毛茛科等居多，另有黄精、玉竹、丹参等药用资源。

2009 年，交通部天津水运工程科学研究所对天津七里海湿地生物资源进行实地调查。调查结果表明，七里海湿地生物资源丰富，有鸟类 184 种，兽类 19 种，两栖类 5 种，昆虫 261 种，鱼类 64 种，浮游动物 15 种，底栖动物 29 种。为了解七里海湿地的兽类组成及多样性变化趋势，天津自然博物馆覃雪波等分别于 2007 年、2012 年对七里海湿地进行调查，2007 年发现兽类 5 目 7 科 11 属 13 种，2012 年发现兽类 5 目 7 科 12 属 14 种，兽类组成变化不明显，但多样性增加。

2009—2014 年，在天津中医药大学校长张伯礼及校领导的大力支持下，天津中医药大学划拨普查经费，由李天祥组织相关专业教师及在校大学生、研究生组建中药资源普查队伍，着手对天津北部蓟县山区进行摸底式的中药资源普查，该项目于 2010 年获得天津市科学技术委员会的资助。项目基于系统抽样和区域分层考察法，结合大量的线路踏查，设置代表区域 6 个，样带 41 个，样地 41 个，样方 1236 个。截至 2014 年，历时 6 载，参加普查的人数达 300 余人次，完成了天津 3 县 13 区的中药资源系统普查，确定了资源的品种分类、分布区域、规模等，拍摄生境、植株等照片 10 万多张，影像短片 600 多个，建立《天津中药资源数据库》。在普查的基础上，天津市还开展 30 味重点药材品质评价，筛选出的天津优质药材品种有山楂、酸枣等 19 种，并于静海、蓟县开展中药引种栽培研究工作。2014 年，由李天祥主编，天津科学技术出版社出版了《天津本草彩色图鉴》，收录品种 882 种，涉及 176 科，其中植物类 123 科 759 种，菌类 27 科 91 种，动物 26 科 30 种及 2 个药用部位。另汇编内部资料《天津中药资源分布地图集》、《天津中药资源中药标本信息库》、《天津中药资源分布集》（按代表区域共 6 册，分别为八仙山、盘山、九龙山、黄崖关—九山顶、蓟县南部、天津周边）。项目成果《天津中药资源普查及数据库的建设》获天津市人民政府颁发的 2014 年度天津市科学技术进步奖一等奖。普查过程中，在蓟县盘山附近发现具有药用价值的麦饭石资源，且蕴藏量较丰富，但尚未展开系统考察。同时，还对天津分布黄精属植物的品种分类、分布区域、蕴藏量等进行调查，结果显示天津黄精属植物适宜生于海拔 200—950 米的林下、灌丛等阴湿地带。黄精、玉竹主要分布在黄崖关—九山顶、八仙山区域，小玉竹在黄崖关—九山顶、九龙山区域有较大分布，热河黄精集中分布在盘山、九龙山区域。该项目组还对天津蓟县山区野生中药材酸枣仁、苦碟子进行资源及质量的初步考察。

2010 年，天津中医药大学李天祥等对天津野生杠柳进行一系列考察，包括其各物候期生长发育变化、形态特征、群落结构及种类组成等生态生物学特征，不同部位（根皮、根木质部、茎皮、茎木质部和叶）中主要活性成分累积规律，活性成分与根际土壤中多种无机元素累积相关性研究，无机元素在杠柳不同部位分布及富集特征等，提出杠柳茎皮及根木质部可以作为获取杠柳毒苷的新药用部位。

2010 年 8 月，在《天津植物志》的基础上，刘家宜对天津水生维管束植物进行研究，撰著《天津水生维管束植物》，由天津科学技术出版社出版。该书收载蕨类植物、裸子植物和被子植物共计 28 科 45 属 75 种，包含科、属、种检索表和 73 幅插图。

河北省

河北省有植物 166 科 800 余属 2845 种，陆栖脊椎动物 500 多种。全省中药资源有 1714 种，其中植物类 181 科 1442 种，占 84%；动物类 242 种，占 14%；矿物类 30 种，占 2%。该省中药资源种类较多的地区是保定、石家庄和邢台等。

1983—1985 年，河北省开展第三次全省中药资源普查工作。遵照国务院关于"对全国中药资源进行系统地调查研究，制订发展规划"的指示要求和国家经济委员会《关于开展全国中药资源普查的通知》、国家 7 个部（院、局）《关于下达全国中药资源普查方案的通知》规定，河北全省 140 个县（包括地辖市）开展普查工作。全省 3668 个乡（镇）总面积 187693 平方千米，有 2936 个乡镇约 150350 平方千米进行野外中药资源调查。中药资源普查中，全省各县都采集了标本、做了野外记录，并把标本采集和野外记录作为野外调查的主要指标。1985 年，河北省的普查结果显示，全省有中药资源 1714 种，其中植物药 1442 种（野生种占 80%），动物药 242 种，矿物药 30 种。大宗药材品种有 40 多种。在全国统一普查的 363 个重点品种中，河北省有资源 225 种。河北省中药资源蕴藏量植物药 37 万吨，动物药 1.2 万吨，矿物药 80 亿吨。全省采制标本 15 万份 2000 余种，确定为中药的有 1300 种，其中新资源品种 300 多种。

1989 年，谢晓亮、封魁生完成《河北省太行山区野生酸枣资源及利用的调查》。酸枣为河北省太行山最丰富的野生灌木，多分布在海拔 200—800 米的低山丘陵区，总面积为 148.78 公顷，占河北太行山总面积的 48.1%；集中分布在海拔 200—500 米的低山丘陵区，这里集中了全区野生酸枣株数和产量的 80% 以上。为加快这一宝贵资源的开发利用，使其利用建立在科学的基础上，谢晓亮等从资源现状、利用现状及存在问题等方面进行重点调查。据调查统计，全区有酸枣 4300 多万株，其中幼树占 60%—70%，自然条件下年产干酸枣 6500 多吨，可出核 2600 多吨，出仁 400 多吨。河北太行山荆条资源也很丰富，在低山丘陵区分布极为广泛，和酸枣一起构成该区干旱阳坡的两大优势灌木树种。为了更好地开发利用这一资源，变资源优势为经济优势，封魁生、谢晓亮等采用普查与重点调查相结合的方法，先后对平山、阜平、涞源、易县、邢台、涉县等地进行调查，基本摸清河北太行山区的荆条资源、利用现状和存在问题。据调查，全区荆条分布面积为 66.67 多万公顷。其中 85% 以上为零星分布，面积约为 58.67 万公顷。荆条成片分布较少，仅约 6 万公顷，平均每公顷有荆条 2100 丛，合计 1.2 亿丛。零星分布有 0.3 亿丛，共计 1.5 亿丛。平均丛高 1.24 米，平均主基径 0.65 米。该区适宜荆条发展的面积有 60 多万公顷。

1996—1998 年，曹成、王合印、曹辉东等通过对以往河北省地质矿产调查资料的整理和部分野外实地考察。初步查明河北省有药用价值的矿物 65 种，药品工业矿物资源 7 种，撰写《河北省药用矿物资源概况及其初步研究》，发表于《河北中医》1999 年 5 月第 21 卷第 3 期。

1998 年，胡文言对河北省乌头属植物资源进行调查。调查发现河北省有乌头属植物种类 10 种，分别为两色乌头、高乌头、河北乌头、牛扁、黄花乌头、华北乌头、草乌、伏毛北乌头、川乌、雾灵乌头，并将相关成果发表在《中药材》上。

同年，钱彦丛、秦百宣等又对河北省红景天属药用植物进行实地调查，鉴定出 3 种药用植物：红景天分布于河北省赤城、崇礼、蔚县小五台山、兴隆雾灵山、青龙等地；狭叶红景天分布于兴隆雾灵山、青龙、涞源、阜平、灵寿漫山坨梁等地；小丛红景天分布于赤城、崇礼、涿鹿、蔚县、兴隆雾灵山、青龙等地。在《现代中药研究与实践杂志》发表《河北省红景天属药用植物资源调查》一文。

2003 年，黄士良、李琳、范庆书对河北省药用苔藓资源进行野外调查与研究，完成《河北省药用苔藓资源的初步研究》，发表在《河北师范大学学报（自然科学版）》上。该文首次报道了河北省药用苔藓植物 28 种，隶属于 15 科 21 属，占河北苔藓植物总种数的 11.48%；列出 28 种药用苔藓植物的分布及其药用功效，为进一步开发河北省苔藓植物资源和中草药资源提供新的资料。

2005年，孔增科等组织专业队伍，对河北涉县县域内的中药资源进行调查研究，并对药材分布地区的海拔、气候、土壤条件及植物生长周期情况都做了详细记录。经调查，初步统计县域内分布的植物药材资源有1500多种，动物药材资源有24种，矿物药材资源有13种，较1971年、1984年两次中药资源调查品种数量提高了4倍，并首次发现了县域内分布的兰科植物二叶舌唇兰、兜背兰，百合科植物热河黄精、二苞黄精，桔梗科植物石沙参，柳叶菜科植物柳叶菜、狭叶柳叶菜和灵芝、缘毛太行花等20多种药材资源，基本摸清县域内野生和栽培药材的品种、资源分布、产况、产状，填补了县域中药资源底数的空白；对县域内资源蕴藏量较大、药用价值较高的60余种道地中药材在实地调查资源分布的同时，采集、制作腊叶标本与药材标本200多套，用现代理化和仪器分析方法分析研究柴胡、连翘、荆芥、冬凌草、罗布麻叶、白薇、败酱草、翻白草、接骨木、景天三七等180多种药材的鉴别特征与品质，起草二叶舌唇兰、角茴香、野棉花、牛耳草、接骨木、景天三七等质量标准10多种，经初步整理和总结，撰写《涉县道地药材》初稿；对县域内分布的中药资源拍摄生态、药材、饮片照片1万多幅，并列表归纳整理，为撰写《涉县中药志》奠定了基础；通过对县域内野生中药材资源品种的调查，筛选了适合当地种植的中药材品种等。

2007 年，唐伟斌完成《河北省药用蕨类植物资源的初步研究》，发表在《河北师范大学学报》上。该文初步报道河北省药用蕨类植物的种类、生境及功效。分析认为，河北药用蕨类植物资源种类比较丰富，分布有 70 种，隶属 21 科 30 属，生境特点明显，药用价值较高；按其药效可分为解表类、清热类、祛风湿类、通淋利尿类、驱虫类、止血类、活血祛瘀类和平肝息风类等 12 类。

在分析研究的基础上还提出了合理开发和利用的建议。

2008 年，王振杰、黄士良、金红霞等撰写了《雾灵山药用苔藓植物资源及开发利用前景》，发表在《安徽农业科学》上。河北兴隆雾灵山药用苔藓植物资源种类丰富，蕴藏量大，约占河北省药用苔藓植物总种数的 67.9%。该文记述了 19 种药用苔藓植物，并提出合理开发利用的建议。

同年，赵建成、孔照普在河北省木兰围场国有林场管理局所属林场、河北滦河上游国家级自然保护区进行野外考察和科学研究，编写《河北木兰围场植物志》上、下卷。上卷内容包括前言、自然地理概况、植物区系概况、分门检索表、蕨类植物门、裸子植物门和被子植物门（金粟兰科至葡萄科）及索引；下卷包括被子植物门（椴树科至兰科）及索引、参考文献。各门有分科检索表，各科有分属和分种检索表，科、属、种有形态描述，每种还介绍了产地、生境、地理分布及主要用途，其中有不少河北道地特色植物药材的记述。全书约120万字，插图800余幅，记载了区内蕨类植物、裸子植物和被子植物共计101科387属823种，全面系统地总结滦河上游地区植物多样性的种类及其分布，对进行滦河上游地区生态环境建设、科学有效地保护和合理利用植物资源有积极的指导作用。

同年，为了更好地发展太行山区中药材生产，加快太行山区农村经济发展，确保河北省中药制药行业可持续发展，刘占民完成《河北太行山区中药材资源调查可行性研究及实施方案》，对太行山区4市25县的中药材品种、数量、常年蕴藏量、分布区域特点和人工栽培（养殖）药材与野生药材资源的相互关系和影响进行全面调查。调查方法采用传统方法与现代技术包括地理信息系统（GIS）、全球定位系统（GPS）、遥感（RS）等现代技术（即3S技术）相结合进行。通过资源调查，在了解基本蕴藏量的基础上，确定了太行山区中药材产业发展的基本思路和方针，制定了切实可行的产业发展政策和规划，科学合理地进行保护和开发利用，做到野生药材资源保护与人工种养药材相互协调、促进和补充，提高了太行山区中药材生产的集约化和现代化水平，使太行山区中药材资源得到有效的保护和永续性利用。

同年，王春、刘长和、张海燕等通过对兴隆县地区野生药用植物资源的调查、分析，完成《兴隆县野生药用植物资源调查和分析》，发表在《安徽农学通报》上。结果表明，该区域野生药用植物种类丰富，有 4 门120 科 579 种，且野生药用植物可开发性强，并提出开发利用野生药用植物资源的建议。根据气候特点，兴隆县整个区域可分为以五凤楼为中心的低山暖温半干旱区，以五指山为中心的低山暖温半湿润区，以六里坪为中心的中山中温半湿润区和以雾灵山为中心深山凉温半湿润区。每个气候区采取普遍调查和重点调查相结合的方法，随机确定调查路线，并沿线向周边做辐射调查。通过调查核实与仔细筛选，兴隆县独具的野生药用植物有雾灵灵芝、雾灵蹄盖蕨、雾灵香花草、雾灵宽叶当归、雾灵毛叶独活、雾灵柴胡、雾灵茴芹、雾灵丁香、雾灵沙参、雾灵紫菀、雾灵韭等。同年，徐姗、董必焰对河北、内蒙古部分地区的乌头属植物资源进行详细调查，共调查 3 个种，分别是北乌头 *Aconitum kusnezoffii* Reichb.、紫花高乌头 *Aconitum excelsum* Reichb. 和华北乌头 *Aconitum jeholense* var. *angustius*（W. T. Wang）Y. Z. Zhao，并对以上资源的生境条件、伴生植物、居群大小、资源特性等做了详细的分析和评价，完成《华北地区部分乌头属植物资源调查》一文。

同年，王丽芳、付正良、孔增科等完成《冀南太行山区野生冬凌草的分布与应用现状》，发表在《河北中医》上。野外调查研究中发现，冀南地区野生冬凌草资源分布广泛，生于海拔 400—1150 米的山野、路旁、山谷，分布于疏林下、灌木丛等阴凉环境中，尤其是冀南辖域涉县、武安市、磁县、河南林州市、山西黎城县、左权县有大面积分布，涉县涉城镇韩王山、辽城乡、合漳乡、关防乡和磁县陶泉乡更是分布密集，产量很高，与其山谷阴凉、空气清新无污染及温度、湿度适宜有关。在 2009 年秋季的野外调查中，在涉县韩王山、合漳乡东沟等地还发现了冬凌草的变种，该变种的主要特点是植株较矮小，叶缘红色，叶细长，其品质研究还在进一步探索中。

2010 年，周程艳、郑婷婷、时晓艳等采用野外实地考察、问卷调查、资料查阅、标本采集整理及鉴定、药用植物资源蕴藏量调查、野外化学成分检验等方法，对唐山地区腰岱山药用植物资源的种类组成及药用价值进行深入调查研究。结果表明，腰岱山药用植物绝大部分为野生种类，共有药用植物 78 科 196 属 237 种（不含变种、变型和亚种）。绝大多数是被子植物，共计 225 种，占总种数的 94.94%；其中蔷薇科、菊科、豆科、百合科为本地的优势科属，占腰岱山药用植物总资源的近 1/3。

山西省

山西有维管植物 2100 余种。全省中药资源有 1116 种，其中植物类 154 科 953 种，占 85% 以上；动物类 70 科 133 种，约占 12%；矿物类 30 种，约占 3%。该省首次发现的新药用资源有太白贝母、东北天南星、鬼灯檠、软枣猕猴桃和草苁蓉等，中药资源主要分布于晋东南及雁北等地。

1983 年 5 月，刘天慰等对山西省中条山脉七十二混沟进行植物资源考察，发现国家重点保护野生植物、经济植物和药用植物共 142 种（10 变种）。

1983—1989 年，山西省开展第三次全省中药资源普查工作。在山西省人民政府领导下，组成由省经济委员会副主任陈德贵任组长，省医药管理局、省卫生厅、省林业厅、省贸易厅、省统计局、省科学技术委员会有关领导为成员的省中药资源普查工作领导小组，负责组织领导全省普查工作。具体业务由省医药管理局及所属山西省药材公司组织实施。全省有 11 个地（市）97 个县（区、市）2000 余名专业人员参加普查。普查范围东起太行山，西至吕梁山，南起中条山，北至恒山，调查点涉及全省 1869 个乡镇 4000 余个自然村。

山西省中药资源普查取得的主要成果：查明山西全省中药资源 1116 种，其中，植物类 953 种，动物类 133 种，矿物及其他类 30 种，总蕴藏量 18875 吨；摸清山西中药材资源分布情况，依据其水平分布和垂直分布，绘制市、县中药资源综合分布图和主要药材单品种分布图；采集、制作中药材标本 9 万余份；撰写中药资源普查工作报告、技术报告及党参、黄芪、地黄、连翘、黄芩、远志、知母、猪苓、藁本、柴胡等 10 种药材专题技术报告，对 134 种中药生态、分布、蕴藏量、历年收购和销售调查资料进行分析；编写《山西中药资源》；澄清 40 余种与药典不符的中药材，纠正一批混乱品种；新发现软枣猕猴桃、东北天南星、佛甲草、荷青花、草苁蓉、太白贝母等 358 种中药新资源。

1984 年，山西省卫生厅组织编写并印制《山西中药炮制规范》，编写委员会主任贾琳，副主任杨丁铭，委员单镇、滕振华、侯景伦、罗健祥、高天爱、马文远、魏立中、邸铁锁。本书在继承中药传统炮制的基础上，参照 1977 年版《中国药典》，结合山西各地的经验，在各地、市有关部门的配合下，由医院中药师、中医师，药检、教学、生产、供应等有关部门的专业人员共同编订。

1984 年 8 月，山西省野生动植物资源考察队对中条山西北麓野生动植物资源进行实地考察，发现中草药 231 种。

1985 年 11 月至 1986 年 3 月，山西省吕梁市行署区划办对吕梁地区开展沙棘资源调查，首次查清全区沙棘资源的分布面积和产量状况，为综合开发利用提供可靠依据。

1987 年，由山西省卫生厅组织编写，1988 年 7 月颁布执行的《山西省中药材标准》，是中华人民共和国成立以来山西省制定的第一部中药材地方标准。其正文部分收载地方民间习用药材 114 种，另附本标准及 1985 年版《中国药典》正文中均未收载的炮制品及辅料 81 种，共计 195 种。

1989年，山西科学教育出版社出版了《山西中药资源》。《山西中药资源》是山西省第三次中药资源普查的成果。该书搜集了大量的历史资料，系统、全面、真实地介绍了山西中药资源的分布状况及中药资源的生态环境；记录了中华人民共和国成立以来山西的中药发展过程和巨大变化，反映了山西中药事业的主要成就；记述了山西各个时期中药事业取得的经验和出现的问题。全书包括山西中药资源概况、山西主产地道药材专题记述、山西中药资源名录三部分，力求集中体现第三次山西省中药资源普查工作的全部技术活动，实事求是地反映山西中药资源的全貌，并首次进行中药资源区划，科学、正确地提出了山西中药资源的总体规划，为保护山西中药资源、合理安排生产种植、搞好中药交流等提供可靠的科学资料。

1989—1990 年，朱玫等人对山西省吕梁山脉管涔山地区大型真菌资源进行考察，采集鉴定 91 种，其中食（药）用菌 66 种。

1994 年，李卓玉、张峰、李学风的《山西关帝山药用植物资源研究》，发表于《山地研究》杂志。据李卓玉等调查，关帝山有野生维管植物 93 科 345 属 752 种，其中蕨类植物 8 科 10 属 15 种，裸子植物 2 科 6 属 8 种，被子植物 83 科 329 属 729 种（双子叶植物 68 科 270 属 597 种，单子叶植物

15 科 59 属 132 种）。

1996—1997 年，张龙胜等对山西湿地植物资源进行全面调查和研究。调查结果表明，山西省湿地植物资源丰富，共有维管植物 83 科 308 属 686 种（蕨类植物 8 科 10 属 18 种，双子叶植物 56 科 223 属 504 种，单子叶植物 19 科 75 属 164 种），其中湿地药用植物 46 种。

1997 年，山西大学谢树莲的《山西药用蕨类植物资源的初步研究》，发表于《中草药》杂志。据作者调查发现，山西省药用蕨类植物共有 54 种。

1998 年，山西大学黄土高原研究所李斌、张金屯在《山西大学学报》发表《山西五台山野生植物资源初步研究》。据李斌等人调查发现，五台山区野生植物资源丰富，有野生维管植物 97 科 343 属 589 种。其中发现药用植物资源在不同海拔和坡度均有分布，且蕴藏量较大，许多是常用中草药，如黄芩、地榆、板蓝根、甘草、远志、黄芪等。

2000 年，茹文明的《山西蟒河自然保护区药用植物资源研究》，发表于《长治医学院学报》。调查表明，山西蟒河自然保护区野生维管植物有 108 科 323 属 567 种，其中药用植物 366 种。

1990—2000 年，李榆梅对山西省绵山地区野生药用植物开展调查，发现该地区有野生药用种子植物 126 种。

2004—2008 年，太原师范学院生物系宋敏丽在山西省历山国家自然保护区野外湿地调查中发现，历山自然保护区菊科野生植物有 44 属 78 种（包括变种），其中，药用植物有 41 属 72 种（包括变种）。

2010 年 7 月，山西大学刘海强等对山西省吕梁山脉云顶山自然保护区植物群落进行全面调查。根据野外的调查结果，云顶山自然保护区有野生种子植物 936 种，隶属于 86 科 395 属，其中药用植物共 81 科 298 属 542 种。

内蒙古自治区

内蒙古有维管植物128科691属2271种。全区中药资源有1340种，其中植物类132科1070种，占80%；动物类12科240种，占18%；矿物类30种，占2%。特有药用植物有东北蛔蒿*Seriphidium finitum*（Kitag.）Ling et Y. R. Ling、阴山蒲公英*Taraxacum yinshanicum* Z. Xu et H. C. Fu等。该区中药资源主要分布于大兴安岭、阴山及贺兰山区。

1983 年，内蒙古医学院朱亚民教授向有关部门提出《内蒙古中蒙药用植物研究课题报告》，1984 年列为内蒙古科学技术委员会重点科研攻关项目。

1984 年，成立《内蒙古植物药志》编辑委员会。同年 6 月到 1988 年 9 月，在全区进行药用植物野外调查访问、标本采集与鉴定、文献查阅、资料整理、图形绘制等工作。1989 年《内蒙古植物药志》第二版出版。该书记载蒙古族药用植物 1198 种，每种分植物名、中药名、蒙药名、别名、学名、形态特征、生境、分布、产量、栽培、入药部分、采集加工、药材鉴别、化学成分、产地等。该志首次将中药和蒙药进行融汇编纂，具有鲜明的地方特色。

1984年，卫生部生物制品研究所等单位主持编写《中国民族药志》第一卷。内蒙古自治区陈起泰等人参加整理、编写蒙药品种，有35种蒙药药材被选入第一卷，每种药材内容包括民族药名、来源、民族药用经验、药材检验、科研资料等内容。

1984—1986年，包头市环保局组织并进行以九峰山动植物资源为主的考察。考察组由包头市环境监测站（主持单位）、内蒙古大学生物系、乌兰察布盟地方病防治站、包头师范专科学校生物系和土默特右旗九峰山林场等单位的夏诗坂、赵国钦、张金兰、曾泗弟、张广文、刘书润、陈友发等18名专业技术人员及王黎元、宋刚等10余名工作人员组成。考察组采集植物标本3300余号，动物标本1200余号，摄制《美哉壮哉——九峰山》录像1部，撰写九峰山动植物资源调查报告8篇。

1984—1987年，包头师范专科学校生物系刘德华、包头市环保研究所陈友发和乌海市一中于霞等人对九峰山地区的动物资源进行调查，采集脊椎动物标本1200余号，隶属于19目43科129种3亚种，其中属国家二级重点保护兽类2种，属国家二级重点保护鸟类13种。该调查结果收录于1997年《阴山学刊》第14卷第1期的《九峰山地区的动物资源》一文中。

1985—1986年，内蒙古乌兰察布盟林业科学研究所吕占杰、张玉珍、张飞等人对乌兰察布盟（简称乌盟）全盟沙棘资源进行调查，并提出将乌盟沙棘划分7个自然类型的依据和原则。其调查研究结果收录于1987年《内蒙古林业科技》第2期的《乌盟沙棘自然类型划分初报》一文中。

1985—1987年，内蒙古自治区开展全区中蒙药资源普查工作。在国家发出全国中药资源普查通知后，1985年3月14日，内蒙古自治区成立由内蒙古医药总公司何庆惠任组长的中蒙药资源普查领导小组与办公室，由内蒙古大学生物系马毓泉任组长，内蒙古医学院朱亚民等6人组成顾问组，制定了《全区中蒙药材普查方案》《内蒙古自治区中蒙药材资源普查实施计划》。1985年4月，全区各盟、市的医药部门相继成立地级药源普查小组和普查办。1985年12月中、下旬，中蒙药资源普查领导小组举办为期两周的药源普查短训班，对来自各盟市的30名普查人员进行系统培训。至1987年10月9日，全区各盟、市（地级）验收工作结束。此次普查取得的主要成果：查清内蒙古自治区中蒙药资源共745种（其中植物药728种，动物药14种，矿物药3种），整理2918份药材标本，编写《内蒙古自治区野生药用植物名录》与《内蒙古自治区重点中蒙药材名录》；全国重点普查363种常用中药，内蒙古有145种，其中植物药133种，动物药10种，矿物药2种；首次提出中蒙药资源区划和中蒙药资源开发利用长远规划；编写《内蒙古自治区中蒙药材资源普查资料汇编》。

1985—1987年，由内蒙古林业局主持，中国科学院动物研究所协作，内蒙古林业勘察设计院组队，内蒙古林业勘察设计院梁栓柱，中国科学院马勇、孙荫苏，林业局白力军等人对内蒙古西部的阿拉善、巴彦淖尔和伊克昭盟进行以鸟、兽为主的野生动物（含药用动物）资源调查，采集鸟类标本 1000 余号，经鉴定隶属于 17 目 40 科 232 种 268 亚种，其中包括 1 个新亚种和 26 个自治区新分布记录种及亚种；采集兽类标本 250 余号，经鉴定隶属于 7 目 15 科 54 种 57 亚种，其中 7 个为自治区分布新记录亚种。成果收录在《内蒙古林业调查设计》1989 年第 2 期的《内蒙古西部野生动物资源调查报告》一文中。

1986 年，在呼伦贝尔盟科学技术委员会的支持下，历时 7 年，内蒙古自治区对大兴安岭植物资源进行了野外调查，获得大量植物标本，拍摄 1000 多种植物生态彩色照片，由李永江等编写成《大兴安岭药用植物》。

1987 年，内蒙古自治区药品检验所徐常等人采集标本、调查研究，在对比内蒙古东、西部各地蒙医用药习惯基础上，提出常用蒙药资源 322 种。其中，植物类 222 种，动物类 40 种，矿物类 43 种，其他 17 种；蒙药专用 122 种。

同年，内蒙古医学院罗布桑编著《内蒙古蒙药材标准》，共收载 532 个品种；又于 1988 年编撰《蒙成药补充标准》，收载蒙成药和蒙药材 523 个品种，澄清了蒙药材混乱品种。

1988 年，中国科学院昆明植物研究所刘培贵等人在大青山四段沟梁地区进行野外考察，采集了 536 号大型真菌标本，鉴定出食用菌 94 种，其考察研究结果收录于《中国食用菌》1990 年第 5 期《内蒙古大青山食用菌资源调查》一文中。

1988—1991 年，内蒙古大学赵一之、马平、曹瑞等带领学生在阴山山脉多处山体采集标本：在狼山段采集标本 306 种，分属于 61 科 188 属，所取得成果收录在《狼山山地植被的植物区系组成及其基本特征》（《中国植物学会六十周年年会学术报告及论文集摘要汇编》）一文中；在巴彦淖尔盟磴口县进行植物标本（含药用植物）采集，后写成《磴口县植物区系》，收载种子植物 45 科 126 属 194 种；在乌兰察布盟灰腾梁采集标本，后由赵一之、曹瑞、孙冷整理写成《阴山山脉灰腾梁植物区系组成及其基本特征》（手稿），收载维管植物 56 科 193 属 330 种；在乌拉山进行植物标本采集，后由赵一之、曹瑞、齐亚巨写成《乌拉山植物区系的基本特征》（手稿），共收载维管植物 71 科 219 属 328 种。

1990 年，杨文胜和包头师范专科学校生物系师生，根据 1983—1987 年采集的 84 号真菌标本与拍摄的 35 幅食（药）用菌照片，统计出 68 种菌类资源，其中内蒙古新记录 11 种。

1996 年，内蒙古自治区锡林郭勒盟蒙医研究所陶高、白平安对锡林郭勒草原药用植物资源进行考查、鉴定，并整理、编著《锡林郭勒草原（蒙）药用植物》。锡林郭勒草原当年生长药用植物 290 多种，其中具有采集和较高应用价值的有 130 种。

同年，哲里木畜牧学院姜海楼、董瑞音、张永亮及通辽制药厂赵嫣通过对哲里木盟的麻黄资源进行调查，摸清了资源面积、生态分布、年蕴藏量、年生产量等。

1998 年，刘书润在《内蒙古植物区系纲要（下）》中总结道：内蒙古野生药用植物约 1122 种，其中低等植物 77 种，苔藓植物 12 种，维管植物 1033 种。药材集中于唇形科、龙胆科、伞形科、桔梗科、菊科、豆科、蔷薇科、毛茛科和百合科。

1999 年，李君山、赵永华、朱兆仪、金延明等人对内蒙古风毛菊属药用植物开展资源调查，根据实地调查和分类鉴定，结合文献研究，报道内蒙古风毛菊属 16 种药用植物及其分布、生境、贮藏量、药用价值。

2000 年，连俊文、范月在《濒危中药资源保护利用战略研讨会论文集》中发表《内蒙古大兴安岭野生药材资源》一文，对内蒙古大兴安岭林区野生药材资源进行详细论述，包括林区药材资源种类、主要分布群落类型、合理采集和保护野生药材资源、大力发展药材种植等。

2002—2003 年，乌尼尔、春亮、哈斯巴根深入呼伦贝尔鄂温克族聚居地区进行访谈调查和标本采集。调查表明，内蒙古呼伦贝尔地区鄂温克族民间药用植物共 18 种，并编录各药用植物名称、药用部位、功能及其使用方法，分析讨论鄂温克族的植物药用特点。2008 年 12 月发表论文《内蒙古呼伦贝尔地区鄂温克族民间药用植物调查》。

2002—2004 年，内蒙古师范大学硕士研究生周晶及其导师张功等人在阴山山脉大青山地区根据不同海拔、坡度、植被类型、土壤等划分调查区，在调查区内采用踏查与样地调查相结合的方法，对大青山外生菌根真菌资源与生态进行全面系统的调查，发现大青山外生菌根真菌 165 种，隶属于 18 科 41 属，其中 54 种为内蒙古新记录种。其调查研究结果收录在 2005 年内蒙古师范大学周晶硕士学位论文《大青山外生菌根真菌资源调查及菌根生态研究》中。

2002 年，阿拉善盟药品监督管理局对全盟境内麻黄资源分布及蕴藏情况实施专项调研。截至 2002 年 10 月底，阿拉善盟药品监督管理局顺利完成麻黄属植物资源标本采集制作、收集药材等各项工作。

2005 年 6 月，内蒙古民族大学蒙医药学院徐都冷发表论文《内蒙古大兴安岭唐松草属药用植物资源和开发现状》，介绍内蒙古大兴安岭 7 种 2 变种唐松草属药用植物的资源分布、药用情况和开发现状；2008 年 11 月发表论文《内蒙古大兴安岭沙参属蒙药植物资源和开发现状》，介绍内蒙古大兴安岭 9 种沙参属药用植物的资源分布、药用情况和开发现状。

2006—2007 年，内蒙古气象局生态与农业气象中心代海燕、李兴华、那顺、娜日苏，内蒙古农业大学林学院张秋良及内蒙古大青山自然保护区管理局张翠霞等人，以大青山 3 种主要植被类型油松人工林、落叶松人工林、白桦天然次生林为研究对象，应用层次分析法建立内蒙古大青山主要植被类型综合生态效益评价指标体系和评价模型，对 3 种森林类型的 20 个指标进行测定，对各指标进行无纲量化处理后计算各自的权重，然后计算大青山油松林等 3 种森林类型的综合生态效益指数。其研究成果收录于《西北农林科技大学学报（自然科学版）》2011 年第 39 卷第 1 期的《内蒙古大青山主要植被类型综合生态效益的评价》一文中。

2007 年，毕力夫主编的《内蒙古蒙医药博物馆馆藏蒙药药材图谱》出版。本书收录 300 余种蒙药药材，每种药材图谱下均配以药名、别名、来源、产地、性味、功效等介绍。

2007—2010 年，内蒙古师范大学花尔等人 4 次赴内蒙古巴林右旗进行标本采集和民族植物学调查。结果表明，内蒙古巴林右旗有民间传统药用植物 21 种。

2008—2009 年，内蒙古大学任志龙、包玉英等人采用定点辐射状普查、线路普查、特殊地区重点调查相结合的方法，对阴山山脉九峰山地区进行野外调查和标本采集工作，共采集种子植物（含药用植物）标本 1500 余号。其结果收录在 2010 年内蒙古大学任志龙的硕士学位论文《九峰山自然保护区维管植物区系研究》和《内蒙古农业科技》2011 年第 2 期的《九峰山自然保护区种子植物分布区类型及分析》中。

2008—2010 年，包头医学院王振旺、邬国栋等人多次对大青山地区进行实地调查和标本整理，发现大青山地区药用植物资源以高等植物为主，共有 274 种，其中以菊科和豆科最多（各 33 种），禾本科次之（18 种），蔷薇科第三（15 种），唇形科第四（14 种），百合科第五（12 种），毛茛科第六（12 种）。上述 7 科中的药用植物种数占总药用植物种数的 50%，且其中大部分种类为常用蒙药。2010 年发表论文《内蒙古大青山地区药用植物资源调查》。

2009 年，崔国栋、高明文、刘国荣主编的《赤峰药用植物志》出版，该书记载了赤峰已开发利用植物 845 种。

2009 年 7—8 月、2010 年 7—8 月，中央民族大学生命与环境科学学院和中国民族地区资源环境保护研究所朱发厅、景元霞等人 2 次对科尔沁沙地药用植物开展调查。通过对不同沙地类型的药用植物调查、采访和记录，发现奈曼旗科尔沁沙地有药用植物 45 种。经野外调查和文献查阅出版的《中国大兴安岭蒙中药植物资源志》，共收载 900 多种植物药，附 150 多幅植物原色图。

2010 年，刘越、王真等人对内蒙古呼伦贝尔、锡林郭勒草原 5 种生境（森林草原、草甸草原、典型草原、荒漠草原和沙地）中蒙药冷蒿资源调查，调查内容包括生物学特性、生境、资源面积及其利用等，其成果收录于《内蒙古地区蒙药冷蒿的植物资源调查》一文中。

3. 华东区

江苏省

江苏有维管植物204科1021属2596种（含306个变种）。全省中药资源有1520种，其中植物类212科1384种，占91%；动物类76科110种，占7%；矿物类23种；其他类3种。经普查，发现江苏省未有记载的植物22种，主要有知母*Anemarrhena asphodeloides* Bunge、仙茅*Curculigo orchioides*

Gaertn.、北马兜铃 *Aristolochia contorta* Bunge、青藤 *Sinomenium acutum*（Thunb.）Rehd. et Wils.、猫眼草 *Euphorbia lunulata* Bunge、日本散血丹 *Physaliastrum japonicum*（Franch. et Sav.）Honda、长梗过路黄 *Lysimachia longipes* Hemsl. 和浙江过路黄 *Lysimachia chekiangensis* C. C. Wu 等。该省中药资源种类以东北部连云港等地较多。

1984 年，江苏省遵照国务院关于"对全国中药资源进行系统地调查研究，制订发展规划"的指示要求和国家经济委员会《关于开展全国中药资源普查的通知》、国家 7 个部（院、局）《关于下达全国中药资源普查方案的通知》规定，由省医药总公司、农林厅、卫生厅、对外经济贸易委员会、省科学技术委员会、统计局组成江苏省中药资源普查领导小组。普查领导小组下达江苏省中药资源普查方案，11 个省辖市 64 个县（市）建立相应机构，主持开展全省中药资源普查工作。江苏省中药资源普查工作始于 1984 年 5 月，1987 年结束。各市县医药部门参加普查的专业人员共 773 人，其中 459 人组成 69 个普查队，参加普查共 10328 人次，普查 1615 个乡镇（其中县属镇 140 个），普查面达 79.4%。查明各类药材 1520 种，其他 3 种；采制动物、植物、矿物标本 800 种，计 53076 份；走访老药工、老药农等 1152 人次；澄清混淆品种 36 种；发现新公布品种 31 种。

1988 年，江苏植物研究所编撰出版了《新华本草纲要》，简明扼要地介绍了我国药用植物 6000 种。

1989 年，中国药科大学徐国钧主编的《中草药彩色图谱》由福建科学技术出版社出版，收载常用药用植物 500 种，配以药材彩色照片和文字描述，是第一部较为完整的中草药彩色图谱。

1992 年，江苏植物研究所袁昌齐等人根据对江苏省内稀有、濒危药用植物的考察结果，提出相关的评价方法，发表论文《江苏省稀有、濒危保护药用植物的评价》。

1993—1994 年，南京野生植物综合利用研究所张卫民等对江苏省银杏主要产区进行调查，分析认为其资源储量约占全国总量的 40%，白果生产量占全国的 55%—60%；银杏综合利用研究和系列产品加工业在全国均占重要地位，已逐渐成为江苏的一个新兴支柱产业。其研究成果收录于《江苏银杏资源调查》一文中。

1998 年，江苏植物研究所任全进等根据江苏地理特点，重点调查了江苏省水生药用植物资源，并发表论文《江苏省水生药用植物资源》。

2004—2005 年，江苏连云港农科院朱朋波等以狭义的云台山为调查区域，通过查阅本地地方志和走访当地中医药人员及居民等多种形式，于 2004—2005 年采用踏查法对切花百合种质资源的分布与现状进行调查，发表论文《江苏云台山野生百合种质资源调查》。

2007 年，蔡中齐等对南京地区现存药用植物资源种类和分布地区等进行野外调查，发现南京地区药用植物 357 种，其中蕨类植物 12 种，种子植物 345 种，并发表论文《南京地区药用植物资源调查》。

2008 年前后，侯芳洁对茅苍术进行种质资源调查与生态适宜性分析，发表论文《茅苍术的种质资源调查及品质评价》。

2008年，阮晓东通过访问及实地调查，报道云台山野生珍稀濒危药用植物37种，对其生长环境、药效及现实情况进行介绍，提出云台山野生药用植物资源保护的具体措施，并发表论文《江苏云台山野生珍稀濒危中药植物初步研究》。

浙江省

浙江有维管植物231科1327属3797种，其中蕨类植物49科110属430种，裸子植物8科26属41种，被子植物174科1191属3326种。陆栖脊椎动物有620种，其中两栖类40种，爬行类70种，鸟类430种，兽类80种。全省中药资源2469种，其中植物类239科1833种（藻类植物64种，菌类植物17种，地衣、苔藓植物12种，蕨类植物110种，裸子植物21种，被子植物1609种），占74%；动物类70科614种，占25%；矿物类13种；其他9种。浙江省资源较多的地区有淳安、绍兴、常山和鄞县等。据报道，天目山的中药资源有930多种。

1983 年 7 月至 1984 年 12 月，浙江省林业厅抽调自然保护区科技人员组成浙江林业厅自然保护区考察组，天目山科研人员俞勤民参加，对临安西天目山、龙塘山、龙泉凤阳山、开化古田山、泰顺乌岩岭、遂昌九龙山、庆元百山祖、安占龙王山等自然保护区进行野外考察，采集、整理动植物（含药用动植物）标本，汇编成《浙江自然保护区》，记录苔藓植物 310 种，蕨类植物 110 种，种子植物 1570 余种。

1986—1988 年，浙江省开展第三次全省中药资源普查工作。遵照国务院和国家经济委员会《关于开展全国中药资源普查的通知》要求，1986 年 5 月浙江省成立中药资源普查领导小组，由省政府副秘书长马春根任组长，姚宁、王竹昌任副组长，组员由省计划经济委员会、农业厅、林业厅、商业厅、省供销社等单位的有关人员组成。领导小组下设办公室，并聘请杭州植物园章绍尧、浙江医科大学奚镜清、杭州大学方云亿和浙江医学科学院伏纬华等 4 名专家为省普查领导小组顾问。根据全国中药普查方案，浙江省联系该省实际，确定普查的原则是抓住重点品种、重点地区重点调查，全省各县普遍填报全国普查办规定的中药产、购、销表，注意发掘新品种、新资源，澄清易混乱品种，收集民间单验方。在建立组织、确定人员以后，省普查办于 1986 年 7 月中旬在安吉县举办全省中药资源普查培训班。培训内容主要是明确中药资源普查的目的和意义，讲授植物学基础知识、药用植物标本的采集压制技术、资源蕴藏量的估测方法和全国统一规定的普查报表填写要求等。通过这次培训，学员们初步掌握了普查的各项技术要领，成为各地的骨干力量。其后，30 个重点县（市）相继建立中药资源普查领导小组，从组织上保证普查工作的顺利开展。各县（市）的领导小组一般由县（市）政府办公室牵头，经济委员会、科学技术委员会、农业、林业、卫生、商业、供销社、医药管理等部门组成；县（市）政府办公室负责人任组长，医药管理、卫生、商业等部门负责人任副组长，分别从卫生、医药管理、供销社等部门抽调中药人员成立普查办公室，专职从事普查工作。许多县（市）政府还发文通知基层单位，要求普查到哪里配合到哪里。经过全省中药资源普查人员的积极努力，从 1986 年 5 月开展的中药资源普查工作，于 1988 年 3 月全部结束。

浙江全省参加这次中药资源普查工作的人员约有 1200 人，其中 30 个重点县有专职人员约 300 人。全省共投入力量 12570 人次，调查行程约 13 万千米（其中登山 3500 多座），深入 1200 余个乡 1 万余个行政村，调查范围达到乡总数的 89%，行政村总数的 64%，召开调查会 1600 多次，参加人员达 6500 多人。

浙江省中药资源普查的主要成果如下。

1）摸清中药资源家底：基本查清浙江省中药资源的种类及其生物来源、生态环境及主要分布区域，摸清全省动植物药材资源的蕴藏量，发现浙江雪胆、江南牡丹草等新品种、新药源 20 余种。这次普查十分重视对海洋药用生物资源的调查，除沿海的岱山、普陀、瑞安等县市把海洋药物列为重点普查对象外，省普查办委托省海洋药物开发研究协作组对全省海洋药物做了全面调查，共查明海洋药物资源 416 种，其中植物类 63 种，动物类 353 种。此次普查比较完整地查明了浙江省中药资源的种类，填补了浙江省中药资源品种中的许多空白，为开发、利用丰富的浙江中药资源提供依据。

2）撰写重点品种调查专题报告：在全国统一调查的363种重点中药材品种中，浙江省产为253种，其资源蕴藏量约7.3万吨。其中，植物药材6.656万吨，动物药材870吨，矿物药材5570吨。家种品种43种，种植面积2万公顷，年产量1万吨；浙八味药材的总产量为5560吨。

3）初步搞清主要药材资源的消长变化规律：全省主要药材资源在近 20 余年中发生了显著的变化。由于农村改革的逐步深入，农民种药的积极性提高了，以浙八味为主的药材产量逐年增加，如浙贝母、菊花、白术、延胡索、玄参、丹参、桔梗、茯苓、厚朴、山茱萸等；野生药材中某些块根类、根茎类、皮类及动物类资源趋向减少，如半夏、天冬、香附、三叶青、威灵仙、青木香、浙桐皮、合欢皮、何首乌、乌梢蛇、七叶一枝花等；少数动物类药材涉及国家重点保护野生动物，如穿山甲、蕲蛇等；草本类，尤其是当年生草本类药材产量趋向平稳或稍有增加，如垂盆草、益母草、紫花地丁、金钱草、千里光等。

4）撰写浙江省主要药材专题报告：各重点县（市）撰写了以"浙八味"为主要药材的专题报告，涉及浙贝母、菊花、白术、延胡索、玄参、麦冬、白芍、郁金、厚朴、山茱萸及蛇类等，共计31味药材，55篇专题报告，约25万字；各重点县（市）根据各自的调查情况，撰写各重点县（市）的中药资源普查技术报告；省普查办撰写了浙江省的中药资源普查技术报告，该报告是第一篇较全面地论述浙江省中药资源面貌的主要文献资料；撰写了新品种、新资源调查报告，普查中各县（市）发掘的新品种、新资源共有 40 余种，经省普查办筛选后定为 23 种，为增加药源、扩大用途、研制新药提供了有价值的信息。

5）整理浙江省常见混淆药材鉴别汇编：此次普查对浙江省产药材中常见的混淆品种分别予以澄清，并整理成《浙江省常见混淆药材鉴别汇编》，共收载真伪中药材40组，涉及110种药用动植物种类。

6）汇编《浙江省民间单验方集》：浙江省群众利用中草药防病治病的历史悠久，民间流传着大量行之有效的单验方。这次普查筛选出单验方770个，为进一步开展临床实验研究与中成药开发提供了宝贵的资料。

7）采制大量药用动植物标本：浙江省此次普查共采集、制作药用动植物标本1700种2.7万份，其中上交省普查办标本300种3300份。绝大多数标本根、茎、叶、花、果实、种子齐全，药用部位明显，采集记录完整，标本质量超过之前的普查。大量珍贵的实物资料为科研、教学、检验、收购等工作提供最可靠的对照资料。在此基础上编写《浙江省药用资源名录》，收载药用资源品种2385种（其中植物类1785种，隶属于238科；动物类162种，隶属于70科；矿物类13种；其他类9种；海洋药物416种），是当时浙江省收载药用资源品种最多的一本技术资料。

8）高质量地填写全国普查办规定的产购销报表：填写好"全国中药资源普查调查表"及"全国重点药材购销情况调查表"，是这次普查的重要内容。两表涉及全省20世纪50年代以来产、购、销的情况，填报的数据多达35万余个，许多数据因年长日久，机构及人员变动，搜集非常困难，工作量极大。但全省各县（市）医药公司和医药二级站动员有关业务人员想方设法，克服困难，日夜奋战，仅这两张报表，全省投入的力量就达300多人。两张报表为全国中药资源数据库提供大量准确可靠的原始数据。此外，还绘制了大量图表，拍摄了万余张彩色照片，为中药科研、开发、经营提供大量的技术信息。

1992年，浙江林学院李根有对天目山野生经济植物（含药用植物）资源进行分类统计分析，其中药用种子植物约1120种，蜜源植物近800种，纤维植物约160种，淀粉与糖类植物120余种，油料植物190种，芳香油植物160种，栲胶植物140余种，野生果树90余种，野生园林观赏植物650种。

2000年，刘鹏、姚一林、陈立人等人对浙江省芳香植物（含药用植物）进行调查，发表文章《浙江省芳香植物资源的分布及利用》，报道的浙江省芳香植物经初步统计共有758种，隶属于89科306属，分别占浙江省种子植物科、属、种的48.9%、24.5%及22.4%。

2003—2006年，浙江省凤阳山自然保护区在浙江省生态与环境保护专项资金的资助下，组织浙江大学、浙江师范大学、浙江自然博物馆、浙江林学院、浙江中医学院和台州学院等单位的专家先后对大型真菌、植物、植被、昆虫和脊椎动物（含药用动植物）等自然资源进行全面调查，并对历年来的考察成果进行整理。

2005 年 3 月，浙江省大盘山国家级自然保护区开展"大盘山自然保护区生物多样性基础调查与研究"，浙江自然博物馆、杭州植物园、浙江中医药大学、浙江省中医药研究院、浙江林业学校等多家单位的植物、动物、生态、药用生物等 20 多位专家对大盘山保护区及其周边地区的生物多样性进行调查与研究，2009 年启动《浙江省大盘山国家级自然保护区自然资源考察与研究》的编著工作，多次到野外进行补充调查以充实资料，该书于 2011 年 9 月由浙江大学出版社出版。

2007 年 7 月，浙江中医药大学张水利、熊耀康与天目山自然保护区詹敏、杨淑贞、赵明水在天目山兰科多年野外专题调查基础上，针对旗唇兰在天目山的分布地点、生境和群落进行深入的考察和研究，其所处群落共有高等植物 55 种，隶属 34 科 49 属，其群落结构可分为乔木层、灌木层和草本层。在调查研究基础上，还建议对旗唇兰采取一定的保护措施，处理好旅游开发与生态环境保护的关系，走人与自然和谐共生的道路。其调查研究成果收录于《浙江天目山自然保护区旗唇兰的分布和生境群落学初步研究》一文中。

安徽省

安徽有维管植物 3500 种以上，陆栖脊椎动物 95 科 482 种。全省中药资源有 2508 种，其中植物类 250 科 2167 种，约占 86%；动物类 140 科 291 种，约占 12%；矿物类 45 种；其他 5 种。安徽省中药资源种类较丰富的有六安、铜陵、淮南、芜湖及滁县等地。黄山是省内中药资源很有代表性的区域，有中药资源 1632 种，其中药用植物 1476 种，占全省药用植物的 68%。

1983—1986 年，安徽省开展第三次全省中药资源普查工作。遵照国务院关于"对全国中药资源进行系统地调查研究，制订发展规划"的决定，根据国家经济委员会经医〔1983〕310 号文件通知及 1983 年 10 月 17 日省长办公会议部署，按照省医药管理局和农业区划委员会统一要求，安徽省组织 1370 人的普查队伍，于 1984 年 4—8 月在当地政府领导下，省、地、县医药和区划部门积极承担中药资源普查任务，开展组织准备和方案准备工作。1984 年 5 月，安徽成立省普查领导小组、技术顾问组和普查办公室。1984 年 8 月，全省 8 地 9 市 71 个县全部成立普查领导小组、普查办公室，组织普查专业队。1984 年 5 月至 1986 年 6 月，为安徽省中药资源普查外业调查阶段。1984 年 6—9 月，全省 71 个县全部开展野外实地调查。1986 年 6 月全省外业调查全面完成。1984 年 10 月至 1986 年 11 月全省各地进入内业整理阶段，完成普查成果各项资料的整理、印制、上报工作。普查结果显示安徽省有中药资源 2508 种。在普查基础上，安徽省还对资源地域分布特点、药用动植物引种驯化和地道药材形成及资源发展变化趋势进行总结分析。1986 年 12 月，安徽省县级验收工作全部完成。

1983 年 6 月，安徽中医学院王立志把从霍山采来的标本送到中国科学院华南植物研究所请专家鉴定，1984 年在《植物研究》发表为新种，从此米斛有了学名霍山石斛 *Dendrobium huoshanense* C.

Z. Tang et S. J. Cheng，为霍山石斛掀开了崭新一页。

1984—1985 年，陈俊愉等在安徽调查黄山野梅。

1984—2005 年，刘昌利等人先后参加安徽省六安地区农业区划办公室、六安地区药材公司、安徽省水产局组织的野生药用脊椎动物资源调查。调查发现皖西大别山区有野生药用脊椎动物（Verfebrfa）58 科 123 种，主要有鱼纲（Pisces）8 科 13 种，两栖纲（Amphibia）6 科 10 种，爬行纲（Repfilia）8 科 13 种，鸟纲（Ares）19 科 58 种，哺乳纲（Mamwla）15 科 18 种。

1985 年 5 月，为落实清凉峰自然保护区的建设工作，安徽省林业厅与绩溪县政府及徽州地区林业局联合成立绩溪县清凉峰考察领导小组，由王履定任组长，吴嗣华、贺景章、徐能贵、王保洲任副组长，章光宇、程贵超、段启坤为成员，聘请赵德铭、吴诚和为技术顾问。由王保洲、段启坤、章光宇具体负责考察工作。根据需要，有关院校、科研、管理部门抽调科技人员，成立考察队。直接参加考察的 21 名科技人员，于 5 月 17 日到达考察地点并迅即投入工作，整个考察于 6 月 10 日结束。考察结果表明，绩溪县清凉峰木本植物计有 87 科 215 属 423 种（包括种下等级）；野生动物资源方面，共录得陆栖脊椎动物 22 目 53 科 234 种，获得标本 80 号；具药用价值的维管植物 556 种，隶属于 123 科；另外还有真菌类、地衣类、苔藓类等植物 40 余种。考察任务完成后，考察队拟定了《绩溪县清凉峰自然资源考察报告》。

1985年，张乾德等对安徽大别山区、淮北平原地区桑树地方品种资源进行数年调查研究，为确定育种目标、选择杂交亲本、栽培、引种等提供科学依据。

1986 年 12 月，安徽省中药资源普查办公室主办了历时 4 天的安徽省中药资源普查成果展览会。成果展览会共展出 270 余种药用动物、植物、矿物的标本、图片和实物，并对各类品种的生长习性、分布地区、药用性能，以及对今后药材开发利用的展望都做了详细介绍。展厅里特别引人注目的是这次普查新发现的一些具有很高药用价值和工业价值的品种，如分布在皖西大别山区和皖南地区的绞股蓝、魔芋、蛇葡萄。另外还有国家重点保护野生动物小灵猫等。

1986 年 12 月至 1991 年 5 月，程宏益、殷欣欣等人在省林业厅、绩溪县政府及徽州地区林业局联合考察组的清凉峰自然资源考察资料的基础上，对清凉峰地区做进一步植物资源调查。此次调查共采集植物标本 2000 余份，完善了植物名录。经初步统计，清凉峰地区共有维管植物 150 科 1300 余种（包括种以下分类等级）。其中，蕨类植物 21 科 100 余种，裸子植物 7 科 16 种，被子植物 12 科 1200 余种；木本植物 88 科 517 种。

1987—1990 年，安徽农学院林学系黄成林 7 次前往清凉峰进行野外调查、采集，共采集维管植物标本 2100 余号，经鉴定整理，共有维管植物 1228 种。同时，在调查基础上还进行了清凉峰自然保护区植物的区系相关研究。

1988—1990 年，刘鹏、谢中稳等人先后 4 次深入安徽大别山马鬃岭，进行为期 4 个月的野外调查工作。研究表明，马鬃岭自然保护区是大别山木本植物区系最丰富的地区之一，共有木本植物7科194属524种。

1990年，安徽经济植物志增修编写办公室、安徽省人民政府经济文化研究中心组织一批教授、专家和科技人员，在原《安徽经济植物志》初稿基础上增修编成《安徽经济植物志》。这是一部资源植物综合利用的著作，吸收了新近的科研精华，丰富了内容，新增加资源植物（含药用植物）600多种，并对植物形态方面做了全面考证，各科及种的特征也重新进行了描述。插图除保留部分初稿原有的以外，大部分系重新绘制或引自《中国植物志》《中国高等植物图鉴》等书。同时，对植物的化学成分也做了严密的考证和补充，尤其是对用途部分增编较为详细。该志收录经济价值较高的植物1931种（其中附图1538幅），包括藻类植物、菌类植物、苔藓植物、蕨类植物、裸子植物、被子植物。按用途分，有用材树种348种，药用植物1300种，绿化观赏植物650种，纤维植物280种，淀粉植物190种，栲胶植物180种，芳香油植物190种，脂肪油植物310种，果品植物110种，蔬菜植物（含食用菌）180种，农药植物270种，饲料植物（含水生植物）350种，环保植物200种，树脂树胶植物32种，绿肥植物80种，特、稀、危植物43种，其他用途植物300种。

1990—1992年，何家庆等人对皖南悬钩子属植物的种类及分布进行调查研究。调查表明，该属植物皖南有20种5变种。在调查研究基础上还对该资源的开发利用价值进行了报道。

1992年4月至1993年6月，胡小龙、韩德民等人对皖南山区的黑熊进行全面调查，共调查歙县、休宁、祁门、石台和贵池等县20个乡镇。调查表明，黑熊主要分布于皖南的歙县、休宁两县与浙江、江西交界处的长陔、石门、岭南、汪村等17个乡。另外，在祁门与石台交界处的牯牛降自然保护区及石台与贵池交界的贡溪等地有零星分布，数量在38—40只。在调查基础上还提出了资源评估与保护利用的措施。

1994年，刘仲苓等对歙县清凉峰的苔藓类植物进行标本采集和分类研究，编写《安徽歙县清凉峰苔藓类植物名录》。

1995年，何家庆对安徽省皖北进行植物资源（含药用植物）调查，采集标本1500余号，经研究鉴定发现中国苋科一新分布阿尔维长序苋 *D. arvensis* Forsk.。

1996年，陆丽娟等人开始进行安徽地方枣种质资源调查、收集、整理等工作。

同年，胡嘉琪等总结我国几代植物学家对黄山植物（含药用植物）的调查研究成果，特别是复旦大学生物系师生40多年来所采集的大量标本和植被调查资料，以及黄山园林管理局长期以来对景区植物调查和维护的经验和成就，编写了《黄山植物》一书，计有种子植物134科655属1483种（包括亚种和变种），蕨类植物31科58属131种，苔藓植物57科114属191种。苔藓植物和蕨类植物以目录形式附于书后。

1999—2000年，李能树、沈业寿等人对安徽野生食药用菌分布状况进行调查，共记录野生食药用菌 170 余种，隶属于 33 科 61 属。

1999 年，安徽中医学院王德群于 20 世纪 80 年代初至 90 年代末对安徽省药用植物进行长期的调查研究。于 1999 年对安徽省特有植物的分类、分布和药用类群进行报道。安徽共有特有药用植物 109 种，它们隶属于 37 科，其中以马兜铃科、毛茛科、景天科、葫芦科、唇形科及小檗科、菊科、兰科等的特有植物药用价值较大。在野外采集调查中，还发掘了江南牡丹草的民间药用经验，了解到毛华菊、大天葵、直根天葵、大别山细辛、肾叶细辛、安徽银莲花等植物在民间的药用情况。

同年，王德群、刘守金、梁益敏对全省银杏分布及现代栽培基地进行实地考察，发现安徽是银杏自然分布中心区之一，也是栽培较为集中的地区，资源丰富。

2000 年 7 月至 2002 年 10 月，刘守金、王德群、方成武等深入山区进行野外调查和标本采集，采集标本 2300 余份。调查表明，万佛山药用植物有 966 种，并发现安徽 1 个新分布属牧根草属（Asyneuma）和 9 个新分布种（如柳叶马尾杉、红毛虎耳草、大酢浆草、野黄瓜、西南牧根草、丝裂沙参、斑唇卷瓣兰等）。

2000—2006 年，刘昌利等人对天堂寨药用两栖、爬行动物资源进行调查研究。调查发现，天堂寨现有药用两栖动物 2 目 7 科 9 种，药用爬行动物 3 目 7 科 16 种，并在调查基础上对其分类学地位、生态学概况、药用价值等做了介绍。

2001 年，安徽省开展第一次国家重点保护植物（含药用植物）的调查，张慧冲曾对部分安徽国家重点保护野生植物物种的分布地进行阐述。

2006 年，安徽省科学技术委员会组织编著的《安徽中药志》（共三册）全部出版。这是安徽省第一部由政府部门组织编纂的安徽省地方中药志，也是安徽省重大科学技术攻关项目。该志共收载根、根茎、花、果实、种子、全草、叶、皮、茎木、真菌地衣、动物、矿物等 16 类 482 种中药，有原动植物及药材彩色照片 185 幅，原动植物墨线图及药材显微和薄层色谱图 1374 幅。所附《安徽中药资源志要》收载可作药物的品种 3482 种（其中，药用植物 2861 种，药用动物 529 种，药用矿物 92 种）。这是继 1986 年全国中药资源普查后的又一次全面总结。此次所记载的中药材品种比当时普查的 2508 种新增了 974 种。

同年，昝兴中、张定成主编的《大别山植物志》（含药用植物）由中国林业出版社出版。该书根据前人调查研究的资料和编写者多年实地考察编写，为继续深入研究大别山区的物种多样性和植物区系提供本底资料，也为皖西革命老区自然、旅游资源的合理开发利用提供可靠的依据，同时也是对《安徽植物志》的修正和补充。

2006 年 4—10 月，安徽大学和安徽省环保局联合组织的安徽省生物物种资源调查，采用路线调查和样地相结合的方法对该区进行较为全面的标本采集，共采集到 3100 余份，存放于安徽大学植物标本馆。在掌握大量第一手原始资料的基础上，还对鹞落坪保护区药用植物资源进行评价和分析，为全面深入地研究大别山植物多样性积累资料。据调查，鹞落坪药用植物共有 107 科 321 属 678 种。其中蕨类植物 7 科 11 属 23 种，裸子植物 3 科 5 属 8 种，被子植物 97 科 305 属 647 种。

2008 年，安徽中医药大学和霍山县长冲中药材开发公司俞年军、刘鹤龄、何祥林等在霍山县太平畈乡地区五峰山海拔 764 米处发现了野生石斛居群。

福建省

福建的动物种类丰富，有各种陆栖脊椎动物 799 种。其中，两栖类 44 种、爬行类 115 种、鸟类 540 种、兽类 100 种。此外，还有昆虫 5000 多种。全省有中药资源 2468 种。其中，植物类 245 科 2024 种，约占 82%；动物类药用资源 200 科 425 种，占 17%；矿物类 19 种。通过资源调查，福建省首次发现 6 种新植物，主要是密苞山姜 *Alpinia densibracteata* T. L. Wu et Senjen、岩须 *Cassiope selaginoides* Hook. f. et Thoms. 等。此外，在福建省海域还发现 2 个海蛇新记录种，即半环扁尾海蛇 *Laticauda semifasciata* Reinwardt 和扁尾海蛇 *Laticauda laticaudata* Linnaeus。福建省中药资源以三明、南平、宁德等地较为丰富，种类均在 1000 种以上。

1983—1987 年，福建省开展第三次全省中药资源普查工作。为贯彻国务院常务会议的决定和国家经济委员会《关于开展全国中药资源普查的通知》精神，根据国家有关部门《关于下达全国中药资源普查方案的通知》要求，结合福建省具体情况，1985 年 7—8 月，福建省医药、卫生、农业、林业、科学技术委员会、统计等部门联合下达该省中药资源普查实施方案，聘请福建师范大学生物系和福建省亚热带植物研究所的教授、专家到闽西北、闽西南 12 个县（市）做野外药用植物资源调查示范，建阳、三明、龙岩、漳州、泉州等地区各有关县（市）抽调技术骨干参加实地学习。1986 年 1 月，福建省召开全省中药资源普查工作会议，由省经济委员会牵头，省医药总公司、卫生厅、林业厅、农业厅、水产厅、农业区划办、科学技术委员会、统计局等 9 个单位联合转发《福建省中药资源普查工作会议纪要》。3 月，全省分南、北两片，分别在华安、尤溪举办中药资源普查培训班。省培训班结业后，各市、县相继进行普查队伍培训。1988 年 5 月，召开全省中药资源普查鉴定验收总结表彰大会。1988 年 6 月，全省又分南、北两片，在同安、建瓯两县召开总结验收现场会。10 月，在莆田市召开地区级资料汇编和总结验收现场会（见图 7-3-6）。

福建省中药资源普查获得以下主要成果。

1）摸清全省中药资源家底：在全省 9 个地、市 68 个县（区、市）（金门县和马祖岛未计）1049 个乡（镇）范围内开展外业普查，勘察千米以上山头 614 个，行程 198346 千米。查明福建省中药资源共计 2678 种，收载入名录 2468 种。各县（区、市）、地区和省编写药用植物、动物、矿物资源品种名录。对全国规定的 363 个重点品种和省增列的 64 种，以及地区、县增列的大宗品种进行逐个品种调查其野生资源蕴藏量、家种面积、产量、年收购量、年需求量，历年购销实绩及历

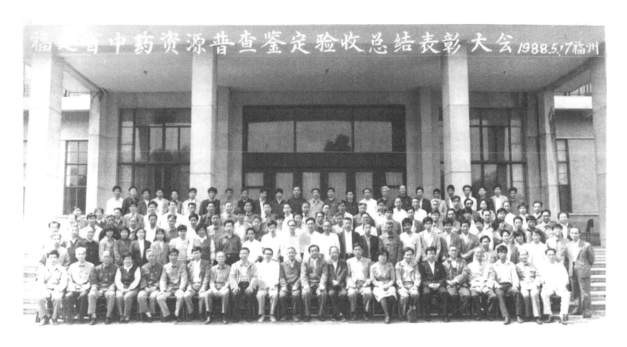

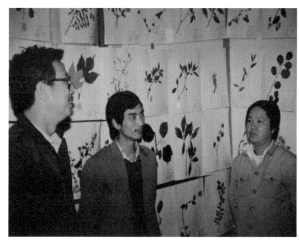
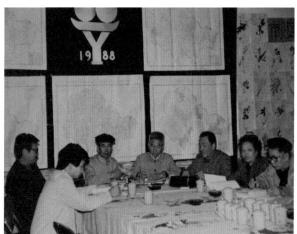

图 7-3-6　福建省中药资源普查鉴定验收总结表彰大会及总结验收现场会

史最高水平等。

2）研究制订全省中药区划及中药发展规划：制定药材专业区划，撰写《福建省中药资源普查与规划》，提出 1987—2000 年福建省中药资源开发利用和发展生产的规划。

3）完成普查资料整理汇总与编写：全省采集标本 71678 份，拍摄彩照 7360 张。此外，还撰写专题调查报告，绘制中药区划与资源分布图，绘制各县（区、市）普查路线图、药材区划图、中药资源主要品种综合分布图、单品种产量分级分布图。

4）澄清一批药材混淆品种：全省收集混淆品种 220 组 450 种，筛选整理 58 组 156 种。

5）编写专著与获奖情况：1989 年福建省中药资源普查协作组荣获福建省科学技术进步奖二等奖（见图 7-3-7）。

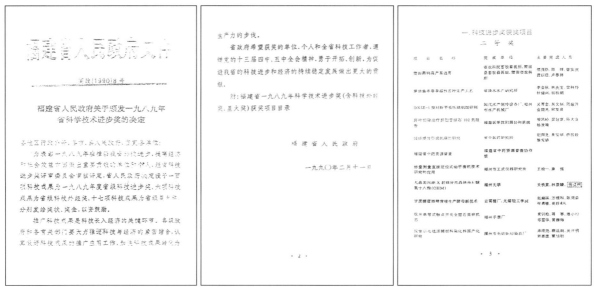

图 7-3-7　福建省中药资源普查协作组荣获福建省科学技术进步奖二等奖

1984 年，李明生、赵秀贞、李良官、王希蕖和福建省泰宁、建宁、邵武、崇安等地区植物工作者在武夷山采集标本，撰写《武夷山中药材资源名录》。该区域野生、栽培和引种成功确有疗效的维管植物有 1513 种（含变种）。其中，蕨类植物 4 属 91 种（含变种），裸子植物 31 种（含变种），被子植物 1391 种（含变种）。

1988 年，闽西中药资源普查查明有高等植物种类 231 科 868 属 2543 种。其中裸子植物 10 科 25 属 47 种，被子植物 179 科 758 属 2279 种。

1988—1991 年，在福建省科学技术委员会等部门主持下，进行梅花山自然保护区综合科学考察，福建师范大学生物系、福建省亚热带植物研究所、厦门大学生物系、福建林学院等单位参加，共采集标本5000余号。

天宝岩国家级自然保护区成立于1988 年，该区长期以来与各科研单位、高等院校合作，如1991 年汤庚国等对该区的主要野生药用植物资源进行调查，查明珍贵药用植物129 种，隶属于65 科 122 属，并详细介绍其中具有开发利用价值的10 种。1999 年，黎茂彪等对天宝岩自然保护区种子植物区系进行分析，为天宝岩植物区系研究提供参考。2002 年，林鹏等撰写的《福建天宝岩自然保护区综合科学考察报告》，记录了该区植物、植被、动物、昆虫、大型真菌、微生物等资源状况，对其中的药用植物列出了 129 种较详细的名录。

1995 年，由福建省林业厅牵头，各有关地（市）林业局及林业站等参加的全省重点保护野生植物资源调查显示，福建省各级重点保护的野生植物有 160 多种（包括国家级重点保护野生植物60 种，省级重点保护野生植物 99 种）。其中，伯乐树、南方红豆杉、刺桫椤等分布较多，值得在保护的基础上进行合理的开发利用研究。

1998—1999 年，福建省安溪县林业局开展鸟类、兽类、两栖爬行类动物（含药用动物）资源调查。经调查，发现安溪县分布的兽类有 7 目 17 科 37 种，其中食肉目 4 科 15 种，啮齿目 5 科 11 种，偶蹄目 3 科 6 种，食虫目 2 科 2 种，鳞甲目 1 科 1 种，兔形目 1 科 1 种，翼手目 1 科 1 种；安溪县分布的鸟类有 13 目 34 科 144 种；安溪县分布的两栖爬行类动物有 64 种，分别隶属于 4 目 16 科，其中两栖动物 2 目 6 科 21 种，爬行动物 2 目 10 科 43 种。

2000—2002 年，吴文杰、蔡建秀、葛清秀对福建泉州市野生蕨类植物开展调查，发现药用蕨类植物 58 种。2000 年 5 月至 2002 年 1 月，曾伟雄对圭龙山自然保护区野生园林植物资源进行调查，共采集 25300 多份标本。调查发现圭龙山自然保护区维管植物约 1600 种（含变种和变型），其中蕨类植物 36 科 65 属 127 种，裸子植物 8 科 14 属 18 种，被子植物 169 科 608 属 1389 种。2000 年 6—12 月，吴文杰、蔡英卿、葛清秀、魏德嵩对清源山赐恩岩、龟岩及主景区东峰（瑞像岩、碧霄岩、弥陀岩）、中峰（清源洞、水流坑）、右峰（南台岩、老君岩）蕨类植物进行调查，发现福建清源山药用蕨类植物 26 种。

2001 年，李国平和杨鹭生对福建杀虫植物资源进行初步调查，发现福建杀虫植物 53 科 107 种。

2001—2007 年，黄承勇对福建天宝岩国家级自然保护区内泥炭藓沼泽植物资源进行全面地调查和统计。结果表明，天宝岩自然保护区内泥炭藓沼泽共有水竹－泥炭藓沼泽、水竹－垂穗石松沼泽、灯心草沼泽、泥炭藓沼泽、睡莲浮水植物群落等 5 种植被类型，其中维管植物有 45 种。

2002 年，刘剑秋、陈炳华、方玉霖、林文群、苏燕评、刘育梅对闽江源自然保护区进行调查，发现区内野生维管植物 168 科 635 属 1058 种 20 亚种或变种。

同年，蔡建秀、吴文杰、蔡英卿、葛清秀调查了福建省南靖乐土南亚热带雨林及周边药用蕨类植物 22 科 34 属 38 种。

同年，彭东辉对闽北地区的民间进行访谈和集市药摊调查，从闽北地区已记录的 245 种蕨类植物中总结、整理出主要药用蕨类植物 74 种，分属 30 科 45 属。

同年，郑世群、林向东、郑清芳对尤溪九阜山自然保护区珍稀濒危植物做初步调查。结果表明九阜山自然保护区有野生珍稀濒危植物 21 种（兰科的种类未计在内），隶属于 15 科 19 属，其中国家一级重点保护野生植物 2 种，国家二级重点保护野生植物 11 种。

2003 年 7—8 月，刘玉宝和陈世品对福建鸳鸯猕猴自然保护区进行普查，发现该区共有维管植物 152 科 434 属 745 种，其中蕨类植物 30 科 44 属 64 种，裸子植物 7 科 11 属 13 种，被子植物 115 科 379 属 668 种；共采集 1800 余号标本，凭证标本现存于福建农林大学林学院标本室。同时还发现有野生经济植物 108 科 503 种。

2003 年，在林鹏带领下，由厦门大学生命科学学院、福建农林大学植保学院、福建三明真菌研究所和闽清黄楮林自然保护区管理处等单位的专家学者组成福建雄江黄楮林自然保护区综合科学考察队，在福建雄江黄楮林自然保护区开展较为系统的科学调查，结合1985年保护区建立以来前人的研究成果，撰写了《福建雄江黄楮林自然保护区综合科学考察报告》。此次调查发现全区有维管植物113目236科751属1660种，其中有国家一级重点保护野生植物南方红豆杉和伯乐树，国家二级重点保护野生植物粗齿桫椤、福建柏、香果树等。全区有药用植物543种。全区脊椎动物有35目98科391种，其中列入世界自然保护联盟（IUCN）物种红色名录的脊椎动物有14种，如平胸龟、乌龟、黄喉拟水龟和四眼斑龟等；昆虫有33目296科2134种；大型真菌有10目34科195种；土壤和树体微生物主要有12目18科55种。区内不仅有丰富的生物资源，还拥有丰富的旅游资源，具有很好的旅游、科研、探险价值。

2003—2009年，王小夏、丘婧婷、吴丽红、林木木、钟福仁对长汀县药用蕨类植物开展调查，发现有药用蕨类植物121种4变种。

2004—2008年，黄以钟、潘大仁、周以飞对福建含吲哚苷的植物进行调查，发现福建含吲哚苷植物资源有8科9属47种4变种。

2005年，梁鸿燊对永泰县野生药用植物资源进行调查，发现全县有1022种药用植物。

2006年，丁莉萍和沈彩霞对三明地区药用脊椎动物资源进行调查，发现三明地区陆栖脊椎动物共计25目73科324种。其中，两栖动物1目2科6种，爬行动物2目5科14种，鸟类16目51科271种，兽类6目15科33种。

同年，谢大显对福建牛姆林自然保护区野生油脂植物资源进行调查，发现野生油脂植物45科72属102种。

2007年，由海沧保生慈济文化组委会和厦门市青礁慈济宫理事会共同编印《龙湫本草》第1辑、第2辑、第3辑。该书除收录保生大帝行医采药所及各地民间验方外，还引用了闽南地区及台湾等地广为流传的部分青草药文献资料。第1辑收载青草药90种，第2辑收载青草药100种，第3辑收载青草药100种。

2007—2009年，刘江枫、胡明芳、黎维英、陈丽爱、周敏对福州市野生兰科植物资源进行调查，发现福州市有野生兰科植物34属68种1变种。

2007—2010年，福建农林大学林学院与天宝岩自然保护区管理局合作，对该区及其邻近地区的药用植物资源进行全面的调查、走访、收集和分析，编著《天宝岩原生药用植物》。经统计，天宝岩共有原生药用植物881种，隶属179科548属，调查过程中还对药用植物个体进行GPS定位标识，通过GPS航迹记录与数码图片的时序同步，建立天宝岩药用植物资源数字平台。并在三畲村建立占地20.67公顷的药用植物种质资源圃，收集原生药用植物400余种，邻近和其他地区的药用植物200余种，为天宝岩药用植物种质保存和利用提供了基本的资源保障。

2009年，林美珍和陈郑镔对闽南的药用植物资源进行调查，通过采集、鉴定、归类、统计，发现闽南地区的药用植物 171 科 923 属 2198 种 6 变种 6 亚种 2 变型；张戊英对闽西梅花山自然保护区药用蕨类植物资源进行调查，发现该区药用蕨类植物共有 30 科 53 属 76 种。

同年，刘建福、范燕萍、许瑞安通过对福建泉州地区植物资源的考查和研究，发现该地区有珍稀野生药用植物 38 科 52 属 63 种，其中蕨类植物 7 科 7 属 8 种，裸子植物 8 科 9 属 10 种，被子植物 23 科 36 属 45 种。

同年，黄秀珍、邹秀红带领的课题组对泉州区域内的药用植物种类进行资源调查、采集和制作野生植物标本，发现泉州区域野生中药基原植物种类有 84 科 155 属 184 种，其中蕨类植物 6 科 7 属 9 种，裸子植物 2 科 2 属 2 种，被子植物中双子叶植物 62 科 117 属 139 种，单子叶植物 14 科 29 属 34 种。

2010 年，杨光天对尤溪县野生天然食用色素植物资源进行调查。结果表明，该区共有野生天然食用色素植物 21 科 24 属 37 种，其中木本植物 25 种，草本植物 12 种。

同年，吴丽清对福建省永春县木本药用植物资源进行调查。通过野外实地考察、标本采集、资料查阅整理及标本鉴定，初步查明永春县境内有木本药用植物 45 科 90 属 129 种（含变种）。

同年，宋育红、蓝江坤、张杭颖、张君诚对三明地区长柄石杉群落 51 个样方共计 5100 平方米面积的区域开展调查，并对该群落内的药用植物资源进行统计分析。结果表明，三明地区长柄石杉群落有药用植物 95 科 203 属 279 种，其中蕨类植物 16 科 21 属 31 种，裸子植物 3 科 4 属 4 种，被子植物 76 科 178 属 244 种。

江西省

江西省有高等植物 5000 种以上。全省中药资源有 1711 种，其中植物类 205 科 1576 种，占 92%；动物类 74 科 121 种，占 7%；矿物类 14 种，约占 1%。省内中药资源较多的有庐山及吉安、赣州、抚州、上饶等地。庐山是亚热带地区天然植物园，据《庐山植物》记载，共有维管植物 204 科 1019 属 2331 种，其中被子植物约占 87%，60% 以上的植物种均可药用。

1983 年 7 月，井冈山自然保护区综合科学考察研究工作经过一年多时间的外业调查，采集各类标本 4000 余号。江西中医学院姚振生等人根据多年调查的结果，执笔撰写了《井冈山药用植物》一文，收载于《井冈山自然保护区考察研究》（新华出版社，1990 年）。该文收录药用植物 783 种，隶属于 134 科 322 属。其中，清热解毒药 220 种，止血活血药 85 种，止咳祛痰药 69 种，解表清热、利湿药 32 种，祛风除湿、舒筋活血药 75 种，补中益气、理气止痛药 21 种，润肺化痰、利尿通淋药 33 种，其他 248 种。

1983—1987 年，江西省开展第三次全省中药资源普查工作。遵照国务院 45 次常务会议决定精神和国家经济委员会《关于开展全国中药资源普查工作的通知》要求，经省政府批准，于当年 9 月

17日由省医药总公司、省卫生厅、省商业厅、省农牧渔业厅、省林业厅、省外贸厅、省科学技术委员会、省统计局等8个部门组成江西省中药资源普查领导小组，省医药总公司李叔墉任组长，舒惠国、罗旭东、孙冀晃任副组长，下设办公室。各地、市、县成立中药资源普查领导小组，组成普查队伍，制订普查方案，承担普查任务。普查中，组织3680人次对全省1767个乡进行野外资源普查。对360个常用中药资源分布特点、产（藏）量、购销情况、资源保护、中药区划、资源区域性进行调查，掌握江西中药资源种类、分布和蕴藏量等。

江西省中药资源普查获得以下主要成果。

1）摸清全省中药资源家底：江西省中药资源共有1711种，产（藏）量92689吨。其中，植物类有205科1576种，动物类74科121种，矿物类14种。查明民间草药1341种，产（藏）量87728吨。发现江西产药用植物新资源52种。采集标本4万余份2000种。全省家种（养）中药资源154种，年产量14171吨；家野兼有57种；野生资源52种。通过普查，收集动物、植物、矿物标本近6万份。

2）制定全省中药区划及中药发展规划：制定药材专业区划，撰写《江西省中药资源普查与规划》，制定了1986—2000年江西省近期、中期、中长期发展规划。

3）完成普查各项资料整理与编写普查资料：完成全省中药资源普查各项资料整理，编写普查工作报告及技术报告等资料。

4）编写专著：编写《中国中药资源·江西分册》。

1983—1991年，姚淦等人3次进入江西开展植物（含药用植物）资源调查与标本采集工作。1983年9—10月在庐山，1985年8—10月在分宜大岗山，1991年6月与蒋汝平等人在德兴县。1962—1991年，姚淦等人共7次进入江西开展植物（含药用植物）资源调查与标本采集工作，所采集的标本均保存于江苏省中国科学院植物研究所标本馆（NAS）。

1983—1992年，"常用中药材品种整理和质量研究"列入"七五"国家重点科技攻关项目。为配合项目的顺利完成，江西中医学院范崔生与江西省药物研究所张海道、肖鸣、吴永忠等对部分常用中药材品种的资源情况进行专题性调查，如枳壳植物资源专题调查、枳实植物资源专题调查、陈皮植物资源专题调查、橘红植物资源专题调查、藁本植物资源专题调查等。

1984年，江西农业大学承担赣南山区农业自然资源考察任务，董闻达、周芝德等10人共采集标本4000余号，发现崇义、大余有天麻、罗汉果、桫椤等分布。

同年，江西省人民政府下达鄱阳湖考察任务。南昌大学吴小平、欧阳珊、胡起宇等分别于1984—1985年、1986年、1989—1991年多次到鄱阳湖的修河、赣江（吴城段）、星子、都昌、周溪、瑞洪、康山、蚌湖、大汉湖、大西湖、外珠湖、南姜湖、大莲子湖、东湖、陈家湖、金溪湖、军山湖等地采集双壳类软体动物标本，初步鉴定鄱阳湖双壳类软体动物46种，隶属于3科14属，其中鄱阳湖地区首次记录有6种。1994年出版的《江西省动植物志》收录江西贝类8科51种，其中具有药用价值的有 2 科 16 种。

1986 年 5 月，南京中医学院周荣汉、江西农业大学周芝德等人到武夷山自然保护区考察药用植物。11 月，中国科学院成都生物研究所李朝銮、江西大学万文豪到武夷山自然保护区考察，并对武夷山自然保护区采集、鉴定的蔷薇科、葡萄科植物（含药用动物）进行部分更正。

1986—1999 年，江苏省中国科学院植物研究所叶存粟等人 8 次到江西开展资源（含药用植物）调查与标本采集工作。1986 年 7 月在修水县；1990 年 6 月在贵溪县；1993 年 10 月在武宁县；1994 年 5—10 月在武宁县、修水县；1995 年 5—8 月在武宁县，9—11 月在修水县；1996 年 4—8 月在修水县，7—8 月在靖安县；1998 年 4 月在安福县，5 月在奉新县，8 月在武宁县；1999 年 10 月在泰和县。所采集的标本均保存于江苏省中国科学院植物研究所标本馆（NAS）。叶存粟等人在修水县、武宁县、靖安县的调查与标本采集为江西省九岭山自然保护区的家底调查提供大量有用的标本与物种记录。

1988 年 6—7 月，江西大学生物系万文豪带领研究生一行 10 人，到武夷山自然保护区进行"资源植物学"教学实习，并对植物（含药用植物）资源进行调查和标本采集。10 月，江西中医学院姚振生、赖学文带领研究生一行 8 人到武夷山自然保护区进行药用植物资源调查。

同年，黎川县政府及林业局组织江西农业大学、抚州师范专科学校等单位专家对岩泉自然保护区进行综合考察，采得大型真菌标本 200 多号，经整理鉴定有 104 种，其中 65 种是食、药用真菌。

1990 年 6 月，江苏省中国科学院植物研究所王希渠在江西省贵溪县采集标本 186 号，标本保存在江苏省中国科学院植物研究所标本馆（NAS）。

同年 6—10 月，江苏省中国科学院植物研究所又组建了"华东区系调查队"，在江西省修水县开展植物资源（含药用植物）调查与标本采集，所采集的 316 号标本保存于江苏省中国科学院植物研究所标本馆（NAS）。这些标本为江西省修水县植物资源调查提供了物种数据。

1990 年 8 月至 1991 年 6 月，丁冬荪等两次到江西武夷山自然保护区开展昆虫调查，结合历年来的昆虫标本（含药用昆虫），鉴定江西武夷山自然保护区有昆虫 15 目 127 科 882 属 1327 种，其中部分昆虫为常用中药。

1991 年，萍乡市林业科学研究所廖铅生、梁艳萍将多年来对萍乡市药用昆虫的调查结果进行整理，撰写成论文《萍乡药用昆虫的初步研究》，发表于《江西植保》杂志上。论文报道了萍乡市药用昆虫 13 目 50 种。这是江西省内首篇专门报道地方性药用昆虫资源调查的论文。

1993 年，抚州师范专科学校饶军将自 1985 年以来在岩泉自然保护区开展的调查结果进行系统整理后，撰写论文《岩泉自然保护区的药用植物资源》，发表于《江西中医学院学报》上。根据饶军等人多年的调查统计，岩泉有高等植物 1800 多种，隶属于 235 种 816 属；有大型真菌 100 多种，隶属于 26 科 62 属。这些植物中有药用植物 188 科 556 属 1010 种，其中苔藓植物 11 科 12 属 14 种，蕨类植物 18 科 24 属 32 种，裸子植物 6 科 9 属 10 种，被子植物 157 科 472 属 908 种，大型真菌 13 科 35 属 47 种。

1993 年 8 月，山东大学生物系王谷文、徐劲攻到武夷山自然保护区进行昆虫（含药用昆虫）资源调查。10 月，由日本国立科学博物馆植物研究部土居祥兑、中池敏之，京都大学津田盛也，静冈大学理学部近田文弘，真菌研究所前川二太郎，台湾淡江大学化学系吴嘉丽，江西农业大学园艺系季梦成，北京农业大学植物系彭友良，上海自然博物馆刘仲苓、秦祥堃、顾锦微，中国科学院昆明植物研究所刘培贵等一行 14 人组成的中日真菌植物学考察访问团到武夷山自然保护区考察真菌资源。

1993—2012 年，上饶师范学院臧敏等人结合野外植物地理学教学活动，对三清山进行药用植物资源调查。结果表明，三清山野生药用植物有 1035 种，隶属于 194 科 510 属，分别占中国药用植物资源的 50.65%、22.09%、9.29%。这是首次对三清山野生药用植物进行资源分析，所撰写的论文《江西三清山野生药用植物资源分析》2015 年发表在《江苏农业科学》杂志上。

1994 年，华东科技大学同济医学院生物学专业师生到庐山进行药用植物学课程实习，并进行药用植物资源调查和标本采集。

1996 年 3 月至 1997 年 4 月，铜鼓县林业局组织人员分春、夏、秋、冬及次年早春 5 个阶段，有针对性地在龙门、港口、大塅等 8 个乡（镇、林场）进行树木标本的野外采集工作，共采集到木本植物（含药用植物）标本 674 号。江西农业大学陶正明根据以往宜春地区林科所在铜鼓县的调查数据并结合铜鼓县林业局的调查结果，整理出铜鼓县的原生木本植物资料。

1997 年，庐山植物园詹选怀、徐祥美等人在中国科学院的资助下，对庐山药用蕨类植物的多样性进行较系统的研究。初步探明庐山有药用蕨类植物 117 种（包括 3 个变种和 1 个变型），隶属于 36 科 62 属。所撰写的论文《江西省庐山药用蕨类植物资源》发表于《中国植物园》杂志。

1997 年，江西省启动全国重点保护野生动植物（含药用动植物）资源调查，由省林业厅实施，分"全国重点保护野生动物调查"和"全国重点保护野生植物调查"两项。据统计，参与两项调查的人员共计 1500 人，其中有专家、学者数十位。此次调查对象是重点保护的野生动植物（含药用动植物），有较大经济价值而过度开发利用的野生动植物，有重大科研、文化价值的野生动植物，江西省特有的野生动植物，国际濒危植物。根据以上原则，确定调查动物 110 种（鸟类 69 种，兽类 19 种，两栖爬行类 22 种），其中国家一级重点保护野生动物 16 种，国家二级重点保护野生动物 48 种。确定调查植物 61 种，其中国家一级重点保护野生植物 9 种，国家二级重点保护野生植物 46 种。通过调查发现，部分野生动植物资源濒临灭绝。分析其主要原因，一是人为破坏严重，过度猎捕和砍伐；二是部分物种天然适应能力差，随着生存环境的变化、生态的破坏，种群急剧下降。为此，有关部门建议，一方面开展就地保护工作，保护物种的生存环境，在保护物种集中的地方建立保护小区；另一方面对珍稀野生动植物开展科学研究，寻求人工繁殖技术。调查成果经整理汇编成《江西省陆生野生动物资源调查报告》《江西省全国重点保护野生植物资源调查报告》，并建立动植物资源数据库，绘制物种分布图，为今后江西省野生动植物的保护和利用提供科学依据。

1997年6月至1998年5月，铜鼓县林业局再次组织人员在陶正明整理资料的基础上对标本做进一步的鉴定、整理，编写《铜鼓树木志》。书中收录铜鼓县野生木本植物92科228属534种（含种以下单位）。其中，裸子植物5科7属9种，被子植物87科221属525种，这些植物大多数为药用植物。

1998年，九江医学专科学校药学院药学专业师生到庐山开展药用植物学课程实习，并进行药用植物资源调查与标本采集。

1999—2001年，九连山自然保护区邀请南昌大学、江西农业大学、江西省科学院、江西师范大学、江西省地质矿产研究所、江西省气象研究所、江西中医学院、江西省森林病虫害防治站等12个高等院校和科研院所60余名专家，到九连山开展多学科综合考察，并编写《江西九连山自然保护区科学考察与森林生态系统研究》，2002年由中国林业出版社出版发行。该书结合以往资料，查明九连山自然保护区有高等植物297科1112属2796种（含种以下单位），野生动物1404种。姚振生执笔的《江西九连山自然保护区药用植物》一文，收载于《江西九连山自然保护区科学考察与森林生态系统研究》中，该文统计九连山自然保护区有药用植物176科598属1518种。

2000年12月，江西中医学院傅骞峰、姚振生等人根据多年调查所采集的标本，经鉴定后确认江西省金粟兰属植物有7种，均为药用植物。其中，台湾金粟兰（东南金粟兰）*Chloranthus oldhamii* Solms为江西新分布。所撰写的论文《江西金粟兰属药用植物》在《江西科学》杂志上发表。

2001年5月，江西武夷山自然保护区组织专家整理了20余年来保护区内科学调查的有关资料及2000年以来的科学考察结果，所编写《江西武夷山自然保护区科学考察集》由中国林业出版社出版。姚振生执笔的《江西武夷山自然保护区药用植物资源》一文收载于考察集中，初步统计保护区共有药用植物1551种，隶属于221科742属。

2001—2004年，江西官山自然保护区邀请北京大学、北京师范大学、浙江大学、南昌大学、江西农业大学、国家林业局中南规划院、江西中医学院等10余所高等院校和科研院所对官山进行多学科综合科学考察，编撰《江西官山自然保护区科学考察与研究》2005年由中国林业出版社出版。考察表明，官山自然保护区有大型真菌132种，其中15种是江西省新记录。高等植物2344种。其中苔藓植物238种，隶属于61科136属，占全省种类的42.3%；蕨类植物191种，隶属于36科79属，占全省种类的43.9%；裸子植物19种，其中野生分布的有11种，隶属于6科8属，占全省种类的35.5%；被子植物1896种，隶属于190科772属，占全省种类的46.4%。保护区查明的脊椎动物有 31 目 94 科 304 种。其中，哺乳类有 8 目 18 科 37 种，鸟类有 16 目 51 科 157 种，爬行类有 2 目 12 科 66 种，两栖类有 2 目 8 科 31 种，鱼类有 3 目 5 科 13 种。据姚振生等人的调查统计，官山自然保护区共计有药用植物 1378 种，隶属于 215 科 650 属。

2001—2006 年，资溪马头山自然保护区邀请江西农业大学、南昌大学、江西中医学院等单位的专家开展系统的科学考察。

2005 年 7 月至 2008 年 12 月，庐山自然保护区邀请南昌大学、浙江大学、中南林业科技大学、浙江中医学院、江西中医学院、江西师范大学、江西农业大学、江西省林业有害生物防治检疫局、庐山植物园、复旦大学、江西省科学院、九江市地质矿产局、江西省气象研究所、江西省农业科学院、浙江师范大学、浙江林学院等高校和科研机构的专家，对保护区内的生物多样性进行深入、系统的考察研究。考察结果表明，保护区已查明大型真菌 202 种，占江西省已知种类的 44.1%。其中，食用菌 104 种（占江西省已知种类的 66.2%），药用真菌 71 种，毒菌 26 种，菌根菌 33 种，木腐菌 89 种。保护区已查明本土高等植物 2475 种，隶属 270 科 730 属，约占江西省高等植物种类的 48.4%。其中，苔藓植物 67 科 159 属 336 种，约占江西省苔藓植物种类的 59.7%；蕨类植物 39 科 86 属 294 种，约占江西省蕨类植物种类的 67.6%；裸子植物 6 科 8 属 11 种，约占江西省裸子植物种类的 35.5%；被子植物 158 科 477 属 1834 种，约占江西省被子植物种类的 44.8%。保护区已查明脊椎动物 348 种，占江西省脊椎动物种类的 51.5%。其中，鱼类 17 种，陆生脊椎动物 331 种。另据调查，保护区有药用植物 1859 种，隶属 242 科 803 属。

2005 年 12 月至 2006 年 2 月，江西省野生动植物保护管理局刘信中主持在马头山进行的珍稀濒危植物专题调查。调查显示，保护区已查明的陆生脊椎动物有 27 目 91 科 387 种。其中，兽类 6 目 22 科 64 种，鸟类 17 目 49 科 245 种，爬行类 2 目 12 科 49 种，两栖类 2 目 8 科 29 种。属国家一级重点保护野生动物的有 6 种，属国家二级重点保护野生动物的有 48 种。高等植物有 2483 种。其中，种子植物 2074 种，隶属 176 科 794 属，占江西种子植物总科数的 82%、总属数的 63.8%、总种数的 50.4%；蕨类植物 30 科 62 属 142 种；苔藓植物 69 科 149 属 265 种及 1 亚种、1 变种。这些植物中共有药用植物 1647 种，隶属 231 科 759 属。在调查研究基础上所编写的《江西马头山自然保护区科学考察与稀有植物群落研究》一书，于 2006 年由中国林业出版社出版。

2006 年 5 月至 2007 年 7 月，中山大学生命科学院彭少麟、廖文波等人受三清山风景名胜区的委托，开始对三清山动植物（含药用动植物）进行综合考察，采集植物标本约 3000 号，昆虫标本 9000 余号，爬行类、兽类标本 200 余号。经鉴定，植物区系共有野生维管植物 189 科 775 属 1857 种，其中蕨类植物 38 科 82 属 213 种，裸子植物 7 科 12 属 15 种，被子植物 144 科 681 属 1629 种。动物区系有昆虫 18 目 173 科 1246 种，两栖动物 2 目 7 科 24 种（其中无斑肥螈、九龙棘蛙和小棘蛙是江西省的新记录），爬行动物 2 目 7 科 31 种，鸟类 17 目 48 科 207 种，哺乳动物 8 目 19 科 48 种。

考察结束后，彭少麟、廖文波等编著了《中国三清山生物多样性综合科学考察》一书，2008 年 1 月由科学出版社出版。

2006—2007 年，崇义县人民政府邀请复旦大学、国家林业局调查规划设计院、南昌大学、江西农业大学、江西师范大学、中南林业科技大学、湖南科技大学、赣南师范学院、江西省林科院动植物保护研究所、江西省地质调查研究院、江西省气象台等单位的专家学者对齐云山自然保护区开展系统的综合科学考察，并于 2010 年 3 月由中国林业出版社出版《江西齐云山自然保护区综合科学考察集》。通过考察，保护区已查明高等植物 2834 种，其中属国家一级重点保护野生植物 3 种，国家二级重点保护野生植物 14 种，兰科植物 74 种。已查明脊椎动物 34 目 101 科 394 种，其中属国家重点保护野生动物有 50 种。已查明保护区内鱼类有 20 种，鸟类 257 种，昆虫 1168 种，陆生贝类 37 种，蜘蛛 171 种，大型真菌 182 种（其中药用真菌 49 种，隶属于 16 科 23 属）。考察还发现裸蒴苔、厚角鞭苔、小叶鞭苔等 25 种苔类和大曲柄藓、粗叶青毛藓、长叶青毛藓等 19 种藓类为江西新记录种。

2007 年，九岭山自然保护区邀请厦门大学、福建农林大学、复旦大学、东北林业大学、南昌大学、江西农业大学、江西财经大学等高等院校和有关部门的专家学者和科研人员，在九岭山自然保护区开展多学科综合科学考察，摸清区内的本底资源，发现许多具有典型特征的珍贵野生动植物（含药用动植物）资源。考察查明保护区内高等植物 300 科 970 属 2125 种（含变种、亚种和变型），其中苔藓植物 57 科 114 属 170 种，蕨类植物 38 科 81 属 152 种，裸子植物 7 科 10 属 14 种，被子植物 198 科 765 属 1789 种。国家一级重点保护野生植物有红豆杉、南方红豆杉、银杏、伯乐树 4 种，国家二级重点保护野生植物有楠树、鹅掌楸、凹叶厚朴、樟树等 16 种，兰科植物 42 种，并有 105 种江西省重点保护野生植物。保护区内共有脊椎动物 38 目 110 科 283 属 429 种，其中鱼类 7 目 18 科 55 属 77 种，两栖类 2 目 8 科 12 属 27 种，爬行类 3 目 11 科 38 属 58 种，鸟类 18 目 53 科 129 属 207 种，哺乳类 8 目 20 科 49 属 60 种。另有大型真菌 28 科 73 属 144 种。其中，云芝、正红菇、黄裙竹荪等均具有较高的经济价值和药用价值。考察队编写的《江西九岭山自然保护区综合科学考察报告》一书，2009 年 2 月由科学出版社出版。

同年，贵溪市先后邀请中山大学、浙江林学院、南昌大学、江西农业大学、江西省地质调查研究院等 13 家高校和科研院所的 60 多位专家，开展阳际峰自然保护区综合科学考察。经过两年多的考察活动，基本查清区内自然地理背景和生物资源（含药用动植物）本底，并将考察研究成果编纂成《江西阳际峰自然保护区综合科学考察报告》一书，于 2010 年由科学出版社出版。调查结果表明，阳际峰自然保护区有高等植物 1855 种，隶属于 244 科 849 属，其中种子植物 156 科 639 属 1466 种（裸子植物 5 科 10 属 13 种，被子植物 151 科 629 属 1453 种），蕨类植物 27 科 59 属 123 种，苔藓植物 61 科 151 属 266 种。鉴定出大型真菌 55 科 120 属 218 种。动物资源中脊椎动物 33 目（含亚目）

94 科 364 种，其中哺乳类 8 目 19 科 50 种，鸟类 17 目 49 科 207 种，爬行类 3 目（含亚目）10 科 56 种，两栖类 2 目 7 科 33 种，鱼类 3 目 9 科 18 种。这些动植物资源中，药用资源约有 1000 种。

2007—2009 年，江西农业大学林学院张林平、张扬等人对江西赣江源的大型真菌进行调查，并对采集的标本进行鉴定。结果表明，赣江源的大型真菌种类有 155 种，隶属于 39 科 84 属。其中食用菌 64 种，药用菌 56 种，毒菌 12 种，木腐菌 78 种，菌根菌 36 种。所撰写的论文《江西赣江源大型真菌生态分布及资源评价》2013 年发表于《中国食用菌》杂志。

2008 年 5 月，江西中医学院刘勇等人开始对江西省万载县境内的三十把自然保护区进行药用植物资源调查，整个调查活动直到 2012 年 12 月结束。调查结果表明，三十把自然保护区共计有药用植物 206 科 538 属 1079 种。其中，藻类植物 3 科 4 属 4 种，菌类植物 11 科 14 属 22 种，地衣植物 4 科 4 属 5 种，苔藓植物 9 科 9 属 10 种，蕨类植物 22 科 38 属 56 种，裸子植物 8 科 8 属 9 种，被子植物 149 科 461 属 973 种。这是首次对该区域药用植物资源进行的调查与系统整理。所撰写的论文《江西三十把自然保护区药用植物资源研究》2013 年发表于《江西科学》杂志。

2008—2009 年，江西中医药大学徐艳琴等人对赣江源自然保护区药用维管植物资源进行调查，发现赣江源自然保护区有药用维管植物 1398 种。其中，蕨类植物 82 种，裸子植物 13 种，被子植物 1303 种。

2009 年 7 月至 2011 年 1 月，赣南医学院程齐来、刘霞等人对信丰县金盆山林场的药用植物资源进行调查。该区有药用植物 132 种，隶属于 62 科。撰写的论文《江西信丰金盆山林场药用植物资源及可持续利用研究》2012 年发表于《安徽农业科学》杂志。

2010 年 5 月，经过多年的摸底调查，在江西农业大学、南昌大学、赣南师范学院等高等学校专家、教授的指导下，七溪岭自然保护区的科学考察顺利完成，编写的考察集《江西七溪岭自然保护区科学考察及生物多样性研究》一书由江西科学技术出版社出版。书中收录 386 种药用植物，隶属于 89 科 221 属。通过考察，已查明保护区内分布有维管植物 1686 种（含种以下单位），隶属于 201 科 716 属。其中，蕨类植物 34 科 51 属 77 种，种子植物 167 科 665 属 1609 种。查明动物资源有两栖类 2 目 7 科 10 属 19 种，爬行类 2 目 5 科 12 属 18 种，鸟类 13 目 31 科 56 属 60 种，兽类 8 目 14 科 30 属 35 种，昆虫 14 目 89 科 436 属 582 种。通过调查，基本上摸清永新县特别是七溪岭自然保护区的家底，为该区域的资源保护和开发利用提供了科学数据。

山东省

山东有维管植物 3100 多种，海藻 112 种，陆栖脊椎动物 448 种。全省中药资源有 1470 种，其中植物类 212 科 1299 种，占 88%；动物类 85 科 150 种，占 10%；矿物类 17 种；其他 4 种。省内首次发现的新资源有 12 种，主要有半边莲、活血丹、百蕊草及缕草等。山东省资源种类较多的地区是烟台、临沂、潍坊、泰安等地。

1983—1986 年，山东省开展第三次全省中药资源普查工作。根据国务院关于"对全国中药资源进行系统地调查研究"的决定和国家 7 个部（院、局）联合下达的《全国中药资源普查方案》，山东省于 1983 年 4 月启动了资源普查工作。1984 年 5 月，山东省向全国中药资源普查办公室报告家种品种普查情况。1985 年开始对全省家种兼野生和野生药材展开全面普查。1985 年 9 月 7 日，山东省经济委员会组织成立山东省中药资源普查领导小组，由省经济委员会、农业厅、林业厅、水产厅、统计局、医药公司、药材公司组成，下设普查办公室。各市、地、县相应成立由市（县）长或经济委员会主任担任组长的领导小组，普查办公室由药材站、药材公司经理担任，聘请山东大学、山东省中医药研究院、山东师范大学、山东医科大学、山东中医学院、山东省药品检验所、山东省林业学校的专家、教授担任技术顾问。全省 14 个市、地（东营市无普查机构，由滨州市统一安排）及 104 个县、市也建立普查领导小组及普查办公室，并建立普查队，共组织普查人员 1721 人进行全省普查。全省普查范围包括泰山、鲁山、沂山、蒙山、徂徕山、崂山、昆嵛山、牙山等山脉和海拔 500 米左右的丘陵 58 座，以及广大平原地区、盐碱地区、湖沼洼地、海滨沙滩。1986 年 12 月验收完毕。

山东省中药资源普查获得以下主要成果：基本摸清山东省中药资源的生态分布，重点品种的蕴藏量，资源变化情况；编写了《山东省中药资源普查与区划》，并制定了山东省中药发展规划；完成普查各项资料整理与汇总，编写普查工作报告、技术报告等普查资料，绘制山东省主要药材品种分布图、蕴藏量分布图、中药自然区划示意图等；编写了金银花、栝楼、北沙参、太子参、白芍、全蝎等 9 个重点品种的专题报告；编写专著《山东省中药资源名录》，1991 年由中国林业出版社出版。

1984—1987 年，山东农业大学、山东省林业学校先后对泰山进行详细的药用植物资源调查，发表了《泰山药用植物名录》及《泰山植物检索表》。

1984—2009 年，赵遵田等对山东省侧蒴藓类植物进行调查，在此基础上编写的《山东苔藓志》于 2016 年由青岛出版社出版。

1984—1992 年，高谦、白恩忠、梁玉堂、赵遵田等分别在泰山、崂山、昆嵛山、曲阜等地进行苔藓植物调查研究。赵遵田于 1989 年在《山东师大学报（自然科学版）》发表论文《泰山苔藓植物的初步研究》，罗健馨等于 1991 年在《山东农业大学学报（自然科学版）》发表论文《崂山苔藓植物初报》。

1985—1995 年，泰安市药品检验所程艳华等对泰山药用植物进行野外调查，发表论文《泰山自然保护区药用植物资源及其保护》。

1986 年 2 月，山东省林业科学研究所承担国家"海岸带和海涂资源综合调查"项目。经过两年的调查，查清了山东海岸带药用植物共有 380 种，并发表研究论文《山东海岸带野生资源植物及其利用》。

1988—1993 年，由山东省中医药研究院牵头，组织大专院校、省药材公司、省药品检验所等 10 余个单位，全面调查山东省 16 地、市的中药品种分布和资源状况，为《山东省中药志》的编写及山东省药材的地方标准制定提供了资料。

1989 年，赵遵田等对山东苔藓植物资源调查及开发利用进行专题研究。

1993 年，田聚成以全省中药资源普查资料为基础，编写《山东地道药材》。

1993—2004 年，山东农业大学祝丽香等对泰山药用植物资源进行调查，发表论文《泰山药用植物资源调查》。

1994 年，李建秀团队对山东蕨类植物资源进行深入系统的调查研究。

1998 年，周凤琴带领团队对山东珍稀濒危野生药用植物进行调查研究，发表论文《山东珍稀濒危野生药用植物的调查研究》。

2001 年，"山东北沙参生产情况调查"课题组对山东省北沙参的栽培历史与生产现状进行详细的调查。

2001 年，山东师范大学李法曾等对泰山植物进行补充调查，并在此基础上编著《泰山植物志》，于 2012 年由山东科学技术出版社出版。

2004—2013 年，山东大学赵宏等对山东省昆嵛山药用植物资源的分布特点和利用状况进行调查，并发表论文《昆嵛山药用植物种质资源研究》。

2006—2009 年，山东中医药大学与中国海洋大学、东营市农业科学研究所、东营市河口区林业局柽柳林场共同承担国家海洋局的黄河三角洲湿地专项调查，对东营市河口区柽柳农场天然柽柳林进行植物群落调查和复查。

2007—2013 年，山东大学先后有研究人员对昆嵛山药用资源进行专项调查，分别于 2008 年发表论文《山东昆嵛山药用真菌的初步调查研究》，2011 年发表论文《山东昆嵛山大型食（药）用真菌资源调查》，2013 年发表论文《山东昆嵛山抗衰老药用植物资源调查》。

上海市

上海有种子植物 166 科 1450 种 269 变种。全市中药资源有 1023 种，其中植物类 161 科 829 种（含变种），动物类 108 科 194 种（含变种）。在 1023 种中药材中，属于名贵中药材的有 149 种。

1984—1987 年，上海市开展第三次全市中药资源普查工作。根据国务院关于"对全国中药资源进行系统地调查研究"的决定和国家 7 个部（院、局）联合下达的《全国中药资源普查方案》，上海市于 1984 年 4 月成立中药资源普查领导小组，由市医药局沈惠民担任上海市中药资源普查领导小组组长，上海市中药资源普查办公室丁景耀和管德平等负责具体组织实施，研究制订《上海市中药资源普查方案》，明确全市中药资源普查的内容、方法、步骤和时间等要求。这次普查工作受到了农业、卫生、供销、中国科学院上海分院等部门的大力支持和帮助，上海中医学院、第二军医大学、复旦大学、华东师范大学、上海自然博物馆等一些高等院校、科研单位等也给予了大力支持与大量的技术指导。上海市中药资源普查办公室举办"上海市中药资源普查技术培训班"，邀请复旦大学、华东师范大学、上海市药品检验所的有关专家讲授植物学、生态学及中药资源普查的有关知识，并向各区、县印发有关资料。上海市中药资源普查办公室人员还深入基层，通过试点等形式进行现场指导，并有意识地吸收老药工参与这项工作。

1984—1987 年，上海中药资源普查工作组先后召开了座谈会 20 多次，走访老药工、老药农及老收购员等 30 多人次，采集、制作腊叶标本 700 余份，液浸标本 59 份。通过调查，掌握了上海有关野生药材的生长环境及分布等第一手资料。1985 年 8 月，在总结各地开展中药资源普查工作的经验和教训基础上，对照《全国中药资源普查总结验收标准》，找出差距和不足，重点抓了各县区普查野外实地调查阶段的补课工作。

从 1984 年 7 月开始，普查队员不畏高温严寒，对上海市的有关山丘、海岛、滩涂、荒坡、湖泊等进行中药资源普查，走访长期从事采集、收购的老药农、老药工及老收购员，召开基层药材收购点的生产收购人员、乡村医生座谈会，了解野生药材资源的分布和生态环境。上海市中药资源普查先在野生药材资源较丰富、收购量较大的奉贤进行试点，总结经验，再在其他地区铺开。在宝山，将一般普查与重点调查相结合。一般普查时，普查人员分片包干；重点调查时，全体人员则集中到一起。在浦东，依靠 10 个药材收购点的收购人员，发挥他们对药材分布比较熟悉的特点进行深入调查。在崇明，选择野生药材资源比较集中的 7 个调查点进行重点调查。

经过 3 年多的努力，上海中药资源普查取得的主要成果如下。

1）摸清了上海市中药资源家底：经普查，上海共有中药资源1023种，其中药用植物161科829种，药用动物108科194种，无药用矿物。鉴于上海人口密度大，野生药材分布零星、数量不均匀的特点，对野生药材资源蕴藏量的调查采用不同的方法，并对结果进行综合分析，以确定比较切合实际的数据。

2）摸清了上海市中药资源分布情况：由于上海开发较早，人事活动频繁，森林多遭破坏，地带性植被大多数反映次生性的特点，中药资源分布在其境内只有 10 多个地带。野生资源分布情况：一是西部洼地药材分布区，包括松江、青浦、金山和嘉定等地，以水生类、湿生类药材居多。水生类如珍珠、水红菱、蒲黄、芡实、白菖蒲等；湿生类如地龙、鱼腥草、鸭跖草、积雪草、半边莲等。该区有佘山、天马山等 10 余座小山丘，分布有明党参、虎耳草、一枝黄花、菝葜、海金沙、茵陈等。二是中部沿江平原区，包括市区北部、中部沿江、南部沿海地区以及宝山、嘉定、川沙、奉贤、金山、南汇的部分乡、崇明岛的南部地区、长兴岛等地。该区药材种类多，大多贮量较小，但开发利用率高。特别是奉贤县，药材收购量占全市收购类药材总量的 70% 左右，其收购量最大的药材是地龙。三是东部、北部川南奉崇滨海平原区，包括川沙、南汇、奉贤、崇明等。该区分布的中药材品种相对较少，但贮量大，开发利用率低，主要分布的药材有墨旱莲、旋覆花、芦根、益母草、苍耳、萹蓄等。家种生产类药材情况：主要有西红花、浙贝母、板蓝根、丹参、穿心莲、白芍、延胡索、玄参等 37 种，主要分布在崇明及新开辟的宝山、长兴岛等药材生产基地。除此之外，其他县区也有零星种植、养殖，如川沙的黄菊花，松江的泽泻、灵芝，奉贤的地鳖虫等。其重点生产的药材为西红花、延胡索、地龙、丹参、蟾酥等。特别是上海市药材公司从日本引进西红花的球茎和种植技术，在崇明岛开展引种和高产试验研究并获得成功，建成了我国最大的西红花种植地，西红花产量占全国总产量的 80% 以上，沪产西红花的规范化和产业化结束了我国西红花完全依赖进口的历史。

3）研究制定上海中药区划及中药发展规划：研究制定资源区划，揭示规律，制定中药发展与开发利用规划。

4）完成普查各项资料整理与编写普查资料：经普查，对上海市中药材资源现状进行系统的叙述和分析，总结历史上中药材生产收购的经验教训，主要编写汇总资料情况：①填报"全国中药资源普查表"和"全国重点药材购销情况调查表"。②编写《中药资源普查技术报告》，内容包括基本概况、中药资源综述、中药资源开发利用的历史与现状、中药资源区划、中药资源开发利用的发展规划等。③撰写《重点中药材品种专题调查报告》，专题调查的品种有延胡索、地龙、西红花和浙贝母等 4 个品种，调查的内容包括药用动植物来源、功效、生产类药材的栽培养殖技术、野生药材的生长环境、采集加工方法、商品质量，以及生产收购历史上的主要经验、现状、存在问题，开发利用前景、发展建议和方向。④编写中药资源名录，绘制中药资源分布图，对整个普查工作进行全面的总结，完成资料的汇总上报工作。⑤绘制《上海市中药资源重点品种分布图》《上海市中药资源重点品种蕴藏量分级分布图》《上海市中药资源重点品种产量分级分布图》《上海市中药资源区划图》。⑥撰写《上海市中药资源普查工作总结》报告，全面总结中药资源普查的整个过程，为上海市中医药产业与大健康产业的发展奠定坚实的资源基础，并重点提出开发利用长兴岛自然资源，建立西红花生产基地的建议。长兴岛海洋性气候明显，夏季气温要比大陆低 2℃ 左右，冬季则要比大陆高 2℃ 左右，极适宜名贵药材西红花的生长。1984 年下半年，上海市药材公司在岛上开始试种西红花，结果表明，岛上生长的西红花开花早，受寒流影响小，产量高。西红花的栽培面积不断扩大，产量不断上升，上海市药材公司决定在长兴岛建立西红花生产基地。

上海市是我国经济最发达的地区之一，社会经济条件十分优越，生产技术水平较高。上海中药销售量大，农民的科学文化水平和生活水平也普遍高于其他地区，农业生产技术熟练、耕作精细，中药材的开发利用率较高，为中药资源的开发利用提供良好的社会经济条件，对中药材生产技术的提高十分有利。

4. 中南区

河南省

河南有维管植物 198 科 1140 属 3979 种。其中 93% 的种类为被子植物。全省中药资源有 2302 种，其中植物类 203 科 1963 种，约占 85%；动物类 121 科 270 种，约占 12%；矿物类 44 种，其他类 25 种，约占 3%。此次普查发现了 10 种省内未记载的新资源，有刺五加、侧金盏花、沙棘、单叶血藤和魔芋及动物大灵猫等。河南省中药资源集中在南阳、信阳、洛阳、焦作、郑州、新乡等地。

1985—1988 年，河南省开展第三次全省中药资源普查工作。遵照国务院 45 次常务会议决定精神和国家经济委员会《关于开展全国中药资源普查工作的通知》要求，河南省成立由省计划经济委员会副主任韩致祥任组长，省计划经济委员会、科学技术委员会、医药管理局、卫生厅、农牧厅、林业厅、对外经济贸易委员会、统计局、河南中医学院、河南农业大学 10 个单位 11 人组成的领导小组，由河南师范大学、河南农业大学、河南中医学院、河南省中医院、河南省药品检验所、河南省中药研究所等单位的 8 位专家、教授组成的中药资源普查技术顾问小组。全省成立了中药资源普查领导小组办公室，参加普查人员 2827 人，组成 362 个专业调查队，分别在信阳、郑州为各地、市、县培训 230 名技术骨干。全省培训技术人员 1031 人以上，调查总行程 588703 千米，调查面积 14.1 万平方千米，占全省总面积的 85%。全省召开各种座谈会 4365 次，实测样方 4228 个，拍摄照片 12037 张，采制标本 1439 种 207370 份。对河南中药资源生长、分布、消长规律做了详细记录。如河南焦作、新乡及南阳等均有中药资源普查与区划和中药资源名录等资料的总结。

河南省中药资源普查取得的主要成果如下。

1）摸清河南省中药资源家底：河南省共有中药资源 2302 种，其中植物类 1963 种，动物类 270 种，矿物类 44 种，其他类 25 种。中药资源总蕴藏量 86.36 万吨，其中植物药 64.21 万吨，动物药 4.27 万吨，矿物药及其他类药 17.88 万吨。全国重点调查品种 363 种，河南省产 240 种，占 66%。

2）发现新品种、新资源：全省发现新品种 10 种，相比原记载的药材品种 1800 种增加了 502 种。镇平县发现麦饭石矿，初步估计储量在 3 亿吨以上；商城县发现珍贵稀有动物大灵猫等。

3）研究制定河南省中药资源区划与发展规划：按照类似性和差异性，将全省分为 7 个一级药材区（豫北太行山区、豫东北黄河平原区、豫东南淮北平原区、豫南大别山与桐柏山区、豫西南南阳盆地区、豫西伏牛山区、豫西丘陵区）和 7 个药材亚区。制定了 1988—2000 年中药资源发展规划，计划建立 16 个生产基地，2 个种质基地，建立 3 种类型的中药资源保护区。

4）编写汇集河南省中药资源普查资料：此次普查汇集整理了一批具有使用价值和科学价值的

中药文献资料，如《河南省中药资源普查工作报告》、《河南省中药资源普查与区划》、《河南省中药资源名录》、《河南省重点药材专题调查报告汇编》、《河南省民间土单验方汇集》、《河南省三十种主要中药材专题调查报告》、《河南省中药资源综合分布图》、《河南省中药资源区划图》、《河南省重点药材品种蕴藏量分级图》及各地方调查报告和名录等资料，较好地完成了国家下达的任务。

5）澄清混淆品种：此次普查澄清混乱品种 45 组 130 种。从来源、分布、功效、植物形态、使用性质、范围和历史等方面进行调查研究，通过对比和鉴定，予以澄清和纠正。

1985 年，河南农业大学叶永忠等人对大别山、桐柏山、嵩山、伏牛山及太行山区的野生花卉资源进行了系统的调查研究，采集植物标本，从中筛选出野生花卉 674 种（包括变种和变型），隶属于 108 科 284 属。其中，蕨类植物 14 科 24 属 39 种，裸子植物 4 科 7 属 12 种，双子叶植物 80 科 219 属 560 种，单子叶植物 10 科 34 属 63 种。根据野生花卉的性状、生活型和繁殖器官，把它们分作观赏蕨类（39 种）、水生花卉（16 种）、一二年生花卉（23 种）、球根花卉（58 种）、宿根花卉（98 种）、观赏乔木（96 种）、观赏灌木（251 种）、观赏藤本植物（87 种）、竹类（6 种）等 9 大类型，并对河南野生植物主要观赏部分的色、香、花果期及其生境、区系成分等做了统计。

1985—1992 年，中山大学、河南中医学院联合河南师范大学对伏牛山区名贵药材种质资源进行调查，为有关部门加强保护伏牛山区名贵药材种质资源及在发展的前提下再合理开发提供基本资料。

1986—1987 年，据南阳地区医药管理局的普查显示，南阳地区共有药用植物 1977 种，隶属于 21 目 127 科 779 属；药用动物 294 种，隶属于 51 目 126 科；药用矿物和其他类 76 种，共计 2347 种，总储量为 250 万吨。

1987 年，遵照河南省农业区划办公室关于农业资源调查的部署，豫南农业专科学校周洪炳等对鸡公山大型真菌资源开展为期两年的调查，共采集标本 207 份，经整理，鉴定出 32 科 57 属 109 种和变种。

1990 年，河南农业大学王遂义等对河南木本植物资源进行研究，经整理鉴定，基本摸清河南木本植物资源有 1465 种及变种，隶属于 9 科 314 属，其中裸子植物 8 科 24 属 54 种及变种，被子植物 91 科 290 属 1411 种及变种。按保护价值和用途分类，珍稀及河南特有资源的有 80 种及变种，用材资源的有 729 种及变种，淀粉植物资源有 86 种及变种，野生油料及涂料资源有 276 种及变种，鞣料植物资源有 56 种及变种，野果资源有 270 种及变种，药用资源有 48 种及变种，芳香油及调味品资源有 123 种及变种，纤维植物资源有 189 种及变种，园林绿化植物资源有 467 种及变种等。

1992—1994 年，河南省组织编写出版了自然保护区系列丛书《鸡公山自然保护区科学考察集》《宝天曼自然保护区科学考察集》《伏牛山自然保护区科学考察集》等，介绍了河南省自然保护区的地质、地貌、水文、气象、土壤、植被、植物、动物，以及生态、自然保护区管理与区划等。

1995 年，河南师范大学李发启等人对鸡公山自然保护区药用、食用大型真菌资源进行调查，发现药用大型真菌 15 种、食用大型真菌 23 种、药用兼食用大型真菌 25 种。

1997 年，河南省科学院生物研究所与河南医科大学共同对河南的红菇科真菌资源进行研究，依据采集的标本，经鉴定，整理出乳菇属的种类有 14 种。其中，食用菌 8 种，药用菌 3 种，毒菌 5 种。此外，还发现它们多是菌根菌，与林业有着密切的关系；有不少种类的子实体中含有抗癌物质，具有抑制肿瘤的作用。

1999 年，河南农业大学联合汝南园林学校对河南大别山区的野生草本花卉资源进行系统调查，整理出本区有价值的观赏植物 200 多种，约占河南野生草本花卉的 75%，并详细论述了 27 科有较大观赏价值的野生草本花卉 10 种。

2000—2003 年，河南鸡公山国家级自然保护区管理局哈登龙等对鸡公山自然保护区的蛇类资源进行调查（含药用动物），共发现蛇类 25 种，其中有毒蛇 5 种，无毒蛇 20 种。

2001 年，信阳农业高等专科学校周巍等在河南的大别山—桐柏山地区，对杀虫性植物开展较为广泛的调查研究、采集与鉴定，为杀虫性植物（能产生具有杀虫活性的次生代谢产物的植物）作为植物源杀虫剂研究做前期准备工作。调查显示，大别山—桐柏山地区分布有杀虫性植物 72 科 138 种，其中具有杀虫活性的大型真菌有 5 科 10 种，具有杀虫活性的蕨类植物有 3 科 3 种，具有杀虫活性的裸子植物有 5 科 5 种，具有杀虫活性的被子植物有 59 科 120 种。

2001—2004 年，河南科技大学戴攀峰对伏牛山野生有毒植物（含药用植物）资源进行调查，整理出伏牛山有毒植物共 92 科 239 属 358 种。其中，蕨类植物 5 科 6 属 9 种，裸子植物 2 科 2 属 2 种，被子植物 85 科 231 属 347 种（双子叶植物 77 科 208 属 314 种、单子叶植物 8 科 23 属 33 种）。此外，还整理出了伏牛山有毒植物名录。

2003 年，信阳农业高等专科学校对河南大别山区范围内的悬钩子属植物资源进行野外调查、采集标本，经分类鉴定和查阅文献，发现河南大别山区共有悬钩子属植物 21 种和 5 变种，其中 16 种 5 变种可以药用。

同年，河南中医学院董诚明等对河南伏牛山药用种子植物资源进行调查。调查结果显示，河南伏牛山共有种子植物 1258 种，分属于 132 科 567 属。其中，具有 10 种以上的科有 36 科，共计 399 属 967 种；含有 5 种以上的属有 52 属，共计 404 种。

同年，王强、徐国钧主编的《道地药材图典·中南卷》由福建科学技术出版社出版。在其所收载的道地药材中，河南省增加了全蝎、漏芦（禹州漏芦）、虎掌南星、鬼箭羽、禹余粮、旋覆花、商陆、斑蝥、蒺藜等。

2004 年，河南师范大学杨相甫等对河南大别山药用大型真菌资源进行研究，初步筛选出河南大别山药用大型真菌162种（含变种），隶属于35科76属。其中，具有抗癌及实验抗癌作用的真菌53种，可用于呼吸系统疾病治疗的10种，用于消化系统疾病治疗的25种，用于神经系统疾病治疗的6种，用于妇科疾病治疗的4种，用于泌尿及内分泌系统疾病治疗的4种，用于骨科疾病治疗的54种，其他用途的6种。

2005年，河南农业大学李春奇等对河南悬钩子属药用植物资源进行调查。结果显示，河南分布的野生悬钩子属植物共有34种（含变种），其中在中医中药中应用的有22种和5变种，约占全国总数的60%。

2006年，河南科技学院尤扬从大石窑、山门、秋林山庄、化石尖到宝天曼顶，采用线路、样方法等生态学野外调查方法进行调查，发现药用植物1055种。

同年，信阳农业高等专科学校尹健对鸡公山自然保护区药用昆虫资源做初步研究，整理出鸡公山自然保护区药用昆虫96种，隶属于13目50科。

同年，为了积累河南省唇形科药用植物资源的基础资料，河南科技大学孙会忠等对河南省唇形科药用植物种质资源及其区系特点进行初步研究。结果显示，河南全境唇形科药用植物共有31属60余种；区系成分多样，以温带成分占优势；区系之间联系广泛，多种区系成分相汇集、混杂和过渡。此项研究为河南唇形科药用植物的地区间引种提供部分理论依据。

2007年，河南农业大学谷志云等联合郑州大学朱世新等，对河南省忍冬属药用植物资源名录、分布、生境等进行调查，确认河南忍冬属植物共20种3亚种2变种，可供药用的有10种2亚种2变种，约占56%。

同年，河南信阳农业高等专科学校杨俊杰等对河南中药材种植资源进行调查，依据河南各地的气候条件、地理环境条件及种植药材的特点，将河南省划分6个中药材种植自然区域，并对每个区域的生态环境和主要道地中药材品种进行统计。调查以河南辉县、林县和济源太行山自然保护区为重点，通过对51种野生珍稀濒危植物资源的地理分布、生态环境等的调查中发现，许多珍稀濒危植物数量偏少、散生或零星分布，位于山谷沟壑等人迹罕至的位置；而连香树等少数资源因得到人为繁殖保护，数量扩大。野生珍稀植物的濒危状态除受其自身生物学特性的内在制约和生态环境的外在影响外，人类对资源开发利用的合理程度已成为这些资源濒危状况的重要影响因子。

2008年，河南中医学院董诚明等人在对伏牛山药用植物资源的调查中发现，伏牛山共有药用维管植物1341种，分属于154科604属。其中具有10种以上的科有37科，共计408属996种；含有5种以上的属有58属，共计437种。

2009年，为摸清河南鸡公山国家级自然保护区有毒植物（含药用植物）资源状况，信阳农业高等专科学校刘红敏对该自然保护区有毒植物资源进行调查研究。结果表明，该保护区有毒植物共39科90属118种。其中，蕨类植物4科4属4种，裸子植物3科3属4种，被子植物32科83属

110 种。

同年，河南师范大学杨相甫等对河南蔷薇属植物资源进行调查研究，总结出野生植物及栽培植物 27 种 10 变种 2 变型，并根据它们资源价值的不同，分为重要的园林观赏物种、常用中草药、鞣料植物、芳香油植物等。

同年，为了阐明河南道地药材主产区的形成特点及合理开发河南道地药材资源，河南农业大学夏至等人对河南道地药材种类及地理分布进行调查。通过调查，发现河南有 40 种道地药材。其中，植物类药材 37 种，动物类药材 3 种。河南省中药资源区划为 7 个一级区。通过对全国 160 种道地药材产地归类分析得知，河南省所产道地药材种数居全国第 2 位，有道地药材 37 种，占统计总数的 23%。

2010 年，青岛四方园林绿化总公司与河南小秦岭自然保护区共同对河南小秦岭忍冬属植物及卫矛属植物资源进行调查，发现河南小秦岭自然保护区自然分布有忍冬属植物 16 种（含变种），约占河南省忍冬属植物总数的 64.0%，占全国忍冬属植物总数的 16.3%。按照 Rehder（1903）的分类系统可分为 2 个亚属（忍冬亚属、轮花亚属）、3 个组（囊管组、空枝组、忍冬组）。发现河南小秦岭自然保护区卫矛属植物 15 种，约占河南省卫矛属植物总数的 37.5%。

同年，河南羚锐制药股份有限公司组织人员对大别山地域的中药资源进行调查，澄清了大别山地区分布的药用动物、植物、矿物等物种共有 1413 种（按药用部位计算包括 2600 多种中药）。其中，药用动物 154 种，药用植物 1251 种，药用矿物 8 种，另外还有加工及其他类 25 种。在调查基础上，编写出版了《大别山药物志略》，收载药物 259 种。

2010—2012 年，山东大学、河南修武县林业局同中国科学院植物研究所在全年不同时期对云台山的药用植物资源进行专项调查。通过标本采集、鉴定和归纳整理，编写《云台山药用植物名录》，并建立了凭证标本保存于中国科学院植物研究所。云台山共有植物 1175 种，其中药用植物 91 科 250 属 359 种，约占云台山植物总数的 31%，占河南省药用植物种数的 18.29%，占全国药用植物种数的 3.04%。

湖北省

湖北有种子植物 170 科 1036 属 3717 种；陆栖脊椎动物 562 种，其中两栖类 45 种、爬行类 61 种、鸟类 350 种、哺乳类 106 种；矿物 110 种。全省中药资源有 3939 种。其中植物类 3354 种，占 85%；动物类 524 种，占 13%；矿物类 61 种，约占 2%。特有药用植物有麻叶冠唇花 *Microtoena urticifolia* Hemsl.、湖北鼠尾草 *Salvia hupehensis* Stib.、湖北地黄 *Rehmannia henryi* N. E. Brown、鄂西玄参 *Scrophularia henryi* Hemsl.、呆白菜 *Triaenophora rupestris*（Hemsl.）Solereder、巴山橐吾 *Ligularia fargesii*（Franch.）Diels 等。此次普查发现了 4 个新种、1 个新变种。新种有百合科的鄂北

贝母 *Fritillaria ebeiensis* G. D. Yu et G. Q. Ji（随县、大洪山）、利川贝母 *Fritillaria lichuanensis* P. Li et C. P. Yang（利川、恩施）、蒲圻贝母 *Fritillaria puqiensis* G. D. Yu et G. Y. Chen（蒲圻），以及木兰科的罗田玉兰 *Magnolia pilocarpa* Z. Z. Zhao et Z.W. Xie（罗田、大别山）。新变种是紫花鄂北贝母 *Fritillaria ebeiensis* var. *purpurea* G. D. Yu et P. Li。神农架林区的中药资源有300科974属2023种，约占全省种数的51%，此外，中药资源种类较多的地区还有恩施2000种、十堰1173种、宜昌1104种、咸宁1007种。

1983—1988年，湖北省开展第三次全省中药资源普查工作。遵照国务院45次常务会议决定精神和国家经济委员会《关于开展全国中药资源普查工作的通知》要求，1983年8月，在湖北省经济委员会的领导下，湖北省成立了中药资源普查领导小组及办公室。领导小组由省医药总公司为组长单位，成员有省科学技术委员会、省卫生厅、供销社、农牧渔业厅、林业厅等单位。办公室设在省中药材公司内，负责部署、领导全省中药资源普查日常工作。1983年10月4日，湖北省经济委员会下达《全省中药资源普查方案的通知》。根据通知精神，各地、市、县成立相应领导小组及办公室，抽调技术骨干组成普查队伍，开展普查工作。据统计，全省中药资源普查人员1200多人；各级中药资源普查办公室人员694人，其中各级药材公司566人，有关部门128人。为提高普查技术水平，省中药资源普查办公室分别于1985年5月14—24日在罗田县、1985年11月10—16日在应城县举办两期技术培训班，培训普查人员154人次。培训班邀请中国科学院武汉植物研究所、湖北中医学院等单位的教授及科研人员讲授标本的采集、压制、消毒、鉴定及样方的选择、测算等基本知识，印发《中药资源普查技术资料》。湖北省普查工作分两批进行：1983年8月至1985年10月为第一批，共有32个药材主产县（市）开展中药资源普查，如英山、麻城、郧县、竹山、恩施、巴东、五峰、长阳、保康、应山、大悟、枣阳、京山、钟祥、蒲圻、阳新等；1985年10月至1987年8月为第二批，在此期间各县（市）全部开展中药资源普查。

湖北省中药资源普查于1988年5月圆满完成《全国中药资源普查方案》和《全国中药资源普查总结验收标准》所规定的各项任务，取得以下主要成果。

1）摸清全省中药资源家底：摸清湖北省中药资源种类和分布，编纂《湖北省中药资源名录》和《湖北中药资源》。据普查统计，湖北省中药资源有3654种，其中药用植物3146种，药用动物447种，药用矿物61种。湖北省药材部门经销的常用药材商品有875种，该省有产764种。省产药材，家种、家养品种61种，家野兼有25种，野生603种，矿物61种，其他类26种。道地药材有黄连、茯苓、木瓜、独活、当归、党参、天麻、杜仲、厚朴、桔梗、续断、白木耳、牛蒡子、蜈蚣、龟甲、鳖甲、麝香、石膏等。各地、市、县普查办公室均将此次普查了解到的中药资源汇编成各地的名录。通过普查发现一些新种（新变种）及新分布：在贝母、辛夷药源中，发现了5个新种、1个新变种及一些新分布。不少县、市都不同程度地发现过去认为当地没有分布或从未开展收购的中药品种，如白英、蝙蝠葛、绞股蓝、博落回、陆英、红白二丸、九牛造、江边一碗水、獐耳细辛、地锦草、珍珠菜等。初步查清湖北省主要中药蕴藏量、产量及收购量：经普查，湖北省动植物药源蕴藏量达104.79万吨，其中植物药100.84万吨、动物药3.95万吨；矿物药蕴藏量多达255643.78万吨。湖北省的全国重点普查品种动植物药源蕴藏量达22.98万吨，其中植物22.78万吨、动物药0.20万吨；矿物药23.6万吨。家野药材平均年收购总额达1亿元左右。

2）研究制定中药区划与发展规划：研究制定了湖北省中药资源区划及发展规划。

3）普查资料整理汇总与编写：在全省普查资料整理汇总的基础上，编写了工作报告、技术报告及重点品种专题报告等资料。采集制作与收藏药用植物腊叶标本167790份；省普查标本室收藏中药及原植物、动物、矿物标本2万多份。重点调查与撰写茯苓、黄连、独活、麦冬、半夏、桔梗、丹参、杜仲、厚朴、黄柏、木瓜、牛蒡子、金果榄、白前草、射干、蜈蚣、龟甲、鳖甲、麝香、贝母、续断等21个国家及省产重点中药材品种专题调查报告。收载品种来源、分布、主要成分、药理作用、历史及混淆情况、产量消长及分析、存在问题及经验，今后发展预测和建议。调查汇集重点中药品种产销历史资料和近年社会需求量，填报"全国中药资源调查表""全国重点药材购销情况调查表""1975—1986年湖北省药材收购统计表"等，收载全国和全省重点药材品种1965年以来的产销历史情况。

4）收集筛选民族民间方药，整理汇编民间单验方：收集近万例民间单验方，各地、市、县对普查中收集的单验方均进行分类筛选、删繁除复、去粗取精，并整理汇编成册。省普查办从上报的6825首单验方中初步选取633首，编印成《湖北民间单验方汇编》。

5）澄清一批药材混淆品种：省普查办在汇集各地名录基础上，参考历次普查资料，经核查、筛选澄清一批药材混淆品种。

6）专著出版与获奖情况：编纂出版《湖北中药资源》（中国医药科技出版社，1989年）、《湖北省中药资源名录》（科学出版社，1990年）。全省中药资源普查获湖北省科技进步奖一等奖；《湖北中药资源》获国家医药管理局优秀科技图书奖三等奖。

1984年3—5月，吉林农业大学动物科学系程业国等结合教学生产实习，在湖北省京山县进行药用蜈蚣自然资源情况调查。

1985—1987年，在湖北省人民政府、省经济委员会的领导和组织下，湖北省中药材公司、湖北中医学院、中国科学院武汉植物研究所、神农架林区药品检验所、神农架林区等单位共同组成的神农架林区中药资源普查队，在神农架进行中药资源普查。普查队队员踏遍神农架的崇山峻岭、河谷荒原，采集标本上万份，拍摄照片数千张，记录大量普查的第一手资料。结合神农架历年中药资源调查及植物、动物、矿物资源调查相关资料，历时2年，编著出版了国内外第一部全面反映神农架中药资源现状的专著《中国神农架中药资源》。该专著由詹亚华任主编，石世贵、刘启宏、刘国杜、刘合刚等为副主编，由湖北科学技术出版社于 1994 年 9 月出版发行。全书共 6 章，分别对神农架自然社会经济概况、中药资源与地理分布、药用动物、植物、矿物及其他来源中药种类、主要地产药材、珍稀濒危药用动植物，以及神农架中药资源开发利用与保护做详细介绍。全书共收载药用植物 1886 种，分属 195 科 816 属；药用动物 211 种，分属 110 科 172 种；药用矿物 14 种，其他来源 17 种。还重点论述了 164 种民间草药、112 种珍稀药用植物、36 种珍稀药用动物。附有彩图和墨线图共 190 多幅，图文并茂。此书受到同行专家的好评。湖北科学技术出版社还在武汉展览馆召开记者招待会进行报道。该书荣获湖北省科学技术进步奖三等奖。

1988 年，由方志先等在第二次中药资源普查的基础上编写出版的《鄂西药物志》收载药用植物 1600 多种，每种记载别名、来源、生境分布、采集加工、性味功能、主治、应用举例。

1989—1998 年，为了摸清湖北后河自然保护区的动物（含药用动物）资源，湖北省林业厅在 1989 年 11 月至 1998 年 8 月期间，先后 5 次组织华中师范大学动物学科研人员对湖北后河自然保护区的动物资源进行调查。1992—1997 年，保护区的工作人员还断续进行过一些调查。调查共采集标本 1000 余号 192 种，实地调查到 68 种，通过访问和收购记录得到 16 种，查阅文献得到 30 种。通过分类鉴定，确定为 4 纲 25 目 74 科 306 种，包括兽纲 87 种、鸟纲 158 种、爬行纲 37 种、两栖纲 24 种。发现湖北省新记录鸟类 7 种，爬行类 2 种。

1991 年，华中师范学院薛慕光与湖北省中药材公司在长期调查湖北省药用动物资源的基础上，编写出版了《湖北省常用动物药》。该书论述了湖北省常用动物 87 种，有药用价值的动物名录 562 种，并附药用动物插图 154 幅。每种常用药用动物均介绍了中文名、学名、生境分布、原动物形态描述、药用部位、药材性状鉴别、采收加工、化学成分、药理作用、炮制、功能主治、用法用量、贮藏等，其他 562 种有药用价值的动物分别介绍了中文名、学名、生境分布、药用部位、功效等。

1992 年，在湖北省林业厅的资助下，华中师范大学张如松、杨其仁、何定富、戴中心等对湖北省的熊蛇资源进行专项调查。

1993 年，湖北省蕲春县李时珍中医药研究所在多年调查研究的基础上，编著出版了《蕲州药志》。全书分总论和各论两大部分，对250余种蕲州地区主产的量大质优的道地药材及较常用药材进行详细介绍。

1996—1999 年，湖北省野生动植物保护总站、华中师范大学、武汉大学的专家对湖北三峡库区（巴东县、兴山县、秭归县、夷陵区）陆生野生动物本底资源进行调查。

1996—2000 年，在国家林业局的统一部署下，湖北省林业厅组织开展全省第一次陆生野生动物资源调查。

1997 年 4 月，由湖北省委宣传部组织部分在神农架多次考察过植物、动物、矿物等的专家编写出版《中国神农架》，由郑重、詹亚华等主编。全书介绍了神农架的矿产水土资源、植物资源、动物资源、中草药资源（常用中药、民间草药）及旅游资源。此书获得湖北省科技进步奖三等奖。

1998 年 8 月，湖北省林业厅野生动植物保护总站通过 20 余年对湖北珍稀濒危植物（含药用植物）的实地调查研究，查明湖北省天然分布有 62 种国家珍稀濒危保护植物，占全国同类总数的 15.97%，其中国家一级重点保护野生植物 3 种，国家二级重点保护野生植物 24 种，国家三级重点保护野生植物 35 种。鄂西南和鄂西北是珍稀濒危植物的分布中心，湖北全省 22 个野生植物和森林生态系统自然保护区（点）现已建成就地保护 55 种，占总数的 88.7%。

2000 年，湖北省野生动植物保护总站组织华中师范大学、华中农业大学、湖北大学、黄冈师范学院等专家共同完成后河、十八里长峡、赛武当、三峡万朝山、中华山、大老岭、沉湖、网湖等 30 余个国家级和省级自然保护区，以及藏龙岛、后官湖、张家咀、索子长河等 30 余个国家级和省级湿地公园的陆生野生动物资源专项调查。

2002 年，十堰市太和医院武当中医药研究所陈吉炎与武当山道教协会等单位联合组成专家组，对武当山地区中药资源的品种、数量、资源的储量展开调查。此次调查采集 5000 多份中草药标本，并编撰出版《中国武当中草药志》。该书是一部反映中国道教医药特色的大型志书，书中首次披露武当山地区蕴藏的中草药品种数量达 2518 种之多，收载了武当山地区常用中草药品种 118 种。全书按各类植物根茎、茎木、皮、叶、花、果实、树脂等药用部位分类，每味药分别介绍名称、来源、产地与分布、化学成分、性状鉴定、显微鉴定、理化鉴定、含量测定、炮制、功能主治、用法用量、武当验方（或民间验方）、药理作用、临床应用和品种注述，部分品种附有武当歌诀。此外，还附有 346 幅显微特征墨线图，129 幅原植物（动物）形态彩图和药用部位外形彩图。

同年，湖北恩施土家族苗族自治州卫生局组织赵敬华、方志先、赵晖、田华咏等鄂西、湘西、北京等地的土家族医药专家，对土家族医药进行系统的摸底调查。经过大量的野外调查、群众采风、实验研究、临床验证，逐渐用汉语将土家族几千年来口传的医药经验提炼出来，编著成《土家族药物志》。该志收载土家族常用药物 1500 种、土家族药物少用品种 422 种，来源于 2172 种植物、动物和矿物，附墨线图 1480 幅。除了概括基原、生境、分布、加工外，特别珍贵的部分是"民族用药经验"，包括性味、功能、主治和应用举例。该志首次全面查清土家族药物资源的品种及蕴藏量、药物分布规律，澄清了品种混淆，并发现不少药物新资源和新品种，为因地制宜地建立土家族药物资源生态保护区，抢救濒危药用生物，扩大民间中草药的栽培种植面积，发展具有区域优势的道地药材和特色的家种药材提供可资借鉴的科学依据。

2003 年，廖朝林、林先明等在鄂西南山区开展鄂西南山区特色中药资源保护与开发研究，该成果于 2012 年 12 月获湖北省科技进步奖二等奖。

2004 年，湖北黄石药用植物资源普查工作由黄石市药学会中药天然药物专业委员会发起，在市科技局、市科学技术协会、市卫生局和市食品药品监督管理局的领导下，由黄石市中医医院、黄石市药品检验所、黄石市天缘大药房三家联合组织，历经 4 年，对湖北黄石药用植物资源进行全面系统的普查研究，实时实地采集和拍摄药用植物标本和图片，在此基础上编写《湖北黄石药用植物彩色图谱》。该书收载药用植物 300 余种，每种药用植物图片分别配以地方名、来源、植物形态、分布地区、生长环境、采收季节、化学成分、性味、功能主治等文字描述。

同年，在华中师范大学刘胜祥等多年对湖北星斗山进行的野生动物、植物资源调查的基础上，刘胜祥、瞿建平主编了《湖北星斗山自然保护区科学考察集》，由湖北科学技术出版社出版。星斗山自然保护区生物资源极为丰富。调查显示，保护区共计有维管植物 200 科 843 属 2033 种，脊椎动物 378 种（其中兽类 72 种，鸟类 226 种，两栖类 38 种，爬行类 42 种），昆虫 1368 种；国家重点保护野生动物 50 种（国家一级重点保护野生动物 3 种，国家二级重点保护野生动物 47 种），省级重点保护野生动物 111 种，国家重点保护野生植物 33 种（国家一级重点保护野生植物 8 种，国家二级重点保护野生植物 25 种）；湖北新记录 34 种，新种 4 种。

湖南省

湖南有维管植物约 4000 种。全省中药资源有 2384 种，其中植物类 221 科 2077 种，占 87%；动物类 96 科 256 种，约占 11%；矿物类 51 种，约占 2%。此次普查发现 6 新种、1 新亚种、1 新变种及 16 个省内新记录种。新种有：毛茛科的新宁毛茛 *Ranunculus xinningensis* W. T. Wang（新宁）、柔毛铁线莲 *Clematis hersuta* B. M. Yang，以及苦苣苔科的新宁唇柱苣苔 *Chirtia xinningensis* W. T. Wang（新宁）、宽脉唇柱苣苔 *Chirtia latineruis* W. T. Wang（新宁）、粗筒唇柱苣苔 *Chirtia crassituba* W. T. Wang（双牌）和野牡丹科的酒葊子 *Fordiophyton macrobratum* Z. Y. Li。新亚种是玄参科的湖南圆苞山萝花 *Melampyrum laxummip* subsp. *hunanense* Z. Y. Li et Hong。新变种为禾本科的花叶虉草 *Phalaris arundinacea* var. *picta* B. M. Yang。发现本省未有记载的植物主要有紫茉莉科的黄细心 *Boerhavia diffusa* L.、蔷薇科的掌叶覆盆子 *Rubus chingii* Hu、五加科的刚毛五加 *Acanthopanax simonii* Schneid.、马鞭草科的全缘叶紫珠 *Callicarpa integerrima* Champ.、百合科的具柄重楼 *Paris fargesii* var. *petiolata*（Baker ex C. H. Wright）Wang et Tang 和兰科的反瓣虾脊兰 *Calanthe reflexa*（Kuntze）Maxim. 等。该省中药资源种类较丰富的地区是怀化（1909 种）、湘西（1835 种）、益阳（1600 种）、郴州（1415 种）、株洲（1610 种）。

1983—1988 年，湖南省开展第三次全省中药资源普查工作。遵照国务院 45 次常务会议决定精神和国家经济委员会《关于开展全国中药资源普查工作的通知》要求，1983 年 11 月，经湖南省政府批准，成立由省医药局、农业厅、卫生厅、林业厅、省科学技术委员会、对外经济贸易厅、统计局、供销合作社等单位组成的湖南省中药资源普查领导小组，下设办公室。普查办于 1983 年 11 月 30 日下发《关于开展全省中药资源普查的通知》与《湖南省中药资源普查方案》，要求各地建立普查机构，开展普查工作，明确提出普查内容、方法、步骤、质量和时间要求。各地市、县、区相继成立中药资源普查领导小组和普查队。湖南省林业厅、省国土局区划办公室、省药品检验所、省中医药研究院、湖南师范大学生物系、省植物园、省医药工业研究所、湖南中医学院第一附属医院、省医药中等专业学校等派出专家教授为普查提供技术指导。1984年10月，省普查办在南岳召开43个山区县普查工作会。会上，湖南省中医药研究所为普查技术人员讲解了普查关键技术，先行开展工作的蓝山县、石门县还介绍了普查工作经验，并确定以平江等8个县为试点（后增加1县，共9县作为试点），共同承担省科学技术委员会下达的山区药用资源调查与开发利用研究的课题，为全省普查工作积累经验。

1985年春，经过前期准备和先行试点，全省范围内大规模的中药资源普查工作开展起来。1986年3月，外业调查全面铺开，全省13个地（州）市和98个县（市）共916名专业技术人员参加普查工作，行程46万千米，调查了全省2839个乡镇，占全省乡镇数量的80%。普查人员对药用动物、植物、矿物的来源、种类、分布、生态环境、野生资源蕴藏量，家种药材的面积、产量和收购量、年需要量，资源开发的历史与现状，新资源、地产混淆品种、民间单验方等进行详细的调查研究，并在摸清家底、弄清中药资源开发历史、现状和总结经验教训的基础上，进行中药区划，制定中药生产发展规划。

湖南省中医药研究所作为此次普查的技术依托单位，依据前期蓝山县中药资源调查积累的经验，对全省的普查队开展技术培训，并派出技术专家参与到凤凰县、双牌县、平江县、石门县、会同县、绥宁县、桂东县、桑植县、炎陵县9个项目县的普查工作中，同期开展湖南省科学技术委员会项目"湖南省山区中药资源调查"。1986年底，率先完成9个县的普查工作，编印《湖南省中药资源调查研究》4卷。此项研究共采集植物、动物、矿物标本2万号10万份，经该所和湖南师范大学、北京植物研究所、江苏植物研究所、华南植物研究所等单位准确鉴定，其中药用植物2834种，药用动物330种，药用矿物45种，共计3209种，较《湖南药物志》1—3辑所收载中药资源1164种增加2045种。

湖南省中药资源普查获得了以下主要成果。

1）摸清中药资源家底：经鉴定，全省中药资源种类2384种，其中植物药2077种，动物药256种，矿物药51种，全国重点调查的363个重点药材中湖南产有241种。通过样方测算，结合对老药农、老药工、老收购员访谈，测算出全省植物药蕴藏量107.8万吨，动物药蕴藏量1306吨，矿物药蕴藏量1147万吨。此外，还发现粗筒唇柱苣苔*Chirita crassituba* W. T. Wang、新宁唇柱苣苔*Chirita xinningensis* W. T. Wang、宽脉唇柱苣苔*Chirita latinervis* W. T. Wang、新宁毛茛*Ranunculus xinningensis* W. T. Wang、双牌泡果荠*Hilliella shuangpaiensis* Z. Y. Li等植物新分类群7个。

2）研究制定中药区划与发展规划：在摸清家底、弄清中药资源开发历史、现状和总结经验教训的基础上，湖南省研究制定了中药资源区划及发展规划。

3）普查资料整理汇总与编写：1987年10月，湖南省基本完成全省中药资源普查验收工作。在全省普查资料整理汇总的基础上，编写了工作报告、技术报告及重点品种专题报告等资料。1989年12月，湖南科学技术出版社出版了《湖南省中药资源普查报告集》《湖南省中药资源名录》《湖南省中草药民间单验方选编》3部资料汇编。此次普查共采集植物、动物、矿物标本298785份，拍摄照片13457张。

4）收集整理汇编民间单验方：在湖南省第三次全国中药资源普查中，还开展侗族、瑶族、苗族、土家族4个少数民族的药物资源调查。全省共收集单验方25355个，经各市（地、州）筛选汇编的有8000多个，经组织名老中医严格审查选用的有2400余个，编成《湖南省中草药民间单验方选编》。该书单验方来源有家传、师传、少数民族秘方，按中医疾病分内科、外科、儿科、妇科、伤科、五官科、食物中毒等七章，各章又按病名进行排列。每方都包括方药、主治、用法、用量等内容。经过中药资源普查及后期的工作，1988年5月，谌铁民、刘育衡、唐承安等完成《湖南侗族医药研究》的编写。该书考证侗族药物资源689种，整理医方1420首，非药物疗法7种，考辨病名938种、病症453种，首次记载46种药物新资源的药用价值以及436种药物的临床新用途，对侗族医药进行了系统研究。在此基础上，刘育衡在国家自然科学基金的支持下，于1998—2001年进一步开展侗族医药调查研究与资料收集工作，于2004年编成《中国侗族医药研究》一书，收载侗族药物资源856种，侗族医方2007首，侗族病名1655种，病症615种，该书由湖南科学技术出版社于2011年出版。

5）澄清一批地产药材混淆品种。

6）专著出版与获奖情况：通过系统的中药资源普查工作，1989年12月，《湖南省中药资源普查报告集》《湖南省中药资源名录》《湖南省中草药民间单验方选编》三部资料汇编由湖南科学技术出版社出版。1989年，"湖南山区中药资源调查研究"获得湖南省科技进步奖二等奖；1990年，"湖南侗族医药研究"获得湖南省科技进步奖三等奖；1995年，"湖南瑶族医药研究"获得国家中医药管理局中医药基础研究奖（部级）三等奖。以上荣誉对这一时期的湖南省中药与民族药资源研究给予充分肯定。

1983年，中国科学院昆明植物研究所吴征镒、李恒到桑植、永顺等地调查。这是一次极具影响的科学调查。过去，受交通和历史等方面的影响，植物学界对最具中国特色的华中地区只注意鄂西、川东植物的重要性，相比之下，对湘西和湘西北的植物却了解甚少。吴征镒的湘西之行，引起了国内植物科学界对湘西植物的注目，有助于湘西植物资源的挖掘。

1983—1986年，谌铁民对湖南瑶族医药进行调查，采集瑶药动植物标本1135号，经鉴定，共有156科847种。除大部分与汉族习用的品种相同外，有品种新颖、疗效特异、其他民族少用而瑶族常用的资源 125 种，如铁轴草 *Teucrium quadrifarium* Buch.–Ham.、五岭龙胆 *Gentiana davidii* Franch.、华空木 *Stephanandra chinensis* Hance 等。此后，刘育衡在国家自然科学基金的资助下，继续对瑶族医药开展研究，2002 年由湖南科学技术出版社出版《湖南瑶族医药研究》。

1983—1986 年，王万贤、彭延辉、方博儒、夏明庆等组织一支由土家族医药人员组成的土家药资源调查队，开展湘西土家族医药调查与研究。此次调查在张家界市桑植县采集标本 1512 号，在湘西自治州永顺县小溪国家自然保护区采集植物标本 1000 余号，并查阅桑植县林科所在湘西各县所采集的 2000 余号标本与省内科研院所在湘西所采集标本。经整理研究，调查到植物药资源 1386 种，动物药资源 149 种，矿物药资源 21 种，合计 1556 种。其中不少种类和用法上颇具土家族特色，如雪胆（土家名：百味莲）*Hemsleya chinensis* Cogn. ex Forbes et Hemsl、竹节参（土家名：白三七）*Panax japonicus*（T. Nees）C. A. Mey.、菱叶红景天（土家名：豌豆七）*Rhodiola henryi*（Diels）S. H. Fu、小八角莲（土家名：翻天印）*Dysosma difformis*（Hemsl. et Wils.）T. H. Wang ex Ying、掌裂秋海棠（土家名：血蜈蚣）*Begonia pedatifida* Levl.、瓜叶乌头（土家名：羊角七）*Aconitum hemsleyanum* Pritz. 等。同时，还收集土家族单验方 1512 个。1987 年 9 月，根据以上研究编印了《湘西土家族医药调查与研究》。

1983—1986 年，湖南省中医药研究所对湖南省苗族用药进行初步调查，在《湖南中药资源调查研究》中撰写专题报告，记载苗药 800 多种，其中常用的大约 200 种，以植物药为主。1990 年，岳麓书社出版了由湘西凤凰县苗医欧志安编撰的《湘西苗药汇编》，第一次较系统地整理了苗族药用资源。

1987 年，常德市林业局组织中国科学院植物研究所、中南林业科技大学、常德市林业局等单位在石门县壶瓶山自然保护区进行植物标本（含药用植物）采集和调查。这是壶瓶山历次采集活动中最全面、最深入的一次。

1988 年，中国科学院植物研究所组织华南植物研究所、武汉植物研究所、昆明植物研究所、成都生物研究所等单位对武陵山植物（含药用植物）资源进行全面调查，其中包括湘西北和湘西等地。中国科学院植物研究所在永顺小溪、桑植八大公山共采集植物标本近 5000 号，华南植物研究所在沅陵、吉首、凤凰、芷江一线采集标本近 3000 号。在调查研究基础上于 1995 年出版《武陵山地区维管植物检索表》。

1988—1989 年，张崇洲等对武陵山地区的药用蜈蚣资源进行调查。调查表明，武陵山地区药用蜈蚣种类为少棘蜈蚣，最大产区为常德市的湖区，最大产量为 1984 年的 250 万条。

1990 年，中南林业科技大学曹铁如、祁承经、喻勋林等和武汉植物研究所张全发根据课题需要在八大公山、斗篷山进行为期 1 个月的标本采集。1991 年，喻勋林、曹铁如等到保靖、永顺进行为期 2 个多月的标本采集。

1992—1993 年，袁金荣、钟福生、莫小玲对湖南省 13 个地市 20 余个县市的野生动物（含药用动物）资源进行调查。他们在广泛了解和征求意见的基础上，结合历年统计资料，对湖南省野生动物资源开发利用现状进行整理，查明全省野生陆栖脊椎动物 579 种，鱼类 168 种，经济昆虫 1000 余种。

1992—1995 年，赵云林在湘黔桂地区进行为期 3 年的植物（含药用植物）资源研究，采集大量植物标本，经过整理和鉴定，出版了《湘黔桂交界地区植物名录》。该项工作为湘西南地区中药资源研究提供了可靠资料。

1997 年，湖南省林业厅组织湖南师范大学、中南林业科技大学等单位的学者对永州都庞岭自然保护区进行动植物（含药用动植物）补充调查，喻勋林等对都庞岭自然保护区的森林植被、植物资源开展系统调查，并对道县和江永的石灰岩植物进行较系统的采集。该项研究对湖南中药资源中的热带性种类进行了较充分的调查。

1999—2001 年，陈康贵等在石门壶瓶山开展兽类动物（含药用动物）资源调查，查明包括黑熊、穿山甲、林麝、云豹等在内的动物资源 55 种。

2004 年，湖南省中医药研究院和湖南中医学院组织全省百余名中医药专家、学者，在原有《湖南药物志》《湖南中药资源普查》《湖南中药资源调查研究》等的基础上，汲取湖南历代中医药专家、学者（特别是现代学者）研究湖南中药资源的成果，完成编撰《新编湖南药物志》7 卷，载药近5000种，附插图3200幅。

2004—2007 年，张代贵、刘世彪等对小溪国家级自然保护区野生药用植物资源开展调查，发现野生药用植物 1420 种。

2007—2010 年，彭友林等对南岳衡山药用植物资源开展调查，发现药用植物 1025 种。其中，蕨类植物 93 种，裸子植物 11 种，被子植物 921 种。

2009 年，赵云林、喻勋林、傅晓华、谢昭明、李顺祥等组成湖南省药用植物资源调查与研究课题组，以 1986 年以来湖南省开展的中药资源普查工作为基础，在广泛开展野外调查和标本收集、大量资源分析和文献研究、科学的种类鉴定和归类整理、综合分析以及成果集中的基础上，编著完成《湖南药用植物资源》一书。该书收载湖南药用植物 279 科 1154 属 3078 种（包括种下等级和栽培品种），其中药用藻类植物 4 科 4 属 5 种，药用菌类植物 30 科 56 属 88 种，药用地衣植物 6 科 6 属 9 种，药用苔藓植物 10 科 13 属 14 种，药用蕨类植物 40 科 80 属 219 种，药用裸子植物 9 科 20 属 36 种，药用被子植物 180 科 975 属 2707 种，新增药用植物 479 种。该研究还将湖南分为 5 个分区，其中湘西北分区有药用植物 2276 种，湘西南雪峰山分区有药用植物 2211 种，湘南分区有药用植物 2026 种，湘中湘东丘陵分区有药用植物 1515 种，洞庭湖及环湖丘岗有药用植物 518 种。

广东省（含今海南省）

广东有维管植物 277 科 1696 属 6616 种。其中，蕨类植物 45 科 121 属 553 种，裸子植物类 9 科 18 属 55 种，被子植物类 223 科 1557 属 6008 种。全部植物种类中，属热带植物的有 144 科 1063 属 4837 种。陆栖脊椎动物有 830 多种。广东中药资源有 2645 种，其中植物类约占 95%，动物类约占 4.5%，矿物类不到 1%。中药资源较丰富的地区是汕头、肇庆、韶关和江门等，其中粤北山区常见药用植物有 700 多种。海南有维管植物 4200 种，其中特有中药资源有 500 多种，鸟类 340 多种，海产鱼、虾、贝及藻类有 800 多种，矿产资源有 50 多种。据记载，海南仅药用植物就有 2500 种。此次普查收载中药资源 578 种。其中，植物类 497 种，动物类 63 种，矿物类 18 种。发现地方志未记载的新资源有灯心草和菟丝子等。海南特有药用植物主要有九来龙 *Erycibe elliptilimba* Merr. et Chun、南粤马兜铃 *Aristolochia howii* Merr. et Chun、海南牡蒿 *Artemisia japonica* var. *hainanensis* Y. R. Ling 和多脉紫金牛 *Ardisia nervosa* Walker 等。

1983—1987 年，广东省开展第三次全省中药资源普查工作。遵照国务院 45 次常务会议决定精神和国家经济委员会《关于开展全国中药资源普查工作的通知》要求，由广东省经济委员会、省医药公司牵头，组织广东省药材公司、华南植物研究所、广州中医学院及各市、县有关单位共 3264 人，对广东省内湛江、茂名、江门、惠阳、梅县、韶关及海南地区中药资源进行普查。调查覆盖 1120 个重点产区，涉及 463 个重点品种的分布及蕴藏量，采制药用植物标本 69662 份。普查药材 1800 种，道地药材有砂仁、广藿香等 17 种，首次发现的品种有禹州漏芦、藜芦、山梗菜等 3 个，查明广东中药品种有 2645 种，撰写了《广东省中药资源普查工作报告》《广东省中药资源普查技术报告》《重点药材品种专题调查报告》《广东省中药资源名录》等，提出中药资源开发利用、保护和生产发展方向与措施。

1984—1988 年，吴修仁对潮州市凤凰山药用植物资源开展调查，发现有 70 种药用植物资源。

1988 年，来平凡、谭树辉等对封开县黑石顶自然保护区药用植物开展调查，发现药用蕨类植物 56 种，药用裸子植物 10 种，药用被子植物 750 种。

1992—1997 年，田素英对云浮地区水生药用植物开展调查。调查显示，云浮地区有水生药用植物 61 种。其中，蕨类植物 3 种，双子叶植物 23 种，单子叶植物 34 种，藻类植物 1 种。

2001—2005 年，毛一中、吴鸿对云浮市新兴县药用植物资源开展调查，发现药用植物 385 种。同时发现桫椤科植物遭到滥采，植株数在调查期间急剧减少。

2006 年，梅全喜在广东中药资源调查研究的基础上，编写了《广东地产药材研究》，于 2011 年由广东科技出版社出版。该书是一部别具特色的广东中药资源研究专著，其中所收录的地产药材与民间药材应用广泛、疗效确切。广东省位于我国南端沿海，其地理位置、语言风俗、历史文化等方面皆有鲜明的特点。广东独特的生态环境、生长条件形成了物种多样、生境优越的天然药用种质资源库，有不少地方特有物种。经中药资源调查及实践应用表明，其中既包括著名的广东道地药材，如阳春砂、广藿香、巴戟天、广佛手、化橘红、广地龙等，又包括仅在广东民间应用的本地常用药材，如三桠苦、火炭母、三角草、蛇泡簕、鸡骨草、布渣叶等。该书总论部分介绍广东地理生态特点及地产药材资源、广东地产药材发展历史沿革、广东中医药发展现状和前景，以及广东地产药材的研究开发典范（如广东凉茶）等。各论部分详细介绍170多种广东地产药材。该书具有科学性与实用性，是我国南方区域性中药资源调查研究的重要成果。

2007—2008年，张宏意、罗连等开展丹霞山药用蕨类植物调查，发现丹霞山有药用蕨类植物80种。

2010年，刘光明、毛一中等对信宜县天马山风景区药用植物资源进行普查，发现景区药用植物有215种。其中，药用蕨类植物25种，药用裸子植物3种，药用被子植物187种。

【附】海南省成立前后中药资源调查简介

1949年，海南特别行政区成立。1950年5月海南岛解放，设海南行政公署，隶属广东省。1984年成立海南行政区人民代表大会及人民政府。1988年4月海南从广东划出，成立海南省，并建立了中国最大的经济特区。

在海南省成立前，如1956—1961年，中国医学科学院开展的我国热带、亚热带药用植物资源调查任务，由中国医学科学院药物研究所负责，分生药、栽培和植物3组，组成海南岛药用植物调查队，对海南岛16个县药材产区的市场药、民间药和代用品进行调查。同时，也对药用植物栽培地区栽培的中药材进行调查，撰写《海南岛药用植物调查工作总结》。该报告对海南岛自然情况、植物资源等进行简单介绍，重点对所调查的具有开发价值的中药进行详细介绍。此次调查，共调查市场中药材81种。其中植物药材68种，动物药材13种。访问调查民间草药300多种，主要有槟榔、砂仁、草豆蔻、沉香、降香及苏木等。根据1960年中国医学科学院药物研究所《海南岛药用植物名录》（油印本，内部资料）记载，海南药用植物有769种。根据中国医学科学院药物研究所海南热带药物研究站傅舜谟1961年整理的《中国医学科学院药物研究所海南热带药物研究站采集植物标本名录》记载，此次调查共采集植物标本有64种，引种热带药230种，海南草药有387种。

1988年4月后，海南省成立后的有关中药资源调查择要如下：1994年，吴德邻等根据对海南及广东海岛植物资源的调查，整理出版《海南及广东沿海岛屿植物名录》，收载我国海南及广东沿海岛屿野生及常见栽培的种子植物共221科1475属3930种12亚种258变种，对每一植物的性状、生境、地理分布等均有记载。

1996年，中国科学院南沙综合科学考察队邢福武、吴德邻等对南沙群岛及其邻近岛屿植物进行调查，整理出版了《南沙群岛及其邻近岛屿植物志》（海洋出版社，1996年），收载南沙群岛及其邻近岛屿（包括西沙、东沙群岛）野生及栽培植物共97科262属405种3亚种15变种1变型。

书中对各科、属的特征均有简要的描述，对每种植物的名称、形态、产地、生境、分布及经济用途等均有扼要介绍，并附有属、种检索表，插图 177 幅，书末附有中文名及学名索引。

广西壮族自治区

广西有维管植物 283 科 1778 属 8000 多种，约占全国总数的 30%。陆栖脊椎动物 850 多种（其中两栖类 61 种、爬行类 120 种、鸟类 520 种、兽类 150 种），昆虫 300 种，软体动物 321 种。全区有中药资源 4590 种，其中，药用植物类占 88%，药用动物类占 11%，药用矿物类占 1%。该区所属海域有海洋药用生物 143 种。该区特有药用植物有长茎金耳环 *Asarum longerhizomatosum* C. Y. Liang et C. S. Yang、广西大青 *Clerodendrum cyrtophyllum* var. *kwangsiense* S. L. Chen et T. D. Zhuang、细柄买麻藤 *Gnetum gracilipes* C. Y. Cheng、金花茶 *Camellia chrysantha* Chang et S. Y. Liang、广西斑鸠菊 *Vernonia chingiana* Hand.-Mazz. 和茎花来江藤 *Brandisia cauliflora* Tsoong et Lu 等。此外，广西苦苣苔科特有种十分丰富，如肥牛草 *Chirita hedyotidea*（Chun）W. T. Wang、药用唇柱苣苔 *Chirita medica* D. Fang ex W. T. Wang 和红药 *Chirita longgangensis* var. *hongyao* S. Z. Huang 等。

1983—1987 年，广西壮族自治区开展第三次全区中药资源普查工作。遵照国务院 45 次常务会议决定精神和国家经济委员会《关于开展全国中药资源普查工作的通知》要求，1983 年 9 月，根据国家经济委员会和国家医药管理局、农牧渔业部、卫生部、对外经济贸易部、林业部、中国科学院、国家统计局联合下达的《全国中药资源普查方案》，以及广西壮族自治区人民政府办公厅桂政办函〔1983〕161 号通知，广西成立中药资源普查领导小组，组长单位为自治区医药局，副组长单位为自治区农牧渔业厅、卫生厅、对外经济贸易委员会、林业厅、广西科学院、统计局，下设办公室（设在广西药材公司）。普查领导小组负责组织开展广西的中药资源普查工作，于 1983 年 9 月 1 日开始办公。由自治区药材公司起草了广西中药资源普查方案，领导小组 7 个成员单位联合于 1983 年 9 月 9 日向全区下达《关于下达全区中药资源普查方案的通知》，并在 6 个经济区分设经济区普查办公室。

中药资源普查方案下达后，广西壮族自治区经过一个半月的准备，于 10 月 13—29 日在浦北县六万林场举办了全区第一期普查技术培训班；于 12 月 27—29 日召开了第一次全区普查工作会议，于 1984 年 1 月 2—18 日举办了第二批培训班，随后进行试点工作。1984 年 3 月，南宁经济区在隆安县进行试点；5 月，桂林经济区在永福县试点；7 月，柳州经济区在罗城县试点。到 1984 年年底，上述 3 个经济区有 14 个县完成野外调查作业。接着在总结 14 个县经验的基础上举办第三期培训班。1985 年 6 个经济区全面开展野外调查。3 月，金城江经济区在环江县试点铺开；4 月，梧州经济区在贺县试点铺开；5 月，玉林经济区在玉林六万林场试点铺开。到年底，全区 6 个经济区 82 个县市全部完成野外作业。1986 年一季度，6 个经济区普查队以所辖县为单位进行内业整理。5、6 月份利用两个月时间,6个经济区普查队集中进行验收,采取经济区之间交叉审核的办法,即柳州经济区(16个县)对桂林经济区(13个县)互审;南宁经济区(31个县)对梧州、玉林、金城江3个经济区(22个县)互审。审核以野外调查原始记录为依据,对各种报告表格、数据逐项审核,然后集中讲评。各经济区根据讲评意见改正,再经审查合格,即作为自治区普查办公室对各经济区普查队所负责各县的普查工作验收,然后将各种表格和报告以县为单位归档立卷交自治区普查办。验收结束后由自治区普查办对全区普查工作进行阶段性总结,对普查队员进行考核鉴定,经济区以下的普查工作告一段落。1986年下半年,广西壮族自治区中药资源普查办公室进行全区性的整理汇总。到1987年10月底,广西基本完成《全国中药资源普查方案》和《全国中药资源普查总结验收标准》所规定的各项任务。

至1987年11月,广西中药资源普查遍及全区82个县(市),370个有代表性的乡(镇)山地、丘陵、平原、滩涂、海洋、河流等均进行了中药资源普查,并按国家普查办要求编写上报资料。资料包括广西中药资源开发历史与现状,以及《广西中药资源名录》《广西中药资源普查技术报告》《广西多来源药材及混杂品种的调查与考证》《广西壮族自治区中药资源重点品种专题调查报告》等。

中药资源普查是一项艰巨而复杂的技术工作,此次普查广西对全区82个县、市的中药资源品种、分布、栽种面积、产量、蕴藏量、购销情况等进行全面调查摸底,在此基础上进行综合分析研究,取得如下主要成果。

1)基本掌握广西中药资源品种及其分布:在此基础上编写出《广西中药资源名录》,摸清了全区中药天然仓库的家底,为全区中药资源的保护利用和生产开发提供自然资源的依据。《广西中药资源名录》共收载中药资源4384种,其中真菌植物类83种,地衣、苔藓植物类26种,海洋生物类143种,维管植物类3708种,动物类374种,矿物类50种。其收载品种之多、品类之全,属全区首次。

2)编写《广西多来源药材及混杂品种的调查与考证》:在实地调查的基础上,编写《广西多来源药材及混杂品种的调查与考证》,收载植物药材167种,动物药材39种,矿物药材11种,涉及正品和混杂品基原共709种;根据国家药典、地方标准和本草考证,明确指出哪些是正品,哪些品种是伪品,列出其基原和性状鉴别,论述其混用的历史和原因,列出正伪品的鉴别,提出纠正的意见。

3)汇总填写"全国中药资源调查表"和"全国重点药材购销情况调查表":对全国规定的363种重点药材中全区有产的245种的分布、栽培面积、年产量、野生资源蕴藏量以及30年来购销情况做了如实反映,为今后进一步搞好重点药材的生产、收购和经营,以及做好市场预测和制定发展规划提供了数据。撰写三七、肉桂、安息香、蛤蚧、水半夏、山药、天花粉、钩藤、千年健、天冬、八角、罗汉果、木蝴蝶等26个重点品种的专题调查报告,反映这些品种开发利用的历史、现状、问题和经验，总结生产栽培技术，并对今后发展提供预测和建议。

4）编制"广西现行收购野生植物药材调查表"和"广西现行收购野生植物药材卡片"：为全区今后更好地搞好野生植物药材的收购经营和资源保护利用提供产地、近5年的收购量和资源分布状况等信息。

5）收集和研究整理民间验方：共收集民间验方5000多个，研究整理选出壮族、瑶族、苗族、侗族、毛南族、仫佬族、京族、彝族等8个少数民族验方，编成《广西少数民族常见病便方选》，为广西民族医药的开发提供各族民间应用的原始记录。1984年6月，对靖西县壮族药市做了专题调查，撰写《一九八四年靖西县壮族端午节药市名录》，为研究广西民族药市提供品种资料。

6）撰写《广西中药资源普查技术报告》《广西药用植物名录》等资料：除了撰写《广西中药资源普查技术报告》《广西药用植物名录》等资料，还编制13个重点品种的单品种资源分布图和广西22个主特产品种的综合分布图。在采集5万多号标本的基础上，整理出合格标本3262份。这些资料对广西中药资源的合理开发利用和保护发展具有指导作用。

1985年6月，方鼎、罗金裕等编写的《壮族民间用药选编》一书，由广西民族出版社出版。

1988—1990年，中国科学院植物研究所、中国科学院华南植物研究所、中国科学院云南植物研究所等有关学科的科技人员对广西河池、百色等滇、黔、桂接壤的红水河上游地区进行植物（含药用植物）资源考察，调查涉及广西22个县（市），采得标本1.1万余号，收集到大量历史和现状资料，成果汇集成《红水河上游地区植物调查研究报告集》。

1989年9—10月，广西中药研究所方鼎、高成芝、严克俭等应国营大桂山林场（贺州市）的邀请，对该林场的各分场进行调查，采集标本824号。

1989—1990年，中国科学院植物研究所与广西柳州地区林业局、河池地区林业局联合组成九万山植物资源调查队，历经两年，深入茫茫林海中进行植物（含药用植物）资源考察，采集植物标本7000余号。初步摸清苔藓植物、蕨类植物和种子植物的种类、分布等，取得丰硕成果，撰写出版了《广西九万山植物资源考察报告》。

1990—1994年，为了继续摸清广西药用植物资源，总结经验，广西民族医药研究所承担了国家中医药管理局的研究项目"广西壮药调查"。该调查以壮族聚居的深山老林为重点，深入壮乡，请教民族民间医药人员和壮族医生，收集大量的资料和标本，经鉴定编写成《广西壮药新资源》。

1991年1月至1996年10月，为加强对中药质量管理，确保药品质量，促进中医药事业发展，保障人民用药安全有效，根据《中华人民共和国药品管理法》和卫生部《地区性民间习用药材管理办法》的有关规定，由广西壮族自治区卫生厅组织有关药品经营、检验等单位的技术人员起草，委托自治区药品检验所审稿、复核、统稿、审定，完成广西习用中药材的质量标准，汇编为1990年版和1996年版的《广西中药材标准》并颁布执行，作为广西中药材生产、经营、使用、检验、管理等部门监督检查中药材质量的技术依据。

1993—1994 年，由广西植物研究所、广西林业勘察设计院、广西河池地区林业局、广西环江毛南族自治县林业局等 10 个单位的专业人员组成联合考察队，分别于 1993 年和 1994 年对木论喀斯特林区进行多学科综合考察，两年累计 46 天的外业调查，采集各类标本 5500 号。经过约半年时间的标本鉴定、内业整理，撰写 9 篇专题考察报告和综合报告，并编制相册和录像片。此项综合考察基本上摸清了该林区的自然资源，侧重生物资源家底，其中属于国家保护和珍稀濒危的动植物有52 种，并发现 29 个新种，25 个中国、广西分布新记录种和 2 个广西新记录属，为争取设站保护提供科学依据。

1993—1997 年，广西民族医药研究所在国家自然科学基金项目"瑶药品种调查及生药学研究"的资助下，在专业人员的努力下到金秀、恭城等地走寨串户，采访 100 多位有丰富临床经验的瑶族在职或民间医生，收集到数千条单方、验方，同时采集数千份瑶医药用植物标本，在国家级及省级杂志上发表《瑶族医药初探》《瑶族医药特点及传录方式》《广西瑶族医药调查研究》《瑶族用药品种及特点》等论文，并在国际、国内学术会议上进行广泛的学术交流，扩大瑶族医药的影响。另有如《瑶医用桑科植物的调查研究》《瑶医用麻骨风的生药学研究》《"虎牛钻风"类传统瑶药的调查研究》《瑶药走马风的生药学研究》《瑶医用五味子科"钻类"品种调查与鉴定》《瑶医用血党药材的生药学研究》《瑶医用紫金牛属植物的研究：资源调查及形态鉴定》《瑶医四方钻及其混用品（膜叶钩藤）的生药鉴别》《瑶药双钩藤（钩藤根、茎）的生药学研究》《瑶药"朴老中"（岗松根）的生药学研究》《瑶医用五味子科"钻类"药材的薄层色谱及紫外光谱鉴定》等数十篇论文在国家级及省级杂志上发表，出版专著《中国瑶药学》《中国现代瑶药》。

1997 年 10 月至 2001 年 5 月，广西壮族自治区林业局根据有关文件精神和《全国重点保护野生植物资源调查大纲》及《全国重点保护野生植物资源调查技术规程》的要求，组织和部署全区的重点保护野生植物资源调查工作，先后深入全区各县的 1300 多个乡镇，对调查对象进行大量的调查研究工作，查获属于国家重点保护野生植物 62 种，广西地方重点保护野生植物 13 种，设置了调查主样方 2753 个，记录了 310 多个群落类型，采集了目的物种标本 3500 余份，优势种（凭证标本）2700 份，野外实地填图 180 万公顷，共获取数据 30 万余个，系统地形成广西比较完整的重点保护野生植物资料。

1998 年，中国科学院组织中国科学院植物研究所、华南植物研究所、昆明植物研究所和广西植物研究所等单位的科技人员对广西那坡县进行 3 次共计 3 个月植物考察活动，共采集植物标本2380 余号及大批相关资料，经标本鉴定，结合前人的成果，编撰成《广西那坡县种子植物名录》。

2000 年 4 月至 2001 年 2 月，国家林业局中南调查规划设计院综合考察队对广西大明山自然保护区内前人未涉及地区进行重点考察，采集了很多珍贵标本，获得了许多很有价值的考察资料。

2000年12月，广西民族医药研究所黄汉儒主编的《中国壮医学》由广西民族出版社出版。

2003年4月，广西中医学院朱华、韦松基、蔡毅等编著的《中国壮药原色图谱》《常用壮药生药学质量标准研究》由广西民族出版社出版。

2003年9—12月，为使广西九万山省级自然保护区晋升为国家级自然保护区，广西林业局保护站组织来自广西植物研究所、广西自然博物馆、广西大学、广西林业勘测设计院等单位的有关专家、教授和科技工作者70多人组成综合考察队，历时8个月，共采集植物（含药用植物）标本6000余号，大型真菌标本600余号，昆虫标本7500号，动物（含药用动物）标本100多号。本次考察成果资料包括综合科学考察报告、多媒体资料、照片集、各种专业图件等。

2003—2012年，为了更好地研发与合理有效地利用广西主特产药材，据生产开发、科研教学、药品检验等实际需要，广西省有目的地开展专题性中药资源调查。例如，两面针种质资源调查、山豆根资源调查、肉桂资源调查、草珊瑚资源调查、金银花资源调查、骨碎补资源调查、鸡血藤资源调查、地枫皮资源调查等，兰科药用植物资源调查、苦苣苔科药用植物资源调查、姜科药用植物资源调查等，中药材伪品及习用品的调查等。在有关专题性中药资源调查中，有的还是跨省区、多部门合作的，并与中药资源研发密切结合的大课题，其资源调查属课题重要部分，各有其专题报告并获相应成果。

2005年5月，由梁启成、钟鸣主编的《中国壮药学》由广西民族出版社出版。

2004—2007年，为较全面摸清广西元宝山自然保护区丰富的生物多样性资源，发挥自然保护区在社会经济发展、生态环境保护方面的重要作用，在中国科学院生命科学与生物局的资助下，广西植物研究所会同广西大学、桂林电子科技大学和融水县林业局等单位的50多位科技人员，对元宝山保护区进行一次较全面、系统的综合科学考察，获取了大量第一手资料，编写出版了《广西元宝山自然保护区综合科学考察报告》。

2005—2008年，广西植物研究所在中国科学院的支持下，开展广西特有植物种质资源收集保护专题研究。课题组成员深入广西各地考察特有植物资源，经过两年多的工作，获得大量的第一手资料，在广西科技厅的支持下，整理部分资料，编写出版《广西特有植物》第一卷。

2006—2008年，中国科学院植物研究所、中国科学院广西植物研究所在环保部"全国生物物种联合执法和调查"项目（2006—2008）及中国野生植物保护协会"中国兰科植物若干重要类群野外资源调查及原地保护对策研究"项目（2006）的资助下，组织滇、黔、桂野外实地考察10余次，计40人次参加，对滇、黔、桂石灰岩地区的70个县市开展深入调查，涉及220种滇、黔、桂石灰岩地区重要植物资源。调查内容包括保护现状、地理分布、生境状况、资源现状、濒危原因等方面，并在汇总前期工作室内、外调查数据的基础上，通过进一步的文献补充和整理，最终完成《滇黔桂喀斯特地区重要植物资源》一书，由科学出版社出版。

2006—2009 年，广西民族医药研究所、广西红树林研究中心、广西大学等单位为完成联合国环境规划署执行的全球环境基金"扭转南中国海和泰国湾环境退化趋势"项目和广西大学引进人才项目"广西滨海生态过渡带退化机理与恢复研究"项目的研究任务，多次组织专业人员到广西东兴、防城、钦州、合浦等北部湾沿海进行实地调查滨海药用植物的种类及用法，采集各类标本，整理出版《滨海药用植物》一书。

2007 年 1 月，广西中医药大学邓家刚、韦松基主编的《广西道地药材》一书，由中国中医药出版社出版。

2007—2010 年，在中国-东盟生物多样性项目的支持下，广西壮族自治区环境保护厅联合林业厅、野生动植物保护国际（FFI）、环境保护部南京环境科学研究所、自治区林业勘测设计院，成功地实施了"广西西南石灰岩地区生物多样性保护示范项目"，开展大量的调查、研究、保护和宣传活动，部分成功汇聚成《广西西南喀斯特生物多样性》一书，由中国大百科全书出版社出版。

2007—2012 年，为弄清广西靖西端午药市丰富的中草药种类及其民间用药情况，中国科学院广西植物研究所在多个项目的支持下，联合广西药用植物园、广西中医药研究院等单位共同进行广泛的调查研究，积累了丰富的研究资料，出版专著《广西靖西县端午药市常见药用植物》。

2008 年 10 月，广西中医药大学邓家刚、韦松基主编的《桂药原色图谱》一书，由上海科学技术出版社出版。该书共收集常用的桂药 200 种，是第一部以"桂药"为名的学术专著。

2008—2010 年，中国科学院广西植物研究所联合中国科学院植物研究所、华南植物园等单位，4 次组团前往十万大山开展联合考察，采集标本 3323 号，发现植物新种 2 种、广西新记录属 4 属、广西新记录种 27 种，新记录种中 2 个为中国新记录。

2008—2014 年，为了贯彻落实国家关于"扶持中医药和民族医药事业发展"的战略思想，推进壮药的标准化建设，促进壮医药的普及应用，加快广西壮医药事业和产业的发展，进一步规范壮医药的临床使用及其成品研发，配合国家壮医执业资格认定等工作，广西壮族自治区食品药品监督管理局组织广西食品药品检验所、广西民族医药研究所、广西壮医医院、广西中医药研究院、广西药用植物园、广西中医学院、广西中医药管理局、广西民族医药协会等单位的有关中医药、壮医药专家，在广泛征集广西地产及习用壮药材的基础上，经壮医药专家推荐、审核和专家委员会的复审，并通过网上公示广泛征求修订意见，《广西壮族自治区壮药质量标准（第一卷）》《广西壮族自治区壮药质量标准（第二卷）》《广西壮族自治区瑶药材质量标准（第一卷）》先后颁布实施，对自治区民族医药事业的发展，特别是对壮、瑶医药的规范化、标准化管理，起到积极的促进作用。

2009 年 6—12 月，广西环保厅组织广西林业勘测设计院、广西大学林学院等单位对凤山县野生维管植物进行调查，共采集标本 1120 号，拍摄照片 2000 多幅。根据标本鉴定和调查记录，初步查明凤山县有野生维管植物 203 科 771 属 1750 种（含变种、亚种和变型）。其中，国家一级重点保护野生植物 3 种，国家二级重点保护野生植物 15 种，广西重点保护野生植物 72 种，列入世界自然保护联盟（IUCN）红皮书的珍稀濒危植物 9 种，列入《中国红色物种名录》的珍稀濒危植物 104 种，列入《濒危野生动植物种国际贸易公约》（CITES）附录的植物 63 种。在调查、研究、整理基础上，最终形成《广西凤山县维管束植物调查报告》。

2009—2012 年，为完成环境保护部全国生物资源普查项目，广西药用植物园联合中国科学院植物研究所、广西植物研究所、广西中医药研究院等单位多次深入靖西、那坡、龙州、宁明等中越边境地区进行广泛调查，采集 8881 号标本。其中，维管植物 8088 号，苔藓植物 793 号。其间发现植物新种 9 种，中国新记录属 1 个，记录种 6 个，广西新记录种 17 个。

2010 年 2 月，中国科学院植物研究所覃海宁、中国科学院广西植物研究所刘演主编的《广西植物名录》一书，由科学出版社出版发行。

2010 年 8—11 月，广西林业勘测设计院考察队对广西拉沟自然保护区的自然资源概况、植物区系及植物资源、植被资源、森林资源、动物资源、生态旅游资源、社会经济等内容进行考察和调研，撰写《广西拉沟自然保护区资源考察报告》。

5. 西南区

四川省（含今重庆市）

四川有维管植物 232 科 1621 属 9250 余种。其中，蕨类 41 科 120 属 708 种，裸子植物 9 科 27 属约 90 种，被子植物 182 科 1474 属 8453 种。裸子植物的种数居全国第一，蕨类植物和被子植物种数仅次于云南。四川省中药资源共计 4354 种，占全国的 34%。其中，植物类占 91%，动物类占 8%，矿物类占 1%。四川特有的药用植物种类也很多，主要有峨眉野连 *Coptis omeiensis*（Chen）C. Y. Cheng、南川升麻 *Cimicifuga nanchuanensis* P. K. Hsiao、四川牡丹 *Paeonia szechuanica* Fang、峨眉当归 *Angelica omeiensis* Yuan et Shan、越隽川木香 *Dolomiaea denticulata*（Ling）Shih、汶川柴胡 *Bupleurum wenchuanense* Shan et Y. Li、凉山银莲花 *Anemone liangshanica* W. T. Wang 和康定乌头 *Aconitum tatsienense* Finet et Gagnep. 等。四川省凉山州有中药资源 2448 种，乐山市有 2987 种、成都市有 1910 种，甘孜州有 1616 种，阿坝州有 12 种，泸州市有 1144 种。峨眉山植物种类是四川较有代表性的地区。据调查，该地区仅药用植物就有 1645 种。

1983 年，中国科学院北京植物研究所郎楷永在《植物分类学报》发表论文《峨眉山兰科植物的地理分布与区系特点》。该论文是郎楷永先后协同邢公侠、应俊生、高宝莼、杨光辉等于 1963 年、1971 年和 1980 年 3 次考察峨眉山，采集大量兰科植物标本，以及查看了中国科学院植物研究所、四川大学生物系、中国科学院成都生物研究所、四川中药学校、成都中医学院、上海自然博物馆、复旦大学生物系和江苏植物研究所等单位来自峨眉山的兰科植物标本，并在进行全部鉴定、系统整理和研究的基础上写成的。研究结果表明，峨眉山共有兰科植物 47 属 109 种及 1 变种，为四川省兰科植物分布最集中的地区。它集中了四川产兰科植物全部属的 2/3 以上，种占其全部种的 1/3 以上。与邻近的秦岭、神农架、金佛山和二郎山相比，峨眉山兰科植物种类是上述地区各自产的兰科植物种类的 3 倍以上。峨眉山兰科植物种类属占全国产全部属（150 属）的 31.3%，种占我国全部种（约 1000 种）的 10.9%。

同年，原成都中医学院万德光在峨眉山等地开展远志科植物调查，于 1985 年在《成都中医学院学报》发表论文《四川省远志属植物种类、分布和药用情况的调查报告》，于 1989 年由四川民族出版社出版《四川植物志·远志科》。

同年，成都中医学院贾敏如、卫莹芳、马逾英、张艺等开始调查峨眉山等地的"土砂仁"资源，1985 年在《中药通报》发表论文《四川乐山地区药用"土砂仁"的研究 I. 品种调查及形态组织学研究》，1987 年在《中药通报》发表论文《四川乐山地区药用"土砂仁"的研究 II. 挥发油成分的气相色谱 – 质谱分析》。

同年，中国科学院昆明植物研究所徐廷志在《云南植物研究》上发表论文《峨眉山槭属一新种》。

1983—1985 年，阿坝州开展中药材资源普查，调查到藏药材 1960 余种（含药用动物、植物及矿物）。

1983—1986 年，四川省开展第三次全省（含今重庆市）中药资源普查工作。遵照国务院 45 次常务会议决定精神和国家经济委员会《关于开展全国中药资源普查工作的通知》要求，1983 年 5 月，四川省成立由医药、卫生、农、林等部门组成的中药资源普查领导小组，下设办公室，组织 1200 多人的普查队，对全省 20 个地、市、州和 195 个县（区）开展普查。1986 年 9 月中旬，四川省中药资源普查验收会在成都举行，参加验收的有华西药材公司、华西医科大学、四川大学、成都中医学院、四川省中药研究所、西南农业大学、中国科学院成都分院生物研究所、四川省中医药管理局、南川药物种植研究所等，以及各省（区、市）的同行代表 60 多人。9 月下旬，四川省中药资源普查总结表彰大会在成都举行，出席会议的代表主要来自省内各地、市、县，共 300 余人。大会对 49 个先进集体和 30 名先进个人进行表彰，颁发了奖旗、证书。至此，全省中药资源普查工作暂告一段落。

四川省中药资源普查取得了以下主要成果。

1）摸清本省中药资源的家底：①全省中药资源概况：综合历次普查，全省有中草药资源 4300 余种，其中植物类近 4000 种，动物类 340 多种，矿物类 40 多种，约占全国中草药品种的 75%，居第一位。仅此次普查汇编的《四川省中药资源名录》，就记录全省中药资源有 4103 种，包括植物类 3962 种，动物类 103 种，矿物类 38 种。全省统一普查 430 个重要品种。资源蕴藏量 10651 万吨。

其中，植物类 378 种，蕴藏量 30.6 万吨；动物类 35 种，蕴藏量 6126 吨；矿物类 17 种，蕴藏量约 10620 万吨。发现资源丰富的新资源有黄芪、麻黄、五味子、沙棘、三尖杉等。澄清了 101 个混淆品种。搜集整理民族民间方药，并在此基础上筛选出 632 个民间单方验方等。②主要中药材品种产地分布图：此次普查整理绘制 60 个主要中药材品种产地分布图，以县为单位，分布范围均在 10 个以上。其中，分布 100 个县以上的品种 17 种，80—100 个县的 9 种，50—80 个县的 19 种，30—50 个县的 10 种。③中药材种植及产销：通过调查，1983 年，全省中药材种植面积 35.5 万亩，占全国的 14.4%。其中，川芎、附子、黄连、党参、当归、白芍、山药、菊花、牛膝、牡丹皮、桔梗、泽泻、红花、白芷、郁金、白姜、丹参、款冬花、川明参、牛蒡子、薏苡仁、荆芥、薄荷等 25 个主要家种药材种植面积达 20 万亩，产量 1.25 万吨，产值 3921 万元。省外引种成功的品种有 30 多个，其中白术、云木香、玄参、延胡索、广藿香、穿心莲、防风、鹿茸等已形成商品基地，自给有余，还大量供应外省或出口。收购品种近 500 种，收购总量 6.05 万吨（其中家种 2.15 万吨，野生 3.8 万吨），收购金额 1.25 亿元，占全国的 9.2%。全省销售中药材 1.74 亿元，占全国的 9.5%。全省调供省外药材 7800 多万元，占全国的 10.5%，居第二位。全省供应出口药材 1700 多万元，占全国的 7.6%，居第三位。

2）中药区划与发展规划制定：在普查的基础上，以照资源、社会、经济条件相似，发展方向、重点、措施相对一致，保持县级行政区划的完整性为原则。区划依据：①一级区划着重反应区域性自然条件及其作用下的中药资源属性，按区域确定开发利用的战略方向。区划时，要求地形地貌大体一致，水热条件比较接近，土壤、植被组合协调，资源开发利用的方向和关键措施基本相同。②二级区划着重反映大区内部的自然差异，根据差异确定开发利用的布局。区划时，要求地貌的成因类型、形态类型或组合相似，水热条件的季节分配、地域组合相似，土壤属性、作物特征及其改造利用方向与途径相似。③具体划分上，盆地内部、盆周山区、川西南山地、川西高山峡谷、川西北高原自然条件和经济条件差异较大，一级区划的划分比较清楚。对于各区边界的归属，主要根据《1978 年各县、市现有耕地自然分布情况》和 1985 年《四川省市、地州、县、工农区行政区划面积》，按其大部分土地的分布状况划分。④盆地底部和盆周山区边界线的归属，主要根据：一是保持县级行政区划的完整；二是保持与省委关于盆周山区 40 个县的划法一致；三是按照 1985 年 9 月省农牧厅《四川省种植业区划》确定。根据上述原则和依据，采用"地理位置 + 地形地貌 + 发展方向"的命名方式，将全省中药资源分为 5 个一级区（大区）和 12 个二级区（亚区）。

3）普查资料整理汇总与编写：在全省普查资料整理汇总的基础上，编写工作报告、技术报告及重点品种专题报告等资料。如《四川省中药资源普查技术报告》《四川省中药资源普查工作报告》《四川省中药资源普查名录》《四川中草药名录》。各地、市、州普查办编写地方中药资源普查目录、中药资源普查工作报告。修编《四川中药志》，绘制四川省中药资源分布图、60 个主要品种产地产量分布图等。上述普查资料的整理汇总与编写，为四川中草药的种类及其分布规律以及中药材资源的开发利用奠定基础。

4）编写专著与获奖情况：通过普查，四川省中药研究所秦松云、吴名春、凌云、陈俊华，四川省中药学校邬家林等人先后在《中药材》《西北药学杂志》《中国中药杂志》等刊物上发表《四川省药用细辛及其混淆品种》《绞股蓝及其混淆品乌蔹莓的鉴别研究》《朱砂及其混淆品的鉴别》《青葙子及其混淆品的扫描电镜鉴别》《四川省药用真菌资源调查报告》等论文。

1983—1987 年，四川省涪陵地区药品检验所杨修齐等人对四川东部万县、涪陵和黔江地区伞形科前胡属植物进行了调查，调查到前胡属植物 6 种 1 变种。

1983—1992 年，《常用中药材品种整理和质量研究》列入"七五"国家重点科技攻关项目，为配合项目的顺利完成，四川省中药研究所、华西医科大学药学院、四川省中药学校、中国科学院成都生物研究所等单位对部分常用中药材品种的资源情况进行专题性调查。这些专题性调查主要有牛膝植物资源专题调查、郁金植物资源专题调查、姜黄植物资源专题调查、莪术植物资源专题调查、黄连植物资源专题调查、菖蒲植物资源专题调查、黄柏植物资源专题调查、香薷植物资源专题调查、金钱草植物资源专题调查、桔梗植物资源专题调查、白芷植物资源专题调查、珠子参植物资源专题调查、土茯苓植物资源专题调查、秦皮植物资源专题调查、紫荆皮资源专题调查、苦楝皮植物资源专题调查、猪牙皂 – 皂角 – 皂角刺植物资源专题调查、桃仁资源专题调查等。

1984 年，成都中医学院药学系林森荣在《植物杂志》发表论文《峨眉野连》，介绍峨眉野连的生境和商品规格。

1984 年 1 月，西南师范学院生物系李旭光在《植物生态学与地植物学丛刊》发表《四川峨眉山森林植被垂直分布的初步研究》一文，采用数量分类的研究方法，对峨眉山的森林群落进行等级聚合分类，在数量分类的基础上，结合各群落生态外貌、区系组成的特点以及各群落所处海拔高度，划分出森林植被的垂直带。

同年，峨眉山中心林木种子园在净水乡龙洞建成。

同年，何铸等人在编写《四川植物志》中的五味子科时，整理鉴定了全省［包括来自 14 个地（州）106 个县］各植物标本馆的腊叶标本共 1000 余份，结合重点地区进行的野外调查，以及查阅国内所知的中草药书刊，查明该省五味子科植物共有 2 属 13 种、变种及变型。

同年，在四川中药资源普查办编写的《四川省中草药名录》《阿坝州中草药名录》等专著中，指出羌族地区使用的主产于阿坝州的中草药有 2301 种，其中常用药 264 种。

同年，四川省中药学校祝正银在《云南植物研究》上发表论文《峨眉山姜花属二新种》和《峨眉山舞花姜属一新种》。

同年 6 月 8 日，美国禽鸟专家贝京一行来峨眉山考察特有鸟类。

同年8月27日，国务院环境保护委员会将峨眉山珙桐和桫椤列入《中国珍稀濒危保护植物名录》，属一级重点保护植物。

同年10月18日，成都中医学院电教组秦云程、汪秉宁等到峨眉山摄制《峨眉山药用植物》彩色幻灯片。

同年11月，四川省科学技术委员会资源处、四川省自然资源研究所、峨眉县政府、峨眉县科学技术委员会签署联办峨眉山生物资源试验站协议书。

1984—1986年，为了更好地保障人民健康，为建设"四化"服务，在中共荥经县委、荥经县人民政府的领导下，组成《荥经县医药志》编写组，编写《荥经县医药志》。该志时限从1912年到1984年，主要记述中华民国时期荥经县城镇中、西药行（铺）的今昔变化和中华人民共和国成立后的建置沿革、业务经营管理，以及全县家种、野生药物资源分布和生产、收购的历史和现状。

1985—1986年，甘孜州商业局对甘孜州中药材进行调查，编写《甘孜州中药材商品规格标准》，记载中药材81种。其中，动物药9种，植物药68种，菌类4种。

1985—1989年，四川省中药研究所秦松云、李文虎、余再柏等人对四川甘孜、凉山、西昌、阿坝、达县、涪陵及重庆等10多个地区的药用真菌资源进行调查，获得真菌标本508号，经整理鉴定有药用真菌174种，占全国已知种类的50%以上，分属于30科66属。

1985年9月9日，香港中草药编辑委员会参观团一行13人，由团长李宁汉率领来峨眉山做科学考察，访问了四川省中药学校，并赠送该校《香港中草药》一部。

同年，郑震孙主编的《中国年鉴》记述李荣、邓安孝发现23种蝇类世界新种。四川医学院寄生虫学教研组李荣、邓安孝自1980年以来坚持在峨眉山区进行花蝇科种群调查，相继发现23种蝇类新种。经有关专家鉴定，已确认为国内外从未报道过的世界新种。进行蝇类分布调查是弄清中国动物资源的基础课题，它与医学、生物学、农业、林业都有密切的关系。

1986年6月12日，日本友好生药研究访中团一行22人，在团长难波恒雄率领下，来峨眉山做科学考察，并向四川省中药学校赠送了《原色汉药图鉴》《常见有毒药物》《近代汉方药》等中药专著。

同年，四川省中药学校邬家林在《植物研究》上发表论文《峨眉山细辛属的分布与系统分类的关系》，认为峨眉山细辛属植物共有6种1变种，分属于2亚属3组，垂直替代现象较为明显。

同年8月28日，日本草药栽培访中团来峨眉山访问，并向四川省中药学校赠送了《生药原料作物栽培手册》《武田学报》等书刊。

同年9月，四川大学胡琳贞、何明友合著的《峨眉山杜鹃花》一书出版。该书对峨眉山29种杜鹃花（其中含变种5个）做了系统分类整理。

同年12月，中国植物学学会方文培主编的《中国四川杜鹃花》出版。书中述及峨眉山杜鹃花30种。

同年 12 月 1—5 日，中国林学会树木学专业委员会在峨眉山召开学术交流年会。徐永椿与 20 余名专家一致认为，峨眉山自然条件独特，植物资源丰富，是建立亚热带树木基地最理想的地区。

同年，成都中医学院及元乔等对峨眉山、洪雅、峨边等地的楤木属药用植物资源进行调查，明确该地区分布有毛叶楤木、棘茎楤木、白背叶楤木、食用土当归、龙眼独活、柔毛龙眼独活、浓紫龙眼独活等。于 1988 年在《中药材》上发表论文《四川楤木属药用植物的资源调查》，1992 年在《基层中药杂志》发表论文《四川楤木类植物的资源调查及理化分析》。

1987 年，四川省自然资源研究所杨一川、李体俊，对峨眉山珙桐群类各方面进行分析，于 1989 年 7 月在《植物生态学与地植物学学报》发表论文《四川峨眉山珙桐群落的初步研究》。

同年，峨眉山景区生物实验站工作人员在一处悬崖边发现一株峨眉拟单性木兰雌性个体，通过木兰属砧木嫁接、人工帮助授粉等，成功引种，使它成为珍贵的园林苗木。

同年 4 月 25 日，美国植物学家约翰·汉斯来峨眉山考察药用植物栽培情况。

同年 5 月 1 日，日本九州汉方研究访华团一行 32 人，在团长木村孟淳率领下来峨眉山访问四川省中药学校，并亲临牛心寺后的丹砂洞拜谒我国隋唐时期医药学家孙思邈寓处和炼丹遗址。

同年 6 月 13 日，美国美洲国际中药学院师生来峨眉山访问。

同年 8 月 24—30 日，四川省自然资源研究所、四川省中药学校、峨眉山生物资源试验站有关科技人员 30 余人组成联合考察队，对峨眉山三霄洞至摄身岩地段的生物资源开展为期 7 天的考察。在此基础上，由邬家林写成《峨眉山三霄洞至摄身岩考察散记》，记叙这一地段的地理、物产、景观状况。

同年，成都中医学院李仿尧、唐声武、马云桐等对峨眉山、洪雅等地的川木通基原植物进行调查，于 1989 年在《中药材》上发表论文《川木通的原植物和药材性状鉴定》。

1988 年 10 月 28 日至 11 月 25 日，由四川省自然资源研究所、四川省中药学校、峨眉山生物资源试验站联合组成 13 人的考察队，对三霄洞至摄身岩地段的生物资源，再次进行为期 7 天的考察，取得了不少生物资源图像的新资料。

1989 年，杨一川等在《植物生态学》发表论文《峨眉山珙桐群落的研究》。

同年，四川省中药学校祝正银在《植物研究》发表论文《峨眉山葱属一新种》。

1990 年，成都中医学院贾敏如等对四川卧龙自然保护区常用中药资源进行调查，整理出卧龙自然保护区常用中药名录，记载品种近 300 种（共计 260 味中药），其中植物 284 种，动物 10 种，矿物 1 种；属于栽培的中药有 8 种。1985 年版《中国药典》收载的有 73 种，《四川省中药材标准》（1987 年版）收载的有 34 种，共计 107 种，占卧龙自然保护区常用中药品种的 1/3。

1990 年 11 月，由刘仁英主持，邬家林、庄平、吴苙等参与完成了四川省科学技术委员会 1989 年下达的"珍稀经济植物——峨眉拟单性木兰与八角莲研究"，在多方面取得突破性进展。

同年 12 月，峨眉山管理委员会公布了《峨眉山风景区野生动植物资源保护管理办法》。

1991 年，四川省自然资源研究所庄平、吴荭，四川省中药学校邬家林，峨眉山生物资源实验站梁开和、周凤鸣等，对峨眉山八角莲属植物的种类分布、生境和生物特性进行研究，于 1993 年 2 月在《武汉植物学研究》上发表论文《峨眉山八角莲属植物的生态学与生物学特性研究》。

同年，四川省中药学校祝正银在《云南植物研究》上发表论文《峨眉山桔梗科一新种》。

1992 年，中国科学院昆明植物研究所徐廷志、四川大学粟和毅对峨眉山槭属植物的垂直分布和水平分布规律进行研究，在《广西植物》发表论文《峨眉山槭属植物的地理分布和区系特点》。

同年，成都中医学院贾敏如、卫莹芳等再次到峨眉山采集通草标本，1997 年在《中国中药杂志》上发表论文《通草类中药的药源调查和商品鉴定》，1998 年发表论文《通草及小通草多糖药理作用的初步研究》和《几种通草及小通草的抗炎、解热、利尿作用的实验研究》，1999 年发表论文《通草及小通草多糖抗氧化作用的实验研究》。其研究成果《常用中药材品种整理和质量研究——通草、小通草》获 1996 年国家中医药管理局（部级）科技进步奖二等奖，1997 年国家科技进步奖三等奖。

同年，峨眉市政府在金顶种植冷杉2000余株，培育冷杉苗约0.15公顷，引种日本落叶松53450株。

同年，王凤岐、吴大真编著的《峨眉神效验方》由科学普及出版社出版。

同年，四川省中药学校祝正银在《植物研究》发表论文《峨眉山黄精属一新种》。

1993 年，华西医科大学安丰、岳松健，北京医科大学果德安、楼之岑等对四川地区红景天属植物资源进行实地调查，共鉴定红景天植物 22 种。

同年，成都中医学院严铸云、曾万章、万德光等对峨眉山、洪雅等地的秋海棠属药用植物资源进行调查，确认该地区有中华秋海棠、戟叶秋海棠、掌裂叶秋海棠、一点血、美丽秋海棠和峨眉秋海棠等 6 种，撰写报告《四川秋海棠属及主要药用品种的研究》，2000 年在《成都中医药大学学报》发表论文《水八角的生药学研究》。

同年，四川省中药学校祝正银在《植物研究》发表论文《峨眉山百合属一新种》。

1994 年，成都中医学院徐国兵、曾万章、万德光等对峨眉山、洪雅等地的堇菜属药用植物资源进行调查，确认该地区有戟叶堇菜、长萼堇菜、圆齿堇菜等 8 种，撰写论文《四川堇菜属药用品种的研究》。1995 年在《中药材》发表论文《四川省堇菜属药用植物资源与开发前景》，1996 年在《中药材》杂志上发表论文《四川紫花地丁的商品调查与鉴定》。

同年，成都中医学院李克平、贾敏如对峨眉山、洪雅等地的川紫菀基原进行调查，撰写论文《川紫菀的生药学研究》。

同年，四川省中药研究所李江陵等通过对四川省内各大标本馆 3000 余份苦苣苔科标本的整理鉴定，统计出四川有苦苣苔科植物 25 属 96 种 10 变种，其中 28 种 1 变种药用。

1995 年，四川省中药研究所李江陵、肖小河等对四川石斛属药用植物资源进行调查，采集标本 300 余份，经分类鉴定并查阅四川省内各标本馆有关该属标本，统计出四川分布的石斛属植物有 11 种。

同年，成都中医药大学周小江、贾敏如对峨眉山、洪雅等地的变豆菜属药用植物资源进行调查。变豆菜是四川民间作肺经草使用的药用植物。经调查确认该地区有薄片变豆菜 *Sanicula almelligera* Hance 和天蓝变豆菜 *Sanicula coerulescens* Franch. 主流品种及葡萄变豆菜 *Sanicula coerulescens* Franch var. *repens* X. J. Zhou et M. R. Jia、瓦屋变豆菜 *Sanicula wawunensis* X. J. Zhou et M. R. Jia、软雀花 *Sanicula elata* Hamilt、变豆菜 *Sanicula chinensis* Bunge，发现了 1 新种和 1 新变种，撰写论文《民间药肺经草的品质研究》和《肺经草的品质研究》等，于 2000 年在《重庆中草药研究》发表论文《民间药肺经草的药效学研究》；于 2005 年、2007 年、2008 年在《中国民族民间医药》上分别发表论文《肺经草止咳化痰有效部位的初步筛选》《民间民族药肺经草的药用资源调查》《民间民族药肺经草的形态组织学研究》。

同年，成都中医药大学陈新对峨眉山等地颓子属药用植物资源进行调查，于 2001 年在《成都中医药大学学报》发表论文《川渝地区胡颓子属药用植物资源研究》。

1996 年，四川省中药学校杨祯禄等人通过实地调查、采集标本及查阅资料，鉴定整理峨眉山马兜铃科药用植物共 2 属 11 种 1 变种，并在《中国野生植物资源》上发表论文《峨眉山自然分布的马兜铃科药用植物》。

同年，四川联合大学朱晓帆、卢红、金燕通过模拟酸雨对峨眉山土壤中活性铝的溶出实验，进行一系列研究，于 1997 年 7 月在《环境科学》发表论文《峨眉山冷杉衰亡与土壤铝活化的关系研究》。

同年，中国科学院植物研究所庄平研究峨眉山种及种下特有现象，于 1998 年 8 月在《生物多样性》上发表论文《峨眉山特有种子植物的初步研究》。

同年，成都中医药大学郭融冰、贾敏如对峨眉山、洪雅、马边等地山枝仁的基原植物进行调查鉴定，撰写论文《川产中药山枝仁的品质研究》。

同年，成都中医药大学严铸云、贾敏如对峨眉山、洪雅等地的香茶菜属药用植物资源进行调查，撰写论文《川产冬凌草类中草药的研究》。其研究成果《香茶菜挥发油成分的 GC–MS 分析》1999 年发表在《中药材》杂志上，《九种香茶菜属药用植物的形态组织学研究》2010 年发表在《中药与临床》杂志上。

同年 12 月，峨眉山被联合国教科文组织遗产委员会列入《世界文化与自然遗产名录》。在中共乐山市委、市人民政府和峨眉山风景名胜区管理委员会的大力支持和资助下，峨眉山立项开展野生植物资源调查与评价和《峨眉山植物》编研工作。

1997 年，成都中医药大学蒋桂华、贾敏如对峨眉山等地九牛造的基原植物进行调查鉴定，撰写论文《川产草药九牛造的品质评价》。其研究成果《四川产九牛造中总鞣质和没食子酸的含量测定》2000 年发表在《华西药学杂志》上，《川产草药九牛造的生药学研究》2001 年发表在《成都中医药大学学报》上。

同年，四川省中药学校祝正银在日本自然保护协会《第 8 期助成成果报告书》中发表论文《中国四川峨眉山植物资源的持续利用与保护研究》，在《广西植物》上发表论文《峨眉山艾纳香属一新种》。

1999 年，甘孜藏族自治州药品检验所组织编写《甘孜州藏药植物名录》第一、二册，共收载藏药 557 种，包含藏药植物 915 种。

2000 年，乐山师范学院黄明远研究峨眉山药用植物的历史与现状，在《乐山师范学院学报》发表论文《峨眉山药用植物的保护和开发利用》。

同年，四川省中药学校祝正银、闵伯清在《植物研究》发表论文《峨眉山天南星属一新种》。

同年，成都中医药大学裴瑾、万德光对峨眉山、洪雅等地金丝桃属药用植物资源进行调查，撰写论文《川产金丝桃属药用植物品种、品质与药效研究》。其研究成果《三种金丝桃属药用植物挥发油气相色谱－质谱联用分析》2001 年发表在《中药材》杂志上，《分光光度法测定金丝桃属药用植物总金丝桃素和总黄酮的含量》2002 年发表在《成都中医药大学学报》上，《三种贯叶连翘组药用植物醇提物对小鼠的抗抑郁作用》2003 年发表在《中药材》杂志上。

2001 年 1 月，四川省中药学校祝正银、张士良在《植物研究》上发表论文《峨眉山蕺菜属药用植物一新种》。

同年，成都中医药大学王光志、唐声武对峨眉山等地兔耳风属药用植物资源进行调查，撰写论文《川产四种兔耳风的生药学研究》。其研究成果《川产兔耳风质量标准初步研究》于 2010 年发表在《中药与临床》杂志上。

同年，成都中医药大学黄林芳、万德光对峨眉山、洪雅等地苦丁茶的基原植物进行了调查，撰写论文《川产苦丁茶的品种、品质研究》。其研究成果《川产女贞属苦丁茶的资源调查及鉴别》2003 年发表在《现代中药研究与实践》上，《HPLC 法测定川产苦丁茶中有效成分齐墩果酸的含量》和《川产苦丁茶的减肥作用的实验研究》2003 年发表在《成都中医药大学学报》上，《川产苦丁茶的挥发油成分分析》2005 年发表在《天然药物研究与开发》上。

2002 年，西南交通大学宋良科、峨眉山市农业局张富贵对峨眉山药用植物进行研究，2003 年 6 月在《中国野生植物资源》发表论文《峨眉山濒危药用植物资源的初步研究》。

同年，成都中医药大学苟占平、陈幼竹、万德光对峨眉山、洪雅等地金银花基原植物和木姜子属药用植物进行调查、采集、鉴定，撰写论文《川产金银花的品种品质研究》和《木姜子属主要药用植物的品种品质研究》。其研究成果《中药荜澄茄的基源品种调查及商品鉴定》2004 年发表在

《成都中医药大学学报》上，《杨叶木姜子果实的挥发油成分分析》发表在《天然产物研究与开发》上，《四川忍冬属药用植物资源调查》2005年发表在《华西药学杂志》上，《川产商品金银花调查与鉴定》2008年发表在《四川中医》上，《6种忍冬叶中绿原酸及总咖啡酰奎宁酸含量测定》2008年发表在《中药材》上。

2003年，西南交通大学宋良科、峨眉山市农业局张富贵等，通过实地调查和资料查阅相结合的方式，查明峨眉山列入《中国生物多样性国情研究报告》濒危植物（含药用植物）种类名录中的植物共有32种，其中药用植物17种。

同年，成都中医药大学峨眉学院罗明华调查研究峨眉山重楼属种类分布及特性，2004年7月在《中药材》发表论文《峨眉山的重楼属种类分布及一些种年生长特性》。

同年，成都中医药大学严铸云、庞蕾研究峨眉山产30年以上银杏和厚朴中的内生真菌。其中从银杏根和茎中分离获得内生真菌178株，从厚朴的茎中分离获得内生真菌48株，撰写论文《银杏、厚朴内生真菌的初步研究》。其研究成果《银杏内生真菌菌种的分离及鉴定》2006年在《华西药学杂志》上发表，《厚朴内生真菌的研究（Ⅰ）：菌种分离及其鉴定》2006年在《时珍国医国药》上发表，《银杏内生真菌中产生银杏内酯类菌株的筛选》2007年在《华西药学杂志》上发表。

2004年，成都中医药大学马云桐、王祥培、万德光对峨眉山、洪雅、峨边等地的虎杖和头花蓼的资源进行调查，撰写论文《虎杖的资源、品质与药效的相关性研究》和《头花蓼的鉴别与质量评价研究》。其研究成果《虎杖药材HPLC指纹图谱研究》2006年在《中国中药杂志》上发表，《川产野生与栽培头花蓼挥发油的GC-MS分析》2007年在《贵阳中医学院学报》上发表，《虎杖内生真菌与有效成分的相关性研究》2009年在《华西药学杂志》上发表，《虎杖种质资源的分子标记研究》2009年在《天然药物研究与开发》上发表，《不同土壤因子与虎杖主要成分的相关性分析》2009年在《时珍国医国药》上发表，《不同种源头花蓼中总黄酮及没食子酸的含量比较》2009年在《安徽农业科学》上发表。

同年，四川省医药学校秦胜红就峨眉山杜鹃花科杜鹃属植物的组成与分布情况、经济价值进行研究，在《成都中医药大学学报》上发表论文《峨眉山的杜鹃属的植物资源研究》。

同年7月，四川省中药学校祝正银在《植物研究》上发表论文《峨眉山旋花科植物一新种》。

2005年，西南交通大学宋良科在多年植物资源和药材应用状况调查的基础上，对峨眉山天南星科药用植物的分类、药材应用与资源等方面进行研究，发现峨眉山境内有37种天南星科植物（含引种栽培的马蹄莲、龟背竹、绿萝、五彩芋、千年健等），有85%以上种类在不同程度上药用，其中有7种被2000年版《中国药典》收载。研究成果《峨眉山天南星科药用植物资源研究》2006年2月在《中国野生植物资源》上发表。

同年，山东师范大学裴林英通过对中国科学院植物研究所标本馆（PE）1700余号峨眉山藓类植物标本进行的鉴定研究，2006 年 4 月发表论文《峨眉山藓类植物区系的研究》。

同年，成都中医药大学王战国、张艺等对岷江上游羌族医药知识经验进行收集整理，并且对羌族地区上百种庭院和野生食用植物进行调查，共记录羌族民间习用药 510 种；常用药 114 科 220 属 264 种，包括植物药 103 科 202 属 238 种，动物药 11 科 18 属 22 种，矿物药 4 种。

2005—2007 年，中国林业科学院李迪强及西南交通大学宋良科、茆灿泉、王丽萍等对四川省自然保护区民族医药植物资源进行调查与整理。结果显示，四川野生与引种栽培的药用植物有 287 科 1269 属 3960 种，其中 50% 以上为藏、彝、羌、苗等民族药用植物。

2005—2008 年，甘孜州林业科学研究所、科技局、研究所组织人员对全州药用林木植物进行调查，共记录药用木本植物 85 科 371 种，在此基础上编写了《甘孜州药用木本植物》。

2006年，四川省自然资源研究所张国珍、彭启新、王玉和峨眉山生物资源实验站李策宏、李世丽、谢孔平分析了峨眉山药用蕨类植物的生境、分布、药用部位、功效等，在《氨基酸和生物资源》上发表论文《峨眉山野生药用蕨类植物资源及其开发利用》。

同年，四川省自然资源研究所张国珍、峨眉山生物资源实验站李策宏对峨眉山野生观赏蕨类植物的生长类型、观赏价值及其分布进行研究，在《资源开发与市场》上发表论文《峨眉山野生观赏蕨类资源及其开发利用》。经初步调查统计，峨眉山分布的蕨类植物有 47 科 540 余种，其中药用的有 38 科 148 种。

同年，四川农业大学刘雷、吴卫、郑有良、黄春燕、刘仁健以分布于峨眉山不同山峪、不同海拔居群及生长地土样为实验材料，分析研究鱼腥草挥发油成分随海拔高度、山峪以及不同土壤条件的变化，对于了解鱼腥草挥发油成分在空间上的多样性、合理开发利用鱼腥草资源、有效控制鱼腥草原料的质量以及确保鱼腥草资源的可持续利用等均具有重要意义。其研究成果《峨眉山不同山峪和海拔高度鱼腥草居群挥发油成分的变化》2007 年 6 月在《生态学报》上发表。

同年，内江师范学院张瑞和四川大学生命科学学院王丽、唐铭霞、翁周等对峨眉山小重楼、黑籽重楼 DNA 进行扩增片段长度多态性分析和形态差异上的分析，2008 年 1 月在《植物研究》杂志上发表《峨眉山 2 种重楼属植物同域分化的分子遗传学及其形态学证据初探》。

2007 年，中国科学院植物研究所李振宇和石雷合作出版了《峨眉山植物》，共收载峨眉山高等植物 280 科 1271 属 3703 种（其中苔藓植物 70 科 196 属 402 种，蕨类植物 45 科 105 属 430 种，种子植物 165 科 970 属 2871 种），附照片 454 张。根据国家林业局和农业部颁布的《国家重点保护野生植物名录（第一批）》和《濒危野生动植物种国际贸易公约》（CITES），峨眉山濒危植物共有 21 科 77 属 158 种。特有植物 43 科 79 属 106 种（其中苔藓植物 2 科 2 属 2 种、蕨类植物 4 科 8 属 11 种、种子植物 37 科 69 属 93 种）；引为模式的峨眉山植物为 569 种（其中苔藓植物 3 科 3 属 3 种，蕨类植物 21 科 49 属 121 种，种子植物 84 科 253 属 445 种）。

同年 9 月 8 日，中国科学院植物研究所系统与进化植物学国家重点实验室武建勇对峨眉山小檗科十大功劳属植物进行系统考察。博士研究生邱志敬、梁荣华对峨眉山苦苣苔科植物进行了为期 2 天的考察，共采集到 4 种苦苣苔科植物。

同年 9 月 20 日，浙江大学孔航辉在峨眉山开展萝藦科植物的野外调查。

同年 10 月 8—9 日，四川农业大学都江堰分校易同培、马明东、刘跃建等一行 5 人，对峨眉山常绿阔叶林植物群落的物种组成、空间结构等进行系统调查。

同年 11 月，四川省中药学校祝正银在《植物研究》杂志发表论文《峨眉山菊三七属植物二新种》。

同年，中国科学院植物研究所庄平，四川省自然资源研究所吴荭、李策宏，乐山师范学院黄明远对峨眉山地区野生黄连资源状况开展研究，在《资源与环境》杂志发表论文《峨眉山野生黄连资源研究与评价》。

同年，四川省自然资源研究所谷海燕、峨眉山生物资源实验站李策宏依据 2004—2006 年的野外调查和标本馆标本以及文献资料，初步分析了峨眉山蕨类植物区系的地理特征，2008 年 2 月在《西北植物学报》上发表论文《峨眉山蕨类植物区系的初步研究》。

同年，四川农业大学向丽以峨眉山为研究地点，对峨眉山悬钩子属植物进行研究，完成硕士学位论文《峨眉山悬钩子属植物群落特征及资源利用评价》。

同年，甘肃农业大学李卉发表其硕士学位论文《濒危植物峨眉四照花组织培养研究》。峨眉四照花 Dendrobenthamia capitata var. emeinsis Fang et Hu. 隶属山茱萸科（Cornaceae），被列入国家级濒危植物名录药用植物种群，是峨眉山特有的观赏树种，集观叶、观花、观果于一身，具有较高的推广和应用价值。

同年，西南交通大学宋良科、何海洋、谢娟在《湖南中医药大学学报》上发表论文《四川道地药材雅连种质资源的调查与生物学特性研究》。

同年 5 月 24—28 日，俄罗斯科学院科马洛夫植物研究所植物园 Dr. Kirill G. Tkachenko、俄罗斯全俄芳香和药用植物研究所植物园 Dr. Andrey Thsithsilin 到峨眉山进行参观访问。

同年 6 月 19—21 日，中国科学院植物研究所系统与进化植物学重点实验室杨亲二、袁琼以及硕士研究生刘莹等对峨眉山蒲儿根属（Sinosenecio）和獐耳细辛属（Hepatica）植物进行为期 3 天的野外考察。

同年 8 月 6 日，华南师范大学王英强、中国科学院华南植物园郝刚在峨眉山考察峨眉山报春花科和姜科植物的分布情况。

同年 12 月至 2008 年 2 月，《中国植物志》英文版编辑、美国密苏里大学圣路易斯分校张丽兵在峨眉山对卫矛科核子木属核子木 Perrottetia racemosa（Oliv.）Loes. 和省沽油科银雀树属大果瘿椒树 Tapiscia sinensis var. macrocarpa T. Z. Hsu 进行野外考察。

2008 年，泸州医学院朱烨、庄元春、欧丽兰等采用实地考察与查阅文献资料的方式，对泸州市可药用的园林观赏植物资源进行调查，共记录观赏植物 300 种以上，其中药用观赏植物 166 种。

同年，西华师范大学李先进、张践、彭正松，绵阳师范学院阮期平，北川县小寨沟自然保护区杨林等对四川小寨沟自然保护区药用蕨类植物进行调查，共调查药用蕨类植物 16 科 21 属 36 种。

2009 年，宜宾学院陈东林、潘树林等通过调查，统计到宜宾地区野生药用植物 600 余种。其中药用地衣植物 5 科 12 种，药用苔藓植物 22 科 45 种，药用蕨类植物 35 科 107 种，药用裸子植物 9 科 22 种，药用被子植物 65 科 448 种。

2008—2010 年，成都中医药大学马云桐、陈新、严铸云、熊飞宇、朱濛、陈润等对洪雅、峨眉山、峨边、金口河等的雅连资源情况进行调查，撰写论文《雅连的品质与其种群生态效应的研究》《三角叶黄连胚胎学研究》《三角叶黄连的遗传多样性研究》。其研究成果《三角叶黄连胚胎学研究》2011 年在《中药与临床》上发表，《濒危植物三角叶黄连的资源调查与保护》2011 年在《中国中药杂志》上发表，《三角叶黄连丛枝菌根真菌的多样性研究》2012 年在《中药材》上发表，《三角叶黄连内生真菌的多样性及其抑菌活性的筛选》2012 年在《华西药学杂志》上发表。

2008 年，四川省中药学校祝正银、祝世杰在《植物研究》上发表论文《峨眉山玉叶金花属一新种》。

同年 5 月 9 日，日本名古屋大学志村幸和、中日友好联合会志村三喜子对峨眉山野生珙桐资源情况进行野外考察。

同年 7 月 11 日，四川省中医药科学院夏燕莉等一行到峨眉山开展乌头属药用植物的栽培试验。

同年 8 月 5 日，四川大学华西医学中心药学院王远志、电子科技大学谢光凌到峨眉山考察冬青属植物资源。

同年 9 月 9 日，英国皇家爱丁堡植物园 Michael Moeller、中国科学院广西植物研究所韦毅刚、中国科学院成都生物研究所顾垒对峨眉山苦苣苔科植物进行为期 4 天的野外资源考察。

同年 9 月 9 日，中国林业科学研究院亚热带林业研究所刘军、岳华峰到峨眉山生物站考察峨眉山樟科和无患子科植物资源。

2009 年 5 月 7 日，浙江大学生命科学学院刘逸慧对峨眉山的连香树、刺楸进行样品采样，用于进行 DNA 分析测试。

同年 5 月 11—13 日，日本东方植物研究所狄巢树德、日本秋海棠协会理事事务局佐藤内纪子、日本圣诞玫瑰协会深津寿贺子对峨眉拟单性木兰的花进行为期 2 天的形态观察和研究。

同年，乐山师范学院峨眉山生物多样性保护与利用研究所李仲芳、甘肃农业大学路承香、天水市林业局高彦明、复旦大学遗传学国家重点实验室余璐在《基因组学与应用生物学》上发表研究报告《峨眉山珍稀植物鹅掌楸组培过程中的膜脂过氧化》。该研究为进一步用组织培养法保存峨眉山珍稀植物鹅掌楸种质资源提供参考。

同年，西南交通大学刘玙菡在研究峨眉山峨参原植物特征与生药学性状，建立峨参内酯薄层鉴定方法的基础上，在《西南交通大学》发表论文《峨眉山特色资源植物峨参质量标准研究》。

同年，何海洋、宋良科、李小锋等在《特产研究》上发表论文《峨眉黄连传粉生物学研究》。

2009—2010 年，成都中医药大学从洪雅、峨眉山、峨边、夹江、金口河等地引种了种子植物 103 科 500 余种，保存于成都中医药大学药用植物园。

2010 年，四川省自然资源研究院吴苾和中国科学院植物研究所庄平、张超、邵慧敏等按资源植物的用途与相似有机化学物质类群，将峨眉山资源植物分为 5 大类 2 小类进行研究，2011 年 4 月在《资源开发与市场》发表论文《峨眉山资源植物研究》。

同年，西南交通大学宋良科、王恒、何海洋、代春初、李小锋、董关涛在《植物学报》发表论文《濒危植物峨眉黄连的生活史和繁殖特性及生态特征》。

同年 5 月 5 日，中国科学院武汉植物园张燕君、胡伟明及中国科学院华南植物园陈炳辉对峨眉山淫羊藿属植物进行野外资源调查。

同年 6 月 28 日，中国科学院成都生物研究所崔建国到峨眉山生物站及其周边地区开展弹琴蛙的行为学研究，发现弹琴蛙新的雌蛙鸣叫类型。

同年 7 月 14 日，美国密苏里植物园教授、中国科学院成都生物研究所客座研究员张丽兵，台湾"中央研究院"生物多样性研究中心、生物多样性研究博物馆彭镜毅及其助手古训铭，贵州毕节学院骆强、江洪等对峨眉山秋海棠属（*Begonia*）植物进行考察。

同年 8 月 17 日，中国科学院生态环境研究中心曲来叶到峨眉山调查梓叶槭野外资源分布及生态状况。

同年 11 月 4—6 日，中国科学院华南植物园王发国、翟俊文、何春梅对骨碎补科和兰科虾脊兰属植物进行资源调查和研究。

同年 12 月 1 日，中国科学院华南植物园孙晔、郭勇、胡北锋在峨眉山生物站科研人员的协助下，对峨眉山栲属植物进行资源考察，并进行实验材料采样。

同年 12 月 12—15 日，中国科学院昆明植物研究所王雪芹、张宪智、赵旭耀和王晓燕在生物站科研人员的协助下，到峨眉山开展温带木本竹子的生境调查、形态状况统计和分子实验材料采样。

【附】重庆市

今重庆直辖市政府机构是 1997 年 6 月 18 日正式挂牌成立的。此前今重庆直辖市所辖中药资源调查，应属四川省项下；而 1997 年 6 月至今重庆直辖市成立后的中药资源调查则择要附下。

1999 年，程地芸、王向东、金仕勇等人对重庆市辖地区药用两栖类、爬行类动物资源进行调查，共记录该地区有药用两栖类动物 2 目 5 科 11 种，药用爬行类动物 3 目 9 科 27 种。从地域分布看，以南川为多，占 62% 以上；巫山次之。

2000 年，刘克志、侯江等人对秀山土家族苗族自治县陆生野生脊椎动物（含药用动物）资源进行调查。

2001—2005 年，刘毅、万德光等与重庆市中药研究院共同调查城口、巫溪、酉阳、秀山、黔江、南川（金佛山）、涪陵、武隆等地的中草药、民族药资源，共记录中药资源 162 科 489 属 872 种。其中，真菌植物 3 科 3 种，地衣植物 2 科 3 种，苔藓植物 3 科 3 种，蕨类植物 23 科 92 种，裸子植物 5 科 14 种，被子植物 126 科 757 种，有 8 种为珍稀濒危保护植物。

2004 年，重庆市中药研究院秦松云、钟国跃、王昌华、李隆云等通过野外实地调查的方式，对全市珍稀濒危药用植物资源进行调查。经鉴定，属国家重点保护的珍稀濒危的药用植物有 86 种，其中国家一级重点保护野生植物 13 种，国家二级重点保护野生植物 38 种，国家三级重点保护野生植物 21 种。

2006 年，中国医学科学院中国协和医科大学药物研究所、中国科学院植物研究所吴丰、傅连中、马林等人对金佛山药用植物资源进行调查，共记录药用植物 211 科 2896 种。其中，蕨类植物 30 科 7 属 165 种，裸子植物 10 科 23 属 42 种，双子叶植物 148 科 802 属 2308 种，单子叶植物 23 科 106 属 381 种。

2007 年，由重庆市药物种植研究所刘正宇主编的《重庆市三峡库区药用植物资源名录》由重庆出版社出版。该书收载三峡库区野生和栽培药用植物 278 科 1377 属 4521 种（含变种和亚种）。

2007 年，重庆医科大学何先元、张丹、付利娟等对重庆南山药用蕨类植物资源进行调查，共发现常见药用蕨类植物 8 科 11 种。

2007—2009 年，长江师范学院生命科学与技术学院谭永忠、陈今朝等人采用抽样调查法和样带调查法，对丰都县三合镇、虎威镇、社坛镇、许明寺镇、董家镇、树人镇、江池镇、龙河镇、包鸾镇、仁沙乡、栗子乡和三坝乡等 10 余个乡镇野生食药用菌资源进行初步调查，共记录野生食药用菌 2 亚门 3 纲 4 目 18 科 32 属 51 种。

2008 年，重庆市药物种植研究所林茂祥、刘正宇、韩凤等对金佛山珍稀濒危野生药用植物资源进行调查，记载珍稀濒危药用植物共 53 科 79 属 98 种。

2008 年，重庆中药研究所刘翔等人对重庆市三峡库区药用植物资源进行调查，调查范围为三峡库区位于重庆市辖区内的 2 个县（区、市），包括巫山、巫溪、奉节、云阳、开县、万州、石柱、忠县、丰都、涪陵、武隆、长寿、巴南、渝北、渝中、北碚、九龙坡、沙坪坝、大渡口、江北、南岸、江津。调查采用野外实地考察与室内相关资料整理相结合的方法。经调查整理，重庆市三峡库区野生和栽培药用植物共计 278 科 1377 属 4521 种（含变种、变型和亚种，下同）。其中，地衣植物 7 科 8 属 15 种，苔藓植物 42 科 70 属 99 种，蕨类植物 45 科 109 属 397 种，裸子植物 9 科 29 属 53 种，被子植物 175 科 1161 属 3957 种。

同年 12 月，重庆市中药研究院瞿显友、王昌华、刘翔等人到峨眉山及周边地区开展为期一周的峨眉山黄连属中药资源调查。

2009 年，重庆市药物种植研究所陈玉涵、刘旭、刘正宇等人对重庆华蓥山山脉毛茛科药用植物资源进行调查，记录毛茛科药用植物 9 属 24 种。

贵州省

贵州有维管植物 248 科 1543 属 5593 种，脊椎动物有 115 科 404 属 977 种，矿物 82 种。贵州中药资源有 4294 种，占全国种数的 33%。各种中药资源中，植物类占 91%，动物类占 7%，矿物类占 2%。省内药用资源以黔东南较多，据调查，共有 2626 种。此外，比较突出的还有遵义（2098 种）、铜仁（2069 种）、毕节（1660 种）、黔南（1074 种）。

1983—1992 年，贵州省开展第三次全省中药资源普查工作。遵照国务院关于"对全国中药资源进行系统地调查研究，制订发展规划"的指示要求，贵州省中药资源普查的工作情况与主要成果，主要体现在以下方面：①组建各级普查机构，制定具体实施方案。②培训各级普查人员，外业内业普查并重。③巡回检查督导结合，重点培养点面结合。④内业为重认真总结，抓住亮点突出特色。⑤总结经验层层验收，举办展览展示成果。⑥普查资料整理研究，全省普查成果喜人。

1983—1985 年，贵州省政府组织有关部门和贵州师范大学等科研院校进一步开展贵州珍稀濒危动植物资源与药用资源的调查研究。调查发现，贵州虽具有极其丰富的药用动植物资源，但除豹、林麝、黑熊、穿山甲、水獭等药用动物外，尚有不少药用植物也日趋濒临枯竭或灭绝。例如"贵天麻"的优质种质资源"乌天麻""黄天麻"已难寻觅；"贵石斛"（又统称"黄草"）具有品种多（经调查，贵州曾有金钗石斛、铁皮石斛、铜皮石斛、环草石斛等多种）、品质高、产量大、加工好等特点，其主产地之一的兴义县（现兴义市）城关镇还因盛产石斛而获名"黄草坝"，但其资源现已枯竭，铁皮石斛（又名"黑节草"）、铜皮石斛等已近灭绝，"黄草坝"也名存实亡。此外，如金铁锁、红花木莲、木瓜红、鹅掌楸、八角莲、半枫荷及扇蕨等也濒临枯竭，亟待采取有效举措，加强保护。为此，贵州省人民政府颁发了《贵州省自然保护区管理条例》〔黔府（1984）78号〕，加强自然保护区与中药资源保护工作。至1988年12月统计，全省自然保护区有梵净山、赤水桫椤等20个。经调查，列入中国《药用动植物保护名录》的珍稀濒危亟待保护的贵州药用植物资源有桫椤（Ⅰ，表示保护级别，下同）、扇蕨（Ⅲ）、银杏（Ⅱ）、水杉（Ⅰ）、三尖杉（Ⅱ）、红豆杉（Ⅱ）、喙核桃（Ⅱ）、杜仲（Ⅱ）、金铁锁（Ⅱ）、鹅掌楸（Ⅱ）、厚朴（Ⅲ）、红花木莲（Ⅲ）、木姜子（Ⅲ）、滇楠（Ⅲ）、黄连（Ⅲ）、短萼黄连（Ⅲ）、黄檗（Ⅲ）、八角莲（Ⅲ）、半枫荷（Ⅲ）、红椿（Ⅲ）、七叶树（Ⅲ）、十齿花（Ⅱ）、马蹄参（Ⅱ）、木瓜红（Ⅱ）、铁皮石斛（Ⅲ）、天麻（Ⅲ）。1989年，在贵州珍稀濒危植物资源调查研究基础上，贵州省环境保护局编的《贵州珍稀濒危植物》，由中国环境科学出版社出版。

1983—1993 年，在贵州省林业厅、贵州省科技厅、贵州省卫生厅、贵州省地矿局等单位组织与有关科技人员的积极参与下，结合贵州旅游产业的发展、多彩贵州建设及中药民族药合理开发与产业化发展的需要，在前述有关贵州进一步开展梵净山、雷公山、百里杜鹃林区、茂兰喀斯特林区、绥阳宽阔水林区、道真大沙河林区、赤水河常绿阔叶林区、苗岭山地林区、都匀螺丝壳自然保护区、兴义坡岗自然保护区、黎平太平山自然保护区与湄潭百面水自然保护区资源调查，以及贵阳市中草药资源、贵州石斛资源、淫羊藿资源、贵州蕨类药用植物资源、贵州真菌类植物资源等专题调查。1985 年贵州百里杜鹃林区考察结果表明，该地区药用植物有 100 多种，隶属于 50 科，重要品种有天麻、杜仲、黄柏、灵芝、茯苓、淫羊藿、龙胆、半夏、雷丸等。1987 年，贵州梵净山考察结果表明，该地区药用植物有 410 种，隶属于 100 科 272 属，重要品种有杜仲、厚朴、黄连、天麻、珠子参、蛇莲、龙骨七、高乌头、朱砂莲等。在调查基础上贵州省编写出版《贵州梵净山科学考察集》（贵州梵净山科学考察集编辑委员会编，中国环境科学出版社，1987 年）、《黔山绿萃》等专著。贵州省博物馆、遵义医学院在对贵州药用动物资源调查的基础上，编写《药用动物名录》，收载药用动物 198 种，动物药材 226 种。1993 年，李德俊等编著的《贵州药用动物》，由贵州科技出版社出版。该书收载药用动物 351 种，动物药材 632 种。贵州矿物局又继续对贵州矿物资源进行不间断的勘察，到 1991 年底，已发现 110 种矿产，占全国已发现矿产数量的 61.7%；探明储量的矿产 74 种，占全国已探明储量矿产数量的 50%；其中药用矿物有 76 种。

1986—2010 年，在贵州省民族事务委员会、贵州省科技厅、贵州省卫生厅等有关单位的组织支持与科技人员的积极参与下，贵州省进一步开展苗族、侗族、布依族、土家族、仡佬族等多种民族医药资源调查，以及民族医药研发与产业化发展，出版《苗族医药学》（贵州民族出版社，1992 年）、《贵州苗族医药研究与开发》（贵州科技出版社，1999 年）、《苗药资源学》（胡成刚主编，中医古籍出版社，2007 年）等多部专著并获贵州省科技进步成果奖。

1987 年 12 月 20—23 日，贵州中药资源普查工作接受全国中药资源普查领导小组和办公室的检查评审验收。该评审验收大会由省政府主持召开。贵州中药资源普查工作得到国家普查办公室及评审验收专家组的充分肯定，通过了验收。

1992 年，在全省实地调查所获的第一手资料经整理研究与国家普查办检查验收基础上，贵州省进一步对全省普查资料进行研究，出版《贵州中药资源》，充分体现贵州中药资源普查成果喜人。

2007 年，贵阳中医学院及省中医药研究院组织科技人员，在全省中药资源普查的基础上，对近 3 年野外实地调查所得的大量第一手资料进行深入研究分析，由何顺志、徐文芬主编了《贵州中草药资源研究》，由贵州科技出版社出版。该书共收载中药资源 4802 种。其中，植物药材 4419 种，动物药材 301 种，矿物药材 82 种。每种药材均对其品种来源、生境分布、药用部位、采收加工、化学成分、功能主治与产藏量等进行介绍。附录还载有 500 余种主要中药的彩色照片。

云南省

云南素有"植物王国"之称，全省已查明的高等植物就有 1.5 万种，约占全国高等植物种数的 1/2。中药资源种数达 5050 种，约占全国的 40%，居全国之首。其中，植物类 4758 种，占 94%（包括菌类植物 31 种，地衣植物 9 种，苔藓植物 13 种，蕨类植物 202 种，裸子植物 54 种，被子植物 4449 种）；动物类 260 种，约占 5%（包括节肢动物 56 种，两栖动物 11 种，爬行动物 26 种，鸟类 72 种，哺乳动物 69 种，其他动物 26 种）；矿物类 32 种。云南中药资源中有许多是特有种，主要有五裂黄连 *Coptis quinquesecta* W. T. Wang、滇芎 *Physospermopsis delavayi*（Franch.）Wolff、滇芹 *Sinodielsia yunnanensis* Wolff、散瘀草 *Ajuga pantantha* Hand.-Mazz.、大黄药 *Elsholtzia penduliflora* W. W. Smith、思茅豆腐柴 *Premna szemaoensis* Pei、丽江黄芩 *Scutellaria likiangensis* Diels、大花藤 *Raphistemma pulchellum*（Roxb.）Wall.、贡山党参 *Codonopsis gombalana* C. Y. Wu、昆明沙参 *Adenophora stricta* subsp. *confusa*(Nannf.)Hong 等。西双版纳是云南热带药用资源种类最丰富的地区。据调查，这一地区有中药资源 1776 种。除此之外，楚雄有 1381 种，玉溪有 1076 种，迪庆有 969 种，红河有 911 种。

1984—1989 年，云南省开展第三次中药资源普查工作。遵照国务院关于"对全国中药资源进行全面系统地调查研究，制订发展规划"的决定精神和国家经济委员会《关于开展全国中药资源普查工作的通知》要求，在云南各级政府的重视和有关部门的大力支持下，云南省成立中药资源普查领导小组及办公室。1985 年，由云南中医学院中药系药用植物教研室、云南中药资源普查办公室牵头，组织苏豹、向梨元、张廷襄、胡兴、寻良栋撰写《云南中药资源普查讲义》。该讲义共 5 章，为云南的第三次中药资源普查起到了科学指导作用。经各级药材（医药）公司和普查人员的努力，从 1984 年起，历时近 5 年，云南省对 80% 以上乡（镇）的中药资源进行了全面的调（普）查。

1984 年，在中药资源普查工作中，云南省对家种药材进行全面深入的调查研究，掌握了大量的资料，在此基础上考虑到生产者、经营者在市场经济中的实际需要，由赵承春、潘子秀等人编写《云南药材精选》，1994 年 10 月由云南科技出版社出版。该书共收载家种药材 24 种，内容包括品种来源、分布、形态特征及生物学特性、栽培（饲养）技术、商品性状及规格标准、贮藏养护、产销情况及发展前景。

同年，中美植物学工作者再次对苍山植物（含药用植物）资源进行考察。美方由哈佛大学布福德、西南密苏里州立大学莱特芬、加州科学院巴索罗缪、史密森博物研究院尼克尔森等 4 人参加，中方由中国科学院昆明植物研究所李锡文任考察队队长，中国科学院植物研究所应俊生任副队长，中国科学院昆明植物研究所俞绍文、崔现举、苏永革、管开云等参加，大理州段诚志受大理州人民政府派遣参加。此次考察共采集种子植物标本 1200 余号，苔藓植物标本 1600 余份。

同年，由云南省林业厅和省林学会组织，委托云南省林业调查规划院牵头，中国科学院昆明生态研究所、中国科学院昆明动物研究所、云南师范大学、西南林学院、云南省林业科学研究所等多家单位参与，组成哀牢山国家级自然保护区综合考察团，对哀牢山进行全面的科学考察。经资料整理、标本鉴定和分析研究后，各学科分别撰写考察报告。就植物区系而言，初步记录到哀牢山自然保护区有种子植物 172 科 659 属 1359 种。

1987 年，由昆明市中药资源普查领导小组办公室整理了云南省昆明市所属十县（区）中药资源品种目录。

1988年，由云南省中药资源普查办公室牵头，赵承春、李永新等人员编写的《云南省中药资源普查名录（一）》是在全省各地普查成果的基础上，通过鉴定标本、审核各地区中药资源普查名录、查阅有关资料整理而成的。全书共收载药用植物、动物、矿物5050种。其中，药用植物265科1354属4758种，药用动物119科201属260种，药用矿物32种。

同年，由云南省中药资源普查办公室牵头，赵承春、李永新等人编写的《云南省中药资源普查重点品种专题调查报告》共撰写了三七等 27 个品种，增加了猪苓等 7 个品种。第三次中药资源普查通过广泛走访和座谈，收集了大量的民间单验方，从中选出 2446 例编成《云南省民间单验方集》。各地还收集整理了许多疗效确切的民族药，分别将其出版或编印成书。如西双版纳的《西双版纳傣药志》、楚雄州的《彝族药》、迪庆州的《藏药专集》、大理州的《白族药及单验方》、丽江地区的《纳西族药及单验方》，以及昆明、红河、文山、思茅、昭通中草药选集等。云南省中药资源普查领导小组在多年普查的基础上，论证中药区划，提出"七五"至"九五"云南中药发展规划。

1989 年，由云南省中药资源普查办公室牵头，赵承春、李永新等人编写了《云南省中药资源普查与区划》（技术报告）。该报告是在各地、县整理的中药资源普查与区划、中药资源名录、民间民族药、单验方等材料的基础上撰写的，是云南省第三次全国中药资源普查的主要材料和成果之一，它从不同层次和角度反映了云南中药材资源的概貌，并对中药资源产（藏）量的测算方法进行总结介绍，为进一步开发利用云南省中药材资源提供科学依据。

1989—1991 年，在西南林学院、云南省林业调查规划设计院主持下，多家部门首次对高黎贡山自然保护区开展综合考察，并于 1995 年由中国林业出版社出版了《高黎贡山国家级自然保护区》一书。

1989—2009 年，由中国科学院昆明植物研究所、云南大学和云南林业科学院共同完成的"滇东南及其临近地区种子植物（含药用植物）多样性调查、研究和保护"项目，以云南和中国种子植物种类最为丰富地区之一的滇东南为研究对象，在研究大量前人工作的基础上，针对研究地区地处热带山地、喀斯特地貌突出等特点，选择空白季节（雨季和冬季）、薄弱地段（喀斯特地段、西隆山等)、困难类群(秋海棠属、楼梯草属等)和特殊的生态系统(附生维管植物群落、石灰岩董棕群落等)进行重点调查,采集了 3 万余号植物标本。考察结果显示,滇东南已发现 63 个新分类群的模式标本,3 个中国新记录属和 2 个云南新记录属的凭证标本,以及 24 个中国新记录种和众多云南新记录类群等,一定程度丰富了云南和中国的种子植物种类组成。在调查基础上,项目组对一些热带或喀斯特代表类群进行专科分类研究,包括秋海棠科、木兰科、兰科、凤仙花科、苦苣苔科、卫矛科、百合科、野牡丹科、茜草科、爵床科、越橘科、旋花科、瑞香科、山榄科、牛栓藤科、番荔枝科、山柑科、远志科、肋果茶科、玄参科、紫金牛科等 30 余个科,发表新分类群 69 科 20 属14 科,其中许多种类还未能及时被当时的《云南植物志》、《中国植物志》、*Flora of China* 记载,将为此后云南和中国植物种类的丰富和补充提供重要的第一手资料。项目组在野外调查和专科研究的基础上,通过滇东南不同地段的名录编写和区系的初步分析,如大围山、绿春黄连山、金平分水岭、文山老君山、红河地区等关键地区,初步确定滇东南共有种子植物约 225 科 1697 属和 7560 种(不包括种下单位,包括变种、亚种等种下单位则为 8363 种),占云南种子植物种类一半以上,中国种类的 1/4,接近整个横断山种子植物种类的总和,其中不包括许多未知的物种,显示了滇东南极其丰富的植物多样性,为此后云南和中国与东南亚热带地区,特别是越南等中南半岛的合作研究和科技交流打下坚实的基础。

1990 年,中国科学院昆明植物研究所李恒率队赴独龙江做越冬考察,历时 8 个月。李恒和她的团队共采集植物(含药用植物)标本 7075 号,采集种子、细胞学材料 400 余份,并宣告发现新的植物物种 80 多种,后完成《独龙江地区植物》等专著。研究提出对该区、缅甸北部和云贵高原及东喜马拉雅区系现象研究具有普遍意义的"板块位移生物效应"新理论,首次揭示该区植物区系的性质及其发生、演化和蜕变过程。

1993 年,彭华于夏秋两度赴无量山调查近 3 个月,采集植物(含药用植物)标本 2007 号。

同年,由云南省药材公司组织编写、吴征镒主审的《云南中药资源名录》由科学出版社出版。该书共收载药用植物、动物、矿物 6559 种。其中,药用植物 315 科 1814 属 6157 种,药用动物 148科 266 属 372 种,药用矿物 30 种。

同年,由云南省药材公司李水新、赵承春等人编写的《云南民族民间单验方集》,是在全省中药资源普查中,各地搜集各民族和民间的 1 万余个单方验方基础上经编撰者精心筛选,本着简、便、廉、效的原则,整理出 2700 多方撰写而成的。

1995—2000 年,中国科学院昆明植物研究所李恒对高黎贡山自然保护区展开为期 5 年的植物(含药用植物)考察,于 2000 年出版《高黎贡山植物》一书。

1997—2000 年,在云南省科技厅的组织协调下,由中国科学院昆明植物研究所牵头,联合昆明动物研究所,于 1997 年开始与美国加州科学院合作。先期合作于 1998 年和 2000 年分别得到美国国家地理学会和加州科学院的资助，并分别于1998年和2000年两次组成生物多样性联合考察队到高黎贡山完成了前期考察，获得了大量的第一手研究资料。

1997年，国家提出要研究开发具有"自主知识产权的创新性新药"。云南省天然药物资源丰富，又有中医药及众多少数民族用于治疗各种疾病的民族药等宝贵财富。因此，魏均娴编写了《〈滇南本草〉植物药及云南名产中草药的现代研究（第一卷）》一书。该书共收录150种中草药，采用字母排序的方式进行编排，从理化鉴别、含量测定、功能主治等方面对这150种中草药进行论述。该书促进了中西药学结合研究开发具有创新性自主知识产权的新药，发挥了云南天然药物资源优势并转化为经济优势，为医药生产、经营和开发利用提供了基础研究参考资料。

1999年，西双版纳热带植物园标本馆馆藏标本达10万余份。同年，受金平分水岭自然保护区管理局委托，中国科学院昆明植物研究所周浙昆、税玉民、张广杰等和金平分水岭自然保护区管理局毛龙华、莫明忠等一行8人对隆山进行考察。这是植物学家第一次深入西隆山进行系统的植物学（含药用植物）考察。在半个多月的时间里，考察队重点考察了西隆山植被的垂直分布，系统采集了植物标本，获取了西隆山的第一手资料。

1999—2011年，云南省药物研究所承担的"低纬高原地区（云南）天然药物资源野外调查及研究开发"项目，历时12年，调查人员行程40余万千米，拍摄原生态彩色照片近16万张，采集动物、植物、矿物标本1万多种5万余份，摸清了低纬高原地区（云南）天然药物资源现状。调查发现，在低纬高原地区新分布药用植物93种，新药用植物资源451种，并准确鉴定出354科1534属4012种天然药物，还首次建成4012种低纬高原地区（云南）天然药物资源和70种重要天然药物共享信息数据库。在调查研究及资料整理分析基础上，编著出版了《云南重要天然药物》2卷，《云南天然药物图鉴》8卷，后者填补了低纬高原地区天然药物彩色图鉴的研究空白。

2001年，由中国科学院昆明植物研究所承担，西双版纳热带植物园、昆明动物研究所、云南大学、云南省微生物研究所、西南林学院和云南省农业科学院等单位参加的科技部基础研究专项重点项目"西南野生生物种质资源收集保存前期研究"启动，为"西南野生生物种质资源库"建设项目的前期研究工作部分。在保护区本底调查工作方面，对无量山、高黎贡山、巧家药山、铜壁关及分水岭等保护区进行资料收集、整理及初步分析工作，并开展补点本底调查，以野外补充调查与室内现有资料（标本、数据等）分析相结合，重点是珍稀濒危、特有、重要生态系统建群种、具有重要经济价值和科学意义的物种的调查，开始了保护区重要种质资源的名录编制，提出并完成了初步名录。在已知的高黎贡山4303种种子植物中，有各种特有植物1929种，包括1116种中国特有种、379种云南特有种和434种高黎贡山地区特有种。经整理后发现，高黎贡山有国家重点保护野生植物34种，云南省重点保护野生植物45种；铜壁关保护区有国家重点保护野生植物20余种，是亚洲象等18种国家重点保护野生动物的栖息地；分水岭保护区有国家重点保护野生植物60种，重点保护野生动物69种。

2001—2007年，中国科学院昆明植物研究所刘培贵带领的课题组经过6年的考察研究，采集1800份标本，通过系统分类研究鉴定商品真菌标本720余份，隶属于60余属240余种，拍摄彩色图片630张；菌种搜集120种800余菌株。分类鉴定云南松林下的大型真菌27科43属211种，其中贸易真菌23科35属111种；对77种产于云南松林下的贸易真菌进行生态调查和菌根确认。对一些重要经济类群、濒危类群、珍稀类群等做深入系统的研究，对误定及疑难标本和类群进行重点研究和订正、修订、补充描述，并绘制大量特征图；发表17个新种和新记录种。首次筛选提出国产大型真菌的关键类群，这对于认识、保护和持续利用真菌资源及在生态、科研、经济方面的作用具有重要的现实指导意义。研究表明，云南市场贸易真菌67属214种，其中94%为担子菌，40%为特有种，81.2%有可能是菌根菌，腐生菌约占10.6%；贸易优势种约占总种数的20%，而贸易量占80%。

2002—2004年，由中国科学院昆明植物研究所、昆明动物研究所与美国加利福尼亚科学院三方联合申请并实施"中国云南西部热点地区高黎贡山生物多样性调查"国际合作项目。考察队于2002年9—10月到怒江州贡山县境内高黎贡山，2003年8—9月、2003年10—11月到保山市隆阳区、腾冲县境内，2004年4—5月到怒江州福贡县境内进行生物多样性联合考察，采集高等植物标本7000多号，苔藓植物和地衣植物标本近5000号，昆虫标本近8000号。这些标本全部保存于中国科学院昆明植物研究所标本馆、中国科学院动物研究所标本馆、昆明动物研究所标本馆保存。考察队每次考察都为当地林业和保护区管理部门采集一套附号标本，供当地保存使用。每次考察还为当地培训4—6名保护区和林业部门职工，参与项目的考察研究活动。保山和福贡县境内的考察成果填补了这些地区基础资料的空白，为全面评价高黎贡山生物多样性积累了丰富的第一手资料。

2003—2004年，中国科学院西双版纳热带植物园徐海清和刘文耀调查了云南哀牢山山地湿性常绿阔叶林附生植物的多样性和分布。调查共收集到附生植物69种33科49属，其中维管植物32种，苔藓植物37种。

2003—2009年，在中方首席科学家孙航和美方首席科学家哈佛大学戴维·鲍夫德（David Boufford）的共同带领下，中美联合考察组先后对西藏昌都，云南迪庆，四川凉山州、甘孜州和阿坝州等地近50个县域开展5次大型野外科学考察。包括中国科学院昆明植物研究所和美国哈佛大学在内的多家科研单位的20余位研究人员参加此次考察。中美科学家共采集1.2万—1.5万号标本，6000余种高等植物和真菌类群。考察发现诸多植物和真菌新种，建立了向世界科学家开放的植物图像和描述在线查询数据库，并建立在线的中国地名手册，对精确地确认植物标本采集地提供重要参考。

2003—2010年，刘恩德、彭华先后8次赴永德大雪山地区采集种子植物标本2120号。在对这些标本进行系统鉴定之后，得到一个相对完整的种子植物名录。在此基础上，进行了数量统计，在不同层次上对其种子植物区系进行分析，并同邻近地区进行比较，从而对该区植物区系的性质、地位和可能的起源问题提出自己的观点，最终撰成《永德大雪山种子植物区系和森林植被研究》一书。

2004 年，中国科学院昆明植物研究所主持了中国科学院预研项目"滇西北地区生物多样性调查评估与保护建设规划"。项目组调查发现，滇西北地区有 83 科 324 属 2026 种有观赏价值的植物。项目组还对生态环境较为脆弱的高山流石滩进行调查，确认滇西北高山流石滩有种子植物 29 科 103属 519 种，其中滇西北特有植物为 54 种。调查表明，滇西北有丰富的景观资源、生态旅游资源、药用植物资源及经济真菌植物资源。项目组还对滇西北植物资源的开发利用及植物多样性的保护提出若干建议。

同年，中国科学院昆明植物研究所李恒带领 5 名科研人员，在云南省大山包黑颈鹤国家级自然保护区管理局技术人员的陪同下，对保护区内湿地植物资源进行考察。此次考察分别在大海子湿地区、跳墩河湿地区、勒力寨湿地区选择了 18 个点进行植物资源调查，共采集植物标本 400 多号。此次考察补充完善了大山包保护区湿地植物分布资源现状等资料，同时也为保护区增加了植物新记录，并为更好地保护黑颈鹤赖以生存的亚高山湿地提供很好的资料。大山包黑颈鹤国家级自然保护区管理局安排了有关技术人员参加此次考察，保护区技术人员通过与考察组专家的学习和交流，专业能力有了很大的提高。

2005 年，云南省药物研究所的"影响云南中药产业可持续发展的重要资源调查研究""云南天然药物信息数据库的研究与开发""云南中草药标本信息化建设"3 个省级项目通过验收和成果鉴定。

同年，西南林业大学和中国科学院西双版纳热带植物园共同负责澜沧江自然保护区植被及野生植物资源的考察。其中，西南林业大学负责五道河片区、大丙山片区、万明山 – 大钟山区、小湾 –黄竹岭片区和临沧大雪山片区 5 个片区的考察，中国科学院西双版纳热带植物园负责白茫大雪山、马鞍山片区 2 个片区的考察。考察表明，澜沧江自然保护区具有种子植物 1051 种，蕨类植物 191 种。

2006—2008 年，西双版纳国家级自然保护区科研所余东莉与中国科学院西双版纳热带植物园刘强，对西双版纳国家级自然保护区的野生兰科植物开展专题调查。通过查阅文献资料、照片和野外实地考察，发现西双版纳自然保护区分布的兰科植物共计 83 属 305 种，其属、种分别占云南省（135属 780 种）和我国兰科植物种类（171 属 1247 种）的 61.48%、39.10% 和 48.54%、24.46%。西双版纳自然保护区与其他一些自然保护区相比较，所分布的野生兰科植物种类和数量均非常丰富，居于全国首位。

2006—2008 年，中国科学院西双版纳热带植物园陈征、朱华通过对西双版纳地区热带雨林 20公顷监测样地林下草本的调查，研究草本植物区系组成。调查共记录草本种子植物 23 科 44 属 61

种（包括变种和亚种）。其中，以姜科（15 种）、天南星科（8 种）、禾本科（5 种）和荨麻科（5 种）为优势科。种子植物科的分布区类型中以泛热带分布科最多，达 15 个，占总科数的 78.95%。属的分布区类型中，以热带分布属为最多，共计 39 个，占总属数的 92.86%。在热带分布属中又以热带亚洲分布属为最多，达 15 个，占总属数的 35.71%；其次为泛热带分布属，共计有 8 个，占总属数的 19.05%。种的分布类型中，各类热带分布的种最多，占总种数的 66.67%，其中又以热带亚洲种数占优势。分布区类型的分析表明西双版纳热带雨林林下草本植物区系具有热带亚洲植物区系的特点，属马来西亚植物区系的一部分。

2007 年，由中国科学院昆明植物研究所税玉民带队，中国科学院植物研究所和金平保护区参与中越边境维管植物采集，对西隆山山脚进行为期 11 天的考察，采集植物标本 240 余号，并发现 2 个云南新记录属。

2008 年，以中国科学院昆明植物研究所为主的考察队完成了云南中越边境维管植物调查研究的考察。考察队摄制野外照片 6000 余张，采集标本 600 余份，并收集部分附生植物样方和董棕群落样方资料。税玉民等专家集中调查了中越边境地区喀斯特地貌最具特色的珍稀植物——董棕 *Caryota urens* Linn.，并收集约 18 个群落数据和居群的分子材料，以期在生态系统、物种和遗传等多样性方面综合研究喀斯特地区的特有物种。此次调查在物种层次上，初步确定五加科、葡萄科、柿树科、壳斗科、百合科、爵床科等中的 8 个新分类群，显示喀斯特地区植物较高的物种特有性。该项调查的完成将为喀斯特地区植物多样性及其保护研究打下一个良好的基础。调查还发现并确定了 3 个云南新记录属植物，一定程度上丰富了云南植物王国的植物种类，但还有一定数量的新分类群和中国新记录类群有待研究。此次野外考察集中于云南和越南交界的绿春小黑江、金平藤条江、个旧和屏边红河、河口和马关南溪河、麻栗坡南温河和八布河等热带河谷地区，重点调查这些地带种子植物区系成分不清的类群。这一地区为云南两大生物多样性中心之一——滇东南古特有中心物种最丰富和考察最困难的地段，以热带喀斯特和峡谷为其最大特色。在新发现的 3 个云南新记录属植物中，山榄科（Sapotaceae）的金叶树属 *Chrysophyllum* Linn. 为热带雨林的中等乔木，此前在中国产于广东、海南及广西南部，如今在云南东南部金平海拔 500 米沟谷雨林中发现，说明云南东南部植物区系较强的热带性及其与桂、琼等地的区系联系。樟科（Lauraceae）的土楠属 *Endiandra* R. Br. 也为热带雨林的中等乔木，中国仅在台湾、广东、海南及广西西南部热带地区发现过，如今在云南东南部金平海拔 800 米山地雨林中发现，说明云南东南部樟科植物区系的丰富性。桑寄生科的大苞寄生属 *Tolypanthes*（Bl.）Bl. 为寄生在乔木上层的寄生灌木，原产我国贵州和广西，是在云南东南部屏边海拔 2000 米的苔藓常绿阔叶林中高约 20 米处树冠层采集到的，极为罕见。该属植物的发现，进一步说明滇、黔、桂植物区系之间的深层联系。以上所有凭证标本均存放于中国科学院昆明植物研究所标本馆（KUN）。

2008 年，中国科学院昆明植物研究所植物生物地理学研究组进行为期一个月的滇西北野外考察，本次考察是科技部基础性工作专项"青藏高原特殊生境下野生植物种质资源的调查与保存"项目的内容之一。主要采集 8 月份野外成熟种子、花果期植物标本及分子研究材料，并确定后续工作中采集的种子及分布地区。考察区域包括滇西北洱源、剑川、兰坪、鹤庆、维西、中甸、德钦及川西德荣、乡城等地。本次野外考察共采集标本 800 余号 2400 余份，种子 200 个单元 100 余种。其中包括东亚特有种鞭打绣球 Hemiphragma heterophyllum Wall.、毛花忍冬 Lonicera trichosantha Bur. et Franch.、穿心莛子藨 Triosteum himalayanum Wall. 等。古气候变迁与物种演化研究组完成对滇西北为期 20 天的野生种质资源考察，考察涉及高原沼泽地、高山草甸、高寒地区针叶林及针阔混交林、矮灌丛以及流石滩等生境，采集高原地区各种生境下的野生种质资源，共计采集到植物种子 380 份，植物标本 1258 份。

2008 年，《云南民族药志》第一卷由云南民族出版社出版发行，《滇南本草》第一卷由云南科技出版社出版发行。

同年，中国科学院西双版纳热带植物园刘景欣、陈进在西双版纳自然保护区勐腊县境内调查 7 个（3 个原始雨林，4 个不同林龄的次生林）森林群落中的花外蜜腺植物。7 个群落中共有 424 种被子植物，发现花外蜜腺植物 52 种（占 12.3%）。大部分花外蜜腺植物隶属于五桠果亚纲（Dillenidae）、蔷薇亚纲（Rosidae）和菊亚纲（Asteridae）；扁平型的花外蜜腺最常见，叶片是花外蜜腺的主要着生部位。7 个群落中的花外蜜腺植物种类丰富度版纳青梅原始林中最低（9.8%），5 年生中平树林中最高（18.5%），次生林比原始林中花外蜜腺植物更丰富。不同生长型中花外蜜腺植物种类丰富度由高到低依次为乔木、灌木、藤本、草本，未发现附生植物和寄生植物有花外蜜腺。

同年，由钱子刚、李安华主编的《高黎贡山药用植物名录》由科学出版社出版。该书记载高黎贡山地区的药用植物 200 科 1298 种。其中，蕨类植物 25 科 65 种，裸子植物 8 科 15 种，被子植物 167 科 1218 种。

同年，汪建云著的《高黎贡山植物研究》由云南大学出版社出版。

2009 年，云南省药物研究所生药标本陈列馆收集药用植物等标本 290 余科 1260 属 5000 余种，共 4 万余份标本的数量规模，是药物所建所至今的宝贵财富之一。

同年，中国科学院西双版纳热带植物园朱华及其研究小组在中国科学院哀牢山亚热带森林生态系统研究站的资助下，历经 4 年多，全面整理鉴定了中国科学院西双版纳热带植物园（含药用植物）标本馆采自哀牢山地区的 3000 余份植物标本，查阅中国科学院昆明植物研究所标本馆及中国科学院植物研究所（北京）标本馆馆藏采自该地区的逾万份标本信息，并进行多次补点考察和标本采集，在此基础上，编撰了《云南哀牢山种子植物》一书，记录哀牢山地区种子植物 199 科 955 属 2242 种及 206 变种（亚种）。其中，裸子植物 6 科 12 属 15 种及 4 变种，被子植物 193 科 943 属 2227

种及 202 变种（亚种）。名录中物种附有凭证标本或引用资料来源，凭证标本收藏于标本馆。对一些森林群落中的重要种类，列出最为常见的异名。物种条目下列出其国内外分布，在哀牢山的产地、分布海拔范围和生境，对于有重要经济价值的植物，则列出用途。

同年，中国科学院西双版纳热带植物园李保贵、朱华调查了西双版纳热带山地常绿阔叶林蕨类植物（含药用植物），记录蕨类植物 16 科 22 属 32 种，主要由鳞毛蕨科（3 属 7 种）、水龙骨科（3 属 4 种）、碗蕨科（1 属 3 种）、凤尾蕨科（1 属 3 种）、金星蕨科（1 属 2 种）、蹄盖蕨科（2 属 2 种）、乌毛蕨科（2 属 2 种）的属种组成，这 7 个科包含了 13 个属及 23 个种，其余 9 个种隶属于 9 科 9 属。藤本状蕨类植物有 1 种，附生种占 21.88%。

同年，中国科学院昆明植物研究所向春雷、刘恩德在滇中地区轿子雪山首次发现香茶菜属一新种——吴氏香茶菜 Isodon wui C. L. Xiang et E. D. Liu。在随后两年多的野外考察过程中均未在其他地方发现该种的分布。在形态学上，该新种与露珠香茶菜 Isodon irroratus（Forrest ex Diels）Kudo 比较相似，但可以从植株形态、叶片、花萼、毛被、花粉等区别，二者间有 12 个明显不同的形态特征。该新种的种加词 "wui" 取自我国著名植物学家吴征镒的姓氏拼音。在过去的 40 年里，吴征镒和李锡文一起对中国唇形科的分类与区系做出了重要贡献，两位先生合作发表了唇形科 230 多个新种 90 多个新组合，模式标本主要保存于中国科学院昆明植物研究所标本馆（KUN）。

同年，中国科学院植物研究所金效华、刘斌等一行 8 位学者到西隆山山脚勐拉和金水河一带进行兰科和樟科植物（含药用植物）调查。

2010 年，由中国西南野生生物种质资源库主办，税玉民带队，包括华东师范大学、中国科学院华南植物园、中国科学院西双版纳热带植物园、中国科学院昆明植物研究所、江苏省中国科学院植物研究所、深圳市仙湖植物园、浙江大学、中国科学院植物研究所、上海交通大学、黄连山国家自然保护区和云南金平分水岭国家级自然保护区等 11 个科研单位 20 多位专家学者，对西隆山山脚顶青、驮马、翁当和南科等地进行滇东南植物 DNA 条形码考察。共采集植物（含药用植物）标本 400 余号，拍摄照片 1000 多张，发现云南细辛 Asarum yunnanense T. Sugawara，M. Ogisu et C. Y. Cheng 等一批金平西隆山未记录的物种。

同年，中国科学院昆明植物研究所生物多样性与植物地理学重点实验室和云南金平分水岭国家级自然保护区管理局等单位联合考察了毗邻中南半岛腹地的西隆山。植物（含药用植物）资源调查历时约 20 天，共有 13 位考察人员和 50 余名当地群众参加野外考察。考察范围涉及海拔约 400 米的热带沟谷到海拔 3074 米的山顶，约 2600 米的垂直跨度。在 10 余天的野外露宿考察中，考察人员经历 4 次扎营，营地多次遭受暴雨袭击，考察路线屡次被洪水阻断，考察工作异常艰辛。此次考察在中越跨境地带共采集植物标本 1000 多号，收集 16 个群落样方资料，取得大量第一手科学资料和数据，填补了当地雨季考察的空白，为弄清保护区的生物资源以及今后的国际合作奠定基础。

西藏自治区

西藏有高等植物 270 科 1512 属 5520 种。其中，苔藓植物 62 科 254 属 754 种，蕨类植物和种子植物 208 科 1258 属 4766 种。有两栖爬行类及哺乳类动物 35 科 109 属 224 种。全区有中药资源 2004 种，其中药用植物 1460 种，药用动物 540 种，药用矿物 4 种。特有药用植物有胡黄连 *Picrorhiza scrophulariiflora*（Pennell）D. Y. Hong、牡丹叶当归 *Angelica paeoniifolia* Shan et Yuan、错那蒿 *Artemisia conaensis* Ling et Y. R. Ling、臭蚤草 *Pulicaria insignis* Drumm. ex Dunn、金球黄堇 *Corydalis chrysosphaera* C. Marquand et Airy Shaw、拉萨翠雀花 *Delphinium gyalanum* Marq. et Shaw 及藏南藤乌 *Aconitum elwesii* Stapf 等。

1980—1986 年，西藏自治区科学技术委员会把经济植物的开发任务和编著《西藏经济植物》列入全区重点科研项目计划内，由西藏自治区高原生物研究所承担。该所在中国科学院植物学工作者多年考察的基础上，于 1980—1988 年对西藏高原进行野外植物考察，搜集和补充一大批新鲜的资料，取得很大的成绩。在积累大量资料的基础上（包括走访民间的资料），结合有关文献资料，编著出版了《西藏经济植物》。该书共收载西藏经济植物 154 科 594 属 1400 余种。每种植物除形态特征描述、产地、分布、生态环境和经济用途外，大部分还收载了化学成分。全书附 385 幅图，总篇幅达百万字以上，这是西藏第一部系统、全面的经济植物专著，内容丰富、充实。

1985 年，嘎务前往藏区各地实地考察矿物、植物、动物等药材，并用文字、图片记录下来，1995 年完成了《藏药晶镜本草》的编写。全书共 40 余万字，药物名称分别用藏语、汉语、拉丁语记载，较详细地介绍了 1350 多种药物的特点，并附有 900 幅彩色图片。该书是颇具影响力的藏药本草著作之一。

6. 西北区

陕西省

陕西省有种子植物 3000—4000 种。据记载，秦岭有种子植物 158 科 992 属 2940 种，种以下等级 423 个，占全国种子植物的 14%。脊椎动物中兽类、鸟类及两栖爬行类分别占全国的 32.9%、29.4% 和 9.67%。全省中药资源有 2675 种。其中，植物类 241 科 989 属 2278 种（藻类植物 2 科 2 属 2 种，菌类植物 27 科 57 属 108 种，地衣植物 9 科 16 属 42 种，苔藓植物 17 科 21 属 24 种，蕨类植物 28 科 51 属 126 种，裸子植物 9 科 14 属 27 种，被子植物 149 科 828 属 1949 种），占 85%；动物类 129 科 231 属 310 种，约占 12%；矿类 40 种；其他类 47 种。省内特有药用植物资源主要有太白柴胡 *Bupleurum dielsianum* Wolff、显脉小檗 *Berberis delavayi* C. K. Schneid.、太白蓼 *Polygonum taipaishanense* Kung、太白山紫穗报春 *Primula giraldiana* Pax、秦岭蒿 *Artemisia qinlingensis* Ling et Y. R. Ling 及光叶凤毛菊 *Saussurea acrophila* Diels 等。该省中药资源较多的地区

是汉中、安康、商洛及渭南等地，秦巴山地是陕西三大自然生态区之一，中药资源相当丰富，仅药用植物就有 1500 多种。

1983 年，张觉民主编《华山药物志》一书，由陕西科学技术出版社出版。该书共收载中药 926 种，包括植物药 809 种、动物药 102 种、矿物药 9 种、其他药 6 种，较全面地反映了陕西华山地区常用中药材的生长、分布情况，是一部有价值的地方药物志。

1984—1985 年，陕西中药研究所承担并完成国家中医药管理局下达的"中药材同名异物品种的研究"项目中"金银花同名异物研究"的任务，并于 1985 年 12 月通过鉴定。该课题通过对陕西汉中、安康和商洛 3 个地区 18 个县（市）的资源考察，实地调查了忍冬科属植物的分布情况、储量及分布规律，采集了大量标本，收集了许多样品，并对 21 种金银花进行生药鉴定、测定绿原酸含量、急性毒性试验及体外抑菌试验等多项研究。结果明确了陕西省产 5 种主流金银花品种，为金银花商品的鉴定与药源开发提供科学依据。此外，西北大学也参加其他几个品种的调查。该项目获国家科技进步奖三等奖。

1984—1987 年，陕西省开展第三次全国中药资源普查工作。遵照国务院 45 次常务会议决定精神和国家经济委员会《关于开展全国中药资源普查工作的通知》要求，1984 年 12 月，陕西省医药管理局、省卫生厅、省农牧厅、省林业厅、省统计局、中国科学院西安分院及省医药保健品进出口公司等部门和单位组成陕西省中药资源普查领导小组，负责组织中药资源普查领导工作。领导小组下设中药资源普查办公室，省药材公司、省中药研究所负责普查日常工作，陕西省延安、榆林、渭南、咸阳、汉中、安康、商洛、西安、宝鸡、铜川十地市分别成立中药资源普查机构。1985 年 5 月，省医药管理局、省卫生厅等 7 部门联合下发《关于下达全省中药资源普查方案的通知》。方案明确普查重点为 258 种省内有产常用中药材，而对野生资源濒危或稀少但扩大繁殖困难的药材，以及资源很多但药用量很少的品种进行一般调查；方案要求，对麝、全蝎、蜈蚣、秦艽、五加皮、杜仲、绞股蓝、苦木、党参、黄芪、贝母、当归、大黄等常用或有开发前景的药材要认真调查，搞清资源减少的原因，提出保护发展措施。从 1986 年 6 月开始到 1987 年 6 月，全省 103 个地、市、县中药资源普查工作全部验收完成。全省参加中药资源普查工作的人数达 1342 人次，普查面积占全省总面积的 66.74%。野外普查工作结束后，普查办公室组成由 26 人参加的陕西省中药资源普查资料汇编委员会，包括编写委员会、评定委员会和顾问委员会。资料汇编委员会下设技术报告编写组、中药名录编写和标本制作组、工作报告编写组、民间单验方编写组和重点品种专题报告编写组 5 个编写小组，对收集的资料进行研究分析、反复查证，数易其稿，汇编成普查的第一手资料。普查采集中药标本 86613 份，其中植物标本 86510 份，动物标本 103 份。在此基础上，又制作出质量较高的腊叶标本约 47000 份。这些标本的采集与制作，对全省中医药的教学、生产、科研，以及购销等都产生积极的影响。1987 年 12 月 20—23 日，陕西中药资源普查工作接受全国中药资源普查领导小组和办公室的检查评审受到验收专家组的好评，顺利通过验收。

陕西省中药资源普查的主要成果如下。

1）摸清中药资源家底：已查明全省药用植物、动物、矿物及其他药物共3291种，其中植物2730种，隶属于241科994属2271种；动物药474种，隶属于129科231属310种；矿物药40种，其他药物47种。在全国规定重点普查的360余种中药中，该省有283种，占77.6%。其中植物药260种，动物药13种，矿物药10种。动植物药总蕴藏量为14.2万吨，其中植物药14.17万吨，动物药400吨。在283种中药中，产藏量达100吨以上的品种有杜仲、天麻、山茱萸等102种，500吨以上的有附子、党参、地黄等30种，1000吨以上的有甘草、连翘、黄芪等40种。正常收购的有266种，年收购量为2320吨，占全省总产藏量的16.24%。据调查统计，陕西省家种药材1957年仅有14种，栽种面积为533.33公顷，1983年增加到70余种，栽种面积达24667公顷。从药材主产地看，陕北主产黄芪、甘草、枸杞子、款冬花、大黄等；关中主产生地、沙苑子、黄芪、附子、水飞蓟等；陕南主产黄连、天麻、附子、杜仲等。陕西省每年供应省外或出口中药材有杜仲、甘草、天麻、枸杞子、金银花、附片等46种，年平均调出量为4355吨；每年出口杜仲、黄芪、连翘、山萸肉、枸杞子等18个品种，年平均出口量279吨。

通过普查，首次发现新植物茂汶淫羊藿、山延胡索、单叶血藤、石豆兰、石米及湖北梣木等6种。与此同时，各地也不同程度地发现中药资源新分布。据初步统计，西安市有16种，宝鸡市有44种，咸阳市有18种，铜川市有50种，渭南地区有10种，汉中地区有18种，安康地区有40种等。在这次中药资源普查中，各地普遍开发利用新的药物资源。如丹凤县盛产秦皮，但过去一直没有发现。1986年发现后积极组织收购，当年收购160吨，产值7万多元。又如宝鸡市新资源有44种，从1987年开始，市属各县已挂牌收购10余种。再如绥德县过去一直从外地调进罗布麻，普查中发现当地资源丰富，立即组织、收购，为全县人民办了一件好事。

陕西省各地市中药资源品种数和蕴藏量见表7-3-3。

表 7-3-3　陕西省各地市中药资源品种及蕴藏量（1987 年）

单位：吨

区域	总数	植物类品种数	动物类品种数	矿物类品种数	其他
西安市	725	633	73	8	11
宝鸡市	1992	1481	412	12	87（含复制品）
咸阳市	626	484	111	6	25
铜川市	683	654	27	2	
渭南地区	931	814	102	9	6

区域	总数	植物类品种数	动物类品种数	矿物类品种数	其他
延安地区	542	494	41	7	
榆林地区	281	268	5	5	3
汉中地区	1522	1220	283	18	1
安康地区	1299	1215	57	27	
商洛地区	1119	815	286	8	10
全省	3291	2730	474	40	47（不含复制品）

2）研究制定省中药区划与发展规划：根据陕西自然、社会经济条件，在基本摸清全省中药资源分布规律的基础上，陕西省研究制定了"陕西省中药资源区划"。同时，在确立中药资源区划的前提下，提出《陕西省1987—2000年中药资源开发利用发展规划》。该规划从指导思想、发展目标、技术措施等方面做了较详尽的论述。

3）普查资料整理汇总与编写：在全省普查资料整理汇总基础上，编写工作报告、技术报告及重点品种专题等报告资料。如《陕西省中药资源普查技术报告》，对该省自然和社会经济条件、中药资源基本状况、中药资源的开发利用、中药资源的区划，以及中药材发展规划做了详尽的论述，为振兴陕西省中药事业提供良好基础。《陕西中药名录》约60余万字，分植物药、动物药、矿物药三大部分，其内容丰富，较全面地反映了该省中药资源的本底，为开发利用全省中药资源提供可靠的科学依据。此外，还撰写全国中药资源普查办公室下达的及省中药资源普查办公室安排的杜仲、黄连、甘草、麝香、牛黄、淫羊藿等22个重点品种的专题技术报告。报告较全面地反映了这些品种的开发历史、现状、生境分布、栽培技术、生物学特性、用途、研究概况，以及存在的问题和对今后发展的建议等。根据全国中药资源普查办公室的要求及该省的具体情况，共绘制42份图表，包括陕西省中药材主要品种综合分布图、陕西省单品种产量分县分布图、陕西省中药资源区划图、全国中药资源调查表等。这些图表对开发利用陕西省中药资源、研究其消长变化规律，以及为今后制定产购销计划提供重要依据。拍摄纪录片《秦地无闲草》，全面系统地反映陕西省丰富的中药资源及其研究利用开发状况。

4）民族民间方药筛选与编写：编写《陕西民间方药荟萃》，约40万字。其选方以药物疗效可靠、组成简单、来源方便、价格低廉、毒副作用小、符合中医药理论为基本原则。共选方3343首，治疗疾病149种。该书不但体现了陕西省丰富的民间医药经验，而且对发掘祖国医药学宝库具有重要的研究价值。

5）编写专著与获奖情况：陕西省中药资源普查锻炼和培养了一大批中药技术人才。通过普查，

......植物资源》［西北植物学报，1988，8（5）：85-88］、《陕西药用植物区系的研究》［武汉植物学研究，1991，9（1）：......今文。在全省普查基础上，组织以陕西省中药研究所为主的科技人员，经过2年多的努力，编写出了《陕西民间方药荟萃》《陕西中药名录》等专著，分别于1988年6月、1989年2月由陕西科学技......出版社出版。

"陕西中药资源普查与研究"于1988年获得陕西省科技进步成果......等奖（集体）；《陕西民间方药荟萃》于1988年获陕西省优秀科技图书奖二等奖；《陕西中药......录》获西南、西北地区优秀科技图书奖二等奖。

通过普查和研究，发现陕西的中药材资源还有3个明显的区域特征，对......医药专家进行了深入的调查研究，出版了多部专著。一是"太白草药"。太白山是秦岭主峰，是我......大陆东部的最高名山，位于陕西太白县、眉县、周至县境内，为国家自然保护区。太白山中药材......源丰富，有药用植物1400余种，享有"世界药用植物宝库"之美誉。优势中药材品种有党参、当......五味子、川芎、芍药、白术、黄芪、金银花、五加皮、细辛、山茱萸等。太白山中药材资源不但......类多，而且独具特色，独有的中药材达300余种，其中以"太白"命名的有60余种，如太白黄芪、太白白术、太白贝母、太白黄精等；以"七"命名的有50余种，如桃儿七、朱砂七、金牛七、窝儿七、长春七、钮子七等。太白山脚下的各县、乡镇分布着数十家太白草药诊所，求医者络绎不绝，医药专家也不断挖掘散在于民间的草药经验，搜集了不少疗效独特的单方、验方。二是"华山药材"。华山是著名的五岳之一，也是中华文明的发祥地之一，自然生态环境独特，不仅是我国著名的旅游胜地，而且盛产中药材。早在唐代，华山茯苓就享有盛名；沈括在《梦溪笔谈》中有"细辛出华山，极细而直……嚼之习习如椒"之记载；华山菖蒲等也在《本草纲目》中有记载。此外，华山的秦椒、沙参、泽泻、黄精等也都是中药佳品。三是"秦巴药材"。秦巴山区丰富多样的气候及地貌类型，为生物的生长和繁衍创造了优越的自然生态条件，其中药资源丰富，有药用植物2000余种，中药材种类和产量占陕西全省2/3以上，素有"巴山药乡"之美誉。秦巴山区在全国处于优势地位的中药材有杜仲、天麻、山茱萸、黄连、秦艽、五味子等。其中绞股蓝以种类多、资源丰富、皂苷类等有效成分含量高而在国内外享有盛誉；俗称"八仙党"的党参以"狮子头、菊花心、单条状"而著名，是我国主要出口品种之一。

1987年，李世全编写的《秦岭巴山天然药物志》由陕西科学技术出版社出版。该书重点介绍陕西省中药资源分布、医药学研究、临床应用以及民间用药情况，共收载植物药1158种、动物药63种、矿物药14种，附药物图949幅、民间验方3000多个。

1987年，西北大学地质系白学让、刘养杰开始对陕西省药用矿物资源开展广泛调研，并编绘出该省药用矿物分布图。调查结果表明，陕西省具备药用矿物产出的有利地质环境，尤其是秦巴山区药用矿物资源相当丰富，凡临床常用和经营的50多种药用矿物，在陕西省基本上都有所分布。

作者借助现代矿物学的测试手段，对所收集到的 57 件样品系统地进行显微镜下薄片（光片）鉴定、常量成分化学分析、微量元素光谱分析、射线粉晶衍射分析、红外光谱分析、差热分析以及物性测试，积累了比较完整的资料。又对 38 件从省药材公司采购的市售药用矿物样品，用上述同样方法进行系统地分析测试。在此基础上，白学让主编了《陕西省药用矿物》一书，1992 年 2 月由陕西人民教育出版社出版。该书重点论述陕西产矿物药 32 种、药用岩石 3 种、药用化石 2 种。

1988—1994 年，何建舟编著的《秦岭真菌图志》是首次对秦巴山区蕴藏的 351 种真菌种质资源进行调查、鉴定、分类及开发利用研究的专著。

1989 年，狄维忠、于兆英编写的《陕西省第一批国家珍稀濒危保护植物》由西北大学出版社出版。该书记载陕西省第一批国家保护植物（含药用植物）44 种，对每种植物的地方名、学名、形态特征、分布及生境、现状、保护价值、保护措施及繁殖方法均做了较详细的叙述，并附有精细的形态及分布图。同年，陕西省科学院编著的《秦岭生物资源及其开发利用》由科学技术文献出版社出版，李家骏主编的《太白山自然保护区综合考察论文集》由陕西师范大学出版社出版，陕西省林业局编著的《关山树木志》由陕西科学技术出版社出版。

1990 年 10 月，陕西省森林工业管理局编著《秦巴山区经济动植物》，由陕西师范大学出版社出版。该书分经济植物和经济动物两大部分。经济植物部分分为中药材及其原植物，原料药材植物，淀粉植物，油料植物，芳香植物，山野蔬菜，山果饮料植物，树脂、树胶及单宁植物，纤维植物，农药植物，环境污染指示植物共 11 类；经济动物部分分为工业资源动物，药用动物，肉用动物，毛皮动物，保护与观赏动物及笼养鸟类，农林害虫天敌 6 类。该书是第一部反映秦巴山区经济动植物资源的专著。

1990 年，陕西动物研究所邓凤鸣、刘宝庆主编《陕西药用动物志》，由陕西科学技术出版社出版。该书收载药用动物265种，可制动物药311种，插图179幅。其内容按动物分类系统排列，并记述每一个种的形态、生态和分布等。同时，对于药用部位、采集加工、性状鉴别、化学成分、功能主治及用法用量等亦逐条载明。附录中还对10种重要药用动物的养殖、标本制作等方法做了介绍。

2003 年 5 月 21 日，陕西省药品监督管理局下发关于开展陕西省中药材情况调研的通知，决定对全省中药材产区、中药生产企业、医疗单位、中药饮片经营企业、中药饮片厂的中药材、中药饮片供求情况、中药材分布及各地区出产中药的品质情况开展调研，促进了全省中药行业的发展。

2003 年，郭增军主编的《陕西七药》由陕西科学技术出版社出版。该书收载了分布于陕西境内、民间流传较广、习惯上以"七"字命名的较常用草药 137 种，主要记述原植物来源、形态特征、生境分布、采收加工、药材性状等项内容。

2004 年，陕西省陕南中药产业发展领导小组办公室、陕西省科学院组织编写了《陕西中药材

GAP 栽培技术》，由科学出版社出版。该书介绍了陕西药用植物赖以生存和发展的自然条件，陕西药用植物资源的特点、分布规律及中药材 GAP 栽培技术等。

2009—2010 年，陕西省食品药品监督管理局组织全省 24 家高校、科研院所 50 余人开展中草药资源调查。2010 年，陕西省食品药品监督管理局又组织省药品检验系统与有关科研院所人员参加研究编制《陕西省药材标准》，强调突出陕西"七药"特色，并特聘北京、南京及贵州有关院校专家指导。经多年努力，2016 年《陕西省药材标准》得以出版。该标准收载药材 98 种，其中 40 种被国家药品监督管理局注册司组织的地方药材标准清理工作检查组专家认定为新基原药材，首次在全国成为药材标准。

甘肃省

甘肃有维管植物 2000 多种，陆栖脊椎动物 659 种。全省中药资源有 1527 种。其中，植物类 154 科 1270 种，占 83%；动物类 214 种，占 14%；矿物类 43 种，占 3%。此次普查发现了 2 个新药用种，即甘肃虫草 *Cordycrps gansuensr* K. Y. Zhan，C. J. Wang et M. S.Yan（临夏、甘南）和文县重楼 *Paris wenxianeresis* Z. X. Peng et R. N. Zhao（文县、武都）。甘肃省内中药资源多分布于陇南和甘南等地。

1983—1987 年，甘肃省医药集团总公司组织全省各地、县医药部门专业人员，并聘请专家13人，开展中药资源调查。调查采制标本5万余份，鉴定1527种（含药用植物1270种、药用动物214种、药用矿物43种）。在调查研究基础上编写了《甘肃省中药资源普查资料汇编》《甘肃省中药资源名录》。

1983 年，赵汝能、杨永建、王定海、曹宗钧等 10 余人先后在甘肃省各地进行采集调查，共采集标本 4 万余份，初步鉴定甘肃省药用植物近 2000 种。其中疑难标本由彭泽祥、刘媖心鉴定。此次调查基本澄清了甘肃省中药材中所存在的同名异物、同物异名及同异交叉的混乱现象，搞清了部分地区习惯用药和多品种问题。在此期间，编写了《甘肃中药志》第一册，收载药物 300 余种。

1985—1987 年，苏耀海对甘肃省定西地区中药资源进行调查，发表《甘肃省定西地区的中药资源调查》一文。此次调查共采集标本 2400 多份，标本经作者鉴定，定西地区约有中药资源 313 种（含变种等），分属 90 科。其中植物类 77 科 289 种，动物类 13 科 19 种，矿物类 5 种。

1987—2004 年，赵汝能等在各地区进行复查补采工作，并在此基础上整理出版了《甘肃中草药资源志》（上、下册）。该志记载甘肃省中药材共计 2055 种，包含基原植物、动物、矿物 2540 种，其中植物 2307 种、动物 161 种、矿物 42 种、菌类 30 种。

1993—1996 年，甘肃省药品检验所深入该省中药材产区，走访医药公司、中药材经营商、个体营销大户、药材种植大户，部分采用书信往来等方式，对全省中药材生产情况进行较为系统的调查。先后采集标本 750 份，收购药材样品 810 余份，经植物标本及药材样品鉴定，确认所采药材为甘肃地产药材。调查结果显示，甘肃地产收购的各类商品药材约 327 种，包括野生药材 257 种和人工种植（养殖）药材 122 种，部分野生资源与人工种植药材均有，共涉及 371 种物种来源。

青海省

青海有维管植物2000多种，两栖爬行类及哺乳类动物86种，鸟类240种，鱼类40多种。全省中药资源有1660种，其中植物类106科457属1461种，占88%；动物类65科119属154种，占9%；矿物类45种。省内资源以玉树州较丰富。

1983—1987 年，青海省开展第三次全国中药资源普查工作。遵照国务院决定精神和国家经济委员会《关于开展全国中药资源普查工作的通知》要求，青海省由省财政经济委员会和农区委联合成立了青海省中药资源普查领导小组，省卫生厅、财政厅、医药管理局、药品检验所、药材公司、中国科学院西北高原生物研究所等单位参加；组长为蔡巨乐，副组长为邹寒雁、杨向武、张引才。领导小组下设中药资源普查办公室。各州以及西宁市、海东地区行政公署均设立相应机构，组建工作队伍，承担中药资源普查任务。同时，还聘请中国科学院西北高原生物研究所、省中医院、省药品检验所10名专家组成中药资源普查技术顾问组。省中药资源普查办公室制定野外调查技术规程，对药典所载的 500 多种中药和民族用药、药材部门经营的 1100 多种药材、临床 700 多种处方用药，特别是国家要求普查的 63 个重点品种进行调查。

青海省中药资源普查分批进行。第一批普查化隆、循化、乐都、海晏、贵德、湟中、玉树、尖扎等10个县，第二批普查湟源、互助、民和、平安、共和、兴海、贵南、同德、杂多、曲麻莱、天峻、格尔木、乌兰、河南、门源、祁连、刚察、玛多、玛沁、甘德、同仁、班玛、久治、囊谦、西宁市的农业区等25个县，第三批把所余县市一次性完成。

青海省中药资源普查有 400 多名各级干部和科技人员参加，行程 14 万千米，经过野外调查和内业汇总整理，于 1987 年通过国家中药资源普查办专家组的检查验收。

青海省中药资源普查取得的主要成果如下。

1）摸清全省中药资源家底：青海省中药资源共有 1660 种。其中植物类 1461 种，药用动物 154 种，药用矿物 45 种。植物类包括真菌植物 15 种，地衣植物 2 种，苔藓植物 4 种，蕨类植物 18 种，裸子植物 26 种，被子植物 1396 种。被子植物中，双叶子植物 1258 种，单子叶植物 138 种。国家重点品种 151 个。采集标本 3.5 万份，拍摄照片 7000 余张。

2）出版青海中药资源系列丛书：主要包括《青海高原本草概要》《青海中草药区域开发综论》《青海中药资源及开发利用研究》。

1985 年，邢振国、胡兴民、赵登福等编写的《青藏药用矿物》一书，由青海人民出版社出版。

该书收载青藏高原较常见的药用矿物及其化合物 70 余种，按化学成分分为自然元素、硫化物、卤素化合物、氧化物、碳酸盐、硅酸盐、硫酸盐及其他等 8 类分别加以叙述。每种矿物都列有矿物名称、药名、组成成分、结晶形态、物理性质、成因及产状、鉴定特征、产地、加工炮制、性味功用、用法用量、附方等项目。

1987 年，青海省卫生厅主编的《青海民间草药》，由青海人民出版社出版，该书系"青海医药卫生科普丛书"之一。

1991 年，中国科学院西北高原生物研究所编著的《藏药志》是一部本草类著作，由青海人民出版社出版。该书记载藏药 437 品（条目），共 1152 个物种。每种以考证、原植物、药材、化学成分、采集加工、性味功用等分项记述，并附有植物图 224 幅、动物图 58 幅及解剖图 112 幅，是一部集藏药之大成的专著。

1996 年 7 月，郭鹏举主编的《青海地道地产药材》，由陕西科学技术出版社出版。全书分总论与各论两部分。总论叙述青海特定的地理环境与气候，野生植物资源概况，中、藏药分布及其特点；各论分别对 64 种常用的地道、地产中药和 40 种常用藏药的基原、历史、品种分布、资源蕴藏量、采集加工、药材性状、理化鉴别、化学成分、商品规格、性味功效、贮藏、开发利用、伪品例举等方面进行阐述，并附药用动植物图 121 幅。该书集青海地道、地产药材与中、藏药于一册，文字通俗易懂，考证详尽，叙述简明，图文并茂。

1996 年 10 月，青海省卫生厅组织省药品检验所、省藏医药研究所编写《中国藏药》一书。该书收载植物、动物、矿物药材 1200 余种，涉及面广，从历史、考证到主治、配方均有收载，做到继承、发掘、整理、提高，内容丰富。全书分 3 卷出版，是我国第一部全面系统地介绍青藏高原藏药材的专著，有不少药物系首次发表。

1997 年，青海省药品检验所罗达尚主编的《中华藏本草》由民族出版社出版。该书记载藏药 1859 种，其中矿物药 60 种，动物药 266 种，植物药 1441 种 92 变种。

同年，青海省中医院刘红星主编的《青海地道地产药材的现代研究》一书由陕西科学技术出版社出版。该书分植物药、动物药、矿物药三大部分，收载中、藏药 100 余种，其中，植物药按药用部位分为根及根茎类、叶类、花类、果实及种子类、全草类、皮类、菌类。对每种药材的来源、性味与归经、功能与主治、用法与用量、贮藏、化学成分、药理作用、临床应用等都分别做了比较详细的阐述。

宁夏回族自治区

宁夏有维管植物 609 属 1839 种。全区中药资源有 1104 种，其中植物类 917 种，占 83%；动物类 182 种，占 16%；矿物类 5 种，占 1%。此次普查中还发现了一些本地过去未有记载的新资源，如麻花艽 *Gentiana straminea* Maxim.、盐生肉苁蓉 *Cistanche salsa*（C. A. Mey.）G. Beck、沙苁蓉 *Cistanche sinensis* G. Beck、中麻黄 *Ephedra intermedia* Schrenk ex Mey. 和阿尔泰银莲花 *Anemone altaica* Fisch. 等。本区固原和银川等地的药用种类相对较多；六盘山和贺兰山是宁夏中药资源较集中的地域。据调查，贺兰山有药用植物 310 种，六盘山有药用植物 423 种。

1983—1987 年，宁夏回族自治区开展第三次全国中药资源普查工作。遵照国务院决定精神和国家经济委员会《关于开展全国中药资源普查工作的通知》要求，宁夏医药总公司、宁夏卫生厅、宁夏农业厅、宁夏林业厅、宁夏科学技术委员会、宁夏经贸厅和宁夏统计局等 7 个单位组成宁夏回族自治区中药资源普查领导小组，由邢世瑞、刘景林担任正、副队长，组建宁夏中药资源普查队，对全区中药资源进行普查。调查涵盖了固原、彭阳、泾源、隆德、西吉、海原、盐池、陶乐、灵武、同心、中卫、石嘴山等 12 个重点县市和平罗、贺兰、青铜峡、吴忠、中宁、永宁、银川等 7 个非重点县市。于 1987 年通过国家中药资源普查办公室专家组的检查验收。

宁夏回族自治区中药资源普查取得的主要成果如下。

1）摸清全区中药资源家底：此次普查采集植物、动物、矿物标本 1.5 万余份；查出宁夏共有中药资源 1104 种（以来源计），其中植物药 917 种，动、矿物药 187 种；估测 74 种常用中药蕴藏量。截至 1985 年底，宁夏栽培和养殖药用动植物 58 种，其中植物药 45 种，分属于 19 科：动物药 13 种，分属于 7 科。

2）研究制定省中药区划与发展规划：在普查基础上，宁夏研究制定了中药资源区划及发展规划。

3）普查资料整理汇总与编写：在全省普查资料整理汇总基础上，编写了工作报告、技术报告及重点品种专题报告等资料，系统总结了宁夏中药生产、购销、科研的经验和成果。

4）民族民间方药筛选与编写：开展民间用药的调查、收集、整理、筛选，在此基础上编写民族民间方药；发掘民间草药 28 种。

5）澄清一批药材混淆品种：通过普查，共澄清 35 种地产药材混乱品种。

6）编写专著与获奖情况：在对宁夏中药资源进行全面系统的调查和总结历史资料的基础上，由邢世瑞主编的《宁夏中药资源》（宁夏人民出版社，1987 年）一书，全面反映了宁夏中药资源的基本状况，是继 1971 年出版的《宁夏中草药手册》之后，又一部记载宁夏中药资源的重要专著。该书包括 4 个方面内容：一是宁夏中药资源普查工作总结报告；二是宁夏中药资源普查技术报告，包括宁夏中药资源的种类、分布、蕴藏量及中药资源区划；三是专题报告，对宁夏重点药材的栽培生产和购销、新资源及其开发和利用、民间草药、混乱品种、药用植物区系分析等做了专题报告；四是宁夏中药资源名录，收载宁夏中药资源共 1104 种（以来源计）。书中还对一些中药资源有关问题和内容以专题报告的形式进行深入分析和论述，为合理开发、利用宁夏中药资源，指导药材生产、购销和科研工作提供科学依据。

宁夏中药资源普查工作及编写出版的《宁夏中药资源》一书，于 1988 年获宁夏科技进步奖二等奖。

1984 年，为了继承和发扬各兄弟民族的传统医药学，卫生部下达了对民族药进行调查整理和科学研究的任务，由卫生部药品生物制品检定所和云南省药品检验所牵头，民族药应用较多的 16 个省、自治区药品检验机构参加。经过多年的普查和复查，整理出民族药 1200 多种，其中对于民族常用、来源清楚、疗效确切、比较成熟的品种，分工研究和起草，分卷编辑出版。卫生部药品生物制品检定所周海钧和云南省药品检验所曾育麟担任编辑委员会主任委员，宁夏药品检验所邢世瑞作为编委会委员，负责回族药的调查、整理和编写任务。结合多年来在宁夏中药资源普查过程中收集的民间用药资料，该书编辑委员会整理撰写了《宁夏回族聚居地区的民间草药》，其中回族聚居地区常用民间草药铁棒锤、红三七、狗肠草、铁心甘草、苦豆草等载入 1984 年出版的《中国民族药志》和 2000 年出版的《现代实用本草》，其单验方部分分别载入 1992 年出版的《中国民族民间秘方大全》和 1993 年出版的《中国回族民间实用药方》。

1988年，张永庆、李天鹏等采用调查与实验相结合的方法，对宁夏甘草资源的历史、现状、分布、蓄积量、生态特征、生理指标及人工栽培技术进行系统研究，其调查和研究结果以专题报告形式载入《宁夏甘草资源研究》一书。

1991 年，宁夏卫生厅牵头组织成立《宁夏中药志》编写委员会并成立编写组，由邢世瑞任主编，编写了《宁夏中药志》，由宁夏人民出版社出版。《宁夏中药志》分上下两卷，共 227.5 万字。全书分总论、各论两部分。总论概述宁夏中药资源的基本情况和资源区划。各论收载植物药 496 种、动物药 60 种、矿物药 6 种，共 562 种。每种药材均从正名、别名、来源、采集加工、药材鉴别、化学成分、药理作用、性味功用、应用举例等方面做了详细介绍。书末还简要介绍了 243 种非常用药。书中附彩图、墨线图和照片 643 幅。该书是宁夏回族自治区首次以"志"的形式，全面反映宁夏中药资源状况的药学专著，填补了宁夏中药无"志"的空白。该书的出版发行对宁夏的中药材生产、合理开发和保护药材资源、科研教学及商品药材经销、中药材使用和检验均有较大参考价值。《宁夏中药志》（1991 版）分别于 1994、1996 年获宁夏科技进步奖三等奖、卫生部优秀图书奖三等奖。

1995 年，中国药材总公司主持编著了《中国常用中药材》，各省（区、市）参加中药资源普查的专业人员均参加编写。宁夏由邢世瑞担任编委会委员，负责组织枸杞子、银柴胡 2 个品种的编写。

2000 年，宁夏被科技部列为国家中药现代化科技产业种植基地，宁夏栽培中药材由原先的 23 种增至 62 种，中药种植业迅速发展，社会对《宁夏中药志》的需求不断增长，但原书早已售空。因此宁夏科技厅立项，由原主编邢世瑞负责组织《宁夏中药志》的再版工作。2006 年《宁夏中药志》

第二版出版，第二版收载内容和框架与原版基本一致，但内容有所增减：总论部分第二至第四章有较多的修改和补充，增加了第五、第六 2 章；各论部分增加了金莲花、丹参、贺兰山黄芪等 27 种，由原版的 804 种增加至 831 种（以药材种计）；插图由原版的 635 幅增加至 691 幅；每种论述的内容由原版的 13 项增加至 16 项；用"近期国内外文献资料"修改和补充原版的"化学"和"药理"两项内容。此外，还将当时宁夏中药资源开发、中药材生产基地建设、中药材规范化种植技术等方面的研究成果编入书中，总字数增加至 276.2 万字。

新疆维吾尔自治区

新疆有植物 3000 多种，脊椎动物 115 科 404 属 977 种。全区有中药资源 2210 种。其中，植物类 158 科 2014 种（菌类植物 90 种、地衣植物 3 种、苔藓植物 6 种、蕨类植物 33 种、裸子植物 29 种、被子植物 1853 种），占 91%；动物类 69 科 153 种，占 7%；矿物类 43 种。本区特有药用植物有新疆芍药 *Paeonia sinjiangensis* K. Y. Pan、新疆柴胡 *Bupleurum exaltatum* Marsch.-Bieb.、毒参 *Conium maculatum* L.、阜康阿魏 *Ferula fukanensis* K. M. Shen、毛头牛蒡 *Arctium tomentosum* Mill 和全缘叶蓝刺头 *Echinops integrifolius* Kar. et kir. 等。该区中药资源种类较多的是伊犁、塔城、昌吉等地。

1983 年 6 月，由国家经济委员会牵头，卫生部委派国家医药总局中国药材公司、农业渔业部农垦局、对外经济贸易部中国土畜产公司以及国家统计局的 6 位专家，在新疆医药局、卫生厅、农业厅以及新疆生产建设兵团等有关部门的支持配合下，邀请当地有关专家并抽调相关部门工作人员共 20 人组成调查组，对巴楚、阿瓦提、轮台、察布查尔以及新疆生产建设兵团有关单位的甘草资源和甘草膏生产企业进行重点调查。调查历时 40 天，形成专题报告，促成新疆维吾尔自治区人民政府发布《新疆甘草资源保护管理办法》，对新疆甘草资源的保护和甘草人工种植工作起到了很大的促进作用。

1986—1988 年，新疆维吾尔自治区开展第三次全国中药资源普查工作。遵照国务院决定精神和国家经济委员会《关于开展全国中药资源普查工作的通知》要求，以及国家经济委员会下达的《关于开展全国中药资源普查的通知》，1986 年，新疆维吾尔自治区人民政府组建自治区中药资源普查领导小组，下设办公室。领导小组组长由自治区人民政府副秘书长安吉志担任，副组长由经济委员会主任齐述山、医药管理局局长于连江担任，成员由自治区医药管理局、农业厅、畜牧厅、卫生厅、财政厅、外贸局、林业厅、统计局、中国科学院新疆生物土壤沙漠研究所等部门组成。普查领导小组办公室设在自治区医药管理局，医药管理局中药处杨卫东任办公室主任，成员由李佳政、梁贵寅、沈金贵、李晓瑾、张虹、樊彬、詹秋蕴、田辉明、张建华等组成。成立新疆维吾尔自治区中药资源普查技术顾问组，成员有刘国钧、刘勇民、成彩辉、沈观冕、李佳政、许方本、高行宜、谢天象等 8 位。全疆共组建各级普查领导小组及办公室 48 个，人员 422 人，聘请技术顾问 39 名，组建野外工作队 44 个，外业调查人员 247 人。根据全国中药资源普查领导小组《关于下达全国中药资源普查方案通知》，制定《新疆维吾尔自治区中药资源普查方案实施细则》，并举办培训班两期，培训 160 人。1987 年根据《全国中药资源普查总结验收标准》的要求，制定《中药资源普查资料整理提纲》，确定资料整理的指导思想、方法步骤、内容要求等。1986 年 3 月至 1987 年 10 月，对全疆 83 个县市进行野外普查，累计行程 216780 千米，面积占新疆全区总面积的 60%，做样方 3435 个，召开各类调查座谈会 1100 次，采制标本 24780 份，摄制照片 4626 张、资料片 3 部。1987 年年底完成了 14 个地州市的验收工作。1987 年 8 月至 1988 年 3 月，开展自治区普查资料整理汇总工作，先后共有 17 位同志参与。1988 年 3 月，全国中药资源普查办公室主任张惠源亲率专家来疆验收，并参观"新疆中药资源普查成果展览"，历时 3 天，新疆顺利通过国家中药资源普查办公室专家组的检查验收。

新疆维吾尔自治区中药资源普查取得的主要成果如下。

1）摸清全区中药资源家底：新疆有各类药用植物、动物、矿物资源计 1917 种，药物 1208 种。统计出新疆有植物药类 151 科 1721 种 727 种，动物类 69 科 153 种 438 种，矿物类 43 种 43 种。其中包括本次普查发现的新资源、新分布，以及肉苁蓉等新寄主，并摸清了新疆中药资源的种类与分布。整理标本 9000 份，绘制各种专业地图 50 份，整理照片 2000 余份，填制各种表格 600 份，调查了 23 种植物药和 3 种动物药重点品种的蕴藏量（产量），查清新疆主要地产品种野生药材蕴藏量和家种药材产量。26 个重点品种，其中 23 种植物药蕴藏量为 236.6 万吨，产量（家种）1276 吨；3 种动物药蕴藏量为 125 吨，产量 10 吨。全区涉及蕴藏量（产量）调查的品种有 70 个，总蕴藏量（产量）247.25 万吨。

2）研究制定全区中药区划与发展规划：在调查基础上，研究制定了新疆中药资源区划及发展规划。

3）普查资料整理汇总与编写：在新疆普查资料整理汇总基础上，编撰新疆维吾尔自治区中药资源普查资料集，包括《新疆第三次中药资源普查工作报告》《新疆中药资源全貌的技术报告》《新疆维吾尔自治区中药区划与发展规划》《新疆维吾尔自治区中药资源名录》。经调查，对新疆产重点药材的药用历史、药材来源、用药特点等撰写专题报告。例如，新疆维吾尔自治区普查办公室撰写甘草、贝母、马鹿、红花、枸杞子、阿魏、肉苁蓉、麻黄、紫草、鹅喉羚、牛蒡、新疆雪莲等 12 个品种；各地区普查办公室撰写沙棘、四爪陆龟、薰衣草、伊犁蛇类等品种。又如《新疆维吾尔自治区中药资源名录》共收载中草药基原 2210 种，药物 1382 种。其中，植物 158 科 2014 种（含 5 亚种、95 变种、5 变型），动物 37 目 69 科 153 种，矿物 43 种。该名录汇集文字材料达 240 万字，图片 288 幅。此外，还绘制了普查成果地图 50 幅，摄制专题片 3 部。

4）民族民间方药筛选与编写：在新疆维吾尔自治区普查中，对维吾尔药、蒙药等少数民族药进行调查与总结。如《维吾尔族常用药名录》，收载地产维吾尔药 140 种，其中植物药材 129 种、动物药材 10 种、矿物药材 1 种。《和布克赛尔县蒙药资源名录》收载地产蒙药 100 余种。

5）澄清一批药材混淆品种。

6）编写专著与获奖情况："新疆中药资源普查及其利用"获自治区 1988 年度科技进步奖二等奖。1989—1990 年，新疆中药民族药研究所承接了塔什库尔干县与克拉玛依市中药资源普查任务，其成果获新疆医药管理局科学技术进步奖二等奖。至此，新疆第三次中药资源普查基本做到了全覆盖。1988—1995 年，参与由中国药材总公司组织出版的第三次全国中药资源普查丛书中《中国常用中药材》（编写其中阿魏、甘草、麻黄、马鹿、肉苁蓉等品种）、《中国民间单验方》、《中国中药资源地图集》等专著的编撰。

1990—1996 年，为配合国家及自治区甘草资源保护专项行动，新疆医药管理局、新疆药业集团先后完成甘草、麻黄等资源专项调查。

1999—2000 年，新疆维吾尔自治区畜牧厅草原站开展新疆甘草、麻黄资源普查，调查发现甘草、麻黄分布面积严重萎缩，蕴藏量急剧下降，已处于危及生态安全边缘的状态。

2000—2002 年，参与国家社会公益研究专项资金项目"中国药用濒危野生物种保护战略研究"（项目编号：98）、国家软科学研究项目（项目编号：Z00039）、国家中医药管理局科学技术研究基金项目（项目编号：2000–J–P–61）开展的甘草等药材资源调查。

（四）重要中药资源专项调查与成果

在上述第三次全国中药资源普查及其获得成果的前后，全国各地还继续进行了对中药资源具有重大意义的专项调查，也获得了不少标志性的可喜成果，下面择要予以介绍。（有关少数民族药资源、药用动物资源、药用矿物资源、海洋中药资源、珍稀濒危药用植物资源的专项调查，详见"专题篇"）

1. 抗疟药的调查、研制

中国中医研究院中药研究所于 1969 年接受抗疟药研究任务，屠呦呦任科技组组长。屠呦呦领导课题组从系统收集整理历代医籍、本草、民间方药入手，对具抗疟功能的中草药进行研究（见图 7–3–8）。在收集 2000 余方药和采集调查大量药用植物标本的基础上，编写了《抗疟单验方集》，并对其中的 200 多种中药开展实验研究。历经 190 多次失败，于 1971 年发现中药青蒿乙醚提取物的中性部分对疟原虫有 100% 的抑制率。这是屠呦呦和她的研究团队从东晋葛洪《肘后备急方》中的"青蒿一握，以水二升渍，绞取汁，尽服之"得到的启发，并在此基础上深入微观世界，让青蒿素更多的"秘密"显现出来。经中药资源调查研究，在以黄花蒿为提取原料提取青蒿素，再到双氢

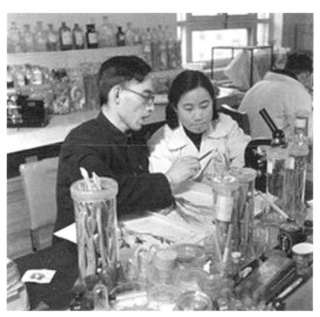

图 7-3-8　屠呦呦在实验室工作

青蒿素，科学的进步让更多人获益。然而，对于科学家们来说，每一小步的前进都步履维艰。1971年，从该有效部分中分离得到抗疟有效单体，命名为青蒿素。青蒿素为一具有"高效、速效、低毒"优点的新结构类型抗疟药，对各型疟疾特别是恶性疟有特效。

1972 年 3 月，屠呦呦在南京召开的"523"项目（疟疾防治药物研究项目）工作会议上报告了实验结果。1973 年，为确证青蒿素结构中的羰基，又合成了双氢青蒿素。再经构效关系研究，明确在青蒿素结构中的过氧化氢是主要抗疟活性基团。在保留过氧的前提下，羰基还原为羟基可以增效，为国内外开展青蒿素衍生物研究打开局面。1977 年 3 月，以"青蒿素结构研究协作组"名义撰写的论文《一种新型的倍半萜内酯——青蒿素》发表于《科学通报》。

1978 年，"523"项目的科研成果鉴定会最终认定青蒿素的研制成功，并按中药用药习惯，将中药青蒿抗疟成分定名为青蒿素。青蒿素抗疟研究课题获全国科学大会"国家重大科技成果奖"。1979 年，青蒿素研究成果获国家科学技术委员会授予的国家发明奖二等奖。1984 年，青蒿素的研制成果被中华医学会等评为"建国 35 年以来 20 项重大医药科技成果"之一。1986 年，青蒿素获得了一类新药证书（86 卫药证字 X-01 号）。1992 年，双氢青蒿素被国家科学技术委员会等评为"全国十大科技成就奖"。同年，双氢青蒿素及其片剂获一类新药证书（92 卫药证字 X-66、67 号）。1997 年，双氢青蒿素被卫生部评为"新中国十大卫生成就"。2003 年，双氢青蒿素栓剂、青蒿素制成的口服片剂获得新药证书，编号分别为国药证字 H20030341 和 H20030144。在北京医科大学医学部有关部门支持下，双氢青蒿素用于治疗红斑狼疮和光敏性疾病，并获国家食品药品监督管理局的"药物临床研究批件"（2004L02089）和中国发明专利（专利号：ZL 99103346.9）。经临床 100例疗效初步观察，总有效率为 94%，显效率 44%。2011 年 9 月，青蒿素研究成果获拉斯克临床医学奖，获奖理由是"因为发现青蒿素——是一种用于治疗疟疾的药物，挽救了全球特别是发展中国家的数百万人的生命"。

2015年10月5日，瑞典卡罗琳医学院在斯德哥尔摩宣布，中国女药学家屠呦呦以及爱尔兰科学家威廉·坎贝尔和日本科学家大村智获2015年诺贝尔生理学或医学奖（见图7-3-9）。这是中国科学家在中国本土进行的科学研究首次获诺贝尔科学奖，是中国医学界迄今为止获得的最高奖项。

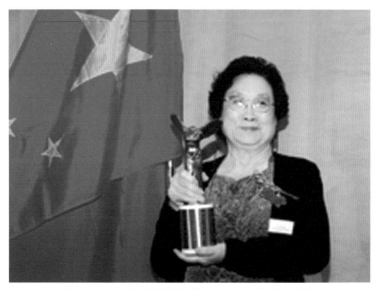

图7-3-9　屠呦呦荣获诺贝尔生理学或医学奖

2015年12月7日下午，2015年诺贝尔生理学或医学奖得主、中国科学家屠呦呦在瑞典卡罗琳医学院用中文发表《青蒿素的发现：传统中医献给世界的礼物》的主题演讲。她在演讲中强调："这不仅是授予我个人的荣誉，也是对全体中国科学家团队的嘉奖和鼓励。"屠呦呦主要讲述了中国科学家40多年前在艰苦的环境中从中医药中寻找抗疟新药的故事。这位84岁的老人说："我衷心祝贺协作单位同行们所取得的多方面成果，以及对疟疾患者的热诚服务，对全国523办公室在组织抗疟项目中的不懈努力，在此表示诚挚的敬意。没有大家无私合作的团队精神，我们不可能在短期内将青蒿素贡献给世界。"最后，屠呦呦非常动情地说："我想与各位分享一首我国唐代有名的诗篇，王之涣所写的《登鹳雀楼》：白日依山尽，黄河入海流，欲穷千里目，更上一层楼。请各位有机会时更上一层楼，去领略中国文化的魅力，发现蕴涵于传统中医药中的宝藏！"

2. 其他专项调查与成果

（1）本草文献的整理研究

1979—1989年，我国现代著名本草文献学家、本草文献整理研究奠基人尚志钧，钩沉辑复《山海经植物学考释》、《诗经药物考释》、《神农本草经》、《名医别录》、《本草经集注序录》（敦煌本)、《吴普本草》、《雷公炮炙论》、《新修本草》、《本草拾遗》、《海药本草》、《日华子本草》、《药性论》、《雷公药对》、《开宝本草》、《嘉祐本草》、《政和本草》、《蜀本草》、《证类本草》、《本草图经》及《历代中药文献精华》等一大批本草典籍。尚志钧通过对大量本草文献的整理研究,搞清了很多似是而非的问题。如《神农本草经》载药365种的问题,经他考证其药数原非365种,是道家陶弘景为附和一年有365天,而将原来的369种改订为365种的。他还认为,《本草纲目》卷二所载《神农本草经》药物目录,是后人从《证类本草》中的白字《神农本草经》药物目次改编而成的。

（2）《新华本草纲要》

1988—1991年,江苏省植物研究所、中国医学科学院药物研究所等联合编著的《新华本草纲要》（第1—3册）,由上海科学技术出版社出版。该书是一部记录我国植物药的纲要性专著,具有很强的连贯性和一致性。该书的突出特点有:①收载品种的数目是当时出版的中草药书籍中最多的一部。该书是在中药资源调查研究基础上编著的,是一部简要而系统地介绍我国药用植物的纲要式专著（名录性质书籍除外）。全书3册,共收载药用植物约6000种,每种植物药一般包括中文名、拉丁学名、历史、分布、成分、功效等项。②该书在每个科之前载有小总论,是全科药用植物种类、成分和疗效三者及其相互关系的一个概括性的叙述,突出了全科药用植物的特点,是当时所有出版的中草药类书籍中具有创新和独树一帜的编写体例。③该书简明扼要,编排新颖,内容丰富,具有较高参考价值。其编写突破旧式以笔画、性味功用、药用部位等分类编排的方法,采用植物进化的系统编排。这种编写体例不仅给读者一种全新的感觉,而且有利于读者全面了解和掌握我国植物药的资源、分布情况,对认识和研究同科、同属药物,利用亲缘关系寻找新药资源颇有裨益。按植物系统编排,还有助于读者区别同科、同属中的近似药物品种。

吴征镒是《新华本草纲要》的主要编写人员,他是中国植物学的奠基人,参加并领导了中国植物资源考察。自1936年起从事植物学诸多领域的研究,特别是云南植物资源的调查,指出植物有机物质的形成与植物种源分布区及形成历史有一定相关性。他开展植物系统分类研究,发表和参与发表的植物新分类群1766个,是中国植物学家中发现和命名植物最多的一位,改变了中国植物主要由外国学者命名的历史。他系统全面地回答了中国现有植物的种类和分布问题,摸清了中国植物资源的基本家底,提出"被子植物八纲系统"的新观点。在植物区系地理学方面,他科学地划分中国植物属和科的分布区类型并阐明其历史来源,形成独创性的区系地理研究方法和学术思想。他提出中国植物区系的热带亲缘,完成中国植物区系区划,为资源保护和国土整治提供科学依据;修改了世界陆地植物分区系统,为植物区系区划和生物多样性研究及保护做出重要贡献。他还提出指导植物资源合理开发利用的理论,并在实践中得到证实。2006年,90岁高龄的吴征镒尚率领弟子着手整理研究中国清代著名的植物学专著《植物名实图考》及《植物名实图考长编》,开启了中国植物考据学研究的新篇章。这对我们今天正在兴起的从中药资源调查从中药本草考证向中药本草考据学研究发展当有所启迪。

（3）《中国道地药材》

1989年，中国中医研究院中药研究所胡世林主编的《中国道地药材》由黑龙江科学技术出版社出版。该书是在深入全国中药资源调查（含文献调查）基础上，继承发扬中药学术精华、首创药材道地区划分类的难得专著。该书分总论、各论等部分。总论分章对道地药材概念的形成与发展、道地药材与传统集散地的形成、道地药材与环境、道地药材的栽培与养殖、道地药材的产地加工与贮藏、道地药材的质量分析与评价及道地药材的无机分析法等进行介绍；各论则按药材道地区划分类，对川药、广药、云药、贵药、怀药、北药等加以论述。

《中国道地药材》在对道地药材概念的形成与发展、道地药材与传统集散地的形成等方面的论述，确有不少真知灼见。例如关于道地药材的概念，认为"道地药材是指经人们长期医疗实践证明质量优、临床疗效高、地域性强的一类常用中药材。其系一古老而通俗、内涵丰富而科学的特殊概念；其集地理、质量、经济、文化概念于一身，乃我国几千年悠久文明史及中医中药发展史形成的特有概念"。关于道地药材的形成与发展，认为关键在于优良品种遗传基因这一内在因素，能保存、选择优良品种，这既与当地土壤、气候、水质、生态环境等地理因子和生态因子密切相关，也与当地栽培（养殖）加工技术、应用历史、流通经营、传统习俗等社会经济和人文环境因素密切相关。中药生产及其自然资源与自然条件、社会经济条件的相关性，以及生态环境、地质背景和区域分异等规律的认识与利用，是有着较长渐进历程的。

从上可见，我们祖先很早以前就意识到按照生态规律发展中药材生产的重要性，用药必须选择道地药材，特定生态环境条件与种养加工技术是保证药材质量及临床疗效的重要外在因素，其与品种遗传基因相辅相成，这充分体现了中药的特殊性、道地性和继承性，也充分反映出中药区划的萌芽与客观存在的基础。中药业"道地药材"的出现与形成，更集中地展示了中药区划的特点；某种意义上讲，我国历代本草对道地药材的记述，正是朴素而原始、生动而实用的中药区划，是我们祖先以中药为对象进行地域分异规律研究与认识的成果。至今，诸如"川广云贵，南北浙怀，秦陕甘青"等地所产的道地药材，以及祁州"十三邦"和漳树等"四大药市"，仍为中药的"脊梁"，在中药市场占有举足轻重的地位。

（4）《中药材品种论述》

中国中医研究院中药研究所谢宗万对于中药材品种的名实问题，一直在中药资源调查基础上研究不懈，他将中药材品种理论研究作为其一生的追求。他主要从事中药品种的本草考证及中药资源、中药鉴定及药学史研究，包括历代本草药物品种的考证、澄清中药材混乱品种及中药材传统经验鉴别。他长期深入实地开展中药资源调查，除在国内调查外，还多次赴日本、伊朗、马耳他、菲律宾等国家进行学术交流或考察。他始终将继承、发扬、整理、提高的精神贯彻于生药学的研究工作中，使生药学研究既符合中国国情，又突出中医药特色，坚持从实际出发，解决实际问题，从而为临床、科研、教学和生产服务。他长期致力于中药复杂品种的研究，研究澄清中药业存在的严重品种混乱，将本草学、中药资源学、植物分类学与生药学有机地紧密结合起来，形成独特的学术风格，并在深入中药资源调查研究与实践应用基础上，提出《中药品种新理论的研究》之真知灼见。

谢宗万 1964 年出版的《中药材品种论述》上册（上海科学技术出版社），是中国历史上第一部集中论述中药材复杂（混乱）品种的专著，于 1978 年荣获全国科学大会成果奖；上册经补充修订，于 1990 年以崭新的面貌重新出版第二版。1984 年，仍由上海科学技术出版社出版《中药材品种论述》中册；中册后又经修改与删节，于 1994 年出版第二版。上、中两册除总论外，共载专题论文 150 篇。1994 年，谢宗万在人民卫生出版社出版了《中药品种新理论的研究》，对中药品种新理论纲要和专论进行深入的探讨。

（5）《常用中药材品种整理和质量研究》

《常用中药材品种整理和质量研究》为国家"七五""八五"重点科技攻关项目。《常用中药材品种整理和质量研究》（北方编）于 2003 年 7 月由北京医科大学出版社出版，共 6 册，主编楼之岑、秦波，《常用中药材品种整理和质量研究》（南方编）于 1994 年 1 月由福建科学技术出版社出版，共 4 册，主编徐国钧、徐珞珊、王峥涛。该书北方编或南方编，是南北两个协作组的科研成果经修订编辑而成，是我国中药现代化研究的大型科学专著，对澄清中药材品种混乱、提高鉴定技术水平、保证药材质量、保证用药安全有效、制定药材标准、开发利用新的药材资源、促进中医药学的发展具有重大的科学意义和实用价值。

（6）《中药资源学》

1993 年 5 月，中国药科大学周荣汉主编的我国首部《中药资源学》，由中国医药科技出版社出版。该书分上、中、下 3 篇，从资源学角度深入探讨中药资源学工作的理论和实践问题。上篇总论，共 7 章，阐明中药资源学的概念、研究对象、范围及任务、形成和发展，介绍中药资源学的调查、分布、开发利用、保护更新及新资源寻找等问题。中篇各论，共 2 章，从中药业界选取有代表性的植物药 54 种、动物药 6 种，分别按来源、分布、群落类型、化学成分、采收加工、质量规格、综合利用和资源保护等进行论述，并有原植（动）物图及分种检索表。下篇为方法学，共 2 章，从资源调查的准备、调查方法及总结，以及中药资源学科的文献学工作等方面，对资源调查工作方法学进行全面且深入的论述。该书是中药学界关于中药资源学科填补空白之奠基大作，对中药学界在中药资源调查研究、中药资源学科发展、中药资源科技开发、中药资源人才培养、中药材生产与中药产业发展等方面都做出了巨大贡献，影响深远。

（7）《中华本草》

2000 年，由国家中医药管理局于 1990 年主持，南京中医药大学担任总编审，全国 60 多个高等医药院校及科研院所协作编纂的《中华本草》正式出版。该书较全面且系统地对古代本草文献和现代中药研究成果进行收集、整理、研究、总结。《中华本草》在编纂过程中，坚持辩证唯物主义和历史唯物主义观点，以继承发扬、整理提高为宗旨，在广泛搜集古今中外有关研究资料基础上，去粗取精，去伪存真，发皇古义，融会新知，对药物从各个方面做了较系统而深入的整理研究。如考订药物来源，明确主次品种，纠正药材品种的某些混乱，比较全面地反映有关药物的资源情况；总结药用植物的栽培、药用动物的饲养繁殖经验；吸收生药学及中药鉴定学的传统经验和现代研究成果，注重有关药材的真伪优劣鉴别及质量研究；综合国内外有关中药化学成分和药理的最新研究成果；对中药炮制学成就做了历史性的总结；汇集当前中药的新剂型，反映中药制剂在方药组合、工艺流程、质量控制等方面所达到的新水平；对历代有关中药的药性认识和临床用药经验进行系统整理，总结和阐发了各家学说，并反映当代临床研究成果。

《中华本草》统纂历时 10 年，全书共 30 卷（藏药、蒙药、维吾尔药、傣药、苗药等民族药卷，另行出版），收载中药 8980 种，插图 8534 幅，引用古今中外文献 1 万余种，内容涉及中药品种、栽培、药材、化学成分、药理、炮制、制剂、临床应用等中药及其相关学科的各个方面，几乎涵盖了当今中药学的全部内容，而且源流并重，收罗宏富，无论是中药品种数量和篇幅，还是学术内容的广度与深度，均超过迄今任何一部中药著作。全书内容丰富翔实，项目设置全面，充分揭示了本草学发展的历史轨迹，客观地体现了中药学术的完整体系，有助于临床常用中药的进一步研究和发展。

由于《中华本草》所收药物种类繁多，卷帙浩繁，出版周期较长，因此，特从全书中精选 535 种临床常用中药，连同部分总论内容汇编成《中华本草》精选本，以便满足临床、教学和科研工作者掌握常用中药古今研究成果的需要。《中华本草》及其精选本均由上海科学技术出版社出版。

我国是一个统一的多民族国家，为了从整体上充分体现各民族传统医药理论体系的优秀成果，促进医药事业的发展，使民族医药理论体系的特点得以继承和发扬，国家中医药管理局《中华本草》编委会决定组织民族医药工作者编纂《中华本草》民族药卷，并将其单独出版发行。现已编纂出版《中华本草·藏药卷》（收载藏药材 396 种，上海科学技术出版社，2002 年）、《中华本草·蒙药卷》（收载蒙药材 422 种，上海科学技术出版社，2004 年）、《中华本草·维吾尔药卷》（收载维吾尔药 423 种，上海科学技术出版社，2005 年）、《中华本草·傣药卷》（收载傣药 400 种，上海科学技术出版社，2005 年）、《中华本草·苗药卷》（收载苗药 400 种，彩图 1200 幅，贵州科技出版社，2005 年）。

《中华本草》全面而系统地总结了中华民族 2000 多年来的传统药学成就，是集中反映 20 世纪中药学科发展水平的综合性本草著作。该书不仅对中医药教学、科研、临床、医疗、资源开发、新药研制具有一定的指导作用和实用价值，而且对促进中医药走向世界具有十分重大的历史意义。《中华本草》是一部划时代、综合性的本草巨著，填补了《本草纲目》问世 400 年来对中药文献系统整理研究的历史空白，是我国本草学发展史上的一座伟大丰碑。

（8）《中药材规范化种植（养殖）技术指南》

2001—2008 年科技部通过深入调查研究，对各省（区、市）经实地考察，先后批准了四川、吉林、云南、贵州等省建立中药现代化基地。科技部于 1996 年组织有关部门及专家、企业等开展"中药现代化研究与产业化开发"调查研究，于 1998 年出版《中药现代化发展战略》一书，在此基础上开展我国中药现代化研究与产业化开发。科技部实施"中药现代化研究与产业化开发"以来，以中药材规范化种植（养殖）研究与生产基地建设立项，在对全国进行人参、三七、天麻、杜仲、丹参、当归、党参、黄芪等地道、常用、大宗、名贵、特色药材的中药资源调查基础上，开展人参、三七等 160 多种中药材规范化种植（养殖）研究与生产基地建设。2002 年 4 月，国家药品监督管理局颁布施行《中药材生产质量管理规范（试行）》后，又按此规范的规定要求进行基地建设。中药材规范化种植（养殖）研究与生产基地建设涉及近 30 个省（区、市），参加研究的有企业、科研院所及大专院校等 325 个单位，参加研究的人员达 1866 人。将人参、三七等各品种专题性资源调查与中药材规范化种植（养殖）研究与生产基地建设，作为现代化中药产业发展的基础，旨在提高中药材产品的质量和规范化、标准化、集约化生产水平。经多年努力，在对人参、三七等 160 多种中药材规范化种植（养殖）研究与生产基地建设进行总结的基础上，么厉、程惠珍、杨智编写了《中药材规范化种植（养殖）技术指南》，于 2006 年 5 月由中国农业出版社出版。这是进入 21 世纪，在我国开展人参、三七等地道药材专题性中药资源调查与中药现代化行动紧密结合的难得成果，对中药材规范化生产与中药现代化起到了良好的促进作用。

（9）《中药资源可持续利用导论》

2006 年 3 月，陈士林、肖培根主编的《中药资源可持续利用导论》，由中国医药科技出版社出版。该书共 10 章，系统介绍了我国中药资源可持续利用的现状和发展趋势。内容包括中药资源调查、中药区划与产地适宜性分析、中药资源野生抚育与引种驯化、栽培药材生产的可持续发展、中药新资源开发利用，以及中药资源可持续利用模式和战略、濒危中药资源评价与监测等。书末附中药资源研究实例及国家有关法规。该书内容丰富，具有较高的学术和实用价值，指导并反映中药资源调查研究与相关产业的发展，中药资源保护与可持续利用，是一部对中药资源既具理论指导，又有实用性的专著。

（10）《中国药材产地生态适宜性区划》

《中国药材产地生态适宜性区划》是一部中药材产地生态适宜性区划研究与实践的学术专著。

该书为中国医学科学院药用植物研究所陈士林主持的"十一五"国家科技计划支撑项目,于2011年6月由科学出版社出版。该书分为绪论、正文、附录三部分。绪论主要介绍中药材产地生态适宜性的研究背景、基本概念、目的意义及研究方法。正文选择2010年版《中国药典》一部及相关文献收载的大宗、常用和珍稀濒危中药材,收集提炼了地理分布、生物学特性和生态因子值等信息,进行了产地生态适宜性分析研究,并据分析结果提出了药材的区划和生产布局,为我国中药材的引种栽培和规范化种植(养殖)提供科学依据。附录收载中国中药区划及其分区系统与命名等。该书首次将地理信息系统技术与中药资源学、中药栽培学等学科有机融合,提供210种中药材适宜生长的气候和土壤数据及产地适宜性分析结果,研究并建立中药材产地适宜性区划理论体系框架,全面展示中药资源学领域的最新成果。该书可供中药资源、栽培养殖、植物、生态等领域的研究、生产实践人员参考,是一部具有较大影响的学术专著。

(11)《中药资源生态学研究》

2007年,黄璐琦、郭兰萍主编的《中药资源生态学研究》由上海科学技术出版社出版。该书共4章,分别介绍中药资源生态学研究的理论与方法、中药资源品质形成的生态学研究、中药资源生产的生态学研究、中药资源保护与生态修复。该书在中药资源调查的基础上,理论与实践紧密结合,并以茅苍术、丹参、番红花、刺五加等重要药材为例,对中药资源生态学的理论与实践问题予以较系统且全面的讨论,对中药材产业发展具有重要意义。

(12)《中药废弃物的资源化利用》

2009年,南京中医药大学段金廒领衔,组织我国中药资源领域的专家学者和相关企业在中药资源及生产调查基础上,对中药废弃物的资源化利用开展研究,并编著了《中药废弃物的资源化利用》,该书于2013年由化学工业出版社出版。全书共5章,分别概述中药废弃物资源化利用的目的意义与经济学评价;中药废弃物的利用策略与资源化模式;中药废弃物中可利用的资源性物质;中药废弃物资源化过程适宜的方法与技术等。最后在中药废弃物资源化研究与实践一章中,以银杏、大黄等50多种废弃物为实例,具体阐明其资源化利用途径及其产业化等。该书对于在中药资源产业化过程中产生的大量废弃物的处理,解决综合利用与避免环境污染等面临的难题,解决中药资源可持续发展与发展循环经济问题,都具有重要的现实价值和长远的战略意义。

评 述

第三次全国中药资源普查目标明确、计划性强,制定的普查方案切实可行,内外业普查并重，普查队员业务素质较高。通过普查，不仅摸清了全国中药资源的种类和分布，还重点调查了常用中药材、道地药材的情况，并进行中药区划的调查研究，为指导中药材生产提供科学根据。此外，还广泛调查、搜集了民间防病治病的单方和验方，并在研究分析全国中药资源普查资料的基础上，绘制了《中国药材资源地图集》，反映我国道地、大宗、常用药材的分布图。第三次全国中药资源调（普）查的计划比较周密，方法科学和多样，主要还是用传统、经典的方法。中药资源种类和分布的调查利用全国和地方的许多有关专著，但更多的是采用野外踏查，了解品种分布、重点品种的蕴藏量以及群落的组成、类型、更新和交替等。第三次全国中药资源普查采集、压制了大量标本，采集了大批药材样品，并做了详细记录。此外，还通过走访群众、开座谈会等，重点调查资源的品种和分布。

第四节 第四次全国中药资源普查试点

一、概述

中药资源是国家的重要战略资源，是中医药事业和中药产业赖以生存和发展的重要物质基础。

中药资源普查是全面获取我国药用资源信息的重要手段。中华人民共和国成立后，我国分别于1960—1962年、1969—1973年、1983—1987年完成了3次全国范围内的中药资源调（普）查。第一次全国中药资源普查（1960—1962年），是由卫生部发文组织实施，普查以常用中药材为主，出版了四卷《中药志》，收载常用中药材500多种，是中华人民共和国成立后首部有关中药资源的学术专著。第二次全国中药资源普查（1969—1973年），是结合全国中草药群众运动，对各地的中草药进行调查整理，出版了《全国中草药汇编》（上、下册）。第三次全国中药资源普查（1983—1987年），由中国药材公司牵头完成，出版了《中国中药资源》《中国中药资源志要》《中国常用中药材》《中国中药区划》《中国药材资源地图集》《中国民间单验方》等6部专著。根据第三次全国中药资源普查的结果，我国有药用植物383科2309属11146种，药用动物种类415科861属1581种，矿物药80种，合计12807种。按来源分类，植物药材占85%以上，动物药材占10%左右，矿物药材约占5%。所获得的数据填补了我国中药资源数据的空白，为我国中医药资源的保护和利用以及中药产业的发展提供了重要依据。

随着医学模式的转变和健康需求的增长，中药资源需求量不断增加，带动了我国中药产业的快速发展，中药工业总产值从2005年的196亿元逐年以20%以上的速度增长，同时中药产业的发展也造成了部分中药品种资源的过度开发。因此，做好科学规划，保证中药产业的可持续发展，成为摆在国家有关行政管理部门面前的一个重要课题。然而，从第三次全国中药资源普查到21世纪初已经过去了近30年，中药资源的情况已发生了很大变化，很多中药资源鉴定不清、信息不准、资源保护措施和产业政策制定的依据不足，行业内外都在强烈呼吁开展新一轮全国中药资源普查。为此，国家有关部门为第四次全国中药资源普查的启动做了很多准备工作。

二、第四次全国中药资源普查试点工作

（一）试点工作历程

为呼吁开展第四次全国中药资源普查，有关部门和人士做了以下工作：

1996—2007 年，人大代表、政协委员、两院院士、中医药专家在多种场合下呼吁进行第四次全国中药资源普查，并得到国家有关领导和部门的关心与支持。

2008 年，为筹备第四次全国中药资源普查，由国家中医药管理局牵头，于 12 月 12 日在四川成都市召开全国中药资源普查实施研讨会（见图 7-4-1）。会议一致认为普查试点是普查全面开展的基础，要求成立全国中药资源普查筹备技术专家组，对中药资源普查的组织实施进行整体设计，并提出要将政府主导协调和研究技术力量相结合、将本次普查和长期工作相结合、将原有的工作基础和现代的发展相结合、将普遍调查和重点品种调查相结合、将工作和科研项目相结合。

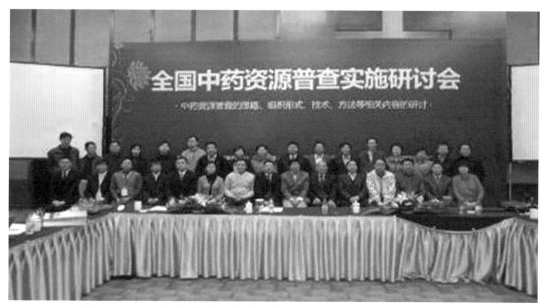

图 7-4-1　全国中药资源普查实施研讨会（2008 年 12 月，成都）

在社会各界的大力推动下，全国各地中药资源普查试点工作陆续展开。

2009 年 2 月，国务院中医药工作部际联席会议明确由国家中医药管理局牵头，其他相关部委协助实施全国中药资源普查。9 月，国家中医药管理局成立全国中药资源普查筹备技术专家组，编制全国中药资源普查工作方案。2010 年，全国中药资源普查工作方案编制完成。2011 年 8 月，启动全国中药资源普查试点工作。

2009年4月，《国务院关于扶持和促进中医药事业发展的若干意见》（国发〔2009〕22号）提出“开展全国中药资源普查，加强中药资源监测和信息网络化建设”（见图7–4–2）。

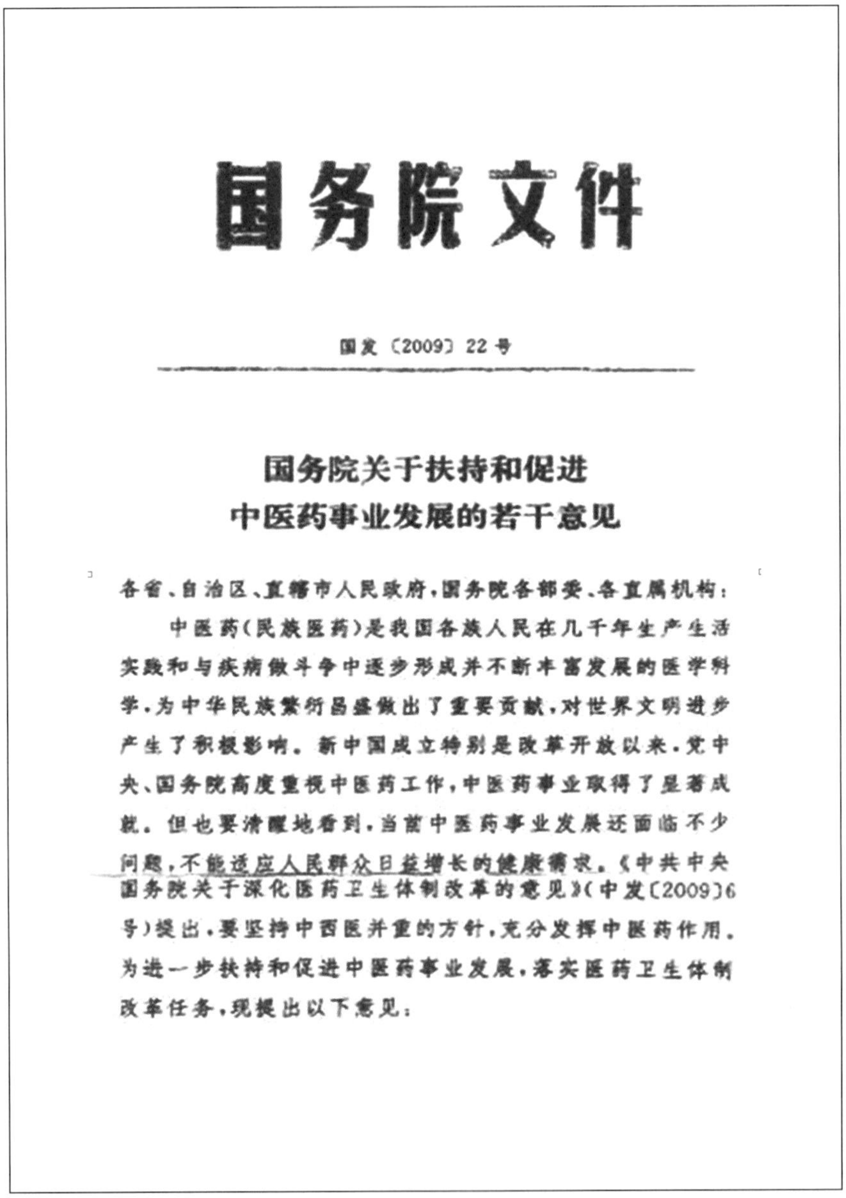

国务院文件

国发〔2009〕22号

国务院关于扶持和促进中医药事业发展的若干意见

各省、自治区、直辖市人民政府，国务院各部委、各直属机构：

中医药（民族医药）是我国各族人民在几千年生产生活实践和与疾病做斗争中逐步形成并不断丰富发展的医学科学，为中华民族繁衍昌盛做出了重要贡献，对世界文明进步产生了积极影响。新中国成立特别是改革开放以来，党中央、国务院高度重视中医药工作，中医药事业取得了显著成就。但也要清醒地看到，当前中医药事业发展还面临不少问题，不能适应人民群众日益增长的健康需求。《中共中央国务院关于深化医药卫生体制改革的意见》（中发〔2009〕6号）提出，要坚持中西医并重的方针，充分发挥中医药作用。为进一步扶持和促进中医药事业发展，落实医药卫生体制改革任务，现提出以下意见：

图 7–4–2 《国务院关于扶持和促进中医药事业发展的若干意见》

2009 年 8 月 13 日，以国家中医药管理局办公室函的形式，通过省级中医药管理部门，面向全国开展第四次全国中药资源普查前期调查工作，并决定加强中药资源监测和信息网络化建设，由国家中医药管理局科技司组织前往水利部、农业部、国家林业局、环境保护部、国土资源部、北京师范大学等部门调研。同时，为更好地开展普查工作，国家中医药管理局组织 10 多次不同形式的专题研讨会，就普查相关内容等进行专题研讨，听取肖培根院士与曾从事第三次全国中药资源普查工作的有关专家的意见和建议（见图 7–4–3、图 7–4–4）。

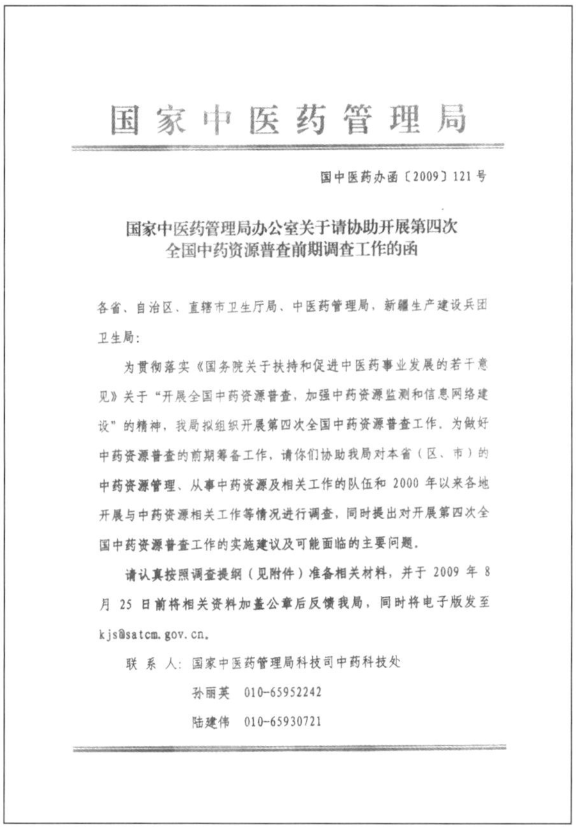

国家中医药管理局

国中医药办函〔2009〕121号

国家中医药管理局办公室关于请协助开展第四次
全国中药资源普查前期调查工作的函

各省、自治区、直辖市卫生厅局、中医药管理局，新疆生产建设兵团
卫生局：

为贯彻落实《国务院关于扶持和促进中医药事业发展的若干意
见》关于"开展全国中药资源普查，加强中药资源监测和信息网络建
设"的精神，我局拟组织开展第四次全国中药资源普查工作，为做好
中药资源普查的前期筹备工作，请你们协助我局对本省（区、市）的
中药资源管理、从事中药资源及相关工作的队伍和2000年以来各地
开展与中药资源相关工作等情况进行调查，同时提出对开展第四次全
国中药资源普查工作的实施建议及可能面临的主要问题。

请认真按照调查提纲（见附件）准备相关材料，并于2009年8
月25日前将相关资料加盖公章后反馈我局，同时将电子版发至
kjs@satcm.gov.cn。

联系人：国家中医药管理局科技司中药科技处

孙丽英 010-65952242
陆建伟 010-65930721

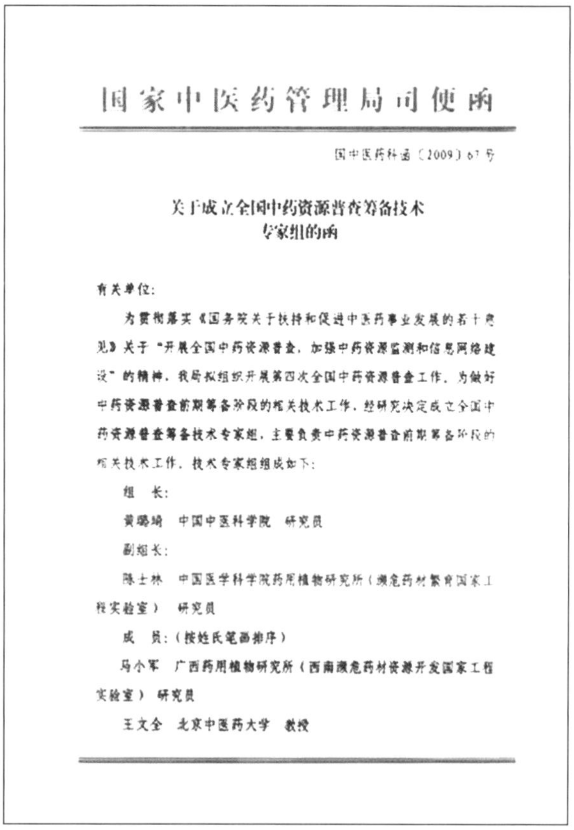

国家中医药管理局司便函

国中医药科函〔2009〕67号

关于成立全国中药资源普查筹备技术
专家组的函

有关单位：

为贯彻落实《国务院关于扶持和促进中医药事业发展的若干意
见》关于"开展全国中药资源普查，加强中药资源监测和信息网络建
设"的精神，我局拟组织开展第四次全国中药资源普查工作，为做好
中药资源普查前期筹备阶段的相关技术工作，经研究决定成立全国中
药资源普查筹备技术专家组，主要负责中药资源普查前期筹备阶段的
相关技术工作。技术专家组组成如下：

组 长：
黄璐琦 中国中医科学院 研究员
副组长：
陈士林 中国医学科学院药用植物研究所（濒危药材繁育国家工
程实验室）研究员
成 员：（按姓氏笔画排序）
马小军 广西药用植物研究所（西南濒危药材资源开发国家工程
实验室）研究员
王文全 北京中医药大学 教授

图 7-4-3　国家中医药管理局办公室函

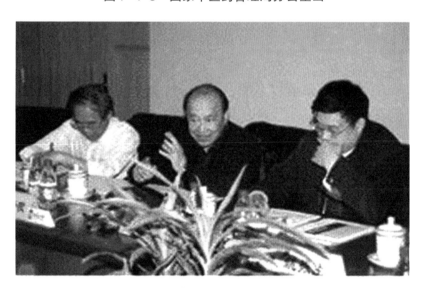

图 7-4-4　国家中医药管理局组织召开普查专题研讨会

2010年5—8月，国家中医药管理局筹备技术专家组先后赴水利部、农业部、环境保护部、国土
资源部、国家林业局等部门调研、咨询座谈，交流组织实施全国性资源普查的经验。

2010—2011年，为了更好地、有序地开展全国中药资源普查工作，国家中医药管理局及中国
中医科学院中药研究所等再次组织参加过第三次全国中药资源普查的老专家以及全国各有关中药

科研院校中药资源领域的专家50多人召开会议，开展中药资源普查技术规范的研究、编制工作，如特邀参加过第三次全国中药资源普查的老专家王良信教授和冉懋雄研究员，分别担任中药资源普查外业、内业编制工作组的组长，2010年2月又邀请詹亚华教授参加设计中药资源普查工作总体框架等。经过前后5次较大规模深入的专题研讨，按照可操作性、系统性、先进性、科学性、实用性的原则，对第四次全国中药资源普查技术规范进行10次修订，形成《全国中药资源普查技术规范》（讨论稿），主要内容包括全国中药资源普查准备工作、重点调查中药资源（中药材）目录等14个方面。2011年8月，国家中医药管理局开始以中医药部门公共卫生专项和中医药行业专项等支持方式，组织开展第四次全国中药资源普查的试点工作，成立了以王国强为组长的全国中药资源普查试点工作领导小组、以黄璐琦为组长的全国中药资源普查筹备专家组等相关机构，各省也成立了相应机构。

（二）第四次全国中药资源普查试点的主要任务

1. 第四次全国中药资源普查试点的四大工作任务

1）开展中药资源调查，全面了解我国（省域或县域）中药资源本底情况，为国家（省、县）中药材资源保护、合理开发和利用提供基础数据。

2）建立中药资源动态监测信息和技术服务网络体系，形成长效机制，实时掌握我国中药材的产量、流通量、价格和质量等的变化趋势，促进中药产业的健康发展。

3）建立中药材种子种苗繁育基地和种质资源库，从源头上保障中药材的质量，促进珍稀、濒危、道地药材的繁育和保护。

4）开展与重要资源相关的传统知识调查，建立传统知识保护名录，促进中医药走向国际，使我国获得相应的惠益分享。

2. 第四次全国中药资源普查试点的技术线路

（1）第一阶段——准备工作

组建普查队，学习《全国中药资源普查技术规范》，学习"中药资源普查信息管理系统"操作，制定调查方案。

（2）第二阶段——外业调查

此次普查以县为最小行政单位，参照该地卫星遥感影像，使用国土资源基础数据、植被类型数据等矢量数据，确定该县代表性区域；利用GIS相关软件技术分层随机抽样，确定调查样地及调查路线。

1）普遍调查：采用线路调查等传统调查方式收集县域内所有药用植物的种类分布信息，采集实物。（重点完成第1、2、3项工作）

2）重点调查：使用GPS、PDA等智能手持设备，定位导航，引导普查队员抵达样地，利用自主研发的"本草之星"野外采集系统采集数据。一般每个样地内会布设5个样方套，其中每个样方套分别包含1个10米×10米、1个5米×5米、4个2米×2米共6个小样方，普查队员将针对该样方套展开调查工作。

3）工作内容：①采集药用植物资源实物；②拍摄调查地点生境、药用资源个体形态等影像；③记录调查地点地貌、生境、经纬海拔等信息，记录药用资源种类；④记录个体数量；⑤称量个体重量。

（3）第三阶段——内业整理

将调查采集到的全部信息填报到"中药资源普查信息管理系统"，利用计算机网络上传至国家数据中心；对采集到的实物材料进行鉴定、分类、消毒灯操作，并将其制成标本送往北京。

（4）第四阶段——提供服务

主要包括为政府决策、企业咨询、科学研究以及农民致富提供基础服务。

评 述

中华人民共和国自成立后一共进行了4次全国中药资源普查（第四次已接近尾声），其中第一次中药资源普查主要是整理常用中药品种，规模小，人数少，由全国各大专院校的有关专家、教授负责文献整理工作，编撰了我国了第一部《中药志》。第二次全国中药资源普查因在"文化大革命"期间进行，主要是进行中药资源的采、种、制、用，培养一批具备一定疾病处理能力的"赤脚医生"，推广一根针，一把草，把医疗卫生工作重点放到农村，为贫下中农服务，编写出版了《全国中草药汇编》《中药大辞典》等。第二次全国中药资源普查采用的传统野外调查方法，以品种调查为主，采集标本，鉴定物种，方法手段传统。第三次全国中药资源普查是在改革开放以后，由国家医药管理局和中国中药材公司组织，规模大，收效大，所用方法还是以传统的品种调查为主，增加了蕴藏量的调查，编写全国6部本草专著，成果获全国科技进步奖二等奖。第四次全国中药资源普查调查范围全面，调查的方法、手段科学先进，注意到中药资源的可持续发展和利用。虽然各次全国中药资源普查之间间隔时间长，但是其间各地区的资源调查工作从未间断。

自"八五""九五""十五"以来所进行的中药资源调查研究，主要由科技部和中医药管理局科技专项支持。如科技部社会公益研究专项"珍稀濒危中药资源调查及保护系统的建立"项目，国家科技基础条件平台项目"药用植物种质资源标准化整理、整合及共享试点""药用植物种质资源标准整理、整合及共享试点"，科技基础性工作专项资金项目"中草药与民族药标本的收集、整理和保存"等。国家中医药管理局"中药材种子（种苗）质量标准规范化示范研究"、国家环境保护总局的"中国重点药用生物资源调查"等项目，实际上也属于中药资源调查范畴。

由于中药资源来源复杂、种类繁多、分布广泛，普查耗时费力，为此第四次全国中药资源普查运用了 3S 技术［遥感技术（Remote sensing，RS）、地理信息系统（Reographical information system，GIS）、全球定位系统（global position system，GPS）］，同时配合地面调查及群落结构分析，计算中药资源分布面积和蕴藏量等。结果表明，利用 3S 技术进行中药资源调查是行之有效的方法。

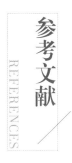

参考文献
REFERENCES

［1］冉懋雄，邓炜．论贵州中药资源区域分布与区划［J］．中国中药杂志，1995，20（10）：519-520.

［2］辽宁省地方志编纂委员会办公室．辽宁省志：医药志［M］．沈阳：辽宁民族出版社，2003：13-16.

［3］中国药材公司辽宁省公司，沈阳药学院．辽宁药材：内部参考资料［M］．沈阳：中国药材公司辽宁省公司，1957.

［4］沈阳药学院生药教研室，辽宁省卫生厅药政管理局．辽宁主要药材［M］．沈阳：辽宁人民出版社，1958.

［5］中国科学院林业土壤研究所．东北药用植物志［M］．北京：科学出版社，1959.

［6］肖培根，冯瑞芝，张惠兰，等．东北植物药图志［M］．北京：人民卫生出版社，1959.

［7］沈阳药学院．东北药用植物原色图志［M］．北京：科学普及出版社，1962.

［8］中国科学院林业土壤研究所，辽宁省商业厅，辽宁省林业厅，等．辽宁经济植物志［M］．沈阳：辽宁人民出版社，1960.

［9］辽宁中医学院革命委员会．辽宁常用中草药手册［M］．沈阳：辽宁省新华书店，1970.

［10］辽宁中医学院革命委员会．辽宁常用中草药手册：续编［M］．沈阳：辽宁省新华书店，1973.

［11］沈阳部队后勤部卫生部．东北常用中草药手册［M］．沈阳：辽宁省新华书店，1970.

［12］李书心．辽宁植物志：上册［M］．沈阳：辽宁科学技术出版社，1988：1-7.

［13］李伟，马绍刚，关宗敏，等．白石砬子地区药用植物资源调查与利用的研究［J］．辽宁林业科技，2003（6）：19-21，44.

［14］王立平，于海伟，吴超，等．辽宁老铁山药用植物初报［J］．防护林科技，2007（2）：44-45，48.

［15］张晓明，王月婷，唐丽丽，等．辽宁仙人洞国家级自然保护区药用维管束植物多样性研究［J］．吉林师范大学学报（自然科学版），2013（1）：97-99.

［16］刘远超，胡惠萍，徐济责，等.辽宁省浑河源自然保护区食药用菌资源调查［J］.微生物学杂志，2015（5）：53-60.

［17］王芝恩，周强，金星，等.浑河源地区野生药用植物资源种类调查［J］.黑龙江农业科学，2012（3）：120-124.

［18］王芝恩.浑河源地区野生药用百合科植物调查研究［J］.农业开发与装备，2015（5）：34.

［19］刘平.医巫闾山药用植物资源考察分析［J］.辽宁林业科技，1994（5）：48-50.

［20］王艳萍.辽宁本溪关门山主要药用被子植物［J］.辽宁教育学院学报，1999，16（5）：101-102.

［21］郭允珍，岳松健.千山药用植物调查采集记［J］.中药通报，1958，4（9）：303-304.

［22］马纯艳.千山地区野生药用蕨类植物及应用［J］.特种经济动植物，2002（10）：27.

［23］赵洪新.千山野生珍稀濒危中草药植物［J］.中国野生植物资源，2001，20（5）：25-27.

［24］李莹.辽宁沿海大型药用底栖海藻资源调查［J］.现代农业科技，2008（21）：308-310.

［25］王德宏，姚杰坤.辽宁东部山区药用真菌资源［J］.中国林副特产，2000（1）：57-58.

［26］陈凤林，朱廷辉.辽东柞蚕场内中草药资源调查初报［J］.北方蚕业，2002（2）：43-44.

［27］李晓云，李忠仕，于国富，等.宽甸地区5种生境下的野生药用植物资源调查［J］.辽宁林业科技，2015（4）：20-22.

［28］鲍冬兵.辽宁朝阳珍稀野生药用植物［J］.辽宁师专学报（自然科学版），2000，2（3）：79-81.

［29］王冶钢，朱有昌.辽东半岛自然分布的亚热带药用植物［J］.国土与自然资源研究，1995（1）：64-65.

［30］高松.辽南地区药用植物图鉴［M］.北京：科学出版社，2008.

［31］高松.辽宁中药志：植物类［M］.沈阳：辽宁科学技术出版社，2010.

［32］高松.辽宁中药志：动物、矿物、海洋类［M］.沈阳：辽宁科学技术出版社，2015.

［33］孙启时.辽宁道地药材［M］.北京：中国医药科技出版社，2009.

［34］程桂兰，马纯艳.辽宁地区药用蕨类植物研究［J］.沈阳师范学院学报（自然科学版），2000，18（3）：54-56.

［35］邱月.辽宁省百合属植物资源现状及调查分析［J］.中国野生植物资源，2015（3）：62-64，71.

［36］陶睿，崔惠生，李丕鹏，等.药用两栖动物资源及对辽宁省的调查［J］.蛇志，2014，26（1）：16-18.

［37］吴宗发，余丽莹.广西中草药资源分布与种类［J］.重庆中草药研究，1999（4）：25-27.

［38］覃海宁，刘演.广西植物名录［M］.北京：科学出版社，2010：449.

［39］广西壮族自治区卫生厅.广西中药志：第一辑［M］.南宁：广西人民出版社，1959.

［40］广西壮族自治区卫生厅.广西中药志：第二辑［M］.南宁：广西人民出版社，1963.

［41］广西壮族自治区中医药研究所.广西药用植物名录［M］.南宁：广西人民出版社，1986：570.

［42］广西壮族自治区革命委员会卫生局.广西本草选编［M］.南宁：广西人民出版社，1974：1312.

［43］黄燮才，周珍诚，张骏.广西民族药简编［M］.南宁：广西壮族自治区卫生局药品检验所，1980.

［44］方鼎，罗金裕，苏广洵，等.壮族民间用药选编［M］.南宁：广西民族出版社，1985.

［45］陈秀香.广西壮药新资源［M］.南宁：广西民族医药研究所，1994.

［46］广西壮族自治区药物研究所革命委员会.广西药用植物名录［M］.南宁：广西壮族自治区药物研究所革命委员会，1970.

［47］李振宇，丘小敏.广西九万山植物资源考察报告［M］.北京：中国林业出版社，1993.

［48］广西壮族自治区卫生厅.广西中药材标准［M］.1990年版.南宁：广西科学技术出版社，1992.

［49］广西壮族自治区卫生厅.广西中药材标准：第二册［M］.南宁：广西科学技术出版社，1996.

［50］黄汉儒.中国壮医学［M］.南宁：广西民族出版社，2000.

［51］黄金玲，农绍岳.广西大明山自然保护区综合科学考察［M］.长沙：湖南科学技术出版社，2002.

［52］覃迅云，罗金裕，高志刚.中国瑶药学［M］.北京：民族出版社，2002.

［53］朱华，蔡毅.中国壮药原色图谱［M］.南宁：广西民族出版社，2003.

［54］韦松基，朱华.常用壮药生药学质量标准研究［M］.南宁：广西民族出版社，2003.

［55］覃海宁，方鼎.广西那坡县种子植物名录［M］.北京：中国科学技术出版社，2003.

［56］梁启成，钟鸣.中国壮药学［M］.南宁：广西民族出版社，2005.

［57］邓家刚，韦松基.广西道地药材［M］.北京：中国中医药出版社，2007.

［58］广西植物研究所.广西特有植物：第一卷［M］.南宁：广西科学技术出版社，2007.

［59］广西壮族自治区食品药品监督管理局.广西壮族自治区壮药质量标准：第一卷［M］.南宁：广西科学技术出版社，2008.

［60］广西壮族自治区食品药品监督管理局.广西壮族自治区壮药质量标准：第二卷［M］.南宁：广西科学技术出版社，2011.

［61］广西壮族自治区食品药品监督管理局．广西壮族自治区瑶药材质量标准：第一卷［M］．南宁：广西科学技术出版社，2014.

［62］邓家刚，韦松基．桂药原色图谱［M］．上海：上海科学技术出版社，2008.

［63］戴斌．中国现代瑶药［M］．南宁：广西科学技术出版社，2009.

［64］范航清，藤红丽，梅之南．滨海药用植物［M］．武汉：湖北科学技术出版社，2010.

［65］梁士楚．广西湿地植物［M］．北京：科学出版社，2011.

［66］《广西西南喀斯特生物多样性》编委会．广西西南喀斯特生物多样性［M］．北京：中国大百科全书出版社，2011.

［67］方鼎．广西中医药研究院植物标本馆（GXMI）维管植物模式标本照片集［M］．南宁：广西科学技术出版社，2012.

［68］林春蕊，许为斌，刘演，等．广西靖西县端午药市常见药用植物［M］．南宁：广西科学技术出版社，2012.

［69］邓家刚．桂本草：第一卷［M］．北京：北京科学技术出版社，2013.

［70］邓家刚．桂本草：第二卷［M］．北京：北京科学技术出版社，2015.

［71］于胜祥，刘演．滇黔桂喀斯特地区重要植物资源［M］．北京：科学出版社，2014.

［72］蒋日红，刘演．广西蕨类植物图谱［M］．南宁：广西科学技术出版社，2012.

［73］黄璐琦，王永炎．全国中药资源普查技术规范［M］．上海：上海科学技术出版社，2015：3-41.

［74］黄瑞松．壮药选编［M］．南宁：广西科学技术出版社，2015.

［75］广西生物多样性保护战略与行动计划编制工作领导小组．广西生物多样性保护战略研究［M］．北京：中国环境出版社，2016.

［76］广西生物多样性保护战略与行动计划编制工作领导小组．广西生物多样性区情研究［M］．北京：中国环境出版社，2016.

［77］薛达元，武建勇．生物多样性本地调查技术规范与滇黔桂26县调查示范研究［M］．北京：中国环境出版社，2016.

［78］林春蕊，许为斌，黄俞淞，等．广西恭城瑶族端午药市药用植物资源［M］．南宁：广西科学技术出版社，2016.

［79］于胜祥，许为斌，武建勇，等．滇黔桂喀斯特地区种子植物名录［M］．北京：中国环境出版社，2017.

［80］贵州省计划委员会，贵州省自然资源综合考察领导小组．贵州国土资源［M］．贵阳：贵州人民出版社，1987：10-12.

［81］中国科学院中国植物志编委会．中国植物志：第一卷［M］．北京：科学出版社，2004：703-722.

［82］冉懋雄，周厚琼．中国药用动物养殖与开发［M］．贵阳：贵州科技出版社，2002：1-8，56-64．

［83］李大经，李鸿超，张亚敏，等．中国矿物药［M］．北京：地质出版社，1988．

［84］张杨．我国药用矿产资源开发利用中的问题及对策研究［J］．资源与产业，2008，10（6）：6-8．

［85］李家铎，谢洪．近十年来我国矿物药研究概况［J］．中药材，1990：6-8．

［86］冉懋雄．试论中药区划与中药区划学的建立与发展（上）［J］．中药材，1992（1）：40-44．

［87］冉懋雄．试论中药区划与中药区划学的建立与发展（下）［J］．中药材，1992（2）：40-43．

［88］冉懋雄．中药区划认识论［J］．中国中药杂志，1997，22（4）：201-202．

［89］贵州省中药资源普查办公室，贵州省中药研究所．贵州中药资源［M］．北京：中国医药科技出版社，1992．

［90］吴兴亮．贵州大型真菌［M］．贵阳：贵州人民出版社，1989：1-8．

［91］肖培根，陈士林．中药资源可持续利用导论［M］．北京：中国医药科技出版社，2006．

［92］中国药材公司．中国中药资源［M］．北京：科学出版社，1995：22-26，36-42．

［93］胡世林．中国道地药材［M］．哈尔滨：黑龙江科学技术出版社，1989：1-24．

［94］中国药材公司．中国中药区划［M］．北京：科学出版社，1995：30-40．

［95］冉懋雄，张惠源，周莹，等．中国中药区划的研究与建立［J］．中国中药杂志，1995，21（9）：517．

［96］冉懋雄，邓炜．论贵州中药资源区域分布与区划［J］．中国中药杂志，1995，20（10）：579．

［97］陈士林．中国中药材产地生态适宜性区划［M］．北京：科学出版社，2011：1-4．

［98］冉懋雄．贵州产淫羊藿资源与质量考察研究［J］．现代中药研究与实践，2004，18（1）：29．

［99］包骏，冉懋雄．贵州苗族医药研究与开发［M］．贵阳：贵州科技出版社，1999．

［100］国家中医药管理局《中华本草》编委会．中华本草：苗药卷［M］．贵阳：贵州科技出版社，2005：1-12．

［101］刘瑞，苏维词．贵州山区中药产业化发展的问题与对策［J］．资源开发与市场，2001，16（3）：176-168．

［102］中国医学科学院药物研究所．中药志［M］．北京：人民卫生出版社，1959．

［103］南京药学院药材学教研组．药材学［M］．北京：人民卫生出版社，1960．

［104］谢宗万．中药材品种论述：上册［M］．上海：上海科学技术出版社，1964．

［105］《全国中草药汇编》编写组．全国中草药汇编［M］．北京：人民卫生出版社，1976．

［106］江苏新医学院．中药大辞典［M］．上海：上海人民出版社，1977．

［107］冉懋雄．医院药剂分析［M］．北京：人民卫生出版社，1990.

［108］《中国药用动物志》协作组．中国药用动物志［M］．天津：天津科学技术出版社，1979.

［109］卫生部药品生物制品检定所，云南省药品检验所，内蒙古自治区药品检验所，等．中国民族药志：第一卷［M］．北京：人民卫生出版社，1984.

［110］卫生部药品生物制品检定所，云南省药品检验所，内蒙古自治区药品检验所，等．中国民族药志：第二卷［M］．北京：人民卫生出版社，1990.

［111］贵州省卫生厅．贵州药品标准［M］．贵阳：贵州科技出版社，1994.

［112］贵州省民委文教处，贵州省卫生厅中医处，贵州省中医研究所．苗族医药学［M］．贵阳：贵州民族出版社，1992.

［113］贵州中药资源普查办公室．贵州中药资源［M］．北京：中国医药科技出版社，1992.

［114］袁昌齐，肖正春．世界植物药［M］．南京：东南大学出版社，1993.

［115］周荣汉．中药资源学［M］．北京：中国医药科技出版社，1993.

［116］詹亚华．中国神农架中药资源［M］．武汉：湖北科学技术出版社，1994.

［117］陈士奎，蔡景峰．中国传统医药概览［M］．北京：中国中医药出版社，1997.

［118］蔡景峰．中国藏药学［M］．北京：科学出版社，1995.

［119］刘宪英，祁涛．中国彝药［M］．北京：科学出版社，1994.

［120］石朝江．中国苗学［M］．贵阳：贵州人民出版社，1999.

［121］包骏，冉懋雄．贵州苗族医药研究与开发［M］．贵阳：贵州科技出版社，1999.

［122］冉懋雄．中药走向世界面临的机遇与考验［J］．中国药房，1998，9（2）：51.

［123］冉懋雄．对开展中药临床药学的建议［J］．中国医院药学杂志，1998，18（10）：468-469.

［124］冉懋雄．苗族医药探源论［J］．中国民族民间医药杂志，1999（4）：187.

［125］冉懋雄，陈德媛，包骏，等．略论贵州苗族医药的发展历程与医理方药特色［J］．中国民族民间医药杂志，2000（42）：8.

［126］国家中医药管理局《中华本草》编委会．中华本草：精选本［M］．上海：上海科学技术出版社，1998.

［127］邱德文，杜江，夏同珩．中华本草苗药卷彩色图谱［M］．北京：中医古籍出版社，2006.

［128］冉懋雄．贵州苗药研究评价与产业化发展［J］．中国现代中药，2006，8：4.

［129］张恩迪，郑汉臣．中国濒危野生药用动植物资源的保护［M］．上海：第二军医大学出版社，2000.

［130］冉懋雄，周厚琼．中国药用动物养殖与开发［M］．贵阳：贵州科技出版社，2002.

［131］么厉，程惠珍，杨智．中药材规范化种植（养殖）技术指南［M］.北京：中国农业出版社，2006.

［132］陈士林．中国药材产地生态适宜性区划［M］.北京：科学出版社，2011.

［133］肖培根．中草药资源开发及可持续利用研究：肖培根院士文集［M］.北京：中国医药科技出版社，2003.

［134］陈士林．中药DNA条形码分子鉴定［M］.北京：人民卫生出版社，2012.

［135］冉懋雄，周厚琼．现代中药栽培养殖及加工手册［M］.北京：中国中医药出版社，1999.

［136］段金廒．中药废弃物的资源化利用［M］.北京：化学工业出版社，2013.

［137］张梦启，白虹，王毓．中国海洋中药材品种调查［J］.中国海洋药物，2014，33（6）：39-46.

［138］冉懋雄，郭建民．现代中药炮制手册［M］.北京：中国中医药出版社，2002.

［139］贵州省政协经济委员会，贵州省农业资源区划办公室．资源开发与生态建设［M］.贵阳：贵州科技出版社，2000.

［140］郭耀宗．中国药材GAP进展：第一辑［M］.南京：东南大学出版社，2008.

［141］梁斌，张丽艳，冉懋雄．中国苗药头花蓼［M］.北京：中国中医药出版社，2014.

［142］何顺志．中国淫羊藿属植物彩色图鉴［M］.贵阳：贵州科技出版社，2014.

［143］杨相波，贺勇，冉懋雄．地道特色药材淫羊藿［M］.贵阳：贵州科技出版社，2014.

［144］程吉祥，冉懋雄．地道特色药材杠板归［M］.贵阳：贵州科技出版社，2013.

［145］廖晓康，冉懋雄．地道珍稀名贵药材石斛［M］.贵阳：贵州科技出版社，2014.

［146］王新村，魏升华，冉懋雄．地道特色药材续断［M］.贵阳：贵州科技出版社，2014.

［147］李军德，黄璐琦，李春义.中国药用动物原色图典［M］.福州：福建科学技术出版社，2014.

［148］黄璐琦，郭兰萍．中药资源生态学［M］.上海：上海科学技术出版社，2009.

［149］张明生．贵州主要中药材规范化种植技术［M］.北京：科学出版社，2013.

［150］杨殿兴，田兴军．川派中医药源流与发展［M］.北京：中国中医药出版社，2016.

［151］朱国豪．土家族医药［M］.北京：中医古籍出版社，2006.

［152］徐国钧．中国药材学［M］.北京：中国医药科技出版社，1996.

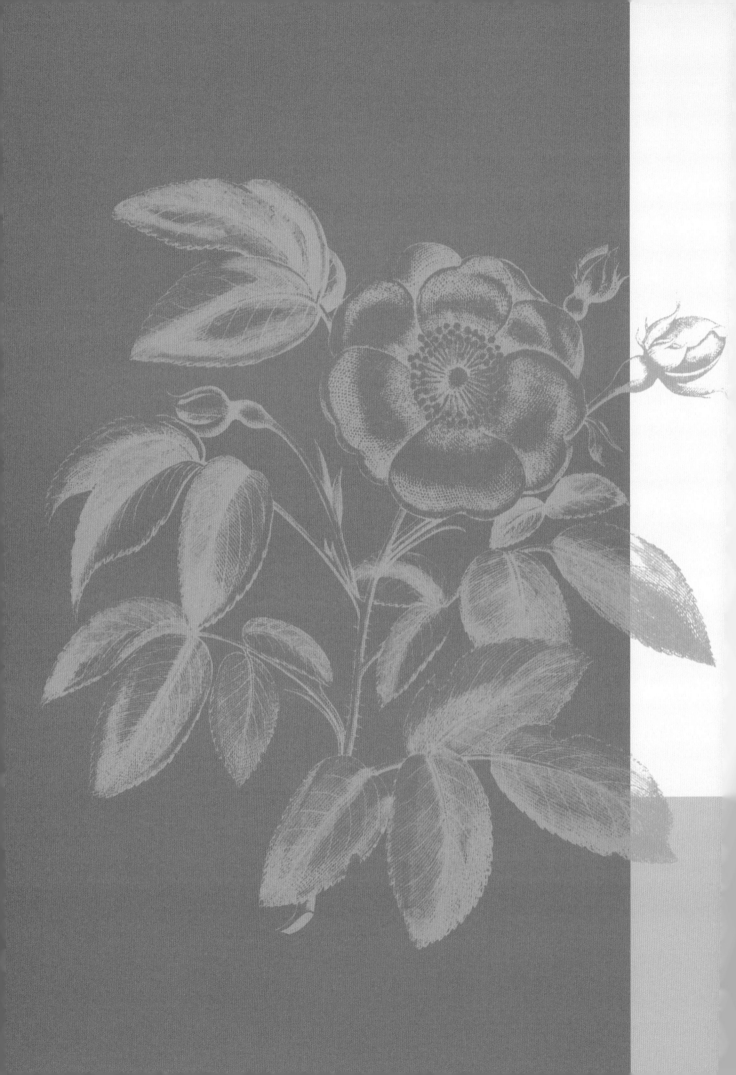

下篇

XIA PIAN

第八章
少数民族药资源调查与成果

　　我国是一个多民族的国家，除汉族外，还有 55 个人口相对较少的民族，称为少数民族。我国少数民族人口约占全国总人口数目的 8%，主要分布于广阔的西南、西北、中南、华东及东北等地区。各少数民族在长期的历史发展进程及与大自然作斗争的生活实践中，逐步形成了富有特色的民族医药。在各少数民族医药理论或经验指导下应用的民族药，为民族的生存、繁衍与发展做出了巨大贡献。我国少数民族聚居地正是天然药物资源最为丰富的区域，民族药资源种类极为丰富。各少数民族都具有自己的语言，其传统用药种类和经验通过口口相传和医药古籍记载或多或少地保存下来。中华人民共和国成立以后，党和政府高度重视民族医药传统文化的保护与传承，极大地推动了民族医药事业的发展。在党和政府的大力支持下，各地区及大多数少数民族聚居地都相继开展了不同规模、不同形式的民族药资源调查与研究，许多调查是随全国中药资源普查活动展开的，也有大量政府部门、科研机构、企事业单位根据国家发展民族医药事业的精神或根据管理、生产、科研工作的需要而自主开展专题性的调查活动。通过调查与整理挖掘，基本掌握了大多数民族药物资源种类及应用状况。但由于部分民族没有自己的文字，药物资源文献失传，或某些民族在现代药物资源调查活动中的文字记录或报道较少，本章难以全面记述各民族药用资源调查的事件与成果。以下重点介绍我国藏族、蒙古族、维吾尔族、傣族、壮族、苗族、彝族、土家族、畲族等 9 个少数民族的药物资源调查与成果的基本情况，并简要介绍我国白族、布依族、朝鲜族、侗族、东乡族、仡佬族、回族、哈尼族、哈萨克族、基诺族、景颇族、黎族、拉祜族、傈僳族、满族、毛南族、纳西族、普米族、羌族、水族、土族、佤族、瑶族、裕固族等 24 个少数民族的药物资源调查情况。

第一节 藏族药

一、概述

　　藏族是中国最古老的民族之一，起源于雅鲁藏布江流域中部地区的一个农业部落，有自己的语言文字和独特的服饰。藏族人民普遍信仰藏传佛教，有灿烂的民族文化，在文学、音乐、舞蹈、藏戏、绘画、雕塑、建筑艺术等方面均独具特色。藏族主要分布在西藏自治区；青海省海北、海南、黄南、果洛、玉树等藏族自治州，海西蒙古族藏族自治州和海东市；四川省阿坝藏族羌族自治州、甘孜藏族自治州和凉山彝族自治州木里藏族自治县，甘肃省甘南藏族自治州和武威市天祝藏族自治县，以及云南省迪庆藏族自治州。根据 2010 年第六次全国人口普查统计，我国藏民共有 628.2 万人，居我国少数民族人口数的第 8 位。其中，西藏自治区约有藏民 271.6 万人，以日喀则市、昌都市、拉萨市、那曲市、山南市较为集中；四川省约有藏民 140.4 万人，甘孜藏族自治州约有 85.49 万人，阿坝藏族羌族自治州约有 50.87 万人，凉山彝族自治州木里藏族自治县有 4 万多人；青海省约有藏民 138 万人；甘肃省甘南藏族自治州约有藏民 34 万人；云南省迪庆藏族自治州约有藏民 13 万人。藏医药历史悠久，藏族药（简称"藏药"）是在藏医理论和经验指导下所使用的药物。青藏高原是中国最大、平均海拔世界最高的高原，是藏族先民的聚居之地，也是藏药发生发展的摇篮。其北起昆仑山，南至喜马拉雅山，西自喀喇昆仑山，东抵横断山脉，幅员辽阔，平均海拔 4000—5000 米。高原地域辽阔，自然条件复杂，从热带到高山寒带，从湿生到旱生，还有高度贫瘠化的羌塘地区，加之大小湖泊星罗密布，内外河流纵横交错，使得高原上植物种类复杂多样，藏药资源极其丰富，且特有种不少。据资料整理分析统计，藏药药用植物有 189 科 692 属近 3000 种。其中，菌类植物 14 科 35 属 50 种、地衣植物 4 科 4 属 6 种、苔藓植物 5 科 5 属 5 种、蕨类植物 30 科 55 属 118 种、裸子植物 5 科 12 属 47 种 3 变种、被子植物 131 科 581 属 2495 种 141 变种。此外，尚有药用动物 57 科 116 属 159 种，药用矿物 86 种。

二、藏药资源调查与成果

（一）藏药资源种类的古籍记载及中华人民共和国成立前的藏药资源调查

我国的藏药应用已经有 2000 多年历史，早在吐蕃时期就有"有毒就有药"的记载，但藏药学与藏医学在早期是相互融合的，并没有单独的藏药学专著。8 世纪以后流传下来的藏药文献中，关于藏药资源的专著有很多，其中包括《敦煌本藏医残卷》《月王药诊》《四部医典》《蓝琉璃》《晶珠本草》《正确认药图鉴》。

《月王药诊》是现存最古老的一部理论、实践和藏药齐备的藏医药经典著作，成书于 8 世纪中期。该书记载藏药 780 种，包括植物药材 440 种、动物药材 260 种、矿物药材 80 种，其中 300 多种药物为青藏高原特产。多数药物沿用至今，如螃蟹甲、伞梗虎耳草、耳草、囊距翠雀、船盔乌头、喜马拉雅紫茉莉、纤毛婆婆纳、水柏枝、翼首草、毛瓣绿绒蒿、兰石草、乌奴龙胆、山莨菪、獐牙菜、青稞、熊胆等。

《四部医典》是 8 世纪下半叶由宇妥·宁玛云丹贡布所著，收载藏药达 1002 种，其中包括植物药材 390 种。该书将药物详分为珍宝类、土类、石类、树类、草木类、汁液类、精华类、动物类等 8 大类，另外按功效分为 17 类。

《蓝琉璃》是 1689 年第司·桑吉嘉措在前人研究基础上，对《四部医典》进行整理、校对、修订和注解之作，收载藏药达到 1530 种，方剂 850 多首。

《晶珠本草》系著名藏药学家蒂玛尔·丹增彭措所著，这是历代藏医药书籍收载药物数量最多的经典著作，共收载药物 2294 种（除去重复的，实有 1220 种）。作者对现青海省东部和南部、四川省西部、西藏自治区东部进行了实地调查，核实资料，并结合历代藏医药书籍中的药物记载进行考证，用近 20 年时间编撰整理，于 1736 年刊印成书。该书根据来源、生长环境、质地、入药部位的不同，将药物分为 13 类，其中珍宝类 166 种、石类 594 种、土类 31 种、汁液（精华）类 150 种、树（茎、枝）类 182 种、湿生草类 142 种、旱生草类 266 种、盐碱类 59 种、动物类 448 种、作物类 42 种、水类 121 种、火类 11 种、膏汁类 82 种。

《正确认药图鉴》系 18 世纪后叶由绛久多杰所著，收载藏药 580 多种。

19 世纪和 20 世纪初，很多国外学者到川康地区进行植物、动物、矿物的调查并采集标本，其中涉及大量药用种类。

1884—1886 年，俄国自然科学家波塔林在康定、丹巴等地采集了大量植物标本。

1890 年，奥尔良亨利王子到巴塘、理塘和康定采集了不少标本。在《从巴黎到东京途经陌生的西藏》一书中附有采自天山、西藏和康定的植物名录。

1889—1890 年，英国自然科学家普桂特在康定的折多山、雅江、泸定等地采集植物标本，经斯里鉴定后，于 1892 年发表在第 39 期《林奈学会杂志》中。

1890—1891 年，法国传教士苏莱在康定、东俄洛采集了大量植物标本。

1899—1910 年，威尔逊曾 4 次到湖北、四川、西康东部考察，并采集了大量植物标本和多种植物种子，并引种到欧洲和美洲许多植物园。后来在他所著的《中国西部植物志》中，很多模式标本都采自这些地区。

1914 年，法国植物学家林普里赫特到泸定、道孚、甘孜、德格、巴塘、理塘、丹巴等地林区考察并采集了大量标本。

1922 年，著名的瑞典植物学家史密斯考察了四川西北和西康地区。1924 年，他又一次到康定西部和北部进行考察，专门研究了西康地区的龙胆科植物。

1928 年，美国国民地学所派约瑟夫·洛克经云南、巴塘考察贡嘎山，采集了大量贡嘎山西坡玉龙西河谷的植物标本。

（二）中华人民共和国成立后的藏药资源调查与成果

中华人民共和国成立以来，我国藏药学者深入各藏区，对藏药植物的物种、地理分布、生态环境、蕴藏量、传统用药经验等进行了调查，基本上查清了青藏高原藏药资源情况，出版了《藏医藏药初步调查》《西藏常用中草药》《青藏高原药物图鉴》《藏药志》《甘露本草明镜》《藏药晶镜本草》《中国藏药》《中华藏本草》《新修晶珠本草》《中华本草·藏药卷》《中国藏药材大全》等著作，为藏药资源调查和开发提供了有价值的参考依据。

1. 以西藏自治区为主的藏药资源调查

早在 20 世纪 50 年代，刘国声开始调查藏药资源。调查发现，西藏产药材 300 种左右，其中具有医疗价值的有 100 多种。植物药材有麻黄、大黄、莨菪、东莨菪、曼陀罗、草乌、天南星、胡黄连、蛇床子、翻白草、秦艽、芍药、知母、羌活等；动物药材有麝香、鹿茸、鹿角、豹骨、虎骨、熊胆、羚羊角、哈士蟆、斑蝥等；矿物药材有石膏、硫黄、硼砂、芒硝、阳起石、寒水石等。

1960—1961 年，中国医学科学院药物研究所工作组肖培根、夏光成等人与拉萨藏医院、西藏自治区人民医院藏医藏药工作人员组成藏医藏药调查组，多次进入西藏考察藏药资源。调查组采集了大量标本，合作编著了《藏医藏药初步调查》（内部资料，1965 年），收录藏药（植物）304 种，并在书中说明藏药中与中药材完全相同的有 98 种，约占常用药的 1/3。

1968—1970 年，西藏自治区革命委员会卫生局和西藏军区后勤部卫生处在中国科学院植物研究所和中国医学科学院药物研究所的协助下，联合对西藏自治区的常用中草药、藏药进行了调查，历时 4 年，收集了"世界屋脊"上的常用中草药、藏药资源，调查结果以汉、藏两种文字出版了《西藏常用中草药》（西藏人民出版社，1972 年）。书中介绍了 367 种常用中草药、藏药的识别特征、生长环境、采集加工、功能主治，附彩色图 424 幅，还记录了防治常见病、多发病的中草药、藏药处方。

1968—1997 年，青海省药品检验所罗达尚等人对西藏自治区、青海省、甘肃省南部、云南省迪庆藏族自治州、四川省甘孜藏族自治州和阿坝藏族羌族自治州等藏区的藏药资源进行了全面、系统的实地考察，采集了近 2 万份标本和样品。罗达尚将他 30 多年来研究藏本草的心血凝聚成《中华藏本草》（民族出版社，1997 年）。该书共收载藏药 1859 种（其中 400 余种系首次发表），涵盖药用植物 1441 种 92 变种、药用动物 266 种、药用矿物 60 种，基本揭示了藏药资源的全貌。

1970—1974 年，青海省生物研究所多次组织考察队，先后在青海、甘肃、西藏、四川等省区，深入访问民间藏医，调查和发掘藏药应用经验，采集藏药实物标本 1 万余号，随后对有关植（动）物标本进行了分类鉴定。在青海省同仁县隆务诊疗所、湟中县鲁沙尔镇大源卫生院、西藏军区后勤部卫生处、拉萨市人民医院、中国科学院植物研究所等单位及藏药专家嘎玛群培、傲赛尔、加木措、友宁、拉治、崇塔、三杰旦曾、万热、年盘等人的支持和协助下，编著成《青藏高原药物图鉴》1—3 册（青海人民出版社，1972—1978 年）。第 1—2 册记载植物药材 378 种；第 3 册记载动物药材 77 种，包括兽类 33 种、鸟类 31 种、爬行类 3 种、两栖类 1 种、鱼类 4 种和昆虫类 5 种。每种均有附图，文末还收载有藏医成方、验方 193 首。

1980 年，青海省卫生厅组织青海省药品检验所和青海省藏医药研究所共同组成藏药考察队，对青海省、西藏自治区、甘肃省南部、四川省西部等地进行实地调查。在各级卫生行政部门的支持下及藏族医药人员的密切配合下，研究人员克服高原缺氧、气候恶劣等困难，终于在 1984 年完成了野外考察任务，共采集近 2 万份珍贵标本，并收集了大量的藏医药学相关资料。此后，在青海省科学技术委员会的支持下，青海省卫生厅组织了《中国藏药》的编写。组织者邀请了北京市、天津市、云南省、甘肃省兰州市、陕西省西安市等全国十几个地区的 40 多名高原植物研究人员开展研究与编写工作。该书于 1996 年 10 月由上海科学技术出版社出版，收载藏药 1200 多种，重点收录 526 种，其中植物药材 372 种、动物药材 98 种、矿物药材 56 种，有不少药物系首次发表，绝大多数药材附有原植（动）物图和组织解剖图。

1990—1994 年，西藏自治区昌都地区藏医院的嘎务多吉、泽仁多吉、拥忠尼玛、贡秋泽旺、向巴格来、土登泽旺等人组织昌都地区藏医院人员进行藏药资源调查。他们夏天在野外考察收集标本，拍摄本地区的天然药用植物、动物、矿物等；冬天进行药材整理、鉴定及编写工作。调查涉及西藏自治区昌都地区的丁青、类乌齐、昌都、江达、贡觉、察雅、八宿、洛隆等 8 个县的 45 个乡（区），林芝、拉萨、那曲等地区，四川省甘孜藏族自治州的甘孜、康定、德格等县，青海省玉树藏族自治州的囊谦等县的高山、草原、农区、森林、雪山，还考察了内地和进口的一些藏药材及拉萨、成都动物园饲养的各类动物，行程达数万千米，历时 5 年，完成了《藏药晶镜本草》的写作，以藏文出版（民族出版社，1995 年）。全书共有 40 余万字，较详细地介绍了 1350 多种药物的特点，并附有900 幅彩色的药物图片；每种药材标有藏、汉、拉丁 3 种文字的药名；编排上分土石类、木本植物类、草本植物类、动物类、盐类、滋补类、金宝类、粮水火结合类 8 大类，每大类含若干小类，如金宝类又分金属类及宝石类，动物类又分哺乳类动物、鸟类动物、两栖动物。

1993 年，嘎玛群培将他用近 20 年业余时间完成的西藏自治区藏药资源研究结果，整理编写出版了《甘露本草明镜》（西藏人民出版社，1993 年）。该书约 60 万字，内容包括西藏医药中常用的植物、矿物、动物药材等，并附有药材的汉文和英文名称，部分药材还附有图片。

20 世纪 90 年代，国家中医药管理局组织西藏自治区藏医院药物研究所的藏药资源研究者开展古藏医药典籍（手抄本）的发掘整理及现代藏药资源调查研究工作。通过运用校勘、训诂、辑佚、辨伪、考证等文献研究方法对藏药资源进行全面梳理，编写出版了《中华本草·藏药卷》（上海科学技术出版社，2002 年。见图 8-1-1）。全书 100 多万字，收载藏医临床常用、疗效确切的藏药 396 种，包括矿物药材 39 种、植物药材 309 种、动物药材 48 种。书中记载了已故权威藏药学专家嘎玛群培多年实地调查研究的珍贵资料；对各个历史时期的藏药文献著作进行了分析，从多个方面对药物做了较系统的整理研究，所引载的许多内容属于古代珍贵文献资料，其中不少为编撰单位馆藏的手抄孤本，极少见；还分析、参考和引用了中华人民共和国成立以来问世的藏药著作中的有关内容。

1997—2004 年，罗达尚等人继续对青藏高原绝大部分地区进行实地调查，收集资料并采集了大量植物标本与药材样品，经鉴定整理，计有藏药药用植物 189 科 692 属 2121 种。其中，菌类植物 14 科 35 属 50 种、地衣植物 4 科 4 属 6 种、苔藓植物 5 科 5 属 5 种、蕨类植物 30 科 55 属 118 种、裸子植物 5 科 12 属 47 种 3 变种、被子植物 131 科 581 属 1895 种 141 变种，菊科植物数量占首位。此外，尚有药用动物 57 科 111 属 159 种、药用矿物 80 余种。调查研究结果被整理编成《新修晶珠本草》（四川科学技术出版社，2004 年）。

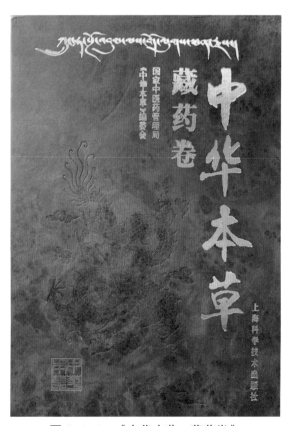

图 8-1-1 《中华本草·藏药卷》

2006—2009 年，西藏自治区高原生物研究所与中国科学院北京植物研究所开展了对西藏自治区独一味、波棱瓜、翼首草、桃儿七、苞叶雪莲、臭蚤草、毛瓣绿绒蒿、西藏秦艽、岩白菜、藏波罗花、鸡蛋参、手参、甘青青兰 13 种藏药资源的调查。结果表明，手参、波棱瓜等藏药资源锐减，臭蚤草、西藏秦艽、桃儿七的资源量较大。

2009 年，边巴多吉和刘玉军对西藏自治区米拉山区的藏药植物资源进行了调查，发现米拉山区共有藏药药用植物 59 科 149 属 233 种，其中濒危植物 20 种。

2010 年 6—8 月，西藏农牧学院高原生态研究所的卢杰、兰小中等人对西藏自治区林芝地区（墨脱县除外）的药材原植物种类、分布、生境等进行调查，发现林芝地区共有 35 种珍稀濒危藏药药用植物，隶属于 23 科 33 属，包括棱子芹、高山龙胆、藏菖蒲、裂叶独活、垫状点地梅、卷叶黄精、独一味、波棱瓜、翼首草、桃儿七、苞叶雪莲、岩白菜、多刺绿绒蒿、鸡蛋参、工布乌头、尖突黄堇、椭圆叶花锚、马尿泡、西南手参、天仙子、小大黄、喜马拉雅紫茉莉、印度獐牙菜、重楼、肿柄雪莲、冬虫夏草菌、暗红小檗、塔黄、粉枝莓等。

2010 年，卢杰、兰小中等人对西藏山南地区珍稀濒危藏药植物资源进行实地考察，发现山南地区有珍稀濒危藏药药用植物 49 种，隶属于 25 科 43 属，占整个西藏高原濒危藏药植物种类的 65.3%。2011 年 6—8 月，卢杰、兰小中等人又对拉萨市濒危藏药药用植物种类、生物量及资源量进行调查，发现拉萨市共有 37 种濒危藏药植物，隶属于 22 科 34 属，产量最高的是暗红小檗，最低的是伞梗虎耳。

2011—2013 年，熊安东等人对拉萨市来源于毛茛科的藏药进行民族植物学调查及标本采集与鉴定，先后到西藏自治区藏药厂、藏医药研究院及其藏药栽培基地、西藏藏医学院藏药系、西藏拉萨市林周县藏医院及那兰扎寺等进行考察调研，整理出拉萨毛茛科藏药药用植物 8 属 12 种 5 变种。

2014—2015 年，唐晓琴等人对西藏工布江达县珍稀藏药药用植物进行调查，发现该县药用植物有 69 科 234 属 433 种，其中珍稀药用植物 25 种，适生面积共有 54933.43 平方千米；大花红景天现存量最大，麻花艽最小；25 种珍稀药用植物资源蕴藏量为 3937.91 吨。

2015—2016 年，成都中医药大学民族医药学院张艺组织 4 个调查组，对西藏自治区、四川省阿坝藏族羌族自治州和甘孜藏族自治州、青海省玉树藏族自治州和果洛藏族自治州、甘肃省甘南藏族自治州及云南省迪庆藏族自治州的藏药狭叶红景天资源进行调查研究。结果西藏自治区没有发现狭叶红景天的野生资源，其余 4 个省的野生狭叶红景天种群密集程度有很大差别，很多地区野生资源蕴藏量逐渐下降。根据调查估算，4 个省 16 个县狭叶红景天野生资源蕴藏量约为 1100 吨，四川省的野生狭叶红景天资源量最大。

2014—2016 年，大丹增、登巴达吉、毛继祖等人在西藏自治区昌都地区藏医院、西藏自治区阿里地区藏医院、西藏自治区山南地区措美县藏医院和青海民族大学药学系的支持下，历时 3 年，前往各藏区开展藏药材的系统调研，收集第一手资料，对各地区的藏药资源做出评估。同时，大丹增广泛吸收归纳藏医药研究的最新成果，在传统用药经验及国家已有标准的基础上，根据分类鉴定和文献研究成果，主编出版了《中国藏药材大全》（中国藏学出版社，2016年。见图8-1-2）。该书共收集归纳1200多种常用藏药材品种，其中植物药材928种、动物药材174种、矿物药材140种。同时，所有药物都考证了《度母本草》《妙音本草》《宇妥本草》《蓝琉璃》《晶珠本草》《藏药晶镜本草》等几十种藏药经典著作的原文。

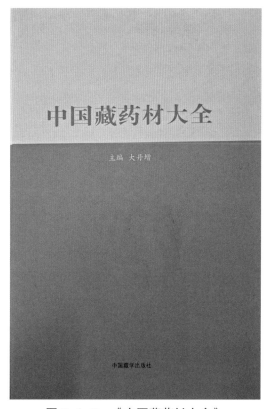

图8-1-2 《中国藏药材大全》

2. 四川省藏药资源调查

四川省藏药资源主要分布在甘孜藏族自治州、阿坝藏族羌族自治州、凉山彝族自治州木里县、绵阳市平武县，甘孜藏族自治州与阿坝藏族羌族自治州为藏药的集中分布区，四川省藏药资源超过2000种。

1959年，中国科学院成都分院牵头，8个单位参加，对甘孜藏族自治州野生名贵药材开展调查。此次调查州内未留下标本和资料。

1971年，阿坝藏族羌族自治州若尔盖县革命委员会生产指挥组组织当地专业人员，对若尔盖县的中藏药资源进行调查，整理成《高原中草药治疗手册》，收载藏药材443种。

1973—1974年，由中国科学院成都生物研究所牵头组织了四川植被调查工作，在甘孜藏族自治州采集标本7800余号。经鉴定，其中具有经济价值的植物有1115种，包括药用植物824种。相关成果发表在成都生物研究所专刊《川生科技》（植被专辑）1975年第二期。

1977—1980年，四川省开展了全省中草药资源普查。1979年，由甘孜藏族自治州科学技术委员会、州卫生局、州商业局3家共同组成甘孜藏族自治州中草药资源普查办公室，组织普查人员142人，对甘孜藏族自治州的中草药（含藏药）进行全面调查，共调查全州18个县42个区104个公社，调查面积约50000平方千米，采集标本72863份，送四川省中药研究所29145份，其余标本留州内，其中甘孜藏族自治州药品检验所保存29000余份。普查采集的标本经鉴定整理，编成了《甘孜藏族自治州中草药植物名录》第1—2册，共收载药用植物1539种。

1985年，阿坝藏族羌族自治州进行全州藏药资源普查，采制腊叶标本349科1232种，基本查清了藏药的种类、分布和蕴藏量。据调查，全州共有藏药资源种类165科559属1960余种。

1999年，甘孜藏族自治州组织科技人员，开展了甘孜藏族自治州藏药资源调查工作，编写了《甘孜州藏药植物名录》第1—2册，共收载藏药557种，包含藏药药用植物915种。

1986—2010 年，甘孜藏族自治州内的一些科研单位对全州的部分中藏药进行了专项调研工作。通过调查整理，进一步查清了甘孜藏族自治州的药用资源。甘孜藏族自治州林业科学研究所编写了《甘孜州药用木本植物调查》等专文。

截至 2006 年的调查统计，四川省甘孜藏族自治州全州共有药用真菌 77 种、药用高等植物及地衣植物 2158 种、药用动物 143 种，合计 2378 种。

2006 年，阿坝藏族羌族自治州藏医院为进一步调查阿坝及周边地区藏药资源分布，组织科研人员，历时数年，对四川省、甘肃省、青海省等地区的藏药进行普查，采集制作腊叶标本 2135 份，其中名贵药材 200 余种。

3. 青海省藏药资源调查

1986—1990 年，青海省成立了青海中药资源普查办公室，启动青海省中藏药的资源普查工作，该项工作覆盖了青海省全部的藏族自治州和自治县。其普查结果汇编成《青海省中药资源名录（初稿）》和《艰辛的历程——青海省中药资源普查资料选》两本书（内部资料）。普查发现，青海省药用动物、植物、矿物共 1660 种，其中野生、引种及人工种植的药用植物 1461 种，野生、引进及人工养殖的药用动物 154 种以及药用矿物 45 种。中藏药材有 1294 种，其中玉树县主要藏药有 790 种，包括植物药材 630 种、动物药材 104 种、矿物药材 56 种；玛多县中藏药材有 322 种，其中植物药材 284 种、动物药材 38 种。

1991 年，中国科学院西北高原生物研究所杨永昌组织药用植物专业人员王为义、卢生莲、刘尚武等人，药用动物专业人员王祖祥、印象初、李德浩等人，以及药用矿物专业人员罗世清等人，对 1970 年以来调查研究所获材料《西藏常用中草药》《青藏高原药物图鉴》等做了进一步鉴定分析，并考证了《晶珠本草》《蓝琉璃》《四部医典》等名著的有关记载，与藏医共同确认藏药药用植物、动物、矿物，分辨正品与代用品，力图澄清混乱，同时还吸收了国内外有关研究成果的精要，编著成《藏药志》（青海人民出版社，1991 年）。该书收载常用藏药 431 种，其中植物药材 287 种、动物药材 91 种、矿物药材 53 种；药用植物、动物、矿物共计 1152 种。

2003—2004 年，张宝元（青海大通人）等人通过对青海省大通县野生中藏药资源调查，发现大通县中藏药 206 种，分属 49 科。

2009 年，青海省玉树藏族自治州治多县藏医院日洒经过多年对治多县藏药资源的野外调查，发现该县有藏药植物 41 科 140 种。

2015 年，青海大学农牧学院孙海群等人对青海省西宁市、海东市、海北藏族自治州、海南藏族自治州、黄南藏族自治州、果洛藏族自治州、玉树藏族自治州和海西藏族自治州的麻黄、大黄、秦艽、贝母等 4 种药用植物资源状况进行调查与分析。结果表明，麻黄、大黄、秦艽的资源利用量应予以控制，酌量利用；贝母应严加保护，保存种源；麻黄为濒危种类，亟待保护；大黄、秦艽、贝母为渐危种类，应重点加以保护。

4. 甘肃省藏药资源调查

1990 年以前，甘肃省甘南藏族自治州卫生局的藏药工作者对甘南地区的藏药资源进行调查和整理，初步鉴定、整理出中草药及藏药 720 种，其中动物药材 28 种、矿物药材 32 种、植物药材 660 种，隶属于 132 科。调查结果汇编成《甘南藏族自治州藏医志》（甘肃民族出版社，1993 年）。

2008—2009 年，甘肃民族师范学院巩红冬团队实地调查了甘肃甘南地区藏药植物资源。调查发现，甘南地区藏药药用植物有百合科 9 属 30 种，龙胆科 6 属 22 种，玄参科 6 属 28 种，唇形科 16 属 24 种，伞形科 11 属 15 种。巩红冬团队也对青藏高原东缘的藏药药用植物进行了调查，包括甘肃甘南藏族自治州，以及四川阿坝藏族羌族自治州、甘孜藏族自治州的部分地区，调查发现共有藏药药用植物禾本科 8 属 14 种，景天科 2 属 7 种，毛茛科 16 属 93 种，报春花科 3 属 14 种，杨柳科 2 属 9 种，龙胆科龙胆属 16 种，菊科紫菀属 6 种、风毛菊属 16 种，十字花科 17 属 18 种，杜鹃花科 1 属 7 种，兰科 10 属 11 种，藜科 3 属 3 种，蓼科 6 属 15 种，百合科葱属 18 种，豆科黄芪属 11 种，罂粟科紫堇属 19 种，以及毛茛科唐松草属 12 种、铁线莲属 13 种、翠雀属 19 种、乌头属 17 种等。

5. 云南省藏药资源调查

1962 年起，我国著名藏药植物专家、云南省药品检验所杨竞生就开始了云南省迪庆藏族自治州的藏药资源调查工作，历时 20 余年，走遍了迪庆高原的山山水水，收集大量藏医常用植物、动物、矿物药材及其基原标本。通过鉴定整理研究，与初称江措共同主编出版了《迪庆藏药》上、下册（云南民族出版社，1987 年。见图 8-1-3）。该书共收载藏药资源 598 种，涵盖植物药材 448 种、矿物

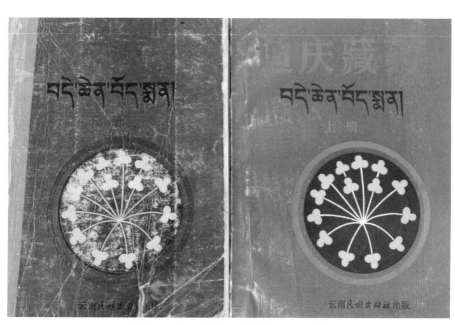

图 8-1-3　《迪庆藏药》上、下册

药材 76 种、动物药材 74 种，不仅记载药物来源、生境、分布、药用部位、采收期、加工方法，还对其进行了详细的本草考证，并对类似品及省外其他藏区的使用情况做了调查记载。为考定藏药的基原植物，杨竞生不畏艰难险阻，不顾年迈体弱，多次只身从昆明到西藏进行藏药资源考察及药用植物标本采集。据记载，西藏自治区药品检验所半数以上的药用植物标本为杨竞生采集。2002 年 7 月，80 多岁高龄的杨竞生再次赴西藏考察藏药品种。

2003 年，杨青松等人对云南省迪庆藏族自治州的雪莲资源进行调查，发现迪庆藏族自治州共有雪莲 22 种 1 变种，年交易量为 55 吨，无序采挖造成了雪莲资源量减少。

2008 年 4—9 月，马建忠、庄会富与云南省迪庆藏族自治区德钦县当地知名的藏医药专家，以及民间组织德钦县藏医药研究会的成员组成 10 人藏药资源调查队。调查发现，该地区使用的藏药资源丰富，共有药用植物 144 种，隶属于 63 科 126 属；其资源利用方式以野生采集为主（64%），人工栽培为辅（25% 已开展栽培，11% 正开展试验栽培）；部分资源存在资源枯竭问题（26%）。

同年，马建忠等人还对梅里雪山地区的藏药资源进行调查，发现梅里雪山藏药药用植物有 63 科 126 属 144 种。其中 8 种属于国家一、二级重点保护野生植物，37 种药用植物已经被当地藏医确认为需要保护的物种。

6. 大批藏药资源种类载入各级药品标准及有关专著

1979 年，西藏及青海、甘肃、四川、云南、新疆六省区合编出版了《藏药标准》（青海人民出版社，1979 年），收载藏药 174 种。1993 年，青海省卫生厅制定《青海省藏药标准》，收载藏药 150 种，制剂 170 种。1995 年，卫生部正式颁布《中华人民共和国卫生部药品标准·藏药卷》，收载藏药 136 种、制剂 200 种。2014 年版《四川省藏药标准》收载藏药 43 种，主要为四川省藏药制剂中国家标准未收载的药材品种，同时收载了四川藏区的特色资源种类，如俄色、沙棘叶、山莨菪等。2016 年，成都中医药大学贾敏如等主编的《中国民族药辞典》（中国医药科技出版社，2016 年。见图 8-1-4）记载了大量藏药种类及药用经验。同年，西南民族大学顾健等主编的汉藏对照图书《中国藏药》（民族出版社，2016 年。见图 8-1-

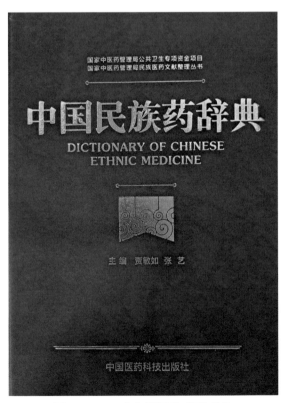

图 8-1-4 《中国民族药辞典》

5），收载藏药 919 种，其中植物药材 679 种、动物药材 102 种、矿物药材及其他 138 种。

7. 藏药资源种类的应用与开发

藏药资源丰富，其应用开发工作也取得显著成就，经过多年产业化发展，各藏区藏药体系基本形成。

西藏现共有 21 家现代化藏药生产企业，2015 年藏药企业年产值达 14.5 亿元。知名的企业有西藏自治区藏药厂、西藏奇正藏药股份有限公司、西藏藏医学院藏药有限公司等。西藏自治区药品生产企业共有药品批准文号 299 个，生产藏药品种 148 个，同品种重复生产达 151 个。西藏自治区共批准 516 个藏医医疗机构制剂。

四川阿坝藏族羌族自治州制药企业有九寨沟天然药业集团有限责任公司、四川九峰天然药业股

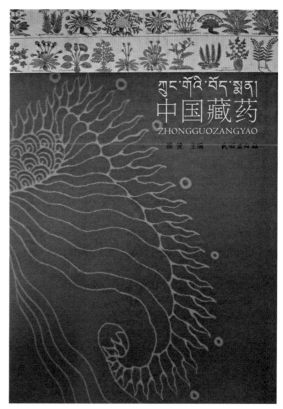

图 8-1-5 《中国藏药》

份有限公司、四川宇妥藏药药业有限责任公司 3 家。2006 年上市的藏药品种超过 50 个，实现工业总产值近 1 亿元。1981 年，若尔盖县藏医院建立藏药制剂室以来，阿坝县藏医院、红原县藏医院和阿坝藏族羌族自治州藏医院先后建立藏药制剂室，能生产丸、散、膏、胶囊等剂型的藏成药 300 多种；若尔盖县藏医院、阿坝藏族羌族自治州藏医院先后成功炼制仁青佐塔、七十味珍珠丸，并陆续炼制开发 8 种藏药珍宝系列产品。1998 年，阿坝藏族羌族自治州藏医院开始主研用于治疗鼻炎的藏药三类新药亚玛众清胶囊，于 2002 年获国家药品监督管理局临床试验批件。

四川甘孜藏族自治州有甘孜州制药厂、金珠制药公司 2 家藏药公司和 19 个中藏医院。其中 9 个藏医院具备藏药生产能力，生产剂型有膏、丹、丸、散和胶囊剂，生产品种达 300 多种，仅甘孜州藏医院和德格藏医院就生产了列入国家标准和六省区藏药标准的品种 153 个。甘孜州藏医院藏医研究所在国家级藏医药专家旦科的领导下，收集整理了 1000 多个藏药处方，研究开发出治疗临床上难治疾病的藏药（新药）处方 36 个，经专家评审筛选出治疗鼻窦炎、心脑血管疾病、萎缩性胃炎、湿疹、妇科杂症等疾病的处方 9 个，其中亚玛众清胶囊、八味君臣丸立项进入新药研发，特别是治疗慢性鼻炎、鼻窦炎的亚玛众清胶囊，从 1998 年开始与四川省中药研究所、四川省中医药研究院、成都中医药大学合作进行药效、毒理、药学等研究，2002 年获国家药品监督管理局批准进入二期临床试验。甘孜州藏医院主研的用于治疗类风湿疾病的国家三类新药（藏药）然降多吉胶囊已获国家新药生产证书，并新研制了藏溶之、藏彤之、藏苏之等藏药保健品。为了满足医院制药需要，该院

还开展了藏药翼首草的人工种植研究。

青海省现有 20 余家现代化藏药生产企业，年产值突破 30 亿元。知名企业有青海晶珠藏药高新技术产业股份有限公司、金诃藏药股份有限公司、青海帝玛尔藏药药业有限公司、青海久美藏药药业有限公司等。

甘肃省现有中（藏）成药生产企业 4 家，藏医院制剂室 8 个。

云南省迪庆藏族自治州有藏医医疗机构 29 个，药品生产机构 3 个，成功研制藏成药 120 个品种。

评述

藏族人民主要居住于青藏高原地区，包括西藏、青海、四川、云南、甘肃等省（区），青藏高原是藏药的发源地，由于地域辽阔，自然条件复杂，高原上植物复杂多样，藏药资源丰富，其特有的药用植物资源种类数目是其他民族药都不能比拟的。因此，其资源种类的研究与应用开发具有广阔前景。

藏医药具有独特的藏医药学理论体系，大量的藏族医药古籍记载了丰富的藏药资源品种。现存最古老的一部理论、实践和药物齐备的藏医药经典著作《月王药诊》，记载藏药 780 种。历代藏医药书籍中收载药物数量最多的经典著作《晶珠本草》，实载药物 1220 种。古籍中记载的大部分品种有待进一步深入研究与开发。

中华人民共和国成立以后，最早的藏药资源普查始于 20 世纪 50 年代早期，20 世纪 60 年代肖培根等人对藏药展开的大量调查，以及 20 世纪 70 年代罗达尚、杨竞生、嘎务多吉、杨永昌等人的工作，使藏药资源调查全面铺开。到 21 世纪初，大丹增、登巴达吉、毛继祖、张艺、顾健、巩红冬等人的工作，使藏药资源调查达到相对全面的水平，因此藏药资源调查类论文在全部藏药论文中所占比例较高。但目前仅有 300 多种藏药材制定了质量标准，研究报道其活性成分的藏药材也不超过 300 种，与 3000 多种藏药材比起来，未来的研究空间还相当大。此外，我国藏药资源分布地域广阔，不少品种基原复杂，还需要进一步调查考证。

藏药资源品种的开发利用取得突出成果，制剂产品多，年产值较大，其药材原料需求量大。因此应注意资源的合理利用与保护，加强栽培或养殖研究，保障藏药资源的可持续利用。

第二节 蒙古族药

一、概述

　　蒙古族形成于 13 世纪初，最初只是蒙古诸部落中的一个以东胡为族源的部落所使用的名称。以成吉思汗为首的蒙古部落统一了蒙古地区诸部，并逐渐融合为一个新的民族共同体后，"蒙古"一词由原来一个部落的名称变为一个民族名称。根据 2010 年第六次全国人口普查统计，全国蒙古族人口为 598.18 万人，主要分布在内蒙古自治区、辽宁省、吉林省、黑龙江省、新疆维吾尔自治区、青海省、河北省、河南省、甘肃省等省（区）。其中内蒙古自治区是蒙古族人最大的聚居地，其蒙古族人口 421.0 万人，约占全国蒙古族人口的 70%。蒙古族有其独特的文化、历史、习俗、服饰、语言及文字。畜牧业是蒙古族历史上赖以生存发展的主要经济生产方式。蒙古族群众在与自然灾害和疾病的斗争中不断积累医疗实践经验，在此基础上，吸取其他民族医药理论精华并结合当地民间疗法和汉医知识，形成了独特的蒙古族医药学和蒙古族药（简称"蒙药"）。

　　内蒙古自治区位于我国北部边疆，横跨东北、华北、西北，约占我国国土总面积的 12.3%。全区以高原为主，有地域辽阔的内蒙古高原和鄂尔多斯高原；沙漠主要集中于西部，另还有一些山地、丘陵和较广阔的森林适宜多种植物生长。据统计，我国现用蒙药 2000 余种，其中 40% 来自中原地区，50% 为蒙古高原地产药材，10% 从尼泊尔和印度等国家进口。蒙医常用蒙药 450 种，其中植物药材 313 种、动物药材 66 种、矿物药材 48 种、其他 23 种。另据记载，内蒙古自治区的蒙药资源有 1342 种，其中药用植物 926 种、药用动物 290 种、药用矿物 98 种、其他 28 种。辽宁省的蒙古族多分布于辽西地区，目前文献记载的辽宁蒙药中，植物药材 328 种（纯家种 27 种、家种与野生兼有药材 33 种、纯野生药材 268 种）、动物药材 62 种、矿物药材 54 种。

二、蒙药资源调查与成果

（一）蒙药资源种类的古籍记载及中华人民共和国成立前的蒙药资源调查

18 世纪，蒙医药学家伊喜巴拉珠尔编写了《药物名录及认药白晶鉴》（亦称《认药白晶鉴》）一书。该书将药物分成宝物类、草药类等 8 大类，分为 3 部 10 篇，共收载药物约 380 种，详细阐述了每种药物的产地、形态、功能和炮制方法，还附有药引子、药浴及矿泉、温泉疗法等内容。

18 世纪，药物学家罗布桑苏勒和木撰写了蒙古族药物学图书《认药学》，该书系统介绍了 678 种药物的形态、生长环境、药用部位、功能、质量识别等知识，丰富了蒙药学的内容。

19 世纪，著名蒙药学家占布拉·道尔吉汇集百余种本草文献，经过核对、调查、研究，撰写了《蒙药正典》（柳白乙拉主编，民族出版社，2006 年。见图 8-2-1），对以前蒙医历代本草进行正误纠弊的同时做了全面的总结论述。该书收载常用药 879 种，每一种药物名以蒙、藏、满、汉 4 种文字注写，

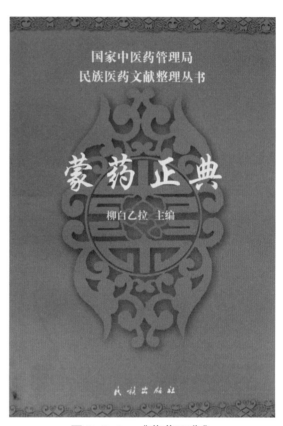

图 8-2-1　《蒙药正典》

并附 579 幅药物插图。除详尽地描述了药物的产地、形态、药用部位、采收时间、炮制方法、性味、功能等，还纠正了不少蒙药名实混乱的现象。

清雍正二年（1724 年），德国学者梅塞施密特（D. G. Messerschmidt）到呼伦贝尔草原考察野生植物并采集标本，考察结果中就有对黄芪、防风、赤芍等野生药材的记载。

清道光十年（1830 年），俄国植物学家邦奇（A. Bunge）从乌兰巴托经锡林郭勒盟、张家口到北京，沿途采集植物标本。1831 年发表《在中国北部采集的植物名录》，记载被子植物 95 科 420 种，并发现一些新分类群。

清同治五年（1866 年），法国学者戴维（A. David）在归绥（今呼和浩特）、包头、乌拉山一带采集了大量植物标本。1884 年发表《戴维在中国所采集的植物》，收集维管束植物 1174 种。

俄国学者普热瓦尔斯基（N. M. Przewalski）在 1870—1872 年、1879—1880 年、1883—1885 年到内蒙古地区采集考察；乌普索夫（M. V. Pevtsov）等人在 1878 年也前来采集考察。他们采集了大量植

物标本，集中保存在彼得堡植物园。俄国植物学家柯马洛夫（V. L. Komarov）研究了上述标本，于1901—1907 年编写出版《满洲植物志》3 卷，并在 1908 年完成《中国及蒙古植物区系引论》编写。

日俄战争后，日本学者对内蒙古地区的草原资源，从植物区系、植物调查一直到不同植物类型的开发利用都进行了研究，发表不少专文。

1923 年 5 月，中国植物学家秦仁昌在贺兰山西坡采集早春开花植物，1941 年在《静生生物调查所汇报》第 10 卷第 5 期上发表《贺兰山植物采集记略》。刘慎谔、耿以礼等人也到内蒙古进行了一些植物方面的调查研究工作，著有《中国北部及西北部植物地理概论》（刘慎谔，国立北平研究院植物学研究所，1934 年）、《中国绥远百灵庙禾本科之新种》（耿以礼，华盛顿科学院第 28卷第 7 期，1938 年）。1937 年，吴征镒在河套及乌拉山一带采集的标本至今保存在北京大学植物标本室中。

（二）中华人民共和国成立后的蒙药资源调查与成果

1. 内蒙古自治区蒙药资源调查

中华人民共和国成立以来，内蒙古自治区有关单位的专业人员，对内蒙古植物和药物资源进行了调查和整理研究，取得了大量成果。

1956—1960 年，内蒙古自治区药品检验所组织有关专家和技术人员，对 7 盟 2 市 27 个旗县进行了首次（药用）植物资源调查。

1961 年 6—7 月，内蒙古自治区卫生厅组织 60 余人的蒙药资源调查队赴贺兰山调查，发现蒙药药用动物、植物、矿物 220 多种。

1964—1975 年，内蒙古大学生物系对锡林郭勒盟野生药用植物进行调查，整理编写了《野生药用植物名录》（内部资料），记有 90 科 532 种药用植物。

1972 年 3 月，内蒙古自治区卫生厅、医药公司、药品检验所等部门编写了《内蒙古中草药》，收载中蒙药材 393 种。

1972 年 7 月，内蒙古医学院罗布桑等人对锡林郭勒盟正蓝旗乌和尔沁敖地区及黑风河地区进行调查，采集药用植物标本 71 科 190 种。

1976 年 8—9 月，阿拉善盟蒙医药研究所段高布扎布等人对贺兰山局部地区进行调查，采集药用植物标本 47 科 149 种。其中线叶青兰、镰萼喉毛花为当地蒙医习用品。

1980—1985 年，内蒙古自治区药品检验所张洪溢等人对阿拉善盟蒙医用药情况进行调查，采集植物标本 800 多份，经过鉴别分析，澄清了蒙药中同名异物、同物异名等混乱品种 69 种。

1980 年起，伊克昭盟蒙医研究所成立鄂尔多斯蒙药资源调查组，对全盟蒙药资源开展调查。

历时 3 年，调查组采集植物标本 400 多种、矿物标本 30 多种；整理鉴定药材 500 多种，其中蒙医常用药材 80 种；获知寒水石、香青兰、沙棘等几十种蒙药的新品种，其产量大、质量好。

1980 年起，巴彦淖尔盟蒙医药研究所乌苏日图等人对巴彦淖尔盟药材资源进行调查，历时 4 年，采集药用植物标本 79 科 252 属 1181 份、矿物标本 65 种 195 份、动物标本 35 份，明确了蒙医常用或专用药悬钩子、赤子、手参、岩盐等在巴彦淖尔盟境内的资源分布。

1980—1982 年，哲里木畜牧学院、哲里木盟药品检验所、内蒙古大学调查了哲里木盟大青沟自然保护区药用植物资源，发现药用植物 99 科 275 属 404 种。

1982—1983 年，扎兰屯农牧学校李永红整理编写了《呼伦贝尔盟中草药资源调查》，收载呼伦贝尔盟地区药用植物 103 科 700 余种。

1981—1983 年，内蒙古民族医学院白明纲等人对哲里木盟西北部药用植物进行调查，采得标本近 2000 份，其中药用植物 67 科 265 种。

1982—1984 年，兴安盟药品检验所、内蒙古大学生物系、内蒙古医学院中药系和中医系等单位共同组织兴安盟药用植物资源调查队，对全盟药用植物资源进行调查，汇集编写了《内蒙古自治区兴安盟药用植物名录》（内部资料，1987 年），记载药用植物 104 科 620 余种。此外，内蒙古自治区药品检验所编写了《内蒙古野生药用植物名录》（内部资料），收载药用植物 130 科 628 属 1500 种。

1984—1987 年，内蒙古大学、内蒙古医学院、内蒙古自治区药品检验所、内蒙古医药总公司、内蒙古卫生厅，以及植物药产区所在盟、市、旗、县的医药、卫生、药检、农林、大专院校等单位人员开展内蒙古植物药调查。调查期间，每年 6—9 月组织东西部两个调查组对重点药材产区药物资源进行全面调查，并对历次调查研究的资料标本进行整理、鉴定、分析、研究，编写了《内蒙古植物药志》（内蒙古人民出版社，1989 年）。该书收载蒙药材 1100 余种，附插图 500 余幅，并在每种药材项下记有植物名、中药名、蒙药名、别名、学名、形态特征、生境、分布、产量、栽培、入药部位、采集加工、药材鉴别、化学成分、产地、药理作用、性味功能、主治、用法用量、使用注意及附注等。

1984—1987 年，内蒙古阿拉善盟蒙医研究所和阿拉善盟医药公司组织开展了第一次全盟药物资源普查工作，调查结果显示阿拉善盟蒙药植物共计 73 科 218 种，并编写了《阿拉善盟药用植物名录》。

1986—1988 年，在第三次全国中药资源普查中，内蒙古自治区医药总公司、卫生厅、经济委员会、农业委员会等部门成员组成内蒙古自治区药材资源普查领导小组，各盟、市相应机构部门也组成各自的领导小组和办公室，全区抽调 200 余人，用近 2 年时间，耗资 30 万元，对全区 12 个盟市 88 个旗县（市）的中蒙药材资源情况进行了大规模的普查。这次普查采集各种药材标本共 2 万余份，经鉴定有药材 747 种，其中植物药材 728 种（分属 152 科）、动物药材 14 种（分属 12 科）、矿物药材 5 种。全国指定重点普查的 363 种常用中药材中，内蒙古自治区有 145 种；全国指定普查的 232 种野生药材中，自治区有 113 种。通过这次全面普查，普查组（内蒙古自治区中蒙药材资料普查办公室）在 1988 年编写出版《内蒙古自治区中蒙药重点药材专题报告》《内蒙古野生药用植物名录》，绘制了内蒙古自治区中蒙药材资源综合分布图、内蒙古自治区中蒙药材区划图及重点药材单品种资源分布图共 21 幅，并首次提出了内蒙古地区中蒙药资源分布区划的理论和长远发展规划的设想建议。普查成果于 1990 年获内蒙古自治区科技进步奖二等奖。

1998—2004 年，内蒙古民族大学对位于大兴安岭山脉中段的阿尔山野生药用植物资源进行了调查研究，采集标本 1200 份，经鉴定共有 57 科 190 属 269 种。其中，蒙医常用药用植物有 125 种，有 37 种蒙药收载于《中华人民共和国卫生部药品标准·蒙药分册》。除了金莲花、库页悬钩子、黄芩、桔梗等少数已开发利用的品种之外，多种蒙药有待进一步开发。

1999 年，呼伦贝尔盟蒙医学校承担的"呼盟地产蒙药材的合理开发利用及资源调查"科研课题，通过了呼伦贝尔盟科学技术局组织的科研成果鉴定。该调查成果总共收集、整理、鉴定了 324 种呼伦贝尔盟地产蒙药药用资源，包括药用植物 70 科 252 种、药用动物 65 种、药用矿物 4 种、其他 3 种。呼伦贝尔盟蒙医学校整理编写了《呼伦贝尔蒙药资源》一书，对所有调查收集到的植物和蒙药材资源种类从特征、品名、学名、别名、来源、分布、生长环境、药用部位、采集加工、性味、功能主治、用法等方面进行详细的阐述。

2004 年，由国家中医药管理局组织编写，柳白乙拉、武绍新任主编的《中华本草·蒙药卷》（上海科学技术出版社，2004 年。见图 8-2-2）出版。该书共收载蒙医临床上常用、疗效确切或有一定研究开发价值的传统蒙药 422 种，其中矿物药材 47 种、植物药材 326 种、动物药材 49 种。

2009—2015 年，阿拉善盟蒙医医院成立"阿拉善盟药用植物资源调查及彩色图谱整理研究"课题组，历时 7 年对阿拉善盟境内的药用植物资源进行调查，在实地拍摄植物照片和采集标本，其中 2012—2013 年还结合第四次全国药用植物资源普查开展工作。此次调查，课题组共采集了 81 科 220 属 463 种蒙药药用植物，拍摄彩色图片 1 万余张，编写了《内蒙古阿拉善盟药用植物彩色图谱》；蒙药

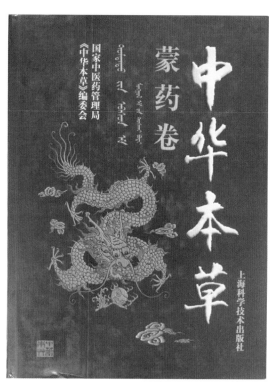

图 8-2-2 《中华本草·蒙药卷》

药用植物相较于第一次内蒙古阿拉善盟药用植物资源普查时增加了芍药科、瑞香科、马钱科、天南星科、黄枝衣科、丝膜菌科、梅衣科、念珠藻科等 8 科的物种，种数增加了 245 种，如互叶醉鱼草、木藤蓼、紫茉莉、黄芦木、灌木铁线莲、土木香等。

常用蒙药中，沙棘、多叶棘豆、硬毛棘豆、香兰、蓝盆花、粘毛黄芩、冷蒿等有着蒙古高原特点的地产药材是蒙药的主体，甘草、蒙古黄芪、麻黄、肉苁蓉等中蒙药材是内蒙古自治区的特产，闻名国内外。2001 年，内蒙古自治区开始合理布局大宗药材生产基地，采用规范化栽培措施种植中蒙药材。由内蒙古自治区科学技术厅牵头，组织启动了阿拉善盟梭梭肉苁蓉繁育基地、呼和浩特市沙棘种植基地（包括赤峰市敖汉旗沙棘种植基地，面积达 3500 万亩，1 亩 =666.67 平方米）等具有内蒙古特色的中蒙药材种植基地的建设。

2011 年，蒙药学家罗布桑在多方面调查研究、收集整理的基础上，编著出版了蒙文版《蒙药志》上、中、下册（内蒙古科学技术出版社，2011 年）。

2016 年 12 月，内蒙古自治区人民政府发布了《内蒙古自治区蒙药材中药材保护和发展实施方案（2016—2020 年）》，提出加快呼和浩特市、呼伦贝尔市、兴安盟、通辽市、赤峰市、锡林郭勒盟等地区蒙古黄芪、黄芩、防风、赤芍、桔梗、麻黄、北沙参、知母、北苍术、金莲花、达乌里秦艽、鹿茸、鹿角、鹿筋、鹿胎等道地蒙药、中药种植或养殖基地建设，打造中东部蒙药、中药特色产业带；发挥鄂尔多斯市、巴彦淖尔市、阿拉善盟等地区甘草、沙棘、枸杞、肉苁蓉、锁阳、苦豆子、银柴胡等特色资源种植优势，打造西部蒙药材、中药材生产及滋补保健药特色产业带，建设 10 个内蒙古自治区道地药材规模化种养殖示范基地，实现蒙药材、中药材种植养殖产量年均增长 10% 的目标。

2. 其他地区蒙药资源调查

关于其他省市的蒙药资源调查记载的文献极少。

1980—1983 年，新疆巴音郭楞蒙古自治州卫生局组织药学人员对巴音布鲁克山区、库鲁克塔格山、天山南坡草原和焉耆盆地 4 个植被区进行蒙药资源调查，采集植物标本 4600 多份，约 430 种，拍摄植物图片近 1000 张。并将经鉴定的蒙药及药用植物编写成《巴州蒙药及药用植物名录》，共收载药物（包括部分动物药材）509 种，每种药物都收有汉文、蒙文、藏文、拉丁文名称，各药物品种项下收载有药用部位、生态环境、产地、功能、主治等内容。

1985 年，新疆巴音郭楞蒙古自治州、博尔塔拉蒙古自治州分别完成当地蒙药资源调查，编写了《蒙药资源调查》和《蒙医药录》，记载当地蒙药 1300 余种及常用医方 500 余首，详细介绍了药物的性能、剂量、加工炮制方法。

2010 年，宋平顺等人对甘肃省药品检验所标本室存留的蒙药标本进行整理鉴定，发现有蒙药资源种类 104 种。并在《中华现代中医学杂志》2010 年第 6 卷第 5 期发表的论文中重点介绍了秦岭榧蕨、刺柏、问荆、珠芽蓼、蒙古白头翁、祁连山乌头、腺毛唐松草、甘青乌头、伏毛铁棒锤、钝裂银莲花、甘青铁线莲、全缘叶绿绒蒿、垂果南芥、薪蓂、裸茎金腰、苦豆子、镰荚棘豆、多裂骆驼蓬、狼毒、迷果芹、二色补血草、管花秦艽、唐古特莨菪、栉叶蒿、镰叶韭25种蒙药药用资源在甘肃的分布及其在甘肃的临床用药经验。

3. 一批蒙药资源种类载入各级药品标准

为了规范蒙药应用，内蒙古自治区卫生厅1986年制定颁布了《内蒙古蒙药材标准》，收载蒙药322种。

1998年，卫生部颁布了《中华人民共和国卫生部药品标准·蒙药分册》，收载蒙药57种、蒙成药145种。

1977—2015年，历版《中国药典》中收载特色蒙药4个品种。

这些标准的出版、颁布，为科学化、规范化使用蒙药奠定了坚实基础，促进了蒙药资源种类的开发、应用及产业化发展，同时促进了蒙医药的发展和完善。

评述

内蒙古自治区位于我国北部边疆，东西直线距离2400多千米，南北跨度1700多千米，横跨东北、华北、西北，毗邻8省（区），地域广阔。其药用植物资源种类具有显著的在北方高原、沙漠等地适生物种的特色。同时，内蒙古自治区地下还蕴藏着丰富的矿产资源，有101种矿产的储量居全国前10位，矿物种类达115种，矿物药材资源丰富。许多重要的大宗中药材及蒙药材也出产于内蒙古地区，如著名的甘草、沙棘、蒙古黄芪（占全国黄芪产量的4/5）、麻黄、肉苁蓉、锁阳、五味子、满山红等。这些中蒙药材品种资源在国内占有重要地位。多年来，蒙医药事业在国家政策的大力支持下得到快速发展，蒙药医院制剂品种较多，其独特的蒙药资源品种为蒙药制剂的生产提供了原料药材。但许多蒙古族地区生态环境较脆弱，许多植物药材资源种类及蕴藏量较为有限，保护蒙药资源及其赖以生存的生态环境，以及发展人工种植均具有非常重要的意义。

第三节　维吾尔族药

一、概述

维吾尔族主要分布在新疆维吾尔自治区，以喀什、和田和阿克苏地区最为集中。据 2010 年第六次全国人口普查统计，全国维吾尔族人口为 1007 万人，分布在新疆维吾尔自治区者占 99.4%，维吾尔族有其独特的语言、文字、文化、历史、习俗和服饰。新疆位于亚欧"丝绸之路"交通要冲，汉唐以来，丝绸之路几度繁荣昌盛，维吾尔医药与中医、古希腊医、阿拉伯医、印度医学在这里集中荟萃，相互交融，通过频繁地交流与彼此渗透，集众家精华、诸家营养，渐渐形成了特色鲜明、风格独特的维吾尔医药学。

新疆位于我国西北边疆，面积 166 万平方千米，约占全国陆地总面积的 1/6，广袤的戈壁、辽阔的草原、纵横交错的河流、星罗棋布的湖泊，形成了新疆丰富多样的"三山两盆"地理环境、一系列地形上的气候分水岭和许多特殊的局域小气候区。这里的极端环境地区密集，蕴藏了丰富的药用植物、动物和矿物资源。维吾尔族祖先在长期的生存斗争中，逐渐懂得利用当地资源来治疗疾病，通过不断积累、吸收和融合中医药等医药理论与知识，形成了今天的维吾尔医药，成为我国珍贵的民族文化遗产。

据 1987 年第三次全国中药资源普查统计结果，新疆有各类药用资源 1917 种，其中药用植物 1721 种（药材 727 种）、药用动物 153 种（药材 438 种）、药用矿物 43 种。在传统的 1000 余种维吾尔族药（简称"维吾尔药"）中，常用的有 400 余种。较常用的维吾尔药资源中，约 70% 的种类产自新疆，另有约 20% 产于非维吾尔分布区的外省（区），其余 10% 依靠进口，来源于印度、巴基斯坦、伊朗等国。

二、维吾尔药资源调查与成果

（一）维吾尔药资源种类的古籍记载

维吾尔族祖先最早将防治疾病的药物称为"欧提"（草）。方剂出现后，为便于区别则称"木非热达"（单味药）或"达瓦"（治疗用单味药），并将最常用的药装入小布袋中随时备用，故各类维吾尔药在民间统称"八十袋药"。

维吾尔药的使用历史悠久，在每个时期都有不同程度的发展和成就，药物学专著达百部以上。9 世纪中后叶，漠北的维吾尔族一部回鹘西迁，与西域广大地区的回鹘融合，此间诞生的《回鹘文医学文献》是反映当时维吾尔医药的珍贵资料，内容包括临床各科疾病、治疗方法和药方，当时维吾尔医常用药物有牛角、石榴、雪鸡脑、狼骨、山羊胆汁、狗脑、茴香等。

1368 年，和田著名维吾尔药学家阿吉·再努勒·艾塔尔用波斯文编写的《依合提亚拉提·拜地依》，分为上、下两册（上册为草药学，下册为方剂学），记载了 1500 多种维吾尔药物，是一部历代维吾尔医师推崇的、有较高实用价值的维吾尔医药学专著。

（二）中华人民共和国成立后的维吾尔药资源调查与成果

1. 维吾尔药资源种类的调查

中华人民共和国成立后，通过多次资源调查和考察，维吾尔药的种类、分布、蕴藏量、生态环境等信息逐渐被了解或查明，新的药用资源也不断被发现。维吾尔药资源主要分布在天山南北准噶尔盆地和塔里木盆地的绿洲、草原、沙漠、河湖中，以南疆和田地区、喀什地区，北疆阿勒泰地区、伊犁哈萨克自治州，东疆吐鲁番市、哈密地区等最为丰富。药物品种主要有红花、阿魏、菊苣、肉苁蓉、罗布麻、天山雪莲、驱虫斑鸠菊、沙棘、紫草、伊贝母、巴旦杏仁、沙枣、孜然、鹿茸、羚羊角等。《维吾尔医常用药材》（新疆维吾尔自治区编译，内部资料，1964 年）、《新疆中草药》（新疆人民出版社，1975 年）、《新疆药用植物志》（新疆人民出版社，1977 年）等书都记载了维吾尔药。

1988 年，新疆中药资源普查小组调查表明，新疆产药用植物隶属于 6 门 167 科 648 属，其中包括栽培种类 558 种、野生种类 1408 种、收购种类 158 种。

1989—1991 年，巴音郭楞蒙古自治州药品检验所对巩乃斯沟（北纬 43°06′—43°27′，东经 84°12′—84°54′）进行了中药、民族药资源普查。调查结果显示，巩乃斯沟共有药用种子植物 54

科 228 属 261 种，占伊犁谷地的野生药用植物科属的 54.5% 和种类的 46.3%。

1992 年，喀什地区维吾尔医院顾永寿、顾永福译写出版了《维吾尔医常用药材》（新疆科技卫生出版社，1992 年），记载维吾尔医常用药近 400 种。

中国医学科学院药用植物研究所李君山等人通过多年来的调查、采集、鉴定发现，截至 1997 年，新疆地区凤毛菊属植物共 62 种（包括变种），其中维吾尔医临床处方用雪莲花类植物共 13 种，包括 2 个新种、1 个新变种和 4 个新记录种。

1997 年，新疆巴音郭楞蒙古自治州农业科学研究所王俊燕等人在前人研究基础上，再次对新疆大型真菌资源进行考察。经过收集标本、分类鉴定研究，发现新疆地区大型真菌有 328 种，隶属于 41 科 85 属，其中药用真菌 97 种，药食两用菌 47 种。

新疆维吾尔自治区药品检验所刘勇民分别于 1986 年和 1999 年编著出版了《维吾尔药志》上、下册，分别记载常用维吾尔药材 124 种（含进口药材 30 种）和 328 种。

据伊犁哈萨克自治州林科所安林山等人在 2002 年统计，新疆伊犁谷地的野生植物种类约有 1479 种，野生药用植物 99 科 561 种，约占新疆野生药用植物种类总数的 1/3。

石河子大学（师范学院）杨淑萍课题组经过 3 年的野外实地调查，于 2008 年发表了多篇阐述帕米尔高原药用种子植物资源有关情况研究结果的专文。帕米尔高原坐落于新疆西南部，海拔 3000—7000 米，平均海拔 4000 米，年均温度不足 3.2℃，形成一定数量且具高寒特色的药用植物资源。经调查，帕米尔高原药用种子植物约 29 科 66 属 90 种。

通过整理研究，由阿不都热伊木·卡地尔任主编的《中华本草·维吾尔药卷》（上海科学技术出版社，2005 年。见图 8-3-1），收载维吾尔药 423 种，对它们的药名（包括维吾尔药名）、品种考证、基原及形态特征、鉴别、化学成分、药理作用、功能主治及应用、制剂等内容进行了全面的记载。

2010 年，新疆医科大学附属中医医院赵翡翠课题组调查了新疆东部地区和伊犁哈萨克自治州的乌头属植物资源，发现该地区有白喉乌头、准噶尔乌头、林地乌头、伊犁乌头、空茎乌头 5 种；2011 年 7 月和 2012 年 7 月又调查了新疆阿勒泰地区的乌头属植物资源，发现该地区有白喉乌头和少量阿

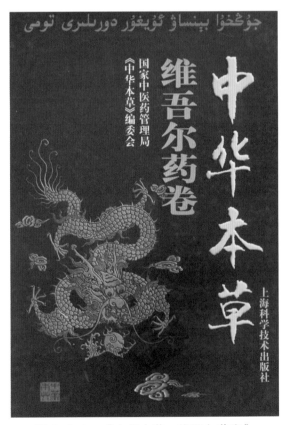

图 8-3-1　《中华本草·维吾尔药卷》

尔泰乌头、拟黄花乌头分布。

石河子大学（生命科学学院）阎平课题组于2013—2014年对喀什地区的莎车县、叶城县与和田地区的皮山县、和田市、策勒县、于田县、民丰县等以南的西昆仑山北翼地区（北纬35°—38°、东经76.5°—83.7°）进行调研，发现新疆西昆仑山地区药用植物共计有32科53属73种（含1变种），约占新疆西昆仑山植物种类的10%。其中科、属的丰富度相对较高；而90.6%的科仅含1—2种，且单种属数占总属数的75.5%，即种的丰富度较低。

2014年秋季，新疆大学（资源与环境科学学院）努尔巴依·阿布都沙力克课题组通过实地调查、民间采访、标本采集、分类鉴定及查阅相关资料，对伊犁哈萨克自治州阿勒泰地区药用植物资源进行调查分析发现，该地区蕨类植物、裸子植物和被子植物类药用植物共90科383属1042种（包括变种）。其中蕨类植物10科11属20种、裸子植物3科5属12种、被子植物77科367属1010种。被子植物中双子叶植物64科325属930种、单子叶植物13科42属80种。珍稀濒危药用植物48种（隶属于26科37属），占本地区药用植物种数的4.6%。

新疆维吾尔自治区药材栽培面积大，特色维吾尔药物种类多。据调查，人工种植的中药材及维吾尔药材种类有红花、西红花、甘草、胀果甘草、洋甘草、草麻黄、中麻黄、蓝麻黄、黄芪、木贼麻黄、柴胡、黄芥子、一枝蒿、雪莲、巴旦杏、肉苁蓉、牡丹、无花果、沙枣、孜然、小茴香、白芥子、洋茴香、射干、桔梗、薏苡仁、薰衣草、芫荽、罗勒、王不留行、瞿麦、伊贝母、菘兰、玫瑰、薄荷、石榴、板蓝根、牵牛子、菊苣、银杏叶、杜仲、库拉索芦荟、驱虫斑鸠菊、鹰嘴豆、紫苏、药蜀葵、黑种草、地锦草、香青兰、马齿苋、芸香、蜀葵，人工驯养的中药材及维吾尔药材基原动物有马鹿等。

2. 纳入各级质量标准的维吾尔药资源种类

为保障维吾尔药应用的安全性和有效性，满足维吾尔药检验、规范应用及研究开发的需要，相关机构开展了维吾尔药材标准的研究制定。《中华人民共和国卫生部药品标准·维吾尔药分册》1998年版收载维吾尔药材115种。《中国药典》自1977年版起收载的维吾尔族习用药材有阿魏、菊苣、黑种草子、伊贝母4种；《中国药典》2005年版新增维吾尔族习用药材天山雪莲；《中国药典》2015年版明确以维吾尔族习用药材收录的品种有天山雪莲、菊苣、黑种草子3种。

地方标准收载的维吾尔药材计有新疆维吾尔自治区卫生厅颁布的《新疆维吾尔自治区药品标准》1987年版中收载的23种，1993年颁布的《维吾尔药材标准》中收载的160种，新疆维吾尔自治区食品药品监督管理局2011年颁布的《新疆维吾尔自治区维吾尔药材标准》2010年版中收载的32种，《新疆维吾尔自治区中药、维吾尔药饮片炮制规范》2010年版中收载的饮片165种。

评述

　　维吾尔药应用历史悠久，资源种类较丰富。维吾尔医专用的特色品种非常多，常用药材品种中有200余种为中医不用或少用的维吾尔医专用药材，其疗效确切。这些独特的维吾尔药资源种类具有重要的研究开发与推广应用的价值。

　　维吾尔医药是中医药、古希腊医药、阿拉伯医药、印度医药以及早期的维吾尔医药频繁交流、彼此渗透、相互交融而形成的，因而外来药材品种较多，这是维吾尔药材资源种类的一大特色。对于这一类药物资源的保护与可持续利用值得思考与重视。

　　已收入各级质量标准的维吾尔药材品种较多。但在《中国药典》中明确为维吾尔族习用药材的品种还很少。据统计，维吾尔医与中医交叉使用的品种有150余个，20世纪90年代，有专册的卫生部颁维吾尔药标准中的品种数目亦较多，为维吾尔药资源的检验、规范应用及开发利用发挥了重要作用。此外，以维吾尔药为原料生产的医院制剂品种不少，但新药研发工作则相对滞后。相信通过加强研究，我国独具特色的维吾尔药资源必将得到较好的保护及进一步的开发、推广、应用。

第四节 傣族药

一、概述 ⌄

傣族是一个跨境民族，分布在泰国、老挝、缅甸中北部、越南西北部、柬埔寨西北部、印度东北部、中国西南部等多个国家或其局部地区，全球总人口为 6600 万人左右。

我国傣族分布在云南省西部和西南部，主要居住于西双版纳傣族自治州景洪市、勐腊县与勐海县，普洱市景谷县、孟连县，德宏傣族景颇族自治州芒市、瑞丽市、盈江县等，以及临沧市的耿马傣族佤族自治县；在玉溪市元江哈尼族彝族傣族自治县、新平彝族傣族自治县等地也有散居。古代傣族就有傣泐、傣那、傣雅、傣绷等自称。中华人民共和国成立以后，依照傣族人民的意愿定名为傣族。根据 2010 年第六次全国人口普查统计，我国傣族人口为 126.13 万人，有自己的语言和文字。自文字产生后，傣族的各种天文、地理、医药学等知识均刻于贝叶之上（称为贝叶经），并流传下来。傣族医药具有独特的医药理论体系，傣族药（简称"傣药"）是在傣族医药理论和经验指导下所使用的药物。

我国傣族大多居住在海拔 500—1300 米的平坝，这些地区属亚热带、热带气候，地质古老，自然条件优越，雨量充沛，高温湿润，全年无四季而只有旱季和雨季之分。这里森林茂密、葱茏，生长着种类繁多的热带种子植物和蕨类植物（共 5000 多种），药用动物、植物、矿物有 2500 多种。据调查研究整理，傣药种类（按基原计）有 1111 种，其中药用植物 1010 种、药用动物 91 种、药用矿物 10 种。傣药以植物药为主，主要为当地所产，也有少数外来药物。

二、傣药资源调查与成果 ⌄

（一）中华人民共和国成立后的傣药资源调查与成果

据贝叶经记载，早在 2000 多年前，傣族人民就有了本民族医药。人们通过反复摸索，逐渐学会使用各种药用动、植物治病，总结出了大量的单方和验方。早在汉代，傣族统治者为了表示忠于汉王朝，把贵重药材玳瑁、象牙、犀角等物列为上品贡奉。

中华人民共和国成立以来，尤其是 20 世纪 70 年代后，云南省相关地区的机构与专业人员根据国家的相关政策，在不同地域范围开展了不同规模、不同主题的傣药资源调查，取得了大量文献整理及实地调研成果。

20 世纪 60 年代，蔡希陶等科学家通过调研，从树龄长达数千年的"植物寿星"龙血树中发现并提取得到具有活血化瘀生肌作用的傣药圣药——龙血竭，从而结束了中国不产血竭，只能向海外购买的历史。

1970 年，云南省思茅地区革命委员会生产指挥组文卫组（现云南省思茅地区民族传统医药研究所）通过整理，编写出版了《云南思茅中草药选》。该书收载了思茅地区、西双版纳傣族自治州中草药 285 种，南药及其代用品 15 种。这 300 种药物中，傣药有 123 种。

1977 年，云南西双版纳傣族自治州成立了民族医药调研小组，由该州州长召存信担任组长，从事傣医药的继承发掘、翻译整理、研究开发及推广应用工作；先后收集、整理傣医药的史籍、经书 200 多部，其中包括贝叶经和纸板经，如《嘎比迪沙嫡巴尼》《巴腊玛塔坦》《阿皮塔麻三给尼》《巴力旺》《嘎牙山哈雅》《桑格尼》《档哈雅囡》《档哈雅囡》《麻哈娃》《牙麻嘎》《尼阶》等；收集到 7000 多首单方、验方、秘方和传统经方，采集制作动物、植物、矿物傣药标本 1000 余份。

云南德宏傣族景颇族自治州药品检验所的方茂琴等人从 1979 年开始进行傣医药的发掘、收集、整理工作。经过多年的努力，整理出版了《德宏傣药验方集》，收载傣药 370 多种和单方、验方 100 多首。在此基础上，方茂琴等人又收集傣药 380 多种，单方、验方 410 首，明确基原的植物药材 250 种、动物药材 30 种。方茂琴编写出版了《德宏傣药验方集》第 2 册，李荣兴编写出版了《德宏民族药名录》。

1977—1981 年，西双版纳傣族自治州相关单位及民族药调研小组成员对州内药用植物进行调查，相继出版了《西双版纳傣药志》第一集（1979 年）、《西双版纳傣药志》第二集（1980 年）及《西双版纳傣药志》第三集（1981 年。见图 8-4-1）。每集各收载傣药 100 种，3 集共收载傣药 300 种。

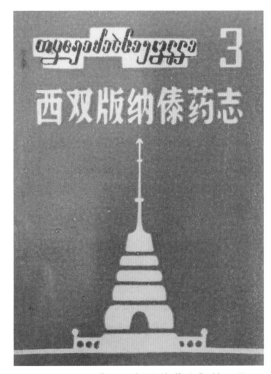

图 8-4-1 《西双版纳傣药志》第三集

20 世纪 80 年代后，由西双版纳傣族自治州民族医药调研办公室翻译编写了《嘎牙山哈雅》（1988年）、《古傣医验方译释》（1990年）、《西双版纳傣药志》、《傣族医药验方集》及一些"档哈雅"（即傣药古籍）。还编写出版了《傣医传统方药志》（1985年）、《西双版纳古傣医药验方注释》（1983年）等。

从 20 世纪 70 年代末到 2003 年，西双版纳傣族自治州民族医药研究所的专业人员康朗仑、康朗腊、岩拉等通过收集史料，走访老傣医，获取献方、献药及其他宝贵资料；并开展傣药品种资源调查、查证和实物拍摄。经整理研究，林艳芳、依专、赵应红等人于 2003 年采用傣汉两种文字编辑出版了《中国傣医药彩色图谱》（云南民族出版社。见图 8-4-2）一书。该书收载了 300 种临床常用傣药及实物彩照，包括植物药材 286 种、动物药材 6 种、矿物药材 7 种、其他 1 种。

1985 年出版的《傣医传统方药志》一书是《西双版纳傣药志》的姊妹篇，由中国科学院云南热带植物研究所、西双版纳傣族自治州食品药品检验所、西双版纳傣族自治州民族医药研究所等单位的相关人员组成编写组编写而成。该书收载傣医药古验方 111 首，常用傣药 105 种，傣药基原隶属于 60 科 97 属的动、植物。

云南省玉溪市药品检验所和元江哈尼族彝族傣族自治县药品检验所的李学恩、周明康、王正坤、李坚、康勇等人在文献发掘、民间访谈、资源调查、标本采集鉴定、资料整理的基础上，编写了《元江傣族药》（内部资料，1992 年。见图 8-4-3），收载元江哈尼族彝族傣族自治县傣族常用、资源丰富的傣族植物药材 44 种。

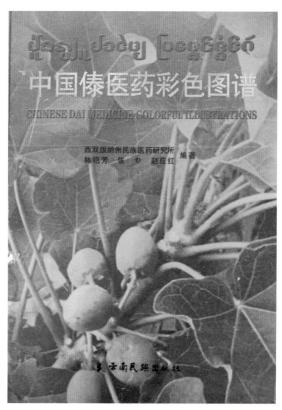

图 8-4-2 《中国傣医药彩色图谱》

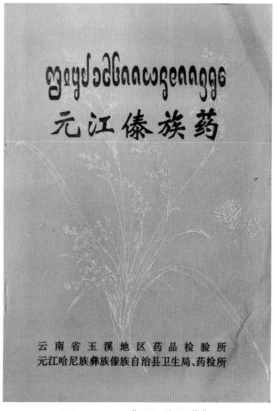

图 8-4-3 《元江傣族药》

根据国家中医药管理局《中华本草》编委会的要求，从 1996 年开始，由云南省中医中药研究所牵头，组织云南省傣医药学专家及中医药学专家，在西双版纳州民族医药研究所、云南省思茅地区民族传统医药研究所共同配合下，全面系统地对古今傣医药文献史料和现代傣医药研究成果进行收集、翻译、整理、研究及汇总，历时 7 年，于 2005 年出版了《中华本草·傣药卷》（上海科学技术出版社，2005 年）。该书收载了常用傣药 400 种，插图 351 幅。其中植物药材 373 种、动物药材 16 种、矿物药材 11 种。

2012 年，中国医学科学院北京协和医学院药用植物研究所云南分所张丽霞等人采用村社关键人物访谈、半结构式访谈和药材集市调查等方式，重点访问傣医关于傣药应用方面的传统知识，收集散存于民间的傣医药文献资料（贝叶经、纸板经、手抄书等），同时结合野外实地凭证标本和实物收集的方法，对云南省西双版纳傣族自治州、德宏傣族景颇族自治州所辖县域及普洱市景谷傣族彝族自治县、镇沅彝族哈尼族拉祜族自治县、西盟佤族自治县、孟连傣族拉祜族佤族自治县等傣族居住区进行傣药资源调查，再与已整理出版的我国典籍中收录的傣药名录匹配去重，作为典籍未收录的傣药资源补充名录。经调查和整理，共新增傣药原植物 272 种，隶属于 107 科 228 属。其中地衣植物 1 科 1 属 1 种、真菌植物 1 科 1 属 1 种、苔藓植物 1 科 1 属 1 种、蕨类植物 4 科 4 属 4 种、裸子植物 5 科 5 属 5 种、被子植物 95 科 216 属 260 种。

2014 年，中国中医科学院中药研究所的段宝忠、徐江等人通过对《西双版纳傣药志》第 1-3 集（1979—1981 年）、《傣药名录》（1982 年）、《云南民族药名录》（1983 年）、《中国民族药志》（1984 年）、《傣医传统方药志》（1985 年）、《德宏民族药名录》（1990 年）、《傣族传统医药方剂》（1995 年）、《傣族医药学》（1996 年）、《傣族医药研究》（2001 年）、《中华本草·傣药卷》（2005 年）、《中国民族药志要》（2005 年）、《傣药学》（2007 年）、2005 年版《云南省中药材标准》第 3 册（2007 年）、2005 年版《云南省中药材标准》第 5 册（2009 年）等书所记录的傣药进行整理，共收集到傣药资源种类信息 3784 条；通过查询中国植物志网络版、中国生物物种名录 2014 年版，校正拼写错误后将物种拉丁名进行同异名整理，合并重复项后得知，上述文献共收录傣药（按基原计）1111 种，其中药用植物 1010 种（分属于 168 科 610 属）、药用动物 91 种（分属于 65 科）、药用矿物 10 种。在科属结构上，种类大于 20 的科有豆科、菊科、大戟科、百合科、姜科、茜草科、夹竹桃科等。傣药资源中野生种类占绝大多数，资源物种在分布上与傣族居住地区的热带、亚热带植被分布相对应，存在明显的地域性。傣药品种资源有 70%—80% 产自云南南部和西部，集中分布在我国南部的西双版纳傣族自治州、德宏傣族景颇族自治州及普洱市孟连傣族拉祜族佤族自治县、景谷傣族彝族自治县，临沧市耿马傣族佤族自治县等地。同时，根据《国家重点保护野生植物名录》、《中国珍稀濒危保护植物名录》、2013 年版《濒危野生动植物种国际贸易公约》（附录一和附录二）、《中国物种红色名录》的植物部分等公约和名录，对列入濒危或重点保护的傣药资源进行分析。在 1111 种傣药资源物种中，被列入保护的野生植物有 43 种、野生动物 19 种，共占傣药资源种类总数的 5.58%。其中，列入保护的野生植物占傣药药用植物物种总数的 4.2%；在傣医使用的动物药中，列入保护的动物占傣药药用动物总数的 20.9%。包括虎、象、胡兀鹫等国家一级重点保护野生动物的一些部位曾可供药用，现已禁止捕猎和使用。

2016 年 6 月出版的《中国民族药辞典》系贾敏如、张艺等人在国家中医药管理局公共卫生专项资金项目"民族医药文献整理丛书"的经费资助下，通过组织全国各民族的民族医药专家，查阅大量文献，历时 5 年编纂而成。该书共收载傣药资源 1232 种（按基原计），其中药用植物 1139 种（包括药用菌类植物 5 种）、药用动物 76 种、药用矿物 16 种及其他 1 种。

在药材种植方面，云南省目前已有种植基础的药材有砂仁、珠子草、肾茶、石斛、龙血树等 10 个南药、傣药品种。

（二）傣药资源的应用开发及标准制定

在傣药资源的应用开发方面，20 世纪 70 年代以来，以傣药为原料形成了许多医院制剂，也开发了多种新药。其中著名的傣肌松就是以傣药亚乎奴开发的一种肌肉松弛剂；以傣药麻三端开发的降压灵也受到关注。收入国家标准的傣药制剂品种还有雅叫哈顿散、七味榼藤子丸、双姜胃痛丸、叶下珠片、灯台叶颗粒等。

2005 年版《云南省中药材标准》第 1 册收载云南省习用药材 50 种，其中包括叶下珠（芽害巴）、地不容（波波罕）、芒种花（衣枝基）、苦菜子（内帕嘎休）、珠子草（与叶下珠傣药名相同，为芽害巴）、紫色姜（补累）、黑蚂蚁（摸郎）、傣百解（雅解先打）、箭根薯（咪火蛙）等傣药材。2005 年版《云南省中药材标准》第 3 册、第 5 册均收载傣族药，其中第 3 册收载 54 种傣医药史籍记载及傣医临床、傣药制剂中最常用的傣药材，第 5 册收载新的傣药 45 种。

评述

傣医药是我国有民族文字记载、形成一定理论的古老民族医药。我国傣族聚居地西双版纳傣族自治州是中国热带植物最集中的地区，素有"植物王国""动物王国""药物王国"之称。傣药有资源种类丰富、医药史籍较多、应用历史久远的特点。傣药资源的调查工作开展较早，通过翻译、整理及调查而编写的药物专著不少。我国傣族人口虽不是很多，但傣药资源的医院制剂开发工作做得较好，并有多种傣药制剂品种进入国家标准。此外，傣药材标准工作取得了非常突出的成绩，2005 年版《云南省中药材标准》第 3 册、第 5 册均收载傣族药，这为傣药资源的应用、质量控制及新药研发奠定了良好的基础。

第五节 壮族药

一、概述

据史籍记载，壮族是由中国古代百越族的一支发展而来。历史文献记载了壮族许多不同的族名，中华人民共和国成立初期统称为僮族。1965 年经国务院批准，将"僮"改为"壮"。壮族是我国少数民族中人口最多的一个民族，根据 2010 年第六次全国人口普查统计，全国壮族人口约有1692.64 万人，87.81% 的壮民聚居在广西壮族自治区。另外，云南省文山壮族苗族自治州也是壮族人口聚居区，还有少数分布在广东、湖南、贵州等省。壮族使用壮语，分南壮、北壮两大方言。壮族文字是 1955 年创制的，以拉丁字母为基础的壮文。壮族在长期的历史发展过程中，形成了本民族独具特色的文化、服饰和习俗。在生产和生活实践中积累了丰富的防病治病经验，并通过一代代壮族人民的努力，形成了具有民族性、传统性和地域性特点的壮族医药知识体系，其中壮族药简称"壮药"。

壮族地区地形复杂，以山区为主，平原和盆地零星分布。属亚热带季风气候区，常年温暖，光照时间长，热量丰富，雨量充沛，年均降雨量在 1835 毫米左右。优越的自然生态环境孕育了该地区种类繁多的动、植物资源和丰富的药物资源。据调查，广西壮族自治区境内的中草药（包括民族药）达 4623 种之多，在全国省份中名列第二。壮药资源种类达 2300 多种，以药用植物为主，占90% 以上，少数为药用动物和药用矿物。常用重要壮药约 500 种。

二、壮药资源调查与成果

（一）壮药资源种类的古籍记载

壮族在古代没有统一的文字，壮医药知识主要以口传方式传承，因此难以形成壮医药的专著和经典著作，多以民间偏方、秘方、口传应用经验的形式存在，也出现在汉文的史书、县志、古本草等古书籍中。

壮医药萌芽于先秦时期。据考证，先秦古籍《山海经》记载的药物中同时属于壮药的动物药材有 66 种、植物药材有 51 种、矿物药材有 2 种。《神农本草经》收载的 365 种药物中，包括壮族地区盛产的菌桂、牡桂、薏苡仁、朱砂、钟乳石等。

秦汉后，壮族逐步形成了具有独特民族风格而又渗透有汉族医学的壮族医学，壮药也得到不断地发展，文献记载的壮药大大增加。嵇含的《南方草木状》（304 年）介绍了 80 种草木，大多可做药用，如用于解蛊毒的吉利草、解酒毒的白豆蔻以及解瘴毒、蛇毒、食物中毒的药物。唐代《新修本草》（659 年）记载药物 850 种。其中收载了如蚺蛇胆、钓樟根皮、钩吻、郁金、苏方木等产自壮族地区的药物。同时唐代《海药本草》一书也记载了部分壮药，如荔枝、君迁子、蛤蚧等。

唐代以后，随着药物新品种的不断增加，药物品类日趋繁杂，难免有真伪难辨、品种混乱等情况出现，《本草图经》（1061 年）应运而生。该书详细描绘了原植物的类别和形态，并附以形象逼真的本草图。全书 21 卷共收载药物 780 种，有文字说明者共 604 种，附图 933 幅，书中记载了产自壮族地区的药物近百种。此外，宋代《岭外代答》《桂海虞衡志》等介绍广西风土人情的书籍也记载了许多植物药材，如治疗瘴气类的青蒿、槟榔、姜黄，解各种中毒的山豆根、甘蔗根、橄榄、白豆蔻等，还记载了无名异、铅粉、土硫黄、朱砂等矿物药材及山獭、金蛇、银蛇等多种动物药材。

明代李时珍所著的《本草纲目》中有不少关于岭南地区药材的记载，如壮族人民对名贵中药田七的认识和使用，此外，该书还记载了断肠草、山獭、蛇黄等药物的使用方法。明清时期，对壮医药的重视程度加深，不少药物和用法收载于《广西通志》《梧州通志》《南宁府志》《柳州府志》等州府县地方志中。

（二）中华人民共和国成立后的壮药资源调查与成果

中华人民共和国成立后的 20 世纪 50—60 年代，广西壮族自治区就开展了中草药（含民族药）资源调查，并取得了许多成果。1969 年，广西壮族自治区革命委员会政治工作组卫生小组通过调查整理，编著了《广西民间常用中草药手册》第 1 册（内部资料），该书收载民间常用中草药及民族药 200 种。1970 年，广西壮族自治区革命委员会卫生管理服务站编写出版的《广西中草药》第 2 册中收载民族药 200 种。1974 年，广西壮族自治区革命委员会卫生局组织编写出版了《广西本草选编》，该书分上、下册，收载广西常用的中草药、民族药 1000 种及经临床验证疗效较好的处方 544 首。

为加强民族医药资源保护，广西壮族自治区卫生厅于 1959 年创建了广西药用植物园，对民族药资源种类进行迁地保护，开展大量药用植物种类的引种、驯化、栽培。目前，全园总面积达 240 公顷，园内栽培的药用植物达 3000 多种，成为亚太地区规模最大、种植药用植物最多的专业性药用植物园，被誉为"亚洲第一药园"。

1978—1979 年，广西壮族自治区卫生厅根据卫生部关于开展民族药调查整理工作的相关精神，组织对 7 个壮族聚居区的 36 个县的民族药进行调查，采访 800 余人次，获得标本 3769 号，验方 4000 首。1980 年，由广西壮族自治区卫生局药品检验所编写的《广西民族药简编》（内部资料。见图 8-5-1），收载民族药 1021 种，其中壮族民间常用药 600 多种，验方 303 首。1985 年，由方鼎、罗金裕等人编写出版的《壮族民间用药选编》上册，收载壮族民间用药 260 多种，便方 700 多首。

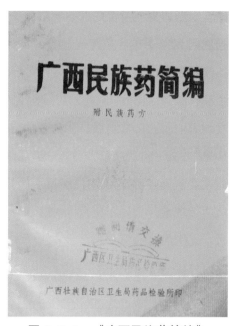

图 8-5-1 《广西民族药简编》

1983—1987 年，广西壮族自治区对全区中药资源资料进行普查。普查期间，在广西壮族自治区卫生厅少数民族医药古籍整理办公室、广西民族医药研究所及各地、县卫生局的领导下，在全区范围内开展大规模壮医药及其资源普查。调查组先后分 3 批调查了壮族聚居区的 70 多个市县，包括组织有关人员查阅大量的历史文献资料，主要为广西各地历代地方史志、博物志、正史、野史等，对南宁市武鸣县马头乡（现武鸣区马头镇）西周古墓、贵港市罗泊湾汉墓、崇左市宁明县花山壁画等与壮医药有关的历史文化遗址进行调查考证。经过 20 多年的努力，调查组收集大批壮医药文物和手抄本，共收集壮族民间验方 10000 多首，制作民族药标本 10000 多份。为更好地保存和展示普查收集到的标本，调查组建立了广西民族医药陈列室和广西民族药标本室。普查期间，调查组出版了壮医药图书 10 多部，发表壮医药论文 300 多篇。根据此次普查成果，1993 年，广西中药资源普查办公室编写出版了《广西中药资源名录》，共收载药材 4623 种，其中壮族民间药 2200 种。

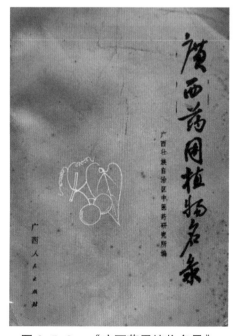

在云南省古籍办公室、文山州古籍办公室、文山壮学发展研究会收集整理的文献中也展示了部分壮医药的内容。1983 年由云南省药品检验所通过调查整理编印的《云南民族药名录》（内部资料）中收载了云南省包括壮族在内的 4 个民族的常用药物，共计 1250 种。

1986 年，由广西壮族自治区中医药研究所编写出版的《广西药用植物名录》（见图 8-5-2），收录药用植物达 3623 种，其中包括大量壮药。

图 8-5-2 《广西药用植物名录》

1990—1994 年，由国家中医药管理局资助、广西民族医药研究所承担完成的"广西壮药调查及资源开发利用研究"课题，共派出 82 人次，经历 784 天，深入壮族聚居的山寨进行访谈调查和壮药标本采集，完成 24 个县市的调查任务。采集壮药标本 1.2 万份，通过鉴定，发现皱边石杉等壮药新资源 368 种，广西绞股蓝等新种 10 个；收集一批民间单方、验方；整理撰写调查报告 17 篇。此次研究基本查清壮族民间习用药物 1986 种，并报道靖西传统端午节药市壮药品种有 380 余种，其间整理出版了《广西壮药简编》。

1993 年，由广西民族医药研究所等编写出版的《广西民族医药验方汇编》（见图 8-5-3），收集民族民间验方 6000 多条，药物千余种。在普查中发现了 1986 年版《广西药用植物名录》未收载的壮药新资源 397 种，

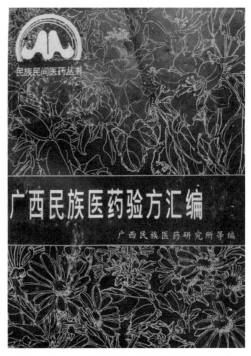

图 8-5-3 《广西民族医药验方汇编》

广西民族医药研究所将其整理，并于 1994 年出版《广西壮药新资源》一书。2001 年，由黄汉儒主编出版的《中国壮医学》收载壮药材 285 种，验方 1500 种。2005 年，由梁启成、钟鸣主编出版的《中国壮药学》以壮医学理论与经验为指导，对壮医药的历史渊源、发展概况、基本理论、应用规律以及现代研究与临床验证等进行了科学、详细的阐述，收录常用重要壮药 500 种，初步确立了壮药的理论体系。

1992 年及 1996 年由广西壮族自治区卫生厅组织制定颁布的《广西中药材标准》和《广西中药材标准　第二册》，收载了大量壮药材。在两部标准研究制定过程中，广西壮族自治区药品检验所黄燮才主要负责地方习用药材及壮药材的基原鉴定。黄燮才多年为广西地产药材及壮药材的原植物研究及药材鉴定做了大量工作，主编及参编相关图书 40 余部，发表国内外论文 50 余篇，发现药用植物新物种 18 个，研究成果多次获省部级奖项。

2003 年，广西中医学院朱华、蔡毅编著出版的《中国壮药原色图谱》，收集了临床实用壮药 200 余种；朱华、韦松基主编出版的《常用壮药生药学质量标准研究》，汇集了 226 种疗效确凿、应用广泛的药物；同年朱华还主编出版了《中国壮药志》第 1 卷。这些科研成果标志着常用壮药范畴的初步确定及壮药质量标准基本体系的形成。2008 年，广西壮族自治区食品药品监督管理局，在广泛征集广西地产、壮医药临床、制剂、成药中习用壮药材的基础上，经壮医药专家推荐、审核和专家委员会的复审，组织广西壮族自治区食品药品检验所、广西壮族自治区民族医药研究所、广西中医学院、广西壮医医院等单位，历时 4 年，研究编制出版了《广西壮族自治区壮药质量标准》的

第 1 卷、第 2 卷以及《广西壮族自治区壮药质量标准第二卷（2011 年版）注释》。其中共遴选收载壮药材品种 375 种，包括植物药材 338 种、矿物药材 3 种、动物药材 24 种、提取物 6 种、其他 4 种，并对 74 个品种展开全面系统的质量评价和标准研究。

2006 年，由广西中医学院辛宁主编的高等学校壮医药专业教材《壮药资源学》正式出版发行，该书重点介绍了壮药资源学的含义、范围、任务、壮药资源的生态学分析以及壮药资源的调查、开发利用、保护和管理。该书精选 100 多种常用壮药，按壮名、别名、来源、植物形态、功能主治等进行编写，并在每一种壮药后附药材的资源分布图。

2009 年，由韦浩明等人主编出版的《中国壮药材》，收列常用壮药 300 多种，所收壮药按壮医 "痧、瘴、蛊、毒、风、湿、寒、热及虚" 等壮医理论和经验进行分类，对壮药临床应用有实际的指导意义。

2010 年，由钟鸣、韦松基编写出版的《常用壮药临床手册》，收入 322 种壮药，每种药材按中文名、汉语拼音、壮名、别名、来源、植物形态、分布、采集加工、性味功用、用法用量、精选验方依次编写，作为工具书方便医务人员临床查阅。

2012 年，由广西壮族自治区中国科学院广西植物研究所等单位的林春蕊、许为斌、刘演、龙春林等人通过多年调查研究编写出版的《广西靖西县端午药市常见药用植物》（广西科学技术出版社。见图 8-5-4），收集药市常见交易的草药 475 种，其中蕨类植物 44 种、裸子植物 2 种、种子植物 429 种，并附有精美的原植物及药材彩色图片。

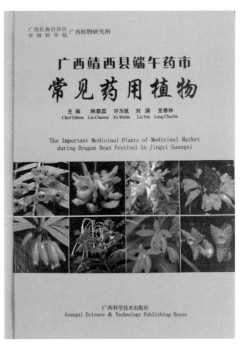

图 8-5-4 《广西靖西县端午药市常见药用植物》

2014 年，滕红丽等人编写出版的《中国壮药资源名录》共收录壮药资源种类 2285 种。其中已纳入《广西壮族自治区壮药质量标准》第一卷、第二卷中的资源种类共 375 种。

广西具备优越的地理和气候条件，药材的种植生产发展也很快。据初步统计，截至 2008 年底，广西药材种植（养殖）面积 5.73 万公顷，其中栽培面积超过 650 公顷的药用植物有八角、肉桂、银杏、罗汉果、金银花、山药、厚朴、杜仲、莪术、葛根、砂仁、栀子、穿心莲、泽泻、黄柏、鸡骨草、青蒿、苏木、广金钱草、鳖豆、苦丁茶、生姜等 22 种，野生变家种成功并已栽培超过 200 公顷的有鸡骨草、广西莪术等 28 种，区外药材引种成功并已栽培达 7 公顷的有地黄、藿香等 25 种，进口南药引种成功并已栽培达 7 公顷以上的有安息香、草果等 11 种。

目前，大面积人工栽培、具有较完整产业基础并形成区域特色的药材种类主要有莪术、美丽崖豆藤、金花茶、罗汉果、鸡骨草、广金钱草、千斤拔、青蒿、广西莪术、葛根等。道地药材蛤蚧、红毛鸡等药用动物的野生变家养也已启动并取得进展。

评述

　　壮族是我国人口最多的少数民族，主要分布于广西壮族自治区。该地区物种资源丰富，常用壮药种类数目也非常大。包括壮药在内的植物药资源的系统调研工作在我国开展得较早、较好，通过调查研究而形成的专著成果及论文均较多，内容包括药用植物、药物药方、医药理论等方面。这些成果为壮药资源的应用与研究开发提供了扎实的基础资料。壮药资源的迁地保护取得突出成就，20世纪50年代末创建的广西药用植物园，开展了大量药用植物种类的引种、驯化、栽培，成为目前亚太地区规模最大、种植药用植物种类最多的药用植物园，对民族医药资源种类进行了有效的迁地保护，有效地保护了大量的壮药资源。在壮药标准研究制定方面，不仅在早期出版的《广西中药材标准》（1992年）和《广西中药材标准》第2册（1996年）中收载了大量壮药材，近10年来还制定颁布了专册的《广西壮族自治区壮药质量标准》第一卷、第二卷，这对壮药的检验、规范应用及研发具有重要价值。尽管壮药资源种类繁多，但其开发应用略显不足。

第六节 苗族药

一、概述

    苗族是我国最古老且人口较多的少数民族之一，据 2010 年第六次全国人口普查统计，全国苗族人口约为 942.6 万人，居我国少数民族人口数的第 5 位。苗族在东南亚乃至美国等地亦有分布。苗族在我国主要聚居于贵州省、湖南省、云南省、重庆市、广西壮族自治区、湖北省等省（市、区），贵州省的苗族人口最多，在四川省、广东省也有一定的分布。这 8 个省（区、市）的苗族人口占全国苗族总人口的 93%。其中贵州省、云南省及湖南省湘西土家族苗族自治州有较大的苗族聚居区。苗族有自己的语言，历史早期也曾有文字（后失传），现通用汉文。苗族人善于歌舞，特色民族服饰种类较多。我国贵州省是一个多民族聚居的省份，其中少数民族人口以苗族最多。

    苗族药简称"苗药"，是苗族医药的重要组成部分，是苗族人民数千年来传承至今的宝贵文化财富，具有悠久的历史、突出的民族性和地域性。我国南方至西南地区是苗族的最主要聚居区，这里自然环境优越，物种繁多，孕育了丰富的苗药资源。根据贵州省、湖南省、湖北省多位苗医药专家出版的多本苗药专著及发表的论文所记载的药用资源种类情况，苗族分布区的药用资源品种总数约为 4000 种（包括苗药资源种类），民间苗药资源种类约有 2000 种，贵州、湖南、湖北三省常用的苗药资源种类共有 500 种左右。

二、苗药资源调查与成果

（一）苗药资源种类的古籍记载

    我国古代苗药资源种类及其应用情况，可从本草专著的记载中略见一斑。

    《神农本草经》是我国现存最早的本草学专著，书中收载了 365 种药物。其所载药物中，有不少属楚地出产和楚人用药。据湖南苗医药专家欧志安研究，在《神农本草经》中"发现有 120 余种是兼用苗语记名（以苗语东部方言标准来辨认），至今仍能听懂的，约占全书所载药物的1/3"。

唐宋以来，许多医药及本草著作中，也记载了古时苗人用药及药方，对没有文字传承的苗族起到了再现苗族医药历史的作用。明清本草专著中，记述苗族药物最多的乃是李时珍所著《本草纲目》。据欧志安考证，在《本草纲目》中同音同义记载苗药名的药物有近40种。清代贵州、湖南巡抚吴其濬所著《植物名实图考》中，也收载了武陵山区的不少苗药。如"白及"条云："白及根苗妇取以浣衣，甚洁白……白及为补肺要药。"《兴仁县志》载："山产蒌蒻，花如流藤，叶如荜茇，子如桑椹。苗家沥其油醢为浆。味亦辛香。裹槟榔叶食之，谓之辟瘴，苗女持赠所欢，以为异品，售于市，转徙不恒。"于清代光绪年间入黔的徐家干所著《苗疆闻见录》亦有载："深山大谷郁而为瘴，瘴之扑人如风之过，早间之气多似硫黄，时至午后则有如兰麝者，体气壮盛人能耐之，然服姜桂或辣椒、胡椒并烟酒者，亦能不为所困也。"可见苗家善用蒌蒻之浆、干姜肉桂及辣椒、胡椒等，以辟瘴气，预防疾病。

（二）中华人民共和国成立后的苗药资源调查与成果

中华人民共和国成立后，党和政府十分关心民族卫生事业的发展。党中央、国务院在各个时期都有发展民族医药工作的方针和政策。1951年10月，国务院制定的《全国少数民族卫生工作方案》中指出："对于用草药土方治病的民族医，应尽量团结与提高。"从20世纪50年代起，贵州省、湖南省湘西土家族苗族自治州等苗族地区就开展了民族医药的调查工作，深入苗族地区，紧密结合实际开展以贵州为重点的苗药资源调查、历史探源、特色考证、方药收集及临床应用等工作，并按照国家有关规定要求开展苗药新药研发工作，获得了较为丰富、别具特色的第一手苗药资源调查资料及应用成果。现以时系事、依事系人地将其记述于此。

1953年9月，贵州省卫生厅组织医药卫生人员开展了以苗族医药为重点的中草药（含苗药）资源调查和单秘验方收集整理工作。石仲香、杨济中等民族草药医师收集整理并编写了《贵州民间草药验方录》。

1955年，贵州省卫生学校陈震标领队，与有关专业人员吴家荣、杨济秋等人对贵阳地区的中草药（含苗药）资源进行调查，采集标本，收集民间验方，研究整理编写了调查报告。

1956年，贵州省卫生厅组织科技人员，结合课题等需要，多次对贵州省9个地（州、市）73个县的200多个高山、丘陵、盆地、沟谷，特别是梵净山、雷公山等区域进行了中草药资源调查，采集标本25000多份，收集单验方3000多首，整理鉴定中药民族药资源2857种。

同年，贵州省卫生厅组织编写《贵州中医验方秘方》2册，共搜集整理以苗族医药为重点的民间方药3496个，其中包括了不少苗医药民间秘验方。

1958年，贵州省同全国一样，掀起了发掘中草药、民族医药宝库的热潮。贵州省卫生、科技等部门多次召开各种形式座谈会，组织医药专业人员深入实地调研，采风访贤，收集贵州各地的民间验方几万首，其中包括不少苗医药民间秘方，如在以苗医药为主的黔东南苗族侗族自治州收集单验方 2831 首。

同年，贵州省中医研究所杨济秋、李采兰等科技人员，对贵阳市花溪等郊区进行民间药、民族药调查，记载中药民族药 300 余种。杨济秋等人在中草药资源调查基础上，研究编写出版了《贵州民间方药集》（贵州人民出版社，1958 年）。该书收载的方药简单实用并具较好临床疗效，问世后深受广大读者欢迎，并于 1963 年、1978 年两次增修再版。1978 年出版的《贵州民间方药集》收载中草药 496 种、单验方 1300 余首。该书累计重印 6 次，印数 7 万多册。

1958 年，贵阳市卫生局组织调查收集民间单秘验方（含苗医药方）14544 个，并选出 1301 个汇编成《贵阳市中医草医民族医秘验方》第 1 集。

同年，贵州省中医研究所林修灏、李采兰等人与贵阳市中医院合作，承担了"苗药葎草花、刺柏、啤酒花（忽布）抗结核的化学成分与临床应用"研究课题。杨济中在贵州省贵阳市云岩区专设民间医门诊部，开展"苗药高乌头、博落回用作癌肿止痛"和"马齿苋用作抗菌抗风湿"等临床研究，效果良好。

1959 年，经贵州名医袁家玑和药学专家陈震标主持，贵阳市卫生局组织有丰富经验的 10 余位民间医生，对 140 多位民族民间医药（多为苗医药）人员所献的 2520 个方药进行了缜密审查，采药鉴定物种后，筛选出 126 种常用药物汇编成《贵阳民间药草》（贵州人民出版社，1959 年）。该书系贵州省第一部图文并茂、一药一图（共 281 页）的专著。

同年，贵州省中医研究所邀请全省有代表性的、以苗族为主的 28 名民族民间医药人员到会，共同审定了贵州省苗医常用草药 291 种，并在经贵州省科委医药学科组审定后，编写了《贵州民间药物》第一辑；此后又续编《贵州民间药物》第二辑（贵州人民出版社，1959 年）。

同年，湖南省湘西自治州卫生行政主管部门组织全州民族医、草医开展中草药采集及验方献技活动。广大民族医药人员将家传和师传的验方、单方、医技献给国家。湘西州人委卫生科编印了《中医验方集锦》。其中有苗医滕九耀治疗蛇伤验方、龙玉六治疗水肿病蒸汽疗法等经验方。

1957—1960 年，中国科学院植物研究所与贵州有关科研单位、大专院校合作，组织 400 余人参与，历时 4 年，在全省开展了野生经济植物普查，采集标本 14000 号，约 12 万份，编写《贵州经济植物图说》12 册（贵州人民出版社，1960 年），记载经济植物 600 种，其中包括 349 种苗药的基原植物。

1963—1979 年，湖南省滕九耀、秧时雨、石把志、向道文、刘开运、龙巴成、姚祖贞、张竹山、滕树彬、熊兰村、周连通、杨光昭等苗医被列为湖南湘西土家族苗族自治州名老中医药专家。

1965 年，由贵州省卫生厅编写的《贵州省中药标准规格》上集（1965 年版）颁布实施，其中收载的一枝黄花、十大功劳叶、八爪金龙、三颗针、土茯苓、土党参、山乌龟、千里光、云实根（阎王刺）、岩豇豆、石莽草（四季红）、兔耳风、草乌、黄山药、蓝布正、朱砂莲等则又同时为苗族用药材。

1968—1972 年，贵州省在"一根针、一把草"热潮中，开展了全省的中草药调查、剂型改革和临床应用。如遵义专区湄潭县人民医院及毕节专区赫章县青山区医院等，在中草药运动大热时期，对民间收集的如八角枫、虎杖等 60 多种具有抗菌、消炎、清热解毒、活血止痛、止血、抗风湿的中草药（含苗药）进行了实验研究，研究制备了四季红冲剂（即现今所用头花蓼颗粒剂）、精乌冲剂、柴胡注射液、鱼腥草注射液等苗药制剂，为贵州苗药新药开发做出了贡献。

1969—1973 年，贵州省中医研究所编辑出版了《贵州草药》第 1 集与《贵州草药》第 2 集，两本书共载药 1000 种；又出版了《贵州中草药验方选》，该书收载民间验方 495 首。贵州省战备中草药调查队编印了《中草药资料》。湄潭县人民医院编印了《中草药剂型改革资料》等书籍及内部交流资料。以上出版物均涉及大量苗药。

1970 年 5 月，贵州省在贵阳市红展馆举办了"贵州省中草药新医疗法"大型展览会，编印了《贵州中草药新医疗法展览资料选编》一书。该书中有不少既是苗族医药的继承成果，又是苗族医药新发展的充分反映。

1970—1973 年，为了更好地贯彻落实毛主席在 20 世纪 60 年代中期提出的"备战、备荒、为人民"伟大号召，在贵州省党政军有关单位领导下，由贵州省卫生厅、贵阳医学院、贵阳中医学院等 16 个单位、40 余名科技人员组成的"贵州战备及常用中草药调查队"对贵州 41 个县的 167 个区（乡、镇）、426 个公社等进行了中药民族药资源调查。结果查明与备战、备荒相关的药用植物 2500 种，采集标本 9878 份，共 932 种，其中不少是以苗药为主的民族药，如止血药 150 种、抗菌药 150 种、接骨药 200 多种、烧伤药 30 种等；收集了相关单验方 11418 首；并编写了《贵州省备战备荒中草药名录》《贵州备战备荒单验方汇编》等资料。

1977 年，在充分调查研究与应用基础上，由贵州省卫生厅及贵州省药品检验所先后组织研究编写了《贵州中药制剂》（贵州省药品检验所编印，1977 年 1 月）、《医院药物制剂》（贵州省药品检验所编印，1977 年 12 月）等资料，其中包括以苗药为原料制成的制剂。

同年 7 月，江苏新医学院编写出版的《中药大辞典》中，集纳了贵州省苗族药为主的民族民间药材 1000 多种。

1979 年，贵州省卫生厅组织研究编写并正式发布了 1979 年版《贵州中草药制剂质量标准》。此乃贵州省研究制定的包括苗药制剂的地方药品标准。

1980—1984 年，贵州、湖南、广西、云南、四川（含今重庆市）等省（区）对所辖地区苗医药又开展了全面而较深入的中药资源普查，各地结合中药资源普查也开展了苗族医药资源调查研究工作，旨在基本摸清苗族医药人员、苗药资源、苗医药文献资料、苗医特色方药和医技疗法等，使苗族医药理论更好地被挖掘和总结出来，苗族医药学科得到进一步发展。

贵州省安顺市关岭县苗族医药资源丰富，是贵州苗族药市之一。1983年贵州有关部门对该县苗药进行了普查，收集药物标本1000多种、单验方6000多首，编印了《关岭民族药物志》。关岭县每年有一两千名民族医药人员远走他乡，前往祖国大江南北，为民卖药治病，治愈了不少疑难病症，赢得了不少声誉。

1983年12月，贵州省卫生厅编写的1983年版《贵州省药品标准》颁布实施，其中如复方岩白菜冲剂、鞣酸苦参碱片等苗药制剂被予以收载。

1983—1987年，遵照国务院1982年12月28日常务会议纪要（第45期）关于"对全国中药资源进行系统地调查研究，制订发展规划"的指示要求和中华人民共和国国家经济委员会《关于开展全国中药资源普查的通知》（1983年）、全国中药资源普查领导小组《关于下达全国中药资源普查方案的通知》（1983年）的规定要求，在贵州省委省政府的关心支持下，由贵州省经济委员会牵头，在贵州省医药管理局领导下，贵州省中药研究所具体承担、负责全省中药资源普查工作（亦称第三次中药资源普查），调查、收集、整理以苗药为代表的民族药400多种、民间单验方8000多首。

1984年，贵州省铜仁市松桃苗族自治县对当地苗族医药进行了调查，其中4个苗族聚居地有苗医934人，平均每千人有4个苗医。松桃苗医是贵州东北部苗医最具特色的一支，也是中国三大苗医文化圈之一的东部苗医文化圈的重要组成部分。

同年，曾育麟等人主编的《中国民族药物志》第1卷由人民卫生出版社出版，收载苗药40种；其后，第2卷由人民卫生出版社于1990年出版；第3卷、第4卷由四川民族出版社分别于2000年和2007年出版。各卷都收录了不少苗药。《中国民族药物志》大型专著编纂的背景是为了继承和发扬各兄弟民族的传统医药学，卫生部下达了对民族药进行调查整理和科学研究的任务，由中国药品生物制品检定所和云南省药品检验所牵头，使用民族药较多的16个省（区）药检机构均予参加。经过数年的普查和复查，初步整理出第一批民族药1200多种。对其中各民族常用、来源清楚、疗效确切、比较成熟的品种，分工协作地进行科学研究，分卷审订编辑出版。书中民族药名、民族药用经验、药材检验等3项内容均系实地调查和科学实验结果，大部分乃首次发表，可供中药研究、生产、药检、教学等有关部门参考。民族药调查整理难度较大，涉及各民族语言文字、标本采集、学名鉴定、药用经验采访、历史文献查考等方面，由于得到全国各基层药品检验所、科研教学机构和民族医药卫生人员的积极支持和参与，才得以顺利进行。该专著对于民族药的进一步研究，保证和提高民族药质量，促进各民族之间的文化交流，促进民族地区经济发展，都发挥了应有的作用。

同年，湖南省湘西土家族苗族自治州在民族医药的调查中，还收集到民族医药文献（含手抄本）17本、苗医单验方500余首。通过整理调研资料、梳理湘西苗族医药理论体系框架、总结湘西苗医临床经验等，湘西苗医从千百年口耳相传的"口头医学"，上升为"文传医学"。湘西土家族苗族自治州民族医药研究所组织苗医科研人员编写了《湘西苗医》（内部资料），将中国东部苗族医药基本收入到这本新编苗医图书之中。

1988年，贵州省黔东南苗族侗族自治州民族医药研究所陆科闵整理编写出版了《苗族药物集》（贵州人民出版社，1988年），该书收载163个苗医常用药物和验方。

1989年7月，贵州省卫生厅编写的《贵州省中药材质量标准》（1988年）（贵州人民出版社，1990年）颁布实施，其收载的一枝黄花、十大功劳叶、八角枫、三颗针、土党参、山乌龟、山枝茶、竹叶柴胡、千里光、五香血藤、云实根、岩豇豆、见血飞、凤尾草、白花蛇舌草、四块瓦、石莽草、杠板归、地羊鹊、兔耳风、老鹳草、石楠藤、黄山药、金荞麦、蓝布正、九节茶、朱砂莲、八爪金龙、黑骨藤、朝天罐等也为常用苗药材。

1990年8月，贵州省卫生厅编写的1989年版《贵州省药品标准》（贵州科技出版社，1991年）颁布实施，其收载的如千里光片、川楝素片、岩果止咳蜜、杜仲（叶）冲剂、鱼腥草注射液、复方岩莲片等为苗药制品。

同年，罗廷华主编的《贵州少数民族药物集》（贵州民族出版社，1990年），收载苗药91种、单验方1144首。同年，湖南省凤凰县中医院欧志安编写的《湘西苗医初考》、《湘西苗药汇编》（岳麓书社，1990年）收载苗药500种。

1992年，陈德媛、罗廷华、张厚权主编，杨济中主审的《苗族医药学》（见图8-6-1）于1992年由贵州民族出版社出版。此乃自1985年起在贵州省民族委员会和贵州省卫生厅的支持下，以陈德媛为组长的课题组，以贵州省为主开展的历时多年的苗族医药调查研究的成果。该书收载苗族药物340种、单验方247首；首次从理、法、方、药对苗族医药进行了较系统的总结，为苗族药学科的发展及苗药产业的形成打下了基础。

同年，贵州省中药资源普查办公室、贵州省中药研究所编写出版了《贵州中药资源》（中国医药科技出版社，1992年）。此书是经过5年多的努力，对贵州全省中药资源普查资料进行较系统全面的总结、研究后编纂而成的。该书中特设专章对贵州苗医药调查成果予以反映，整理了以苗药为代表的民族药400多种、民间单验方8000多首。此书首次对贵州全省中药资源（含苗药

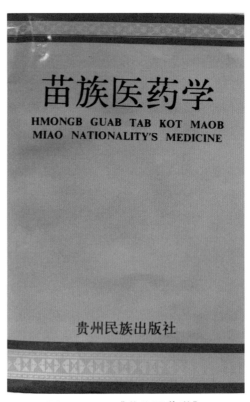

图8-6-1　《苗族医药学》

资源）进行了系统全面的总结，首次对贵州省中药资源及其发展进行了区划和规划，为贵州中药民族药产业发展奠定了良好基础。同年9月，贵州中药资源调查成果与《贵州中药资源》，获1992年贵州省科技进步奖三等奖（集体）。

同年，贵州省中医研究所编辑出版的《贵州中草药名录》（贵州科技出版社，1988年）中，也有大量的苗族医药相关资料。

1993年11月20日，卫生部发布的《关于制定民族药部颁标准的通知》（卫药发〔1993〕第64号）以及《卫生部药典委员会中国民族药标准座谈会纪要》（〔1993〕卫药典办字第244号）中指出，"民族药是我国传统医药的重要组成部分，为了使民族药规范化、标准化和科学化，以便进一步提高传统药物的质量，保证人民用药安全有效，振兴和发展民族医药"，决定制定藏、维、蒙、傣、彝、苗族药的部颁标准，并决定其地方标准制定工作，由各有关省（区）卫生厅负责。其编写、复核和初审的具体分工为藏药由西藏自治区、青海省、四川省、云南省、甘肃省卫生厅负责，维药由新疆维吾尔自治区卫生厅负责，蒙药由内蒙古自治区卫生厅负责，傣药由云南省卫生厅负责，彝药由四川、云南省卫生厅负责，苗药由云南、贵州省卫生厅负责。有关民族药标准审定工作由卫生部、药典委员会负责。

根据上述文件要求，在贵州省卫生厅领导下，贵州省药品检验所及有关科研院校与制药企业积极开展工作。随着贵州省多年苗药资源调查与医院制剂剂型改革等研发成果的形成，以及随着改革开放的深入和社会主义市场经济的不断发展，贵州省民营企业进入贵州省苗药制药工业领域，这更促进了苗药资源调查的深入，促使苗药产品研发生产形成规模，生产了一系列产品，如咳速停糖浆、抗妇炎胶囊、热淋清颗粒、宁必泰胶囊、咽立爽、泻停封胶囊、黑骨藤胶囊、醒脾、前列舒乐、肤痔清软膏、肝乐欣胶囊、强力枇杷露、九味痔疮胶囊、舒风散热胶囊、清火养颜胶囊、复方胃痛胶囊、欣力康颗粒剂、生龙驱风液、桑龙利肝颗粒、日舒安洗液、金喉键喷雾剂，以及治疗骨质增生、肩周炎等疾病的9种苗药贴。苗药产品逐步进入贵州省药品地方标准，生产上市，这为下一步贵州苗药由地方标准上升为国家标准、贵州苗药产业化发展打下了良好基础。

1995年，湖南田兴秀曾师从著名苗医龙玉六多年，对龙玉六传下来的苗医学思想和理、法、方、药进行了系统整理，1995年在云南民族出版社正式出版了《苗族医药学》。同年，在长春出版社出版的《传统疗法大成》中收载了欧志安编写的"苗族疗法"，其中介绍了苗族传统疗法13种。

1995—1998年，在贵州省委省政府的关心下，以及在贵州省卫生厅、贵州省医药局等相关部门和医药科研院所大力支持下，贵州以苗药为代表的民族药研究与开发进入了新的黄金时代。贵州省卫生厅根据卫生部依据《关于制定民族药部颁标准的通知》以及《卫生部药典委员会中国民族药标准座谈会纪要》的要求，进行了苗药地方标准上升为国家标准的制定工作，组织有关药品检验所、医药专家、药品生产企业和从事民族医药研究人员，按照国家中药新药的基本要求，成立"苗药再评价专家组"，对贵州省以苗药为主的民族药进行再评价，并开展较为系统的研究与开发工作。特别对使用历史悠久、疗效确切的苗药及其秘验方制剂，从处方来源及依据、组方药物与基原、苗药名称及命名原则、制剂工艺研究、质量标准研究、稳定性研究、药理学研究、毒理学研究、临床验证研究、功能与主治、用法与用量等方面进行科学的再评价。经过几年的努力，在大量民族民间秘验方中筛选、评价出近 200 个以苗药为主的民族药成方制剂，经批准作为贵州地方标准准予生产并走向市场。同时，将其汇编成 1995 年版《贵州省药品标准》、1995 年版《贵州省药品标准（修订本）》，为贵州省民族药品的生产、供应、使用及监督提供了法定依据。

1996 年，再懋雄、周厚琼等人对贵州省中药研究所及贵州省药品检验所协作研制的苗族新药圣宁感冒液进行相关研究，并将结果总结成论文《圣宁感冒液研究与临床疗效观察》（中国民族民间医药杂志，1996 年）、《贵州圣宁感冒液药理作用研究》（中国民族民间医药杂志，1996 年）。

1997—1999 年，中国中医药出版社出版了陈士奎等人主编的《中国传统医药概览》，该书收载了由陈德媛等人编写的"苗医药"部分。

1997—1998 年，为了进一步贯彻落实国家中医药管理局、中华人民共和国国家民族事务委员会《关于进一步加强民族医药工作的意见》（国中医药医〔1997〕2 号）文件精神，贵州省卫生厅、贵州省中医药管理局、贵州省民族事务委员会及贵州省医药管理局成立了"贵州省民族医药研究与开发领导小组"，由贵州省卫生厅副厅长赵松及贵州省医药局局长任组长及副组长；下设其办公室，由贵州省卫生厅药政处处长包骏及贵州省中药研究所研究员任主任及常务副主任（兼技术负责人），并由办公室具体负责全省以苗族医药为代表的贵州民族医药研究与开发工作。首先，以苗药为重点，对全省多次中药民族药资源调查等进行了再收集整理、再总结；然后，在此基础上研究了苗族医药的发展史、医理、方药及秘验方等，并应用现代医药科技进行了有关化学、制剂、毒理学、药效学及临床应用等多学科研究，着力于苗族医药的深度开发。在大量苗族医药秘验方中，筛选再评价出 130 多个苗族药成方制剂，并将其载入贵州省地方标准。

1999 年，为了更好地研究开发以苗族医药为代表的贵州民族药资源，为了将贵州苗药产品上升为国家标准，为了培育发展以苗药为特色的贵州经济后续支柱产业，贵州省特组织有关专家再次深入调研、实验研究，并与药政药检、生产企业紧密结合，研究编写了《贵州苗族医药研究与开发》（贵州科技出版社，1999 年）。该书较全面系统地总结了贵州苗族医药研究与开发的成果，对苗族医药的发展历程、医理诊治、方药特色、科学内涵及其价值等进行研究与论述，以期为苗族医药的深度开发提供理论依据与实践基础；按国家中药新药的基本要求，对药用历史悠久、疗效确切、基原清楚、有推广价值的苗药及其成方制剂进行了科学再评价；选择收载了经再评价并载入贵州省地方标准的苗族药材 165 种、成方制剂 117 个，并对贵州苗族医药走向市场与前景展望等方面的情况也加以较全面地评述。该书的出版发行，为苗药管理规范化、标准化和科学化，为贵州苗药标准提升为国家标准，为振兴和发展贵州民族医药事业起到了积极作用；对进一步研究总结苗族医药的历史源流、发展历程、医药理论特色以及开发利用经验，系统有力地促进具有贵州特色的苗药产业化发展与中药现代化均有重要意义。

1999—2000 年，贵州省药品监督管理局组织贵州省药品检验所、贵阳中医学院、贵州省中医研究所、贵州省中药研究所、黔东南苗医药研究所等单位的 10 多位专家，组成"贵州地方标准中成药、民族药审评专家组"，按国家有关规定将苗药等民族药地方标准上升为国家药品标准进行管理。依据评审及上升为国家标准的规定要求，对贵州地方标准的中成药、苗药药品进行了审评，对 150 多个苗药地方标准产品，从处方依据、处方组成、功能主治、适应病症、病因、病机、治则、方解，以及制备工艺、药效学、毒理学和临床验证研究等方面进行了评审与再评价，以供上报国家药品监督管理局用于上升为国家药品标准的评定。

贵州省药品监督管理局还组织贵州省中药研究所、贵阳中医学院有关专家，在《贵州苗族医药研究与开发》基础上，再编写了《贵州苗族医药研究概要》（简本资料），以便与《贵州苗族医药研究与开发》及有关苗药申报资料一同上报国家药品监督管理局供上升为国家药品标准的评定。

2001 年 2 月，国家食品药品监督管理局以国药监注〔2001〕83 号文件下达了《关于强化中成药国家标准管理工作的通知》，为强化中成药（包括民族药）国家标准管理工作，维护药品监督管理法规的严肃性，确保人民用药安全、有效，将民族药地方标准，通过评审程序，上升为国家药品标准管理。贵州省药品监督管理局将经"贵州地方标准中成药、民族药审评专家组"再审评的 158 个苗药地方标准产品以及有关资料上报国家食品药品监督管理局。经国家食品药品监督管理局组织专家进行医学和药学评审后，结果有 156 个品种得到批准，上升为国家标准。

更可喜的是，贵州苗药研究开发与再评价及持续发展的这一过程，有力地推进了贵州苗药产业的持续发展，产生了不少具一定知名度、发展势头良好的制药企业及其产品，如贵州百灵企业集团制药股份有限公司、贵州益佰制药股份有限公司、贵州神奇制药有限公司、贵州信邦制药股份有限公司、国药集团同济堂（贵州）制药有限公司、贵阳德昌祥药业有限公司、贵州益康制药有限公司、贵阳新天药业股份有限公司、贵州威门药业股份有限公司、贵州汉方药业有限公司、贵州远程制药有限责任公司、贵州宏宇药业有限公司等制药企业，以及在销售市场看好并是独家的苗药产品。现已有多种经多年研究开发与市场考验、资源清楚、疗效确切、开发潜力大的苗药材，以及采用现代制药技术制成的颗粒剂、片剂、胶囊剂、滴丸剂、喷雾剂、起泡剂等 20 多种剂型。涉及消化系统、呼吸系统、泌尿系统、神经系统等身体各系统疾病治疗与保健的苗药成方制剂中，有 91 个被纳入非处方药管理。2005 年 11 月，贵州苗药开发有关成果获联合国教科文组织颁发的"2005 年促进可持续发展最佳文化实践奖"。1985—2005 年，贵州省在中药、苗药领域累计申请专利 1414 件。其中，发明专利 996 件，占 70.5%。到 2010 年，贵州医药达工业企业规模以上的制药企业实现了工业总产值 180.41 亿元，并以年均 27.5% 的速度增长。其中，贵州苗药生产企业的销售收入，约占全省制药生产企业销售收入的 50%。在以苗药为代表的民族药产业中，贵州百灵企业集团制药股份有限公司、贵州益佰制药股份有限公司、国药集团同济堂（贵州）制药有限公司、贵州信邦制药股份有限公司等成为龙头企业，并已进入全国医药制造企业 500 强，成功上市挂牌交易。苗药成为贵州省经济发展的一个有力的新的增长点，已获显著经济社会效益、精准扶贫效益与生态效益，并成为贵州医药产业中的一朵奇葩。

2002 年，贵阳中医学院汪毅主编的《中国苗族药物彩色图集》由贵州科技出版社出版，该书重点介绍常用苗药 368 种，每种苗药配原植物彩色图片 2 张，并附常用方剂。书后附有苗族的族源、迁徙以及苗族医药知识。

2003 年，贵州省药品监督管理局组织贵州省药品检验所、贵阳中医学院、贵州省中医药研究院等有关专家，对中药材及民族药材质量标准进行了再研究，并于 2003 年 12 月颁布了 2003 年版《贵州省中药、民族药材质量标准》（贵州科技出版社，2003 年。见图 8-6-2）。该版标准收载了包括许多苗药在内的中药、民族药材品种。

2005—2006 年，贵阳中医学院邱德文、杜江主编的《中华本草·苗药卷》《中华本草苗药卷·彩色图谱》由贵州科技出版社出版。这是由国家中医药管理局立项，列入我国中草药类目前最权威的《中华本草》系列专著之一，也是苗药基础研究与总结的标志性成果。2005 年 12 月出版的《中华本草·苗药卷》分上、下篇，上篇为概论，下篇为药物，正文后有附篇和索引。该书共收载苗药 391 种，具插

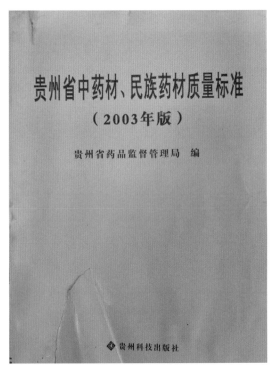

图 8-6-2　2003 年版《贵州省中药材、民族药材质量标准》

图 400 余幅；附篇按临床应用分类收录国家标准民族药（苗药）品种表，共收载药品 154 种，记录包括制剂名称、处方组成、功能主治、批准文号及生产企业等内容。2006 年 6 月出版的《中华本草苗药卷·彩色图谱》收载 391 种苗药药材彩图，并附其简介。

2005 年，贾敏如、李星炜主编的《中国民族药志要》由中国医药科技出版社出版。该书引用了已出版的各少数民族著作 50 余部及公开发表的民族用药文章 200 余篇，涉及少数民族 44 个，药

物 5500 余种（含植物、动物和矿物来源）。其中，也有大量的苗药相关资料。

同年，滕建甲、滕敏、陈亮编著的《苗家养生秘录》由中医古籍出版社出版。该书全面介绍了苗族医药养生学，内容包括苗族养生防病的传统理念、传统习俗、常用措施、常用方药等。

同年，湖北咸丰县中医院祝均辉主编的《风湿病苗药本草荟萃》由中医古籍出版社出版。该书收集了苗药治疗风湿病常用方剂 378 首、常用药物 193 种。每种药物按药名、别名、来源、形态特征、生长环境、采集加工、功能主治、民间验方等进行介绍。

2006 年，陆科闵、王福荣主编的《苗族医学》由贵州科技出版社出版，全书分概论、苗医病症、苗族药物 3 个部分。其中，苗族药物收载主要常用品种 330 种。

同年，湖北咸丰县中医院彭再生、祝均辉主编的《湖北苗药》由中医古籍出版社出版。该书收集整理了苗药 397 种，主要包括来源、别名、形态特征、生长环境、采集加工、性味、功能与主治、民间验方等内容。

2007 年，为了促进苗药学学科发展，培养更多苗药学人才，贵阳中医学院组织编撰了《苗医基础》《苗药学》《苗药资源学》《苗语》《苗族文化》《苗医药发展史》6 本一套的苗医药本科系列教学教材（中国古籍出版社，2007 年）。该套教材从苗医理论、药物、资源及语言、文化、医药发展史等方面论述了苗族医药特色，已作为贵阳中医学院中药专业苗药方向本科生的教材。

2008 年，邱德文、杜江编写的《贵州十大苗药研究》由中医古籍出版社出版。该书对米槁、余甘子、金铁锁、狭叶蓬莱葛（黑骨藤）、吴茱萸、吉祥草、飞龙掌血、双肾草、艾纳香、天麻等 10 种苗药分别从本草学（基原、品种、生态、资源、生药学）、基础研究（化学成分、药理学、药剂学）、开发应用（新产品研制）3 个方面进行了研究。

2005—2015 年，在贵州省委省政府及相关部门关心支持下，贵州苗药产业化发展喜人、别具特色，已获国家非物质文化遗产的贵州苗药及其产业化蓬勃发展，苗药材野生变家种或规范化种植基地建设都取得显著成效，有的苗药材如头花蓼等良好农业规范（Good Agriculture Practice，GAP）基地已先后通过国家认证并公告。苗药工业通过 20 多年的发展，成效斐然，全省按照良好生产规范（Good Manufacturing Practice，GMP）进行生产的苗药企业有 78 家，全省具有自主知识产权的苗药独家产品品种有 154 种，占全省药品品种总数的 16%。其年产值从 20 世纪 90 年代初的"零"起步，每年都以年均 30% 左右的速度增长。如 2004 年，全省苗药工业年产值已达 32 亿元，约占全省医药工业年产值的 45%。2010 年后，贵州医药工业与贵州苗药工业仍在持续发展，如 2013 年，贵州全省医药工业总产值 295 亿元，占全省工业的 3.7%，同比增长 28.5%；又如 2013 年，全省苗药销售产值达到 150 亿元，超过全国藏药、维药、蒙药三大民族药之和，成为全国销售额最大的民族药。2015 年，贵州全省中成药工业总产值 324.65 亿元，占全省医药工业总产值的 85.1%；贵州全省苗药销售产值从 2010 年的 100 亿元增加到 2015 年的 200 亿元以上，产值实现翻番，依旧超过全国藏药、维药、蒙药三大民族药之和。这意味着贵州苗药产业正在朝着产业化、规范化、规模化方向发展。

述评

　　我国是世界上苗族的最主要分布区，国内苗族主要分布于贵州省、湖南省、云南省、重庆市、广西壮族自治区、湖北省等华南及西南地区，其中贵州省苗族人口约占国内苗族总人口的一半。贵州省地处长江、珠江两大水系上游的分水岭地带，气候温和，雨量充沛，具有最典型的喀斯特地貌，从而形成了丰富的生物多样性，动物、植物种类繁多，也孕育了品种繁多的苗药。专著中记载的贵州省、湖南省、湖北省常用苗药资源种类均有 400 种左右。在贵州省苗药资源调查工作中，出版了较多权威性强的苗药专著；在贵州省苗药研究和开发工作中，大量苗药品种作为原料被加工成苗药制剂，被广泛用于多种疾病的治疗或预防，并收入国家药品标准中。可以说，贵州省的苗药开发成为我国民族药资源开发利用的一个范例。不过需要指出的是，苗药资源的保护与可持续利用工作一刻也不能松懈。

　　苗药资源调查工作在不同省份的进展较不平衡，有的省（区）在苗药资源调查后极少见公开发表论文或出版专著。苗药资源调查及其合理研发利用，在苗族聚居的不同地区的发展还较不平衡。苗族主要分布区与侗族、布依族、土家族分布区有较大的重叠，药用品种及药用经验具有较大的相似性，其各自的特色有待进一步凝练；其各自的优势与研发工作，还待进一步研究，以更好地总结、提升。

第七节　彝族药

一、概述

　　彝族是居住在我国西南地区的一个古老的少数民族，有该民族的语言文字和独特的服饰。彝族主要分布于海拔 1500—3000 米的金沙江南北两岸的四川省、云南省、贵州省及广西壮族自治区。根据 2010 年第六次全国人口普查统计，我国彝族总人口有 871.44 万人，居我国少数民族人口数的第 6 位。其中，云南省约有 405 万人，以楚雄彝族自治州、红河哈尼族彝族自治州及玉溪市峨山彝族自治县、丽江市宁蒗彝族自治县、昆明市路南彝族自治县（现昆明市石林彝族自治县）等地较为集中；四川省约有 212 万人，四川省凉山彝族自治州是全国最大的彝族聚居区，约有 181 万人。彝族人民在长期的生存实践中形成了积淀深厚的彝族医药（其中彝族药简称"彝药"），并因有自己的语言文字得以传承。

　　彝族地处低纬度且境内多山，海拔高度差较大，山地地貌复杂，气候条件差异较大，其分布地区有复杂多样的动物、植物种类，资源丰富。根据有关文献、专著记载的调研数据，云南省彝族地区各类药物资源种类（按基原计）为 1000 种左右，药材品种近 1400 种，其中，较常用或具有一定特色的彝药品种在 300—500 种。古代彝族药用品种较多，《哀牢本草》一书中记载的动物、植物、矿物药材达 752 种。四川省彝族地区各类药物资源种类也约有 1000 种。云南省和四川省彝医使用的动物药材较多，较常用动物药材资源品种有 250 种左右。

二、彝药资源调查与成果

（一）彝药资源种类的古籍记载

　　彝族医药的发展源远流长。历史上有众多彝族医药专著或手抄本，记载了彝药的应用及彝药资源情况。《元阳彝医书》是 1985 年春在云南省元阳县发现的，是迄今为止发掘到的最早的彝族医药古籍。此书成书年代约为"大理国"初年，即957年左右，全书收载动物、植物药材200余种。《彝族献药经》成书于清初，书中记载的彝族动物药材所占比例高达92.8%，根据入药部位将动物药材划分为12类，即虫、肉、胆、骨、油、血、鱼胆、心肝肺肠、肾鞭胎卵、分泌物、皮毛、排泄物等，说明彝族在古代擅长使用动物药材。《彝族治病药书》成书于清代康熙三年（1664年），现存本抄于光绪三十二年（1906年），发掘于今云南省普洱市江城哈尼族彝族自治县。该书收录药物374种，其中动物药材79种、植物药材290种、矿物药材15种。《医病书》系手抄本，抄于清代雍正八年（1730年），全部处方中有药物97种，其中动物药材25种、植物药材72种。《老五斗彝医书》成书于晚清，1984年发掘于今云南省玉溪市新平彝族傣族自治县老五斗乡，涉及药物379种，其中动物药材123种、植物药材235种、矿物药材21种。《洼垤彝医书》成书于晚清，现存本抄写于民国初期，1986年发掘于今云南省玉溪市元江哈尼族彝族傣族自治县洼垤乡，涉及药物336种，其中动物药材75种、植物药材261种。《三马头彝医书》成书于晚清，发掘于今云南省玉溪市元江哈尼族彝族傣族自治县洼垤乡三马头，该书涉及263种药物，其中动物药材80种、植物药材168种、矿物药材15种。《造药治病书》发掘于四川省凉山彝族自治州甘洛县，成书时间不详，收载药物201种，其中动物药材60种、植物药材127种、矿物药材14种。

《医病好药书》（见图8-7-1）是在云南省昆明市禄劝彝族苗族自治县茂山乡甲甸发现的一本古代彝医书。原始本为清代乾隆丁巳年冬月十八日（1737年12月）的彝文手抄本。该书发掘后经彝族医药学者关祥祖、方文才等人历时3年翻译整理，于1991年由中国医药科技出版社出版。该书共收载彝药426种，其中动物药材152种、植物药材269种、矿物药材5种。在269种植物药材中，有根类45种、全草类58种、花果类34种、蔬菜食物类35种、树皮类18种、树木类13种、果类14种、寄生类13种、根茎类6种、叶类10种、植物水汁类5种、菌类5种、其他13种；152种动物药材中，有肉类26种、骨类16种、内脏15种、血类16种、分泌物22种、油类9种、皮毛5种、生殖器官2种、胎卵类2种、胆13种、结石1种、虫鱼蛇蛙类25种；矿物药材有雄黄、石膏、黑盐、铜手镯、锈水5种。

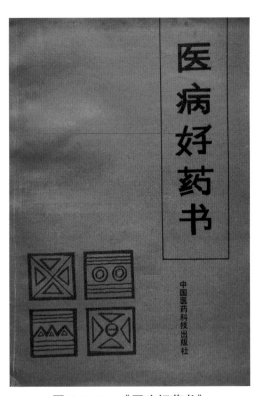

图8-7-1 《医病好药书》

据奇玲、罗达尚主编的《中国少数民族传统医药大系》（2013年）记载，《双柏彝医书》（又称《明代彝医书》）成书于明代嘉靖四十五年（1566年），全书记录药物324种。收载的92种动物药材可根据药用部位的不同分为10种，其中胆类10种，油类4种，骨类11种，血类5种，肉类 22 种，肝、肺类 3 种，肾鞭、胎及胎衣类 7 种，虫类 13 种，分泌排泄物 13 种，其他 4 种；收载的植物药材有 160 种，其中根及根茎类 66 种，叶类 17 种，皮类 12 种，果实种子类 19 种，全草类 34 种，茎木类 6 种，寄生、树脂、菌类 6 种。

从上述主要在云南省发掘的彝医药古籍可知，彝医药有着悠久的历史，彝药资源的利用最早可追溯到 957 年左右。古代彝医药文献记载的彝药资源非常丰富，涉及许多动物药材、植物药材及矿物药材，尤其是动物药材比例较大，这是在其他少数民族药物资源中未能见到的。彝族善用动物药材，当地动物药材活性较强，对某些疾病有很好的疗效。

（二）中华人民共和国成立后的彝药资源调查与成果

20 世纪 70 年代后，云南省和四川省一些医药卫生机构及许多专业技术人员在各自的范围内，有组织地开展古彝医药典籍（手抄本）的发掘整理及现代彝药资源调查研究。通过采访彝医、彝民，对发掘的彝医药古籍进行药物品种记载的翻译整理；通过对采集的原动物、植物、矿物标本进行鉴定研究，基本掌握了常用彝药的资源种类；并在整理出版古代彝药本草方面取得显著成果。

1. 云南省彝药资源调查

1970—1988 年，云南楚雄彝族自治州对彝药资源进行了 3 次大规模调查。1970 年，楚雄彝族自治州部分医疗机构深入各彝族村寨，调查民间医生使用的草药（包括植物药材和动物药材）情况，新发现彝药近百种。楚雄彝族自治州从 1978 年起组织 100 余人的专业队伍进行彝族医药普查，历时两年，发掘出彝医药古籍 28 本，如《齐苏书》（发掘于《双柏彝医书》）。还采集鉴定了彝族地区分布的各种药物基原标本 1013 种，选出其中有特色的彝药光阴史性、紫柏、舍利次、罗娃、石刀等 103 种，由楚雄彝族自治州卫生局药品检验所编写出版了中华人民共和国成立后的第一本《彝药志》（四川民族出版社，1983 年），《彝药志》未收载但有技术报告的特色彝药还有 69 种。1984 年开始，楚雄彝族自治州的相关单位历时 4 年，对全州的中草药资源进行全面普查，调查表明楚雄彝族自治州境内的各种药材资源共有 243 科 1381 种，其中彝药资源 560 种。此外，云南省楚雄彝族自治州中医医院王敏和楚雄彝族自治州彝族文化研究所朱琚元综合汉医和彝族民间医药以及文献报道，于 1998 年编写出版了《楚雄彝州本草》（云南人民出版社）。该书共收录楚雄地区彝族常用、疗效好、来源清楚的彝药 120 种，每种药按彝汉名称、基原、性味功效、用法用量、彝医用药经验、化学成分、药理，选方、典型病例等顺序编写。

云南省玉溪地区药品检验所和峨山彝族自治县药品检验所经过近 3 年的调查及标本采集、鉴定，于 1981 年编写了《峨山彝族药》（内部资料）。书中药物名称附有彝文音译和意译，共收载彝族药物 23 种，其中 11 种生于峨山境内，为当地彝族同胞所喜用。云南省玉溪地区药品检验所王正坤、周明康等人深入哀牢山区彝家村寨调查访问，挖掘古彝文医药典籍数本，对这些古彝药手抄本进行翻译整理、对其中所载动物、植物、矿物药材标本进行采集鉴定，于1991年编写出版了《哀牢本草》（山西科学技术出版社。见图8-7-2）。该书共收载动物、植物及矿物来源彝药752种，记载了煎、煮、炖、蒸、浸、泡、舂、烘、烊、煨、炮、炒等10余种传统的彝药炮制方法，以及煎服、灌注、滴入、吸入、冲洗、搓揉、涂擦、外敷、拍打等用药途径或方法，是目前收录彝药品种较多、内容简明切要的一部彝药图书。周明康、李学恩、王正坤等人通过发掘整理调查，于1992年编写了小册子《元江彝族药》（内部资料。见图8-7-3）。云南省原玉溪地区新平彝族傣族自治县的聂鲁、赵永康、马光发、徐金富等人在上级政府和科委的支持下，根据从新平老厂河搜集到的竜者所著民国八年彝医药

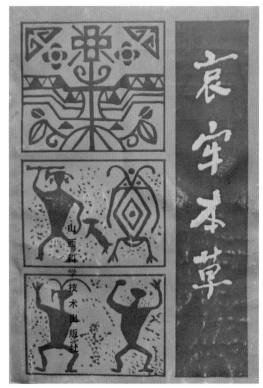

图 8-7-2　《哀牢本草》

手抄本和流传于迤施河一带的民国十年抄本，于1988年翻译整理出版了《聂苏诺期》（云南民族出版社。见图8-7-4）。该书载有彝药273种，其中植物药材214种、动物药材52种、矿物药材7

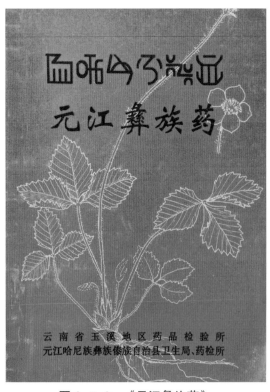

图 8-7-3　《元江彝族药》

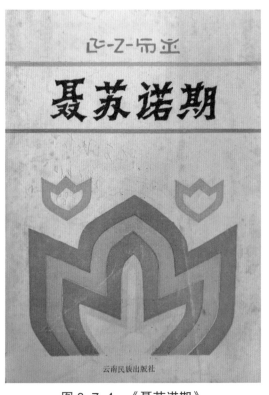

图 8-7-4　《聂苏诺期》

种。对每一种彝药的汉文名、彝文名、基原（包括拉丁学名）、药用部分、性味、功用主治、用法用量等都有较全面的述释。

云南省药品检验所通过调查整理研究，于 1983 年编写出版了《云南民族药名录》。该名录共收载彝族药 276 种。其中包括松橄榄、紫金标、云南翠雀花、云南獐牙菜、大花双参等著名彝药品种。云南中医学院关祥祖等人对数本彝文医药典籍进行整理，于 1993 年出版了《彝族医药学》（云南民族出版社），书中总结彝医所用药物 1189 种。其中植物药材 871 种，动物药材 262 种，矿物、化学、自然土及水 56 种。云南省彝医医院杨本雷和云南中医学院郑进于 2007 年共同主编出版了《云南彝医药》（云南科技出版社），该书记录彝药 417 种。

翟书华等人通过野外调查，访问彝族医生及标本采集和鉴定，结合文献资料，对云南省昆明市石林彝族自治县的彝药植物资源进行研究，发现石林县重要的彝族传统药用植物资源有 91 科 176 属 196 种（含变种）。其中被子植物 86 科 171 属 191 种，包括双子叶植物 78 科 155 属 172 种、单子叶植物 8 科 16 属 19 种。

云南省楚雄彝族自治州彝族医药研究所、云南白药集团中药材优质种源繁育有限责任公司、楚雄星升生物科技开发有限公司和楚雄州百草岭药业发展有限公司等在承担国家科技部、云南省科技厅的多个科技课题过程中，开展了彝药材滇重楼、迎春草、滇龙胆、小红参、露水草等的基原品种野生变家种及栽培示范研究，并开展了推广种植。

2. 四川省彝药资源调查

四川省凉山彝族自治州从 1979 年起开始有计划地开展对彝族动物、植物药材进行考察研究。经过数年的调查和发掘整理，贺廷超、李耕冬等人先后编写出版图书《彝医动物药》（1986 年）和《彝医植物药》（1990 年）。前者共收载凉山彝族自治州彝医传统和民间使用的动物药材 224 种，其中含药用动物 133 种；后者共收集凉山州彝医使用的植物药材 106 种，涉及药用植物 53 科 151 种。四川省凉山彝族自治州卫生局郝应芬经过多年努力，将古文献中的记载和深入彝族民间调查收集的资料进行整理，于 1989 年编写成《彝族医药》（原名《凉山彝医》）。该书记载彝医所用药物 1046 种。

此外，四川省凉山彝族自治州药品检验所从 1979 年开始深入彝区对彝族医药进行摸底工作；1982 年正式组成彝族医药考察课题组，赴四川、云南、贵州等省彝族主要分布地区进行系统调查。经过在三省彝区访问 100 余名对彝族医药知识有经验的彝族老人，通过文字记录、照片拍摄、语音录制，以及考察相关文史资料，四川省凉山彝族自治州药品检验所整理出版图书《彝族医药史》。

3. 一批彝药资源种类载入地方药品标准

为保证彝药资源品种规范的应用，促进彝药资源开发，提供彝药应用上的鉴别与质量控制依据，云南省药品监督管理部门及相关单位非常注重彝药质量标准的研究制定。20 世纪 70 年代以后，尤其是进入 21 世纪以来，云南省卫生厅及药品监督管理部门先后组织有关单位及专业人员研究制定了大量彝药标准，初步形成了彝药标准体系。

1975 年，云南省卫生厅组织制定并颁布 1974 年版《云南省药品标准》，收载了九味一枝蒿、满山香、七叶莲、小儿腹痛草、宿苞豆根、紫玉簪 6 种彝药材标准。

2005 年底，由云南省食品药品监督管理局组织制定的 2005 年版《云南省中药材标准》第 1 册出版颁布，共收载彝药材 12 种（大发汗、千只眼、小儿腹痛草、吉祥草、地板藤、地蜈蚣、回心草、虎杖叶、金叶子、铁线草、紫丹参、膏桐）。

2005 年版《云南省中药材标准》第 2 册收载了 50 种彝族药材：七叶莲茎叶、万寿竹、千针万线草根、大黑药、小铜锤、山百部、山槟榔、马尾黄连、五爪金龙、双参、心不干、心慌藤、火升麻、火把花根、牛蒡根、叶上花、叶下花、四块瓦、玉葡萄根、石椒草、红药子、红紫珠、羊耳菊、羊角天麻、丽江山慈菇、鸡根、法落海、虎掌草、金铁锁、金蒿枝、鱼屋利、鱼眼草、响铃草、草血竭、真金草、臭灵丹草、臭牡丹、透骨草、通关藤、菊三七、野拔子、续骨木、樟木根、黄藁木、滇八角枫、滇老鹳草、蜘蛛香、小红参、五气朝阳草、瓦草。这 50 种彝药材品种中，新增药材 27 种，在原标准基础上，提高药材标准 23 种。本册标准收载的品种均为彝医广泛使用，涉及云南省药品生产企业生产的 41 种中药成方制剂或彝药制剂原料药材，以及 6 种医院制剂原料药材。

2005 年版《云南省中药材标准》第 4 册收载 51 种彝族药材：土玄参、土麻黄、土黄芪、大寒药、小白薇、小红藤、山玉兰花、山塔蔗、飞龙掌血茎、五香血藤、牛香草、少花龙葵、木锥根、毛丁白头翁、水金凤、牛嗓管、仙人掌、半架牛、白花丹茎叶、白刺花根、白绿叶、石上仙桃、朱砂茎叶、竹叶椒根、红山茶花、红稗、两毛头、明目茶、青阳参、青刺尖、青蛇藤、迷迭香、鸡嗦子叶、杉衣果、秧草根、臭皮、钻地风、救军粮、菊状千里光、蛇莓、野马桑、斑鸠窝、猴子树、猴子背巾、紫茉莉根、酢浆草、溪黄草、滇丁香、管仲、褶叶萱草根、彝大追风。其中新增药材 45 种，在原标准基础上，提高药材标准 6 种，涉及 6 种国家中药制剂的原料药材 4 种。

此外，2005 年版《云南省中药材标准》第 6 册中收载 52 种彝族药材。

4. 彝药资源种类的应用与开发

彝药资源丰富，其应用开发工作也取得显著成就。早在 1993 年，云南省卫生厅就制订了 137 个彝药制剂标准，这些彝药产品先后投入生产，部分彝成药品种被收入《中华人民共和国卫生部药品标准·中药成方制剂》中。2002 年 2 月以后，经申报审批，降脂通脉胶囊、肠胃舒胶囊、恒古骨伤愈等 150 多种彝药产品的地方标准被上升为国家标准，其中大部分为独家生产的彝药品种。在医院临床应用方面，很多老彝医将彝药或其医院制剂应用于临床。截至 2015 年，云南省楚雄彝族自治州彝医医院已有 24 种彝药医院制剂获准在院内生产使用。

评述

　　彝族主要分布于云南省、四川省、广西壮族自治区、贵州省，这些省（区）正是我国天然药物资源种类最为丰富的地区，所以彝药资源种类繁多。由于历史长期形成的用药习惯，彝族用药中，动物药材的比例较大，这是在其他少数民族药物资源利用中未能见到的，因此，彝族动物药材的资源和药用经验有特殊的研究和开发利用价值。

　　彝族医药理论与应用经验有着久远的历史，大量的彝族医药古籍记载了丰富的彝药资源品种，其数目似乎比近几十年来资源调查中发现的常用彝药品种更多。因此有望从中挖掘出一些重要的彝药品种，进行深入的研究与开发。

　　彝药资源品种的开发利用取得突出成果，制剂产品多，药材原料需求量大，因此应注意资源的合理利用与保护。对于市场需求量大或资源紧缺的彝药品种，应加强栽培或养殖研究，实施规范化生产，保障药材品质的稳定性；还可以利用生物技术进行重点彝药材的繁育生产，保障彝药资源的可持续利用。

第八节 土家族药

一、概述

    土家族史称"土民""俚人""土人"等，自称"毕兹卡"（意为本地人），是一个历史悠久的民族。1956年11月，国家承认并批准"土家人"为"土家族"。我国土家族主要居住在云贵高原东端余脉的大娄山、武陵山及大巴山方圆10万余平方千米区域。根据2010年第六次全国人口普查统计，土家族人口约为835.39万人，居我国少数民族人口数的第7位。其中，湖南省土家族263.2万人，湖北省土家族210万人，贵州省土家族140余万人。土家族有语言无文字，通用汉字。其聚居地位于云贵高原向东部丘陵过渡的地带，海拔多在1000—1500米，最高海拔2572米（贵州省梵净山主峰凤凰山），属典型的喀斯特地貌。由于其独特的地理环境，适宜多种动物、植物生长，孕育了种类繁多的动物、植物资源。在长期与疾病斗争的过程中，土家族逐渐发展并形成了具有本民族特色的药物体系。

    中华人民共和国成立后，尤其是开展中草药群众运动时期及其之后，湖南省、湖北省、贵州省等地在不同时间都在各自范围内开展了中草药（包括土家族药，简称"土家药"）资源的调查，同时穿插一些专项的土家药资源调查，从整体上摸清了土家族地区动物、植物、矿物资源种类情况。据调查报道，湖北省恩施土家族地区有药用植物2000余种，来源于约187科222属；土家族常用植物药材有431种（来源于616种植物）。湖南省土家族地区有药用资源1835种，包括药用植物194科1665种、药用动物86科147种、药用矿物23种。贵州土家族地区以梵净山药物资源最丰富，有药用植物近2000种，铜仁地区（现铜仁市）有药用动物、药用植物共976种。重庆土家族地区有药物资源1700多种。根据各省调查结果初步估计，湖南省、湖北省、重庆市、贵州省土家族地区药物资源种类约有2600种，较常用的土家药约有600种。调查发现，目前医疗机构常用土家药品种有170余种。

二、土家药资源调查与成果

（一）土家药资源种类的古籍记载

经考查，我国古代多部本草专著记载了许多产于现土家族聚居区（武陵山区）的药物种类。我国现存的第一部本草专著《神农本草经》中就有对高良姜（当地称"杜若"）、女贞实等土家族地区产天然药物的记载。《神农本草经》对杜若的记载为"生武陵及冤句，二月、八月采根"，"主胸胁下逆气，风入脑户，头肿痛"等；并记载女贞实"主补中，安五藏，养精神，除百疾"。《名医别录》曰女贞实"生武陵，立冬采"。

南北朝时期陶弘景所著《本草经集注》也记载了武陵山地区产的一些药物，如楮实，其茎"武陵人作谷皮衣，又甚坚好尔也"，果实"主阴萎水肿，益气，充肌肤，明目"，为本草上品。此外，《本草经集注》中还记载了产于某些土家族地区的药物的鉴别特征和地道产区，如"今采用八月中旬，天雄似附子而细长便是，乃至三四寸许。此于乌头、附子三种，本出建平，故谓之三建。今宜都很山者最好，谓为西建"。指出了天雄、乌头、附子均于八月采收，描述了天雄与附子在性状上的区别，并强调"宜都很山者最好"。

宋代苏颂等人编著的《本草图经》（1062年）中出现土人（指现土家族人）用土药（指现土家药）治疗疾病的记载，收载施州（今湖北省恩施土家族苗族自治州）产及施州土家人采用的药物28种。如野兰根，出施州，土人用疗妇人血气，并五劳七伤；小儿群，生施州；紫背金盘草，生施州，土人单用此一物，治妇人血气，能消胎气，孕妇不可服；大木皮，生施州，土人用疗一切热毒气；独用藤，生施州，土人用疗心气痛；野猪尾，生施州，土人用疗心气痛，解热毒；马节尾，生施州，土人用治筋骨疼痛；白药又名白药子，生施州，土人疗心气痛；龙牙草，生施州，治赤白痢等。

明代李时珍《本草纲目》（1596年）以其产地为施州、武陵、黔中地、溪州的以及土人所用的药物为内容，记载了都管草、马鞭草、旋花、黄药子、瓜藤、金棱藤、含春藤、独用藤、崖棕、紫背金盘草、崖椒、白马骨、海金沙、朱砂、楮、椒、女贞、蚯蚓、白花蛇等34种产于土家族地区或土家族药用的品种。

（二）中华人民共和国成立后的土家药资源调查与成果

1. 湖北省土家药资源调查

土家族在湖北省主要分布于恩施土家族苗族自治州以及宜昌市长阳土家族自治县和五峰土家族

自治县。中华人民共和国成立后，从1958年至20世纪80年代初，恩施地区的有关单位与人员结合全国中药资源普查及中草药群众运动，先后组织了4次较大规模的中草药（含土家药）资源调查，陆续整理编写了《湖北省恩施地区药用植物名录》《鄂西草药名录》《恩施民间草药》《巴东中草药》《建始中草药》等内部资料性出版物。1970年，湖北省恩施地区中草药研究小组整理编写的《恩施中草药手册》，载药500种，基本涵盖了鄂西地区常用土家药。

1978—1980年，恩施地区药品检验所方志先等人组织83人（次）的中草药资源普查专业队，对全地区7县1自治县（建始县、巴东县、利川县、宣恩县、咸丰县、来凤土家族自治县、鹤峰县和恩施县）的237个点进行了中草药（含土家药）调查工作，共采集药用植物标本15409号49995份，经鉴定共有2088种（含种下等级）的药用植物（包括蕨类及种子植物共186科）。其中有39科含有较多的药用种类，如豆科83种、菊科183种、伞形科69种、唇形科80种、百合科106种等。人工栽培（包括土家族医生家庭自种）的药用植物有176种。资源丰富的土家药有八月瓜、鬼箭羽、锦鸡儿、飞龙掌血、香花崖豆藤等。1988年，方志先、胡淑玲、雷永恕等人整理、编撰了约200万字共6册的《鄂西药物志》（内部资料）。该资料记载了恩施地区的动物、植物、矿物药材共2000种（含土家药），其中植物药材1892种（隶属于205科879属1999种植物）、动物药材86种、矿物药材22味。2002年及2007年，方志先等人在前期调研成果基础上，分别进一步整理编写出版了《恩施本草精选》上、下册和《土家族药物志》上、下册（见图8-8-1），后者收录土家族地区常见或较常见的天然药物1500种和少用品种422种，隶属于2172种药用植物、动物和矿物。

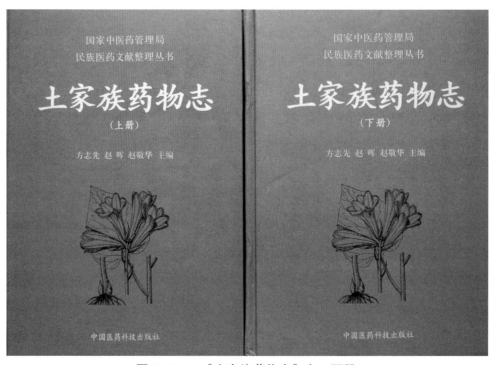

图8-8-1 《土家族药物志》上、下册

20世纪70年代末至20世纪80年代初，恩施土家族苗族自治州咸丰县、建始县、鹤峰县、来凤县等县药品检验所的罗伦权、王从荣、洪家祥、钱赪等人在州政府的组织下在各县范围内参与开展了中草药（包括土家药）的资源调查，并编写了县级调查资料。

1985年，宜昌地区中草药普查结果显示，长阳、五峰土家族自治县分布的药用动物、植物种类有160多科，约1200余种，药材储量约10万吨。

1985—1988年，根据当时国家民族事务委员会发展民族医药事业的有关精神，湖北省药品检验所万定荣与鄂西土家族苗族自治州药品检验所方志先及长阳土家族自治县、五峰土家族自治县药品检验所有关人员一起，共组织数十人在鄂西土家族地区进行了民族医药调查，走访民族医生，收集单验方，采集数千份植物药标本。经3年鉴定整理研究，基本查清了鄂西土家族常用的植物药种类及用药经验，发现在两个县以上均使用的药物计431种（来源于616种及种下等级的植物），其中极常用药物估计有200—300种。享有盛誉的民族药用品种有红四块瓦、红活麻、红刺老苞、冷水七、三百棒、八棱麻、独正岗、羊奶子叶、双蝴蝶、乌龟七、珍珠香、红毛七、狗牙瓣、八角莲、矮地茶、胡豆莲、山黄连（獐牙菜）、七叶一枝花、头顶一颗珠、文王一支笔等。调查发现冷水七（湖北凤仙花）、牛角七、半截烂、红毛七、红刺老苞、红活麻、八角莲、土牛膝、血三七等药材品种资源紧缺，建议进行人工栽培或扩大栽培面积；还发现鹭鸶草、金佛山鹿药、虾脊兰、唐古特瑞香、腺毛马蓝等17种为湖北地理分布新记录物种。在后来20余年内，万定荣等人对部分鄂西常用植物药按科属、功效或毒性等进行分类整理，发表论文30余篇。鄂西南土家族常用的来源于蕨类的植物药材有21种（基原植物38种）；来源于卷柏科的药用植物有地柏枝（江南卷柏）、细叶卷柏、薄叶卷柏、翠云草等14种；常用于治疗跌打损伤的药用植物有30余种；用于抗风湿的植物药及常用有毒药用植物各40余种。还研究整理报道了来源于兰科21种植物、豆科14种植物、虎耳草科8种植物、百合科39种植物、菊科36种植物、景天科10种植物、毛茛科24种植物、葡萄科11种植物、伞形科18种植物、蓼科14种及变种植物等的鄂西土家族其他常用药用植物。

1996年以后，万定荣先后组织湖北省药品检验所中药室人员、襄樊市药品检验所张勤、襄樊市中医医院王兵娥、十堰市太和医院陈吉炎、十堰市药品检验所孟黎明、恩施土家族苗族自治州药品检验所吴绍敏等数十名省内专业人员，对60余种土家族药材进行鉴定研究，全部药材的显微鉴定均为实验研究结果。2005年以后，中南民族大学万定荣又先后同本校生命科学学院、药学院杨新洲、葛月宾等人对著名土家药垂盆草、佛甲草、凹叶景天、胡颓子叶、牛皮消、白四块瓦、三颗针、翠云草等进行了系统的鉴定、质量分析、化学成分或药理研究，在国内外发表数十篇研究论文。此外，华中科技大学药学院吴继洲、陈家春、向明及华中科技大学同济医学院附属同济医院药学部方建国等人先后对著名土家药冷水七、紫红獐牙菜、红活麻、霉茶等进行了较系统的化学、药理研究，湖北中医药大学陈科力、张秀桥、郑国华、邝飞红等分别对江南卷柏、细叶卷柏、霉茶、地乌等著名土家药材进行了较系统的鉴定、化学、药理研究，取得大量研究成果。三峡大学邹坤、汪鋆植也对宜昌市的多种土家药进行了化学药理研究。上述土家药的资源鉴定、质量分析、化学药理等应用基础研究为湖北省土家药的质量控制与开发应用奠定了重要基础。其中陈家春、邝飞红分别主持的以土家药紫红獐牙菜、地乌为原料研究开发的土家族新药紫金胶囊、地乌风湿安均先后获得国家新药临床试验批件。

2007—2009 年，湖北省食品药品监督管理局组织制定湖北省第一部地方药材标准。鉴于湖北省土家药在鄂西基层常用，但大多数还没有进入标准，不利于规范应用、质量控制及开发利用，经万定荣等人推荐及研究，将鄂西土家族习用、疗效确切的 73 种药材收录《湖北省中药材质量标准》2009 年版中，包括八角枫、三百棒、接骨木、红活麻、乌金七、白四块瓦、六月雪、白龙须、盘龙参、延龄草（头顶一颗珠）、胡颓子叶、江南卷柏、刺老包、景天三七、山黄连（獐牙菜）、紫红獐牙菜、山姜、江边一碗水、杏香兔儿风、冷水七、天名精、血三七、地蜂子、转筋草、雪胆、雄黄连等著名品种。其中，万定荣具体承担 14 种土家药材的标准研究制定。

2010 年，由万定荣、陈家春、陈科力等人完成的科研成果"湖北省土家族重要植物药资源、鉴定分析方法及开发利用研究"获 2010 年度湖北省科学技术进步奖二等奖；由邝飞红主持的以土家药地乌为原料研制的地乌风湿安实验研究成果也获得 2010 年度湖北省科学技术进步奖二等奖。此后，由陈科力主持，万定荣、朱田密、黎莉、雷湘参与完成的"卷柏属药用植物抗氧化作用及其物质基础研究"课题获 2012 年度湖北省自然科学奖三等奖；由万定荣主持，杨天鸣、杨新洲、葛月宾等人参与完成的"湖北省土家族药材资源、鉴定和质量控制研究"获首届民族医药自然科学奖二等奖。

2011 年，湖北省农业科学院中药材研究所刘海华、唐春梓等人对恩施土家族苗族自治州珍稀濒危药用植物八角莲的野生资源的分布、生态环境、蕴藏量等进行实地调查，得出湖北产区的八角莲蕴藏量约为 832.91 千克，其年允收量为 138.8 千克。

2012 年，湖北民族学院的张胜男、李厚冲在实地调查恩施土家族苗族自治州苦苣苔科植物药资源并结合文献资料记载，发现苦苣苔科野生植物资源中供药用的品种共有 14 属 30 种。

2014—2016 年，为掌握湘鄂西等土家族地区医院、诊所所使用的土家药情况，中南民族大学药学院万定荣等人先后 4 次到恩施土家族苗族自治州咸丰县、宣恩县和利川市中医医院（民族医院）进行专项调研，共收集近百份土家药材饮片样品及大部分品种的基原植物标本。2015 年夏季又到湖南省湘西土家族苗族自治州吉首市湘西土家医馆进行调研，收集到 151 种药材饮片样品。通过两年多的研究整理及组织多名湘鄂西土家医进行药用经验审阅，于 2017 年初编著出版了《医疗机构处方常用土家药手册》（湖北科学技术出版社。见图 8-8-2）一书。该手册收载鄂西及湘西医院、诊所等临床医生常用的土家药品种 173 个，记载了各品种的药性与功效、应用经验、用法用量、使用注意以及应用中需要说明的有关问题。所收录品种多是土家药的精华或特色品种，对规范土家族地区医疗机构土家药品种的临床应用及开发推广具有重要价值。

2015 年，在湖北省食品药品监督管理局组织 2018 年版《湖北省中药材质量标准》制定、修订过程中，万定荣再次推荐了近 40 种在鄂西医疗机构和基层普遍应用、疗效确切的土家药材，经过标准制定，纳入 2018 年版《湖北省中药材质量标准》。该版标准中，将 48 种基本上仅在鄂西土家族地区习用的特色土家药明确标注"本品为湖北省土家族习用药材"。至此，当前在湖北省医疗机构有临床应用的大多数土家药品种有了法定鉴定依据，基本

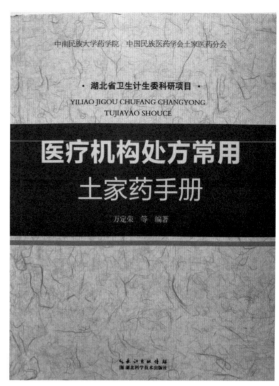

图 8-8-2 《医疗机构处方常用土家药手册》

形成了湖北省民族药材质量控制体系，这将在湖北省及邻近地区民族药材的质量控制、研究开发与规范化应用，保障公众用药安全、有效等方面，发挥极为重要的作用。

2018 年，由万定荣主持，杨新洲、陈科力、葛月宾、聂晶、林亲雄、焦玉、吴绍敏等人参与完成的"南方特色民族药资源调查鉴定、质量控制与规范化应用"成果获教育部科技进步奖二等奖。这项成果是 2010 年以来湖北、湖南等省以土家族为主的民族药资源调查鉴定、质量评价及规范化应用的新研究成果。

2. 湖南省土家药资源调查

土家族在湖南省主要分布于湘西土家族苗族自治州、张家界市永定区和桑植县，以及常德市石门县。该地区处于土家族分布区的中心地带，其药用资源较丰富，应用较普遍，资源调研工作开始较早，在应用方面成果突出。

1956 年，湖南省湘西土家族苗族自治州保靖县对该县药物资源进行调查，查出药用动物、植物、矿物 300 多种，其中绝大部分是民间土家药、苗药。

1978 年，湖南省湘西土家族苗族自治州在开展民族药调查中，先后收集药用植物标本近 1000 种，其中 253 种载入《湖南省民族药名录》中。

1984—1987 年，由湖南省中医药研究院、湖南省张家界市桑植县医药局及卫生局、湖南省湘西土家族苗族自治州大庸市林业科学研究所等单位的王万贤、彭延辉、向希勇等人组成的"湘西土

家族医药调查与研究"课题组，在湘西土家族苗族自治州龙山县、保靖县、永顺县、大庸市等县市中草药资源普查办公室及龙山县洗车区医院等单位的协作下，对湘西土家族聚居地区进行土家族医药调查。采用"线路普遍查，定点重点查"的调查方法，采集标本，收集民间单方、验方，并通过标本鉴定与资料、数据整理分析，编写了《湘西土家族医药调查与研究》（内部资料，1987年。见图8-8-3）。该书记录湘西土家族地区药物资源种类1556种，包括药用植物180科714属1386种、药用动物97科131属149种、药用矿物21种。

1994年，湘西土家族苗族自治州民族医药研究所田华咏、潘永华、唐永佳、何炬、瞿绍双等人通过整理研究，编著出版了《土家族医药学》（中医古籍出版社，1994年。见图8-8-4），其中共收录土家药261种。

2007年，湖南省常德市石门县中医医院覃满仙等人对海风藤、三叉风、三角风、肿节风、过山风等72种"风"类药物基原进行了系统的调查和整理报道。

《湖南省中药材标准》2009年版收载了《中国药典》2005年版一部及《卫生部药品标准》中药材第1册未收载而在湖南药品生产、医疗机构制剂配制中使用及地方习用的中药材356种，其中具有土家族特色的品种数目约占20%。

2011年，湖南吉首大学陈功锡等人运用文献研究、实地调查、资料核实与整理方法，对张家界市永定区土家族传统药用植物资源进行调研，共调查到该区有土家族药用植物110种（归属于49科），其中野生的有92种，栽培的有18种。

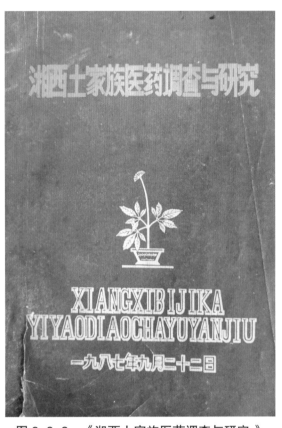

图8-8-3　《湘西土家族医药调查与研究》

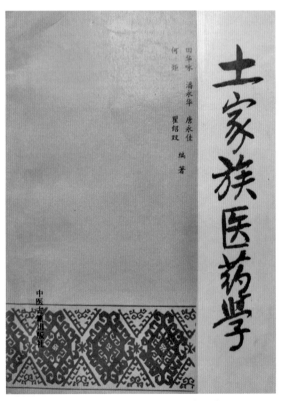

图8-8-4　《土家族医药学》

2014 年，湘西民族医药研究所土家族名医彭芳胜、彭慧娟著书出版了《土家医毒气病学》(中医古籍出版社。见图 8-8-5)一书。该书介绍了土家医 100 余个病证及其诊疗特色、219 首土家医的治"毒"方子(方剂)，以及 18 类 400 种治"毒"药物。

吉首大学杨德胜等人经过多年调研整理，分别于 2009 年和 2016 年出版了《土家族药学》(青海人民出版社。见图 8-8-6)、《实用土家族药物》(中国医药科技出版社。见图 8-8-7)两本图书，将土家药分为表药、赶火药、蛇药、赶风药、赶气药等 17 类，共收载土家药 380 种。两书对研究土家族药物基本理论和常见病、多发病的临床防治具有较好的参考价值。

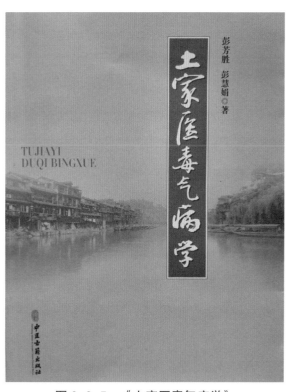

图 8-8-5　《土家医毒气病学》

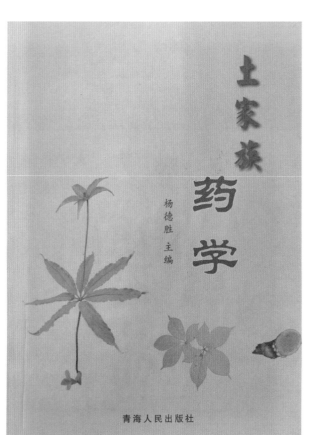

图 8-8-6　《土家族药学》

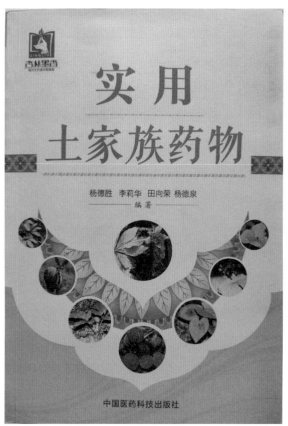

图 8-8-7　《实用土家族药物》

3. 贵州省土家药资源调查

土家族在贵州省主要分布于铜仁地区和黔东北的遵义市务川县、凤岗县、余庆县等县，人口140多万人，占土家族总人口的17.5%。武陵山区的主峰梵净山药物资源最为丰富。在20世纪50年代至20世纪80年代初，贵州省的土家族医药调查是结合当时开展的中草药群众运动及全省中药资源普查进行的。特别是20世纪90年代初期以后，在前述资源调查基础上，又开展了较为深入的调查，取得了可喜成果。

1958—1987年，贵州省中医研究所3次对梵净山药用植物资源进行了调查，发现较常用的在1500种以上，其中梵净山特有药用植物15种。1985年后，贵州省铜仁地区组织了民族医药调查，在1988年编印的《贵州省梵净山中草药资源普查报告》中，记载印江县通过对梵净山为主的中草药调查，共有中草药（含土家药）624种，其中药用植物590种、药用动物27种、药用矿物7种。土家药包括川八角莲、铁活夹、扑地猫、麻钻子、开喉箭、爬山猴、九层楼等。

1993年3月，在贵州省卫生厅、贵州省民族事务委员会的支持下成立了贵州省土家族医药调查研究科研课题组，朱国豪任组长，贵州省中医研究所陈德媛、杜江及贵州省中药研究所冉懋雄等人为指导，历时10年，对土家族医药进行了深入调查研究，获得了许多第一手资料。2003年，在贵州省民族事务委员会、贵州省卫生厅和贵阳中医学院的支持下，在贵阳中医学院民族医药研究所成立了《土家族医药》编辑委员会，委员会对收集、整理的资料进行了认真归纳和总结，于2006年出版了《土家族医药》（朱国豪、杜江、张景梅任主编，陈德媛、冉懋雄等人任学术顾问，中医古籍出版社。见图8-8-8）。该书分为土家族医药简史、土家族医学基础、土家族医学临床病治、土家族药物及土家族医药的学术研究价值和开发利用前景展望共5章及中文、拉丁学名索引等。土家族药物一章介绍了土家族药物资源、特点、品种，以及土家族常用植物药材、常用动物药材和常用矿物药材。在其常用植物药材中，又将植物药材分为土家族珍稀神奇类，土家常用参、七类，莲、风类，血、蜈蚣、还阳类以及土、汉演化植物类5个类型，进行了较详细、具体的介绍，共记载了373种土家药的名称、来源、功效、主治等信息。

2003年版《贵州省中药材、民族药材质量标准》收载药材420味，其中中医和土家医等共用品

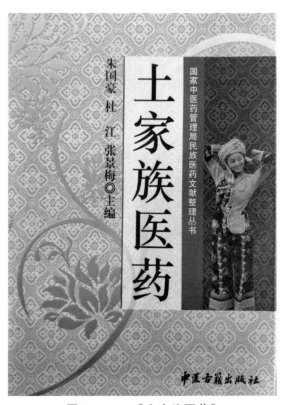

图8-8-8 《土家族医药》

种近 200 个。

2008 年，贵阳中医学院何顺志等人通过中药资源调查、文献资料考证，确认了武陵山区土家补阳药羊角七的种类与地理分布，来源于淫羊藿属的有 16 种，分布于贵州（8 种）、湖北（8 种）、湖南（7 种）、重庆（3 种）。

4. 其他文献收载的土家族药物种类

1984—2007 年，曾育麟等人主编出版了《中国民族药志》第 1—4 卷（第一卷，人民卫生出版社，1984 年；第二卷，人民卫生出版社，1990 年；第三卷，四川民族出版社，2000 年；第四卷，四川民族出版社，2007 年。见图 8-8-9）。该书记载了我国常用民族药材的基原、性状、鉴别、化学成分、药理研究等内容。这是我国极具权威性的大型民族药专著，其显微鉴别内容基本上是编写人员的实验研究结果。该书中包括以下土家药材品种：大丁草、云实、吉祥草、落新妇、矮地茶、飞龙掌血（三百棒）、毛瑞香（金腰带）、松萝、白马骨（六月雪）、地蜂子、连钱草、管花马兜铃（小蛇参）、萝藦、臭牡丹、山黄连、天胡荽、龙葵、红活麻、冷水七、狗筋蔓、荠菜、八角枫、九管血、大花金钱豹、山姜、小百部、水芹、天名精、石仙桃、四块瓦、红毛七、红四块瓦、竹节参、垂盆草、肺经草等。

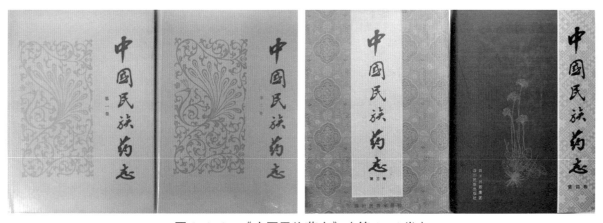

图 8-8-9 《中国民族药志》（第 1—4 卷）

20 世纪 90 年代末，湖北省药品检验所万定荣组织湖北省内数十名专业人员，首次对 60 余种土家族药材进行了实验鉴定研究，该研究成果载入万定荣、陈家春等人主编出版的《湖北药材志》第 1 卷（湖北科学技术出版社，2002 年。见图 8-8-10）中。连同已有研究报道的土家药品种，该书共收载土家药 99 个品种。

2016 年，贾敏如等人主编，万定荣、方志先等人参编出版的《中国民族药辞典》记载了几百种土家药种类及药用经验。

2016 年 1 月，万定荣主编出版了我国第一部大型毒性民族药专著《中国毒性民族药志》上、下卷（见图 8-8-11），收录我国 927 种（按基原计）有毒民族药。该书详细记录了各毒性民族药

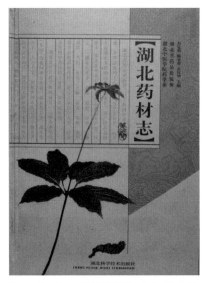
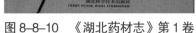

图8-8-10 《湖北药材志》第1卷

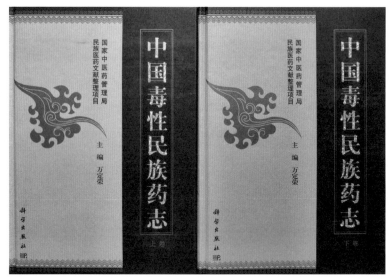

图8-8-11 《中国毒性民族药志》上、下卷

的名称、基原、药用经验、毒性分类、鉴别、化学成分、药理作用以及部分品种的炮制解毒方法、中毒现象、解毒方法。其中土家药有300余种。

评述

　　土家族分布于我国西南部的武陵山区，毗邻湖南省、湖北省、贵州省、重庆市。由于该地区优越的自然地理环境，孕育了种类众多、蕴藏量较大的土家族药物资源。土家药长期为该地区以土家族为主的各族群众的繁衍及疾病防治发挥极为重要的作用，至今在土家族地区基层乃至县级医疗机构中，仍被广泛应用，其资源种类的研究与应用开发具有广阔前景。

　　由于土家族有语言、无文字，土家医药知识仅靠口头传承，因此，古代药用资源仅据本草文献考察、认定。较系统的土家族药物资源调查，包括了有关单位的专业人员对土家药资源的专项调查，直到20世纪70年代以后，才在各有关地区结合中草药群众运动开展起来，但多年来还并未对湖南省、湖北省、贵州省、重庆市4省（市）范围进行土家药资源的全区域性调查。综合来看，20世纪80年代中后期，湖北省药品检验所对鄂西地区常用土家药的资源调查、湖南省中医药研究院及湖南省张家界市桑植县政府等对湘西土家药的资源调查，基本属于民族药的专项性调查，调研工作较为系统；恩施土家族苗族自治州药品检验所对该州药用植物资源的调查整理工作成绩较突出，不足的是，其出版的《土家族药物志》等书中所收录的药物包括了该地区其他的民间药物，并非全为特色土家药。

由于土家族分布于毗邻的湖南省、湖北省、贵州省、重庆市4省（市）范围，各地植物种类有较大相似性，因此，上述在鄂西与湘西地区的调研结果基本上可代表我国土家族地区以及土家药资源种类的整体情况。

土家药资源种类的标准研究工作成绩非常突出。目前已有近200个土家药品种纳入2009年版和2018年版《湖北省中药材质量标准》，以及湖南省、贵州省地方药材标准。此外，中南民族大学药学院对鄂西和湘西医疗机构处方用的土家药品种进行调查整理研究后，发表了系列论文并编写出版了专著，这对我国土家药资源的开发利用与推广都具有重要价值。但目前对土家药资源种类的新药研究开发工作做得还不够突出，有待加强。

第九节 畲族药

一、概述

　　畲族是我国东南地区的一个历史悠久的少数民族，自称"山哈"。"哈"畲语意为"客"，"山哈"意指外地迁入而居住山间的客人。中华人民共和国成立前，民族学者称之为"畲民"。1956年，国务院正式公布确认"畲族"为我国单一的少数民族。盘、蓝、雷、钟为畲族四大姓。根据2010年第六次全国人口普查统计，全国畲族人口为708651人，主要分布在福建、浙江、广东、江西、安徽等省，有大分散、小聚居的居住特点。福建省有畲族人口37.51万人，宁德市是全国畲族最大的聚居地，畲族人口约占全国畲族的1/4。浙江省丽水市景宁畲族自治县是全国唯一的畲族自治县。

　　畲族有本民族语言，但无本民族文字，通用汉字。为求生存与繁衍，在长期与疾病作斗争的过程中，形成了本民族的特色医药。2008年6月，畲医药被列入国家级非物质文化遗产保护名录。

　　畲族聚居地区海拔在200—1500米，为亚热带季风气候区，温暖湿润，雨量充沛，适宜多种植物生长，以药用植物为主的药用资源丰富。根据浙江省雷后兴等人在2001—2012年对浙江、福建、江西、广东4省25个县（市、区）的畲族药（简称"畲药"）资源的调查结果，我国畲族民间常用畲药种类有520种，以药用植物为主，占常用畲药种类的90%以上，仅少量使用药用动物，药用矿物几乎不用。

二、畲药资源调查与成果

（一）畲药资源种类的古籍记载

　　古代畲药资源调查情况由于史料缺乏无从考证。从零散的文献中，可以获知古代畲族人民利用当地药用资源防病治病的某些基本情况。畲族人民有其独特的预防疾病的习俗和方法。如在春节前

"扫大年"，饮椒柏酒；端午节包粽子加菖蒲叶；饮水加明矾、雄黄、贯众等消毒；用野艾熏蚊；用鱼葛杀蛆；门庭插艾叶、菖蒲叶、臭椿叶辟邪气；采鱼腥草、石菖蒲、紫苏叶（苏叶）、山薄荷、枫树嫩叶等草药阴干或盐炒备用，防暑、防疾；用大猫舌预防感冒。据《景宁县志》记载，清末民国初，白鹤乡黄山头村畲民武秀才雷仁祥（1853—1934），设馆习武授医，其伤科草药医技名震一时，广为流传，门徒众多，自成体系，被后人称为"大相师伤科"。

（二）中华人民共和国成立后的畲药资源调查与成果

中华人民共和国成立后，党和人民政府十分重视畲医药的调查、发掘、整理和提炼工作。早在20世纪50年代，福建和浙江两省有关部门曾多次组织医疗队深入畲乡，一边为畲族群众防病治病，一边积极地收集、整理畲医药资料。安徽省有关部门也对当地畲医药资料进行了调查。

1. 福建省畲药资源调查

1958年，福建省福安县卫生工作者协会通过召开经验交流会、座谈会及个别收集等形式，组织人员编写了《畲医民间验方、单方集》。

20世纪60年代初，福建省福安专区卫生局多次召开畲族医药座谈会，收集了大量的畲医药资料，但在十年动乱中这些资料散失无存。

自20世纪70年代中期开始，福建省宁德地区医药研究所陈泽远等人用了十多年的时间，深入畲乡收集大量资料，相继发表了《闽东畲族医药卫生情况的初步调查》等多篇论文。该所畲族医药史的调查研究科研成果于1992年获福建省医药卫生科学技术进步奖二等奖；闽东畲族诊治痧症的情况调查科研成果获1993年福建省科学技术进步奖三等奖。在长期调研、整理的基础上，由陈泽远、关祥祖主编的《畲族医药学》（云南民族出版社，1996年）正式出版。该书介绍了畲医药的来源、特点、现状、疾病命名和分类、诊断治疗方法、特殊疗法和常用畲药的采集加工，收入单验方313首、畲族民间常用青草药308种，是国内第一本较为全面反映畲医药的专著，也为各地继续深入开展畲医药的研究提供了极为宝贵的、可借鉴的资料。

1978年，福建省宁德市霞浦县卫生局和霞浦县医药科学研究所，在全国医药卫生科学大会和全国民族药座谈会精神的鼓舞下，在福建省药品检验所的支持帮助下，召开了中华人民共和国成立后的第一次民族医药人员座谈会，并组织专业人员深入畲乡，调查民族药资源，采集植物标本，发动群众献方献药，于1979年整理编印了《畲族验方选》。该书收集畲族民间单验方130首，涉及内科、妇科、儿科、外科、伤科、五官科等108个病种。书后另附有"医药学术经验交流会验方选"。

1984年，福建省福鼎县名老中医林上卿，将自己长期以来收集的有关畲医药资料，撰写成《福鼎县畲族医药卫生情况调查》，发表在中国人民政治协商会议福建省福鼎县委员会文史工作组主办的《福鼎县文史资料》第 3 辑上。

1985—1987 年，由福安县人民政府组织人员深入畲族村落调研，撰写了 11 位知名畲医的基本情况，编印了《福安县畲族单验方汇编》，收载单验方 57 首，涉及 49 个病种。

1987 年，福建省第一届少数民族医药工作会议在宁德市福安县召开。会后，福建省卫生厅、福建省民族事务委员会联合提出"关于加强我省少数民族医药工作的建议"，要求各地加强民族医药调查研究工作。并成立了以福建省卫生厅副厅长黄春源任主任委员，王云红、徐锦墩、余育元、陈文岳、侯玉美任副主任委员的"福建省民族医药学术整理研究会"。

1988 年 9 月，福建省卫生厅中医处将福建省民族医药资料汇编成册，内载"关于加强我省少数民族医药工作的意见""福建省民族医药学术整理研究会成员名单""福建省民族医药""中草药研究与民族药开发""闽东畲族医药卫生情况的初步调查""宁德县畲族医药概况""霞浦县畲族医药概况""福安县畲族医药状况的调查""宁德县部分畲医临床验方介绍""霞浦县畲医临床验方介绍""福安县部分畲医介绍""畲医钟廷志瘰疬证治经验""畲族单验方（一）""畲族单验方（二）""畲族药海风藤的生药学研究""民族医名单"等内容，为研究畲医药保存了极其宝贵的资料。

1992 年，福安市民族医院成立，这是福建省唯一的一所民族医院。该院医生王健出身中医世家，从事中、畲医药工作 60 余载，他根据祖传验方及自己多年的临床经验研制的一帖灵风湿膏及祛痹健身胶囊获国家发明专利；他将祖传和精心收集的近千首中、畲医单验方、秘方，汇集成《杏林之道》《杏林精诚》，分别于 2008 年、2013 年由中医古籍出版社出版发行。2011 年 5 月，王健经福建省老科学技术工作者协会高级职称认定资格评审委员会评审，确认为中畲医主任医师。

1992 年 10 月，福安市民族医药研究所成立。所长王泽鸿和他的团队长期坚持深入畲村，收集了大量的珍贵资料，主持并完成了"闽东畲医雷晋金正骨经验研究""闽东畲族医药的普查"等多项科研课题。据初步调查统计，闽东山区药用植物近 1000 种，其中畲医常用 400 多种，以菊科、蔷薇科、禾本科、伞形科、唇形科、桑科、山茶科、茜草科入药较多。王泽鸿及其团队发表了《闽东畲医雷晋金正骨经验与传略》《畲医诊疗特点概述》等多篇论文。

1993 年，卫生部科技司司长陈海峰专程到闽东调研畲医药工作。

1996 年 10 月，福建省第二届民族医药工作会议在宁德市福安市召开。

1998 年，福建省福州市罗源县民营天峰畲医药研究所成立。2002 年，罗源县中医院与天峰畲医药研究所组成畲医药专题调查组，对全县畲医药概况、分布、主要特色、畲医从业人员等基本情况进行调查，收集畲医单验方、秘方、偏方共 300 多首，畲族常用草药 357 种。

自 1999 年起，福建省三明市医学科学研究所宋纬文等人承担"三明畲族民间医药调查"市级科研课题，对三明畲族常用青草药进行调查。他们与畲族群众同吃同住，用 3 年时间，对三明市所辖 2 个畲族乡、23 个畲族行政村、86 个畲族自然村落进行了入村入户调查。除查阅资料外，他们对有一技之长的畲族民间医生、药农或乡村医生进行重点调查，与畲族群众到野外实地辨识青草药，并将调研资料整理后，于 2002 年 10 月出版《三明畲族民间医药》（厦门大学出版社，2002 年）一书。该书主要介绍了三明市畲医药的历史、现状、特点、用药经验、民间疗法、卫生习俗，收载畲族群众常用植物药材 280 种、动物药材 63 种，附方 1457 首（方后附有献方人姓名、地址），并附部分绘图；2003 年，该科研成果获三明市科学技术进步奖三等奖。在调查研究的基础上，先后发表了《青水畲族妇女的产后保健举隅》《三明畲族民间应用青草药的经验》《三明畲族常用滋补类植物药》《三明畲族民间动物药外用法》《三明畲族民间医药的特点》《三明畲族民间应用果实、种子类药物经验》《三明畲族民间药物加工炮制经验初探》等文章。2007 年 5 月及 2008 年 8 月，三明市民族与宗教事务管理局邀请宋纬文，分别在三明市宁化县治平畲族乡和三明市永安市青水畲族乡举办了畲医药培训班，以《三明畲族民间医药》为基础，结合实际到野外辨识青草药。

2005 年 4 月 22 日，福建省炎黄文化研究会会长何少川和中国人民政治协商会议福建省委员会副主席陈家骅率省政协畲族文化保护抢救工作调研组，深入宁德市福安市展开调查研究。

2006—2008 年，福建中医学院刘德荣、华碧春教授和福州市中医院黄秋云主任中药师等专家先后赴闽东和浙江景宁考察。刘德荣等人收集了祖传畲医经验手抄本 2 本，其中《生草性底》抄本记载了 331 种中草药的性味、归经和功用，绝大部分为当地青草药；《钟福生保命本》抄本亦记载有当地部分临床用药经验。华碧春等人承担相关课题研究，在调研及资料整理的基础上，发表论文《闽东畲族青草药的现状及研究思路》，并完成了福建省卫生厅重点科研课题中的子课题"闽东畲族青草药和福建民间中草药的搜集整理"。

2007 年，福建省福州市罗源县畲族传统医药被列入福州市第二批省级非物质文化遗产名录。

2008 年，陈泽远、陈利灿、林品轩主编的《闽东畲族文化全书·医药卷》由民族出版社出版发行。

2008 年 6 月 24 日，福建省福安市畲医药研究发展中心成立。该中心一方面对以往收集的畲医药资料进行整理，另一方面再次组织人员深入畲村展开调查，特别将福安四大名畲医及确有一技之长的畲医药人员作为重点调查对象，钟隐芳主编出版了《福安畲医畲药》（海风出版社，2010 年。见图 8-9-1）。该书介绍了福安畲医药的历史和渊源，重点突出福安畲医药

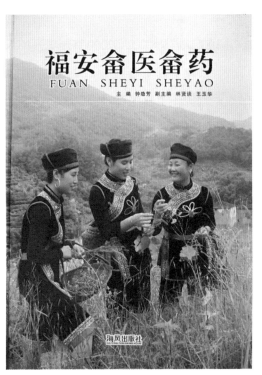

图 8-9-1 《福安畲医畲药》

的诊疗特点、辨证施治、治疗方法及自制的医疗器具；对福安知名畲医，特别是"四大名畲医"，逐一进行介绍；对福安畲族单验方、食疗和药膳方等进行整理和总结；收载畲药333种（包括动物药材17种），并附有精美的彩色图谱。2014年，《福安畲医畲药》获首届中国民族医药学会学术著作奖二等奖。

福安市畲医药研究发展中心自成立以来，先后在福安市赛岐镇高水苋村、溪潭镇兰田村、松罗乡大坪里村、坂中畲族乡日宅村、范坑乡竹柄村、穆云畲族乡溪塔村、溪柄镇龙新村等地建立了7个畲药生态园和基地。部分畲村成立了畲药种植合作社，面积达3000多亩，已种植重瓣铁线莲（十二时辰）、三叶崖爬藤（三叶青）、太子参、金线莲、南天竹、草珊瑚、锦鸡儿、铁皮石斛、凌霄花、南蛇藤（穿山龙）、蓝花参（金线吊葫芦）、蔓性千斤拔（一条根）、乌饭树、翻白草等数十种畲药及中草药，把畲药种植作为新一轮山地农业综合开发的重点项目来抓。其产品除在本地销售外，多销往浙江、广东、台湾等地。

2010年11月22日，由福建省农业厅种植业管理处、中国农工民主党福建省委员会社会服务部主办，福安市畲医药研究发展中心承办的"福建省畲药种植和保健培训班"在福安市卫生进修学校举办，有117人参加培训学习。

2011年，三明市民族与宗教事务局为更好地传承、交流畲药，使畲族群众有一本更适用的畲药书籍，特邀宋纬文再次深入畲族村落采方问药、实地拍摄图片。经过一年多努力，在《三明畲族民间医药》的基础上，宋纬文主编出版了《三明畲药彩色图谱》（福建科学技术出版社，2013年。见图8-9-2）。该书收载畲药材（植物药材）300多种，彩图300多张，附方近2000首。该书的编写被三明市民族与宗教事务局列入"十二五"期间少数民族文化保护重点工作及福建省"十二五"重点图书出版规划项目。2014年，《三明畲药彩色图谱》，获首届中国民族医药学会学术著作奖三等奖。

2011年12月14日，畲族医药（福安）被列入福建省第四批省级非物质文化遗产名录。

2012年7月4日，福安畲族青草药协会成立。

2013年4月2日，福建省宁德市闽东畲族青草药发展协会成立。该协会在有关部门的支持下，分别在宁德市蕉城区金涵乡上金贝村建立了"畲寨本草园"，在宁德市蕉城区霍童镇邑坂村建立了"洞天本草园"，被宁德市科学技术工作者协会授予"科普教育基地"；

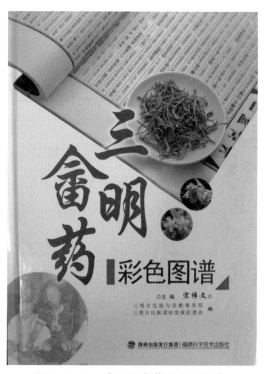

图8-9-2 《三明畲药彩色图谱》

该协会在宁德市中医院的支持下，创办了"青草科特色门诊"。该协会还与福建中医药大学药学院、宁德市医药研究所、宁德市食品药品检验所、宁德市中医院等单位协作，对具有闽东特色的畲药重瓣铁线莲（十二时辰）展开研究。

2013 年 7 月，福建省卫生厅委托福安市中医院，举办了全省首届畲族医药培训班。主要学习内容包括野外辨识青草药。师资由长期从事畲医药研究的王泽鸿、宋纬文、吴伏谦担任。

2013 年，福建省福州市中医院李丹等人通过深入福州、连江、罗源、永泰等地的畲乡，访问畲族民间医师、药农，以及畲族农家乐等餐饮小吃店，通过录像、录音，收集畲族民间草药及畲族群众常用药膳近 50 个。还对其中 15 个常用药膳的组方原则、烹饪方法与经验、制作过程等进行了分析与总结。

2015 年，福建省厦门市中医院黄智锋等人对福建畲族药膳进行整理，发表《福建畲族药膳食疗养生刍议》的论文。

2015 年 7 月至今，福建省宁德市蕉城区七都镇北山畲族村村民蓝福禄在村部一间不到 20 平方米的房间里打造民办畲药展览馆。展览馆虽小，却展出了近 300 种畲药标本。为挽救当地濒临灭绝的畲药资源，在有关部门的支持下，该村依托传统的畲医药文化和旅游资源，提出建设"生态畲村，草本药园"，努力发展畲药及中草药种植。

2. 浙江省畲药资源调查

1981 年，浙江省云和县药品检验所对浙江省丽水市云和县（含景宁）中草药资源和畲族民间草药进行调查，历时 2 年 3 个月。并将调研资料于 1985 年编写成《浙江省云和景宁药用植物名录》，该书收载药用植物 1043 种。

1982 年 10 月，中国药学会浙江分会成立了以浙江医科大学奚镜清为组长、浙江卫生实验院林志华为副组长的浙江省民族药调查组，对浙江省丽水地区的云和县（含景宁）、丽水县、遂昌县、松阳县、龙泉县、庆元县，金华地区的武义县、衢州市，杭州市的建德县、桐庐县、临安县，温州市的平阳县、苍南县、文成县等地境内畲乡（村）进行实地调查，历时数月，收集单验方 449 首、植物标本 350 多种。

2001—2006 年，浙江省丽水市人民医院雷后兴等人，在浙江省卫生厅、丽水市科学技术局和丽水市民族宗教事务管理局的支持及邻省相关单位的配合下，先后开展了"中国畲族民间医药的调查与整理"和"中国畲药野生资源分布调查与利用研究"科研项目研究。他们组织一支由懂畲语的医药师、民族工作者和卫生管理部门工作人员组成的 20 多人的调查组，到浙江、福建、江西、广东 4 省 25 个县（市、区）的主要畲族聚集地（浙江省丽水市景宁畲族自治县、莲都区、云和县、龙泉市、遂昌县、青田县、松阳县，金华市武义县、兰溪市，温州市泰顺县、平阳县、文成县，杭州市桐庐县、临安市；福建省宁德市福安市、福鼎市、霞浦县、柘荣县，福州市罗源县；广东省潮州市；江西省上饶市铅山县，鹰潭市贵溪市），对畲族野生药用植物种类和分布进行调查；对当地有关部门提供的资料及当地畲、汉民中认为有一技之长的200多名畲族名医及其传人进行逐一调查。调查内容涉及畲族族源、习俗及发展史，畲族医史与畲族医药卫生状况，畲医药基础理论，畲族药用植物与用药经验，畲族民间方剂和外治疗法等。调查组拍摄各种药用植物图片，采集鉴定植物标本，最后将全部调研资料整理成"畲族医药开发研究专用数据库"。此次调查，共收集处方1016个，病名450个，畲族民间用药1600种（其中，畲族常用药用植物520种），并全面记载了常用畲药的畲药名、通用名、土名与植物拉丁学名。其中，国家一级重点保护野生植物（药用）5种，国家二级重点保护野生植物（药用）15种，畲族特有药用植物11种。调查结果表明畲族民间常用药以植物

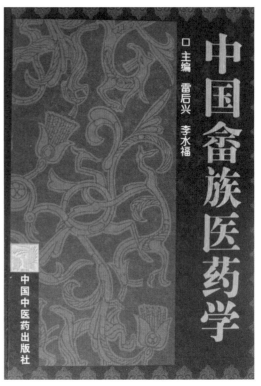

图 8-9-3 《中国畲族医药学》

药为主，占90%以上，仅少量使用动物药，矿物药几乎不用。在此基础上，雷后兴、李水福主编的《中国畲族医药学》（见图8-9-3）于2007年10月由中国中医药出版社出版。该书内容还包括了畲族民间常用处方、畲族民间用药概述及常用畲药等，并以药性将药物分为阳药、阴药及和药。该书对于畲医用药具有重要的指导作用，于2014年获首届中国民族医药学会学术著作奖一等奖。与此同时，该团队还相继发表了相关调研论文20余篇。雷后兴等人主持完成的"畲族医药研究与开发"成果获2008年度浙江省科学技术进步奖三等奖、2009年浙江省卫生厅中医药科学技术创新奖一等奖。2009年，雷后兴等人主持完成的"中国畲族民间医药调查与整理"科研成果获中华中医药学会科学技术奖三等奖。2012年，鄢连和等人主持完成的"畲族医药资源保护现状与对策研究"获浙江省科学技术奖三等奖。

2002年11月，浙江省武义县民族医院成立。该院组织人员对本地区畲药进行调查，发现有畲药114科350种。

2004年，浙江省金华职业技术学院医学院陈坚波等人对浙江省中畲药资源进行调查，发现有药用植物982种，隶属于菌类植物8科、苔藓植物2科、蕨类植物27科、裸子植物8科、被子植物139科；药用动物56种，隶属于41科；其他药物9种。对常用畲药315种注明了畲药名、来源、功效，并收集特色畲医药单验方100多首。

《浙江省中药炮制规范》2005年版中，首次收载食凉茶（柳叶蜡梅或浙江蜡梅的叶）、小

香勾（条叶榕或全叶榕的根及茎）、白山毛桃根（毛花猕猴桃的根）、山里黄根（栀子的根）、美人蕉根（美人蕉的根）、盐芋根（盐肤木的根）、铜丝藤根（海金沙的根）、嘎狗黏（小槐花的全草）、嘎狗噜（地菍的全草）、搁公扭根（覆盆子的根）、三脚风炉（异叶茴芹的全草）等11种畲药，并注明为畲族习用药材。其中，食凉茶以药材形式收载。《浙江省中药炮制规范》2015年版删去美人蕉根及三脚风炉，新增坚七扭（檵木的根）、楤木（楤木或棘茎楤木的茎）2种，均以药材形式收载。

2005年11月25日，浙江省丽水市畲族医药研究会成立。

2007年，畲族医药被浙江省人民政府列为省级非物质文化遗产。

2011年，浙江省丽水市食品药品检验所余华丽等人通过查阅相关文献资料和"畲医药数据库"，结合野外实地考察，实物和电子标本收集、鉴定，查明畲族群众常用蕨类药用植物有24科31属37种1变种，并发表《畲族药用蕨类植物资源调查》论文。

2011年，浙江省丽水市人民医院周军挺等人通过查阅文献，对畲族特有药材食凉茶资源展开调查。结果表明，柳叶腊梅野生资源分布较狭窄，仅分布于浙江、安徽及江西一带；浙江腊梅除浙江南部外，福建北部也有分布。

2014年12月，雷后兴、李建良主编出版了《中国畲药学》（人民军医出版社，2014年）。该书重点介绍了畲医药历史与现状、畲医药基础和特色疗法和用药特点、常用畲药及民间常用处方选等，收载畲药（植物药材）479种，并附有实地拍摄的彩色图片。

2016年，浙江省丽水市景宁畲族自治县卫生局邱胜平，以该县44个畲族行政村的畲民家庭及老医生、药师、农村厨师等人群为主要走访调查对象，通过问卷调查及上门访问的形式采集数据和整理、分析，确定该县畲族民间畲药药食两用植物50种，药膳食谱86个。并发表《畲药药食同源植物品种和药膳食谱调查》论文。

3. 安徽省畲药资源调查

2003年7月至2007年7月，安徽中医学院药学院方成武等人参与国家环境保护总局"全国重点药用生物物种资源"调查课题，对安徽省宣城市宁国市云梯畲族乡药用植物资源进行了两次调查。结果显示，当地植物资源十分丰富。其中，国家级保护野生植物中属于药用植物的有金钱松、细辛、黄山梅、天女花、杜仲、青钱柳、短萼黄连、天目玉兰、凹叶厚朴、华中五味子、延龄草等，珍稀药用植物有石耳、中国旌节花、草芍药、细叶藁本、獐耳细辛、七叶一枝花、北重楼、竹节参、红毛七、独蒜兰、扇脉杓兰、六角莲、鹿药等。

评述

　　畲族是主要居住在我国东南山区或半山区的一个具有悠久历史的少数民族。其聚居地适宜多种动物、植物的生长，是畲药天然大药库。畲药是畲族群众长期和大自然与疾病作斗争形成的宝贵结晶，为畲族的繁衍昌盛做出了巨大的贡献，应当努力发掘，加以提高。

　　20世纪60年代始，各地陆续对畲药资源展开调查，特别是福建和浙江两地做了大量的工作。福建省宁德地区医药研究所陈泽远等人出版的第一本畲医药专著《畲族医药学》，为各地畲医药资料整理打下了基础。浙江省丽水市人民医院雷后兴等人首次跨省进行畲医药资源调查，相继出版《中国畲族医药学》《中国畲药学》，其是研究畲医药的重要专著。

　　畲药具有明显的区域性和地方特色。从目前的资料分析，畲药的资源调查主要集中在福建三明和闽东地区，以及浙江丽水，而福建的其他地区及其他省份畲族聚集地却很少或还没有开展这项工作。畲药多在各自本乡本土小范围内使用，缺乏大范围内的互相交流。因此，有必要对尚未开展畲药资源调查的畲族聚集地展开调查，以期发现更多的畲药或新资源。

　　由于种种原因，畲药野生资源日益受到破坏，有些甚至濒临灭绝，除加大资源保护力度外，还要大力发展种植养殖业，以达永续利用之目的。

第十节　其他少数民族药

一、白族药

白族主要分布在我国云南省西北部的大理白族自治州，云南西部其他区域、云南中部及贵州、四川、湖南部分地区也有分布。根据 2010 年第六次全国人口普查统计，全国白族人口约为 193.35 万人。白族有该民族语言，现通用汉字。白族医药以口传方式相传。

中华人民共和国成立后，云南省大理白族自治州经调查整理，相继编写出版了《大理中药资源志》《大理三月街药材名录》等书。

1979 年，云南省大理白族自治州药品检验所经调查整理，编写了《大理白族自治州民族药》一书，共收载地产民族药 151 种。

1984 年，云南省大理白族自治州，以当地医药公司为主，开展大理白族自治州境内的中药（含白族用药）资源普查工作，编写了《大理中药资源志》，收载地产药用资源 1647 种（包括中药与白族用药）。其中药用植物 184 科 804 属 1540 种、药用动物 61 科 86 属 92 种、药用矿物 15 种。

1983—1988 年，云南省大理白族自治州大理市科学技术委员会和大理市卫生局组织的课题组完成了《大理苍山药物志》的编写，收载地产药用资源 1286 种（含白族药）。其中药用植物 1010 种（隶属于 155 科 694 种）、药用动物 273 种、药用矿物 3 种。

二、布依族药

布依族史称"百越"，属"百越"族群系的"骆越"支系。历史上称谓变化较多，1949 年后，统一用"布依"作为本民族称谓。布依族是贵州最古老的土著民族之一，被誉为"水稻民族"，根据 2010 年第六次全国人口普查统计，全国布依族人口约为 287.0 万人。主要分布在贵州省的黔南布依族苗族自治州、黔西南布依族苗族自治州和安顺地区，其次在贵阳市、六盘水市、毕节市、黔东南苗族侗族自治州等地区也有分布。此外，云南省的曲靖市富源县、罗平县，文山壮族苗族自治州马关县，红河哈尼族彝族自治州河口瑶族自治县等县和四川省的凉山彝族自治州宁南县、会东县、木里藏族自治县、普格县等县也有少量布依族居住。布依族有自己的语言，无文字。中华人民共和国成立后，创制了以拉丁字母为基础的布依文。布依族主要聚居地位于温带－亚热带气候圈中，海拔高度在 400—1600 米，全年平均温度为 16—19℃。其分布区药物资源丰富，有 1000 余种，其中药用植物占 90% 以上。

据调查记载，布依族医生常用爬岩姜（骨碎补）、大血藤、接骨丹、见血飞、癞蛤蟆（蟾蜍）、地瓜藤、牛虱子（苍耳子）、千里光等 200 余种药物；特色药物还有石吊兰（岩豇豆）、果上叶、苦楝子、马槟榔、芭蕉心、地棕根、竹根七等；地产大宗药材有石斛、倒提壶、灵香草、艾纳香等；并有豆蔻、苏木、砂仁、胡椒等少数引进的品种。

贵阳中医学院、贵州省中医药研究院民族医药研究所潘炉台等课题组成员自 1992 年起，在贵州省民族事务委员会、贵州省中医药管理局的支持下，开展了布依族医药的调查研究工作。他们到六盘水市六枝特区、水城区，安顺市镇宁县，黔西南布依族苗族自治州望谟县、兴义市、贞丰县、册亨县，黔南布依族苗族自治州罗甸县、贵定县、独山县等地，深入布依族聚居的山寨，经过 10 多年的实地走访调查，收集与挖掘散落在各地的零星资料，经归类整理研究，于 2003 年编写出版了《布依族医药》（潘炉台、赵俊华、张景梅主编，贵州民族出版社）。该书记载布依族用植物药材 252 种、动物药材 26 种、矿物药材 11 种。

三、朝鲜族药

朝鲜族主要分布在朝鲜半岛，是朝鲜和韩国的主体民族。我国的朝鲜族于 17—19 世纪及 19 世纪中叶至 20 世纪初从邻国朝鲜迁入，现主要分布在吉林、辽宁、黑龙江三省，集居于图们江、鸭绿江、牡丹江、松花江及辽河、浑河等流域。根据 2010 年第六次全国人口普查统计，全国朝鲜族人口约为 183.09 万人。朝鲜族有自己的语言和文字，我国朝鲜族使用朝鲜语、朝鲜文，同时会使用汉语、汉字。我国朝鲜族最大的聚居区为吉林省延边朝鲜族自治州，该自治州地处长白山区，总面积 43474 平方千米，位于中、俄、朝三国交界地带，下辖延吉、图们、龙井、和龙、珲春、敦化 6 市及安图、汪清 2 县，全州面积约占吉林省总面积的 1/4。吉林省东南部的白山市长白朝鲜族自治县位于长白山丘陵地带。长白山主峰白头山海拔 2744 米，是我国东北地区第一高峰。延边朝鲜族自治州药用资源十分丰富，其中药用植物 800 种。

朝鲜族药物，简称"朝药"，以中药东传者居多，但在东传过程中，因就地取材或栽培造成了较多品种变化、同名异物现象。如当归 *Angelica sinensis* (Oliv.) Diels、黄连 *Coptis chinensis* Franch.

等在朝药中分别用形态相似的同属植物东当归 *Angelica acutiloba* (Sieb. et Zucc.) Kitagawa 以及日本黄连 *Coptis japonica* Makino 等替代。我国朝鲜民族医药所用药物，大体由两部分组成，引用中药（汉族药）及发掘乡药（地产特色药）。

朝鲜族医药源远流长。朝鲜古医籍《乡药古方》成书于高丽时期，原书早已散失。但其方 4 首被载于《乡药集成方》，涉及 12 种药和 6 种疾病。

朝鲜李朝初期，境外朝鲜医学家俞孝通、卢重礼、朴允德合著《乡药集成方》（1433 年），共 85 卷，萃集了朝鲜和中国医著之精华，引用了大量朝鲜传统医著，具有明显的朝鲜医药传统特色。该著作记载有 959 种病证、10706 首方剂、1471 条针灸法，以及乡药本草和炮制法等。

《本草精华》是朝鲜李朝时代由朝鲜人编撰的本草学专著，反映了 16—17 世纪中朝两国在本草学方面的交流。该书分上、下 2 卷，共 2 册，收载药物 990 余种，沿用李时珍《本草纲目》的分类方法，分为草、谷、菜、果、木、虫、鳞、介、禽、兽、人、金、石、水、火、土等 16 部。

朝鲜族医药具有较完整的理论体系。它在传统医药学的基础上吸收中医药精华，创立了以"四维之四象"结构为主要内容的四象医学理论。对药物亦作四象归类，形成了"药物归象、按象要药、不可混用、药物异象反应"等独特的用药理论和研究方法。按此方法归类的药物有 278 种，其中太阴人要药 106 种、少阴人要药 72 种、少阳人要药 90 种、太阳人要药 10 种。记载朝鲜族药的主要著作有《乡药集成方》《医方类聚》《东医宝鉴》《东医寿世保元》等。据记载，《东医宝鉴》收载 15 类 1400 多种药材，《增补方药合编》收载 41 类 515 种药材，基本都引用了中药。

中华人民共和国成立后，吉林省延边朝鲜族自治州及所辖市县在各自范围内进行了中药资源调查，所获资源种类信息主要为常用中草药种类，也包含朝鲜族地区所使用的乡药。延边朝鲜族自治州山地面积广阔，整个地貌呈山地、丘陵、盆地 3 个梯度。境内季风明显，春季干燥多风，夏季温热多雨，秋季凉爽少雨，冬季寒冷期长。森林面积为 322 公顷，药用资源十分丰富，据调查有药用植物 800 种、野生动物 550 种，境内盛产人参、鹿茸等名贵药材。

20 世纪 80 年代，珲春市通过调查，发现域内药用动物、植物（含朝鲜族所使用的地产种类，下同）共有 558 种，其中药用植物 120 科 488 种、药用动物 40 科 70 种。

1982—1986 年，敦化市动、植物和中药普查队通过历时 5 年的调查整理，编写了《敦化市中药资源名录》；发现该区域内野生植物资源种类 1410 种，包括药用植物 900 种；还发现药用动物 70 余种（包括林蛙、刺猬、黑熊等）。

和龙市地处长白山区，野生植物种类繁多，资源丰富。药材木本植物主要有 53 种，包括红松、钻天柳、水曲柳、黄菠萝、刺楸、红皮云杉、花曲柳、胡桃楸、紫椴等。药用植物共有 115 科 980 种。

安图县通过调查，发现境内有药用植物 800 余种，包括松茸、蕨菜、薇菜、木耳、越橘、元蘑、猴头菇、桔梗等 160 余种食用兼药用植物。

汪清县通过调查，发现全县有药用植物 145 种。过去该县随处可见的柴胡、牵牛子、萹蓄、知母、旋覆花、苦参、芍药、黄芩、百合、桔梗、萱草、防风、沙参等药用植物，现已几乎绝迹。

20 世纪 80 年代初，于凤琴等人通过对延边地区朝鲜族医生用药情况进行收集整理，对刺猬胆、蜈蚣、熊胆、朝鲜当归、马加木、榛子雄花等在使用上的一些特殊用法进行了总结。

朝鲜族民间常用药膳疗法，如牛心炖朱砂、猪心炖朱砂用于治疗虚证；母鸡炖冬虫夏草用于治疗气喘；母鸡炖黄芪、党参用于气虚；母鸡炖贝母、蜂蜜用于治疗咳嗽；鹿胎膏用于治疗妇女虚损；鹿角胶用于滋补强壮；五味子米酒用于治疗神经衰弱；五加皮酒、独活酒用于治疗风湿病；蜂蜜炖服用于一切寒证和虚证等。

四、侗族药

侗族主要分布于我国贵州省、湖南省和广西壮族自治区的交界处，湖北省西部的恩施土家族苗族自治州恩施市、宣恩县、咸丰县等地也有分布。侗族先民在先秦以前的文献中被称为"黔首"，民间多称"侗家"。根据 2010 年第六次全国人口普查统计，全国侗族人口约为 288.0 万人。侗族使用侗语，无文字（1958 年设立了拉丁字母形式的侗文方案），其历史、文化依靠口传身授，或以古歌形式代代相传。侗医药在漫长的历史过程中形成，为侗族人民的繁衍生息做出了重要贡献。侗族药简称"侗药"，资源种类较多，据调查统计有 909 种，其中植物药材 814 种（常用种类约 300 种）、动物药材 82 种、矿物药材 13 种。

明代万历年间《正体秘录》一书是现存最早的侗族医药著作。书中详细记载了骨折断筋、脱位、出血等骨伤科的治疗方法，并对历代本草著作记载的侗药进行了考证。

侗药在漫长的历史应用过程中，逐渐形成了自己的一些特色。如多种药材需以黄酒为引；多以鲜品入药；一方多用；除汤剂口服外，常佐以内症外治及其他治疗手段。侗药中还存在大量有别于其他民族的用药方法，特别是给药方式方面，有药鱼、药衣、药佩、打刀烟等。

清代康熙年间，侗族聚居地区的侗族村寨都出现了专门从事侗族医药工作的"药匠"，他们平时上山采药，同时进行药材的栽培、加工、收藏备用，但大多数以用鲜品为主。随着侗汉经济文化的广泛交流，侗族医药整体水平得到提高。明末清初的侗医药古籍《秘传医方》共记载药方 344 首、常用侗药 411 种；清代的《玉历医方》记载了用草药医治骨伤的相关知识；清朝末年侗医药手抄本《民用秘方集》记载药方 491 首、实用侗药 521 种。

中华人民共和国成立后，侗医药得到了进一步的发掘、整理和提炼，逐步形成了一定的侗族医药理论，出版了一批侗族医药图书，如陆科闵《侗族医学》、萧成纹《侗族医药探秘》，以及《侗族药物方剂学》《侗族常用药物图鉴》《中国侗医药史》等，这些图书中有的记载了侗药品种和资源种类情况。

1984—1990 年，贵州省黔东南自治州民族医药研究所的陆科闵等人历时 7 年，在占地面积将近 2 万平方千米、聚居人口 92 万人的侗族聚居地区，收集记录百余万文字资料，经整理研究，编写出版了我国第一部侗医药专著《侗族医学》（贵州科技出版社，1992 年）。该专著介绍了侗药的基础知识，记录了常用的 294 种侗药（包括侗语药名、应用经验等）。

2004 年，湖南省怀化市通道侗族自治县人民医院副主任医师萧成纹编著出版了《侗族医药探秘》一书。该书是作者总结其 50 年来在侗乡行医的经验及收集侗族医药资料整理而成。其中第六章收载侗族民间单方 238 首（侗药 238 种）。

2009 年，怀化学院民族药用植物资源研究与利用湖南省重点实验室在对侗族常用药用植物资源进行广泛的调查、整理的基础上，建立了侗族药用植物种植园，引种侗药常用药用植物 320 余种，共 76 科 125 属。其中蕨类植物 15 种、裸子植物 6 种、被子植物 300 余种，包括八角莲、七叶一枝花、观音座莲、细叶石仙桃、金荞麦、香茅、毛叶地笋、鸡血藤等中草药或侗药，以及特色侗药毛秀才、九龙盘、一枝蒿、高乌头（破骨七）、冷饭团、一朵云、一枝黄花等。

2009—2013 年，湖南省怀化学院佘朝文等人参与湖南省科技计划重点项目研究，对湖南省怀化市通道侗族自治县与新晃侗族自治县、广西壮族自治区柳州市三江侗族自治县、贵州省黔东南苗族侗族自治州黎平县与天柱县等侗族主要聚居区的侗族药用植物资源进行调查整理。结果表明，侗族医药中常用的药用植物有 500 余种。对 400 种侗族药用植物从植物来源、识别特性、药材性状、生境、采收与加工、侗族民间特色用法等方面进行了较全面的数据资料收集与整理，收集及制作侗族药用植物标本约 1600 份，经鉴定的物种 480 种，分属 132 科，并建立专门的侗族药用植物标本室；对特色侗族药用植物如八角莲、显脉旋覆花、蜘蛛抱蛋等进行了民族植物学研究，发现了石蒜属的一个新种，并完成了毛秀才等 9 种侗药标准的研究制定。

2011—2016 年，湖南省怀化学院生命科学系刘光华等人参与国家基本药物所需中药原料资源调查和检测课题，对湖南省怀化市通道侗族自治县侗族药用植物进行调查，整理发现侗族药用植物 356 种，隶属于 96 科 108 属，通道地区大力发展的道地药材 7 种，国家重点保护野生药材 8 种，收集医方 800 余首。

五、东乡族药

东乡族主要聚居在我国甘肃省临夏回族自治州东乡族自治县、积石山保安族东乡族撒拉族自治县。根据 2010 年第六次全国人口普查统计，全国东乡族人口约为 62.15 万人。东乡族使用东乡语，无文字，通用汉文。东乡族聚居地区地势高寒，药用资源以药用植物为主。据1985年中草药资源普查初步统计，东乡族自治县有传统药物96种，其中植物药材91种、动物药材2种、矿物药材3种；与中药交叉的药物有柴胡、黄芩、防风、丹参、款冬花、龙骨、甘草等；特色动物药材有五灵脂、山羊内脏、麻雀、鸡血等。

六、仡佬族药

仡佬族是我国西南地区的一个古老的民族。根据2010年第六次全国人口普查统计，仡佬族人口约为55.07万人，主要分布于我国贵州省，占全国仡佬族人口的96.4%。仡佬族在贵州省聚居地主要为贵州省遵义市务川仡佬族苗族自治县和道真仡佬族苗族自治县，其余分布于贵阳市、六盘水市、铜仁市、毕节市、安顺市、黔西南布依族苗族自治州及遵义市仁怀市（县级市）等地。仡佬族有语言，属汉藏语系，各地方言差别较大，但仡佬族没有自己的文字。初步调查认为，仡佬族使用的植物、动物、矿物药材（按基原）计达1000余种，常用药物约200种。

贵州省遵义市道真仡佬族苗族自治县于1958年和1972年开展了两次较大规模采、种、制、学、认、用中草药（含仡佬族传统用药）的群众活动。全县合作医疗站除了共种植近800亩的中草药以外，还种植有100多种仡佬族传统药材。县卫生局组织医药卫生人员，开展对全县民族药及中草药资源的调查，采集大量药物标本，经鉴定计有植物药材、动物药材和矿物药材1000多种。

1997年，贵州省中医药研究院民族医药研究所赵俊华、潘炉台等人承担了由贵州省民族事务委员会和贵州省中医药管理局资助的"仡佬族医药调查研究"课题。经过5年的时间，到仡佬族的主要聚居地区（遵义市务川—仡佬族苗族自治县、道真—仡佬族苗族自治县、铜仁市石阡县、毕节市—织金县、黔西南布依族苗族自治州普安县、六盘水市六枝特区、安顺市关岭布依族苗族自治县等地）进行调查、收集、发掘、整理，于2003年编写出版了《仡佬族医药》一书。该书收载仡佬族用药（部分与中药交叉）共200种（按基原计），其中植物药材174种、动物药材23种、矿物药材3种，并收录仡佬医单验方329首。

七、回族药

回族是由中国国内及国外多种民族成分在历史发展中形成的民族，现主要聚居于宁夏回族自治区，在新疆维吾尔自治区、青海省、甘肃省、陕西省、山西省、河北省、天津市、北京市、上海市、江苏省、云南省、河南省、山东省、内蒙古自治区、辽宁省、吉林省、黑龙江省也有不少聚居区，有小集中、大分散的居住特点。根据2010年第六次全国人口普查统计，全国回族人口约1058.61万人。回族先民在唐宋时期被称为"蕃客""大食人"，元、明以来称"回回"。历史上同时使用阿拉伯语、波斯语和汉语进行交流，现通用汉语，同时保留了一些阿拉伯语和波斯语的词汇。回族信奉伊斯兰教，有其特定的民族节日。回族医药伴随回族的形成而产生，回族药简称"回药"，传统回药主要是由阿拉伯地区传入我国的，以"香药"为重要特色的动物、植物、矿物类传统药物。据宁夏回族自治区调查，现回族药材有495种，重点回药有258种。其中，宁夏六盘山、罗山、贺兰山药材蕴藏量最大。

据史料记载，两汉时期，随着张骞、甘英先后出使西域，中国与今天的伊朗、阿富汗、巴基斯坦、印度、孟加拉国等国的交流日益频繁。经通使路线传入中国的商品中有不少的药物，植物药材有木香、豆蔻等58种，动物药材有羚羊角、龙涎香等16种，矿物药材有石硫黄、密陀僧等18种，共计92种，其中相当一部分是阿拉伯地区的药物。这些药物的传入为以后回族多用香药奠定了基础。

唐末时期回医药家李珣（祖籍波斯，又名李波斯）所著《海药本草》一书，收载药物124种，大多数来自波斯等地及南方地区。他在《海药本草》中对香药的分类、性状、功能主治及炮制都进行了详细的记录。南宋末年此书亡佚。后经尚志钧先生辑校，载录香药131种，其中回族医家善用的45种，属于树脂类10种、草木果实类23种、动物类4种、玉石类8种。书中所记载的乳香（陆香）、没药、紫矿、阿魏、荜茇、缩沙密、莳萝子7种香药为回族医家较常用的香药。

《回回药方》是一部成书于元末明初的中国回药百科全书，原书为36卷，现仅残存4卷。经整理统计，残卷共收录方名3494首，具体药物组成方剂505首；常用回药、中药259种，属于传统中药者146种，属于海外药及南方药（海药）并注明中文名称的61种，尚不知何药者52种。

随着时代变迁，传统的回族医药经历隋、唐、宋、元的逐步发展之后，于明、清逐渐衰落，现已逐渐融入中华传统医学之中。

宁夏回族自治区属于大陆性半湿润半干旱气候，其独特的地形和气候条件适宜多种植物生长，药用植物种类繁多。据1984—1987年开展的全区中草药（含回药）资源调查统计，全区中草药种类共1104种，其中包含药用植物917种、药用动物182种、药用矿物5种。

八、哈尼族药

哈尼族主要分布于我国云南元江和澜沧江之间，主要聚居于云南省红河哈尼族彝族自治州红河南岸，普洱市江城哈尼族彝族自治县、墨江哈尼族自治县、镇沅彝族哈尼族拉祜族自治县，玉溪市新平彝族傣族自治县、镇沅等县，此外，在泰国、缅甸、老挝、越南的北部山区也有聚居。根据2010年第六次全国人口普查统计，全国哈尼族人口约为166.09万人。哈尼族使用哈尼语。文献记载，我国哈尼族较常用的药物有387种，其中植物药材349种。

哈尼族聚居地区药物资源丰富，植物大多终年生长。药用资源以药用植物为主，据调查统计，该地区有植物药材500余种、动物药材50余种、矿物药材10余种。通过对哈尼医药的调查整理研究，出版了一些专著。《中国哈尼族医药》收载药物387种，其中植物药材349种。《西双版纳哈尼族医药》收载药物200种，其中植物药材192种。《元江哈尼族药》收载植物药材100种，如锅铲叶、臭牡丹、炮仗花、透骨草、赤火绳、金钱暗消等。

饮茶是哈尼族传统文化之一。哈尼族先民出于饮茶的需要，从当地植物中选择了一些具有保健和药用功效的植物作为茶叶的代用品。常见茶用植物有通血香、鸡血藤、虎尾草、白茅、黄花远志、紫花地丁、何首乌、狭叶海桐、吉祥草、元宝草等。

九、哈萨克族药

哈萨克族是哈萨克斯坦共和国的主体民族和我国的少数民族，共有1660万人。我国哈萨克族主要分布于新疆维吾尔自治区，其余分布在甘肃、青海的部分地区，根据2010年第六次全国人口普查统计，全国哈萨克族人口约为146.26万人。哈萨克族使用哈萨克语及以阿拉伯字母为基础的哈萨克文，大多数人信仰伊斯兰教，主要从事畜牧业。新疆阿勒泰地区是哈萨克族语言文字、传统医药、风俗习惯等保存完好的区域之一。经调查，我国哈萨克族的常用天然药物有500余种。

中华人民共和国成立后，哈萨克医药已成功申报为国家级非物质文化遗产。以哈萨克族为主要聚居地之一的阿勒泰地区，到目前，在哈萨克族医药文化整理、资源调研、民间古籍文献和秘方验方及传统诊疗技术挖掘整理等基础性工作上都取得显著成果，出版了《哈萨克药志》《哈萨克医常用药材》《哈萨克医处方集》等药书。其中《哈萨克药志》第1卷收载药用植物158种，第2卷收载药用植物161种。新疆阿勒泰地区特色药用植物有阿里红、阿尔泰瑞香、鹿草、大花青兰、阿尔泰银莲花、阿尔泰金莲花等，具有广泛开发价值的药用植物有贝母、鹿草、青兰、松针、松塔等。传统药物资源中，正在进行应用开发和初步加工使用的有麻黄、乌头、一枝蒿、侧柏叶、岩白菜、青兰、荨麻草、甘草等。哈萨克医药的医疗、教育及制剂开发应用也取得显著成就。已有百余首哈萨克医药的古方、单方被研制成疗效确切的制剂，用于临床。

十、基诺族药

　　基诺族主要聚居于我国云南省西双版纳傣族自治州景洪市基诺乡。根据 2010 年第六次全国人口普查统计，全国基诺族人口约为 2.31 万人。基诺族有语言，无文字。1993 年，中国医学科学院药用植物资源开发研究所云南分所郭绍荣等人组织对基诺族民间医药开展全面系统的调查研究，发现其传统药物有 700 余种，常用 400—500 种，包括羽叶金合欢、茴香、砂仁、水菖蒲、大草蔻、绿壳砂仁、木奶果、南板蓝根、重阳木、木棉、黑面神、土党参、白粉藤、赤桐、大仙茅、黄药子、黑皮跌打、纤花耳草、大黑附子、粗糠柴、八角香兰、千张子、云南萝芙木、盐肤木、一文钱、飞龙掌血、水红木、倒吊笔、野花椒等。

十一、景颇族药

　　景颇族主要聚居于云南省德宏傣族景颇族自治州各县的山区，少数居住在怒江傈僳族自治州与缅甸克钦邦接壤地区。根据 2010 年第六次全国人口普查统计，全国景颇族人口约为 14.78 万人，景颇族有语言，无文字。根据 1988 年德宏傣族景颇族自治州民族医药调查组报告的资料，景颇医使用的药物有近 600 种，分属于 130 科 301 属，其中常用药用植物有近 90 种，分属于 48 科 79 属。中央民族大学龚济达、成功、薛达元等人于 2011 年对云南省德宏傣族景颇族自治州陇川县多个乡镇的 18 名景颇族传统医生进行调查，发现他们使用的药用动物有 30 种。

十二、黎族药

　　黎族是分布于我国南方的一个民族，主要聚居于我国海南省，贵州省、广东省、广西省等省也有少量分布。在海南省主要聚居于中南部的琼中县、白沙县、昌江县、东方市、乐东县、陵水县、保亭县、五指山市、三亚市等 6 县 3 市之内，部分散居在海南省的万宁市、屯昌县、琼海市、澄迈县、儋州市、定安县等县市。根据 2010 年第六次全国人口普查统计，全国黎族人口约为 146.31 万人，其中海南省 127.7 万人。语言为黎语，不同地区方言不同。黎族没有本民族文字，中华人民共和国成立后逐渐通用汉字。

在黎族聚居的海南岛中南部山区，阳光充沛，雨量充足，山体庞大，地形复杂，土壤肥沃，植物种类繁多。丰富的自然资源不仅为他们的生活起居提供了物质上的保障，还为他们防病治病提供了充足的药物。在黎族聚居区有五指山、霸王岭、尖峰岭、吊罗山、黎母山五大林区，尚有较广阔的热带天然林海及亚热带常绿林。黎族地区药用资源极其丰富，海南岛目前的植物种类有 6036 种，其中海南本地野生植物 4579 种，药用植物 3100 余种，部分为黎药资源种类。《黎族药志》第 1—3 册收载黎族常用药用植物 632 种。

中华人民共和国成立后，海南地区的相关专业人员开展了黎药资源及黎医药的调查整理研究。

1994 年以来，海南省军区预备役师军医钟捷东在工作之余，深入黎家村寨，走访民间黎医，挖掘、收集黎族医药资料，然后进行科学、系统的整理和研究，于 2008 年编写出版了《黎族医药》一书，收录了部分黎医传统常用药。

2002 年，海南医学院药学院刘明生在该校组建了"黎药抢救和发掘课题组"，课题组在近 7 年的探索研究中遍寻黎族名医，深入山区采集黎族常用药用植物 150 余种，筛选确定 128 种，对其黎药名、功能主治、黎医用药等进行了研究整理，并编辑出版了黎药学图书《黎药学概论》（人民卫生出版社，2008 年）。

2004 年，中国医学科学院药用植物研究所海南分所郑希龙课题组获得北京协和医学院协和青年科研基金的资助，对"材"类黎药资源进行调查，发现有 44 种，隶属于 26 科 38 属。"材"类黎药资源较集中于樟科、蝶形花科、芸香科及茜草科。樟科的种类较多，有 3 属 6 种，常用的有阴香、樟、黄樟、山苍子等；其次为蝶形花科，有 4 属 5 种，常用的有光叶密花豆、降香等；芸香科有 2 属 4 种，常用的有降真香、两面针等；茜草科有 3 属 3 种，常用的有胆木。

2004—2006 年，中国医学科学院药用植物研究所海南分所承担国家中医药管理局有关科研专项，对海南岛五指山区黎族使用的药用植物进行调查，发现有 515 种，隶属于 125 科 360 属，其中蕨类植物 17 属 23 种、裸子植物 4 属 6 种、被子植物 339 属 486 种。种数较多的科为豆科（23 属 36 种）、菊科（21 属 28 种）、大戟科（16 属 24 种）和茜草科（12 属 22 种）。常用的药用植物有乌毛蕨、铺地蜈蚣、七指蕨、海金沙、黄樟、山苍子、潺槁木姜子、毛叶轮环藤、小叶地不容、胡椒、海南草珊瑚、马齿苋、火炭母、土牛膝、白木香、蛇王藤、番木瓜、量天尺、桃金娘、蒲桃、野牡丹、黄牛木、单花山竹子、布渣叶、假苹婆、木棉、黄木槿、肖梵天花等 96 种。

2007—2008 年，海南医学院药学院海南省热带药用植物研究开发重点实验室张俊清课题组在海口市重点科技计划项目经费支持下，邀请省内相关中药专家组成黎药调研小组，走访海南省陵水县、保亭县、五指山市、琼中县和乐东县等地区，鉴定黎药 128 种，分属于 64 科植物。其中种数列于前十位的科为豆科 11 种、大戟科 10 种、马鞭草科 8 种、茜草科 7 种、芸香科 5 种、菊科 5 种、爵床科 4 种、姜科 4 种、天南星科 4 种、禾本科 4 种。

以黎药资源的调查整理为基础，戴好富、梅文莉等分别于 2008 年、2010 年和 2014 年主编出版了《黎族药志》第 1—3 册，共收载黎族常用药用植物 632 种。戴好富、郭志凯还于 2014 年主编出版了《海南黎族民间验方集》。

2011—2012 年，中国医学科学院药用植物研究所海南分所郑希龙课题组对海南省万宁市黎族药用植物资源进行调查，发现当地草医传统使用的药用植物共有 202 种，隶属于 80 科。种数较多的科为大戟科 10 属 15 种，常用的有叶下珠、麻风树等；芸香科 10 属 12 种，常用的有三桠苦、酒饼簕、两面针等；菊科 8 属 11 种，常用的有艾、地胆草、一点红等；蝶形花科 9 属 9 种，常用的有大叶千斤拔、毛相思子等；茜草科 6 属 9 种，常用的有九节、胆木、广花耳草等；桑科 3 属 8 种，常用的有粗叶榕；姜科 6 属 7 种，常用的有姜黄、草豆蔻、益智等；马鞭草科 4 属 7 种，常用的有大青、牡荆等；唇形科 6 属 6 种，常用的有肾茶、益母草、紫苏等。

2012 年，郑希龙课题组对海南黎族治疗肝病的药用植物资源进行了调查，发现此类药用植物共 94 种，隶属于 52 科。大部分科包含的属数较少，含 5 个属以上的科仅有 3 个，分别是蝶形花科 7 属、菊科 6 属、大戟科 5 属。蝶形花科常见的种类有大叶千斤拔、毛相思子、葫芦茶等；大戟科常见的有叶下珠、白背叶、黑面神等 6 种；茜草科常见的有栀子、伞房花耳草、白花蛇舌草、胆木等 5 种。

十三、拉祜族药

拉祜族是一个历史悠久、分布较广的民族，主要分布于云南省澜沧江流域的普洱市、临沧市两地，西双版纳傣族自治州、红河哈尼族彝族自治州及玉溪市等地也有分布，根据 2010 年第六次全国人口普查统计，全国拉祜族人口约为 48.60 万人。拉祜族使用拉祜语。中华人民共和国成立后，创制了本民族的新文字。

清代康熙五十年（1711 年）版《新平县志》记载，哀牢山一带拉祜族聚居区所产药物中，野生药物共计 15 种。民国时期，据 1931 年版《新平县志》记载的近代当地民族医药对野生药用植物的认识开发利用状况，除上述 15 种之外，又增加了 40 种，共计 55 种，其均为有别于中医的具有拉祜族特色的乡土疗法药物。

1970 年，云南省思茅地区成立民族医药研究所，云南省卫生厅、普洱市民族事务委员会对拉祜族民间医药进行收集整理研究，编著《拉祜族常用药》，收录常用药物 100 种。

据调查，云南省普洱市澜沧拉祜族自治县拉祜族常用药用植物资源丰富，以野生植物药材为主，分属于 33 科 46 属，除菊科、豆科和唇形科外，其余科属所占比例较小且分散。

十四、傈僳族药 ▾

　　傈僳族主要聚居于我国云南省怒江傈僳族自治州，以及迪庆藏族自治州维西傈僳族自治县，其余散居在云南省丽江市、保山市、临沧市、德宏傣族景颇族自治州、楚雄彝族自治州以及四川省凉山彝族自治州等地区，泰国与缅甸交界地区和印度东北部也有分布。根据 2010 年第六次全国人口普查统计，全国傈僳族人口约为 70.28 万人。傈僳族使用傈僳语，1957 年创制了拉丁字母拼音文字方案。初步调查认为，傈僳族较常用植、动物药材约有 200 余种。

　　中华人民共和国成立后，政府组织了怒江傈僳族自治州药材资源的实地考察。1991 年，周云川整理出版了包括傈僳族用药在内的《怒江中草药》（云南科技出版社，1991 年），收载植物药材 689 种、动物药材 32 种。2010 年，由周元川、郑进主编出版的《怒江流域民族医药》（云南科技出版社，2010 年）收载傈僳族植物药材 189 种和动物药材 32 种。

　　"十一五"国家科技支撑计划项目"民族医药发展关键技术示范研究"课题"10 个尚未发掘整理的民族医药抢救性研究"实施期间，调查者于 2009—2010 年多次深入傈僳族聚居地开展民族医药现状调查，在怒江傈僳族自治州福贡县境内，收集当地野生和种植中药 70 余种、草药 60 余种。在迪庆藏族自治州维西县境内，发现民间常用草药有马蹄香、一支箭、鱼腥草、土三七、五爪金龙等。

　　云南省保山中医药高等专科学校李铭课题组在承担云南省教育厅科研项目中，对保山傈僳族主要集中居住区的芒宽乡进行资源调查。发现药食两用植物鱼腥草、芹菜、木耳菜、柳叶菜、芫荽、灰菜、雪茶、蕨菜、白花羊蹄甲、竹节参、刺五加、菝葜、香椿等。

十五、满族药 ▾

　　满族主要分布于我国黑龙江省、吉林省、辽宁省、河北省，以辽宁省最多，散居于内蒙古自治区、北京市、天津市、新疆维吾尔自治区、甘肃省、山东省等省（市、区）和四川省成都市、陕西省西安市、广东省广州市、宁夏回族自治区银川市等大、中城市，根据 2010 年第六次全国人口普查统计，全国满族人口约为 1038.80 万人。满族曾有自己的语言和文字，满文形成于 16 世纪末，17 世纪 40 年代满族人大量入关后，普遍开始习用汉语、汉字。满族医药历史悠久。金代是满族医药形成和发展时期，这一时期，大量满族先民南迁，与其他民族杂居共处，逐渐吸纳了其他民族的文化技术，包括医药知识。满族医药的传承方式主要是在满族氏族内口口相传，而且秘不外传，故相关医药文献古籍很少。

中华人民共和国成立后，国家投入大量资金对民族药进行保护、开发，相继出版《满族传统医药新编》《满族医药》《中国满族医药》等图书。现满族药物有 300 余种仍在使用，多数产于我国北方，大部分是植物药材。

辽宁省东部几个满族自治县地处长白山山系，拥有丰富的药物资源（包括常用中药及满族用药）。据调查及《宽甸卫生志》记载，该地区现有药用植物 147 科 859 种、药用动物 90 科 123 种、药用矿物 21 种；据辽宁省抚顺市新宾满族自治县的调查，该地入药的野生药材有 139 种；据辽宁省本溪市本溪满族自治县的调查，该地野生中草药资源共有 144 科 970 多种，常用 120 多种。

至 2014 年，辽宁丹东地区满药材种植基地达 175 万亩（1166.7 平方千米），品种有 100 余种，辽宁省凤城和宽甸地区拥有五味子、刺五加、胡桃楸、细辛、龙胆等中药及满药原材料基地数万亩。

十六、毛南族药

毛南族主要聚居于我国广西壮族自治区，贵州省也有分布，根据 2010 年第六次全国人口普查统计，全国毛南族人口约为 10.12 万人。毛南族有该民族语言毛南语，通用汉字。通过对毛南族聚居地区调查，毛南族医生使用的民族药达上千种，常用的约 200 种。其中，常用的药用蕨类植物有 10 种。

十七、纳西族药

纳西族主要聚居于云南省丽江市，其次分布于云南省其他县市及四川省凉山彝族自治州盐源县、木里藏族自治县，攀枝花市盐边县和西藏自治区芒康县等县，根据 2010 年第六次全国人口普查统计，全国纳西族人口约为 32.63 万人，纳西族有该民族语言纳西语，无文字。纳西族医药历史悠久，最早源于两千多年前出现的东巴医药，后与中医药、藏医药以及其他民族医药文化相融合，最终形成了以《玉龙本草》为代表的纳西族传统医药知识体系。据资料介绍，《玉龙本草》的雏形形成于清代中期，历经岁月不断积累，共收集了滇西北纳西乡土药用植物 500 余种和大量药方及医案资料。

中华人民共和国刚成立时，云南省专家学者曾育麟等人就开始调查研究纳西族药物。1959 年，云南人民出版社影印出版了《玉龙本草标本图影》，该书选载药物标本 328 种，并附有药物产地、性能和疗效说明。

1971 年出版的《丽江中草药》收载丽江地区 272 种中草药（含纳西族药），筛选出以纳西族为主的丽江地区各族人民常用处方 800 余首。

1986 年，云南省丽江市药物资源普查小组对民族药进行了调查研究，收集整理纳西族药物 120 种，民间验方 304 首。

纳西族民间有自采、自制和自用药物的传统，剂型有汤剂、散剂、丸剂、搽剂、洗剂等。尤其擅长使用药膳和酒剂。

十八、普米族药

普米族主要聚居于云南省怒江傈僳族自治州兰坪白族普米族自治县、丽江市宁蒗彝族自治县、玉龙纳西族自治县和迪庆藏族自治州维西傈僳族自治县。根据 2010 年第六次全国人口普查统计，全国普米族人口为 4.29 万人。普米族有该民族语言普米语，无文字，通用汉文。20 世纪 90 年代，上海中医药大学汪宗俊、施大文及云南省丽江地区药品检验所吴泽云对普米族常用药进行了调查。报道了小红参、芸香草、铁罗汉、四方草、珍珠草、黑骨头、肉指甲、一把抓、打黑药、大狼毒、水菖蒲、竹根七、白羌活、洋花七等 20 种普米族植物药材的基原与功效应用。

十九、羌族药

羌族自称"尔玛"，是中国西部的一个古老民族，主要聚居于四川省阿坝藏族羌族自治州茂县、汶川县、理县等县，以及绵阳市北川羌族自治县、平武县等县。根据 2010 年第六次全国人口普查统计，全国羌族人口约为 30.96 万人。羌族是古代羌支中保留羌族族称以及部分传统文化的一支。羌族族群不是一个单一的民族，他们有不同的语言、服饰、习俗等，其共同点可能只是"逐水草而居"的游牧生活方式。

羌族聚居地为岷江上游地区，地处龙门山隆起的褶皱带和青藏高原"歹"字形两大构造体系的交接部。据历次中草药（包括羌族用药）普查资料统计，羌族地区有药用植物 2301 种。常用药物 264 种，包括常用植物药材 238 种（被子植物以菊科、毛茛科、伞形科、唇形科、蓼科和龙胆科植物居多）、动物药材 22 种、矿物药材 4 种。在羌族常用的 238 种植物药材中，有 94 种与常用中药交叉，63 种与藏药交叉，其余植物药材为羌族医药所特有。

据清代《茂州志》"山川纲"中记载，"五味山盛产五味子"，羌族地区药物有羌活、独活、大黄（刷格）、天麻、贝母（葛白）、雪莲花、冬虫夏草等。

20 世纪 50 年代，羌族地区开展了包括羌族药在内的中草药调查工作。1983—1984 年，四川省阿坝藏族羌族自治州农业区划委员会、阿坝藏族羌族自治州医药管理局共同对阿坝藏族羌族自治州的中草药进行了较为系统的中草药资源调查，采集鉴定药用植物 1200 种，1984 年末编写出了包括部分羌药在内的《阿坝州中草药名录》。

20 世纪 90 年代初期，重庆中药研究所对阿坝藏族羌族自治州进行了实地调查，走访当地羌医和草医，收集民间验方 225 首，获得大量有关羌药的应用情况、诊疗技术、加工炮制等调查资料，形成"羌族民族药用资源学的调查研究"课题总结资料。

1995 年，由阿坝藏族羌族自治州茂县中医院承担的"羌族民间医药收集整理"课题被列入国家中医药管理局科研项目。经艰苦努力，收集编写了《羌族民间医药收集整理》（内部资料）、《羌族民间单验方和外治法》（羌汉对照，内部资料）等羌医药资料。

2005 年，由张艺、钟国跃任主编，包希福、杨福寿（羌族）等人任副主编的《羌族医药》一书（中国文史出版社，2005 年）记载常用羌药 264 种，包括羌药的名称、基原、性味功用、产地等内容，并收载羌医药单验方 387 首。羌族地区主要属于川西高山峡谷区北段亚区，按自然植被和生物气候垂直带分，大体分为 5 个带。一是山地亚热带常绿阔叶林带，以樟科、壳斗科为主的常绿阔叶林，局部地段保存有以汶川钩樟、青冈栎等形成的常绿和落叶阔叶林。特色羌族药有窃衣（粘粘草）、黑地、大美、九叶子、扣子三七、黄草、莨菪子、罗咪、粉丹、豆红果、高山三尖杉、曲目、五甲皮、地枸子、卵叶锦香花（酸猪草）。二是高山暖温带针阔叶混交林带。针叶树种以铁杉、阔叶树种以多种槭树和桦木为其主要代表树种。有大宗特色药材宽叶羌活、牛尾独活、独叶草、沙棘、红毛五加、山桃等。野生药用动物有林麝、梅花鹿、白唇鹿、短尾猴、棕熊、黑熊等。三是高山、高原温带。带内树种以冷杉属、云杉属植物为主。特色羌族药有多花黄芪、肉果草、黄花列当、甘松、鬼臼、虫草、贝母葛白。四是高山、高原寒温带灌丛草甸带。带内森林树种主要有圆柏属和云杉属、冷杉属植物；灌丛以山柳、金蜡梅及鲜卑花等种类为主。除盛产高原药材虫草、多种贝母及大黄等著名羌、中药材外，亦盛产特色羌族药独一味、雪上一枝蒿、甘青乌头、全缘叶绿绒蒿、五脉绿绒蒿、暗紫贝母、短丝贝母等。五是高山寒冻带稀疏垫状草本带。带内植物以风毛菊属、红景天属为常见。常用羌族药有水母雪莲花、绵头雪莲花、槲叶雪莲花、梭砂贝母、绵参及多种红景天。

羌族人民自古就有栽培庭院植物的习惯，在栽培植物的种类选择上常兼顾食用、药用和观赏等多种功能。《羌族医药》中记载，通过对四川省阿坝藏族羌族自治州茂县雅都乡、三龙乡、潍城乡的羌族原住村民调查，羌族常见庭院植物（含药用植物）有青稞、柿、李、枇杷、杏、核桃、板栗、拐枣、石榴、辣椒、萝卜、胡萝卜、苋菜、软浆叶、芫荽、党参、牛蒡、黄连、百合、柴胡、蒲公英、车前草、铁线莲、金盏菊、大丽菊、灯笼草等 34 种。

二十、水族药

水族主要聚居于我国贵州省黔南布依族苗族自治州三都水族自治县和邻近的福泉市、荔波县、独山县及黔东南苗族侗族自治州从江县、榕江县等，根据 2010 年第六次全国人口普查统计，全国水族人口约为 41.18 万人。水族聚居区药物资源丰富。据"水族医药调查研究"课题组的调查结果，以三都水族自治县为中心的水族聚居地有常用药物 200 余种。

二十一、土族药

土族主要聚居于青海省东部湟水以北、黄河两岸及其毗邻地区，其中大多居住在青海省海东市互助土族自治县、民和回族土族自治县、乐都区，西宁市大通回族土族自治县，黄南藏族自治州同仁市等地；还有一部分居住于甘肃省天祝藏族自治县。根据 2010 年第六次全国人口普查统计，全国土族人口约为 28.96 万人。土族人使用土族语，通用汉文，中华人民共和国成立后创制了以拉丁字母为形式的土族文字。据记载，土族常用药物有 127 种，其中植物药材 69 种、动物药材 37 种、矿物药材 6 种、加工和其他类药材 15 种。植物药材的基原主要分布于菊科、唇形科、蔷薇科、禾本科、毛茛科等科；药用动物隶属于 18 科，主要分布于犬科、牛科、鹿科等。

二十二、佤族药

佤族主要分布于云南省澜沧江以西和怒江以东的怒山山脉南段，有该民族语言佤语，无通用文字。根据 2010 年第六次全国人口普查统计，佤族总人口约为 42.97 万人。佤族聚居地区药物资源丰富。据云南省临沧市沧源佤族自治县佤医佤药研究所掌握的资料，佤药有 1000 余种，常用药材有 300—400 种，动物、植物是佤药的主要来源。《中国佤族医药》第 1—3 册收载植物、动物、矿物药材共 300 余种。

二十三、瑶族药

瑶族自称为"尤""莫徭""徭人""徭族"，为我国南方的著名山地民族，主要分布于广西、湖南、广东、云南、贵州等省区130多个县的山区，泰国、越南、老挝、缅甸及美国等国家也有分布。2015年我国瑶族人口为285.3万人，其中广西171万人、湖南70.5万人、广东20.3万人、云南19.1万人、贵州4.4万人。瑶族有该民族语言，由于长期与汉、壮等民族接触，一般兼通汉语或壮语；无文字，通用汉文。瑶族医药历来靠口传心记，世代相传。我国瑶族居住地区多为亚热带地区，海拔多在1000—2000米，其分布的特点是大分散、小聚居。据20世纪90年代初的调查发现，广西瑶医用药（简称"瑶药"）达1392种，其中植物药材1336种、动物药材43种、矿物药材4种、其他9种。瑶医常用药材约500种。

据20世纪80年代初的综合考察报告，广西大瑶山有药用植物1352种（包括药用真菌28种）。

1992年，广西民族医药研究所戴斌主持国家自然科学基金项目"瑶药的品种调查及生药学研究"。经调查整理研究，1996年完成了项目内容指标，编写了《瑶医常用药物名录》和《实用瑶药选编》。《瑶医常用药物名录》载药531种，基原物种600余种；《实用瑶药选编》载药122种。

2009年，由戴斌主编的《中国现代瑶药》（广西科学技术出版社）收录常用传统瑶药215种，记载了这些药物的瑶药名称、基原、鉴定、性味功用、附方、化学成分、药理作用、临床应用等内容，许多内容为作者的实验研究结果。

自2009年以来，中国科学院广西植物研究所林春蕊课题组对广西恭城瑶族的药用植物进行调查，共记录当地药用植物400多种，其中鉴定整理的药用植物有362种，隶属于114科282属；并对它们进行了包括物种名称、药用部位、民间用途及用法、来源地、销售者等相关信息的民族植物学编目；还提出了应优先保护桫椤、短萼黄连、半枫荷、竹节参、走马胎、白及等药用植物。

2012年起，广西民族医药研究院民族医药研究所黄瑞松在广西自然科学基金相关项目经费资助下，对广西钩藤属植物资源及其在壮族、瑶族民间应用进行调查，发现壮医、瑶医在使用除了钩藤、大叶钩藤、毛钩藤、华钩藤和无柄果钩藤外，还有使用攀茎钩藤、侯钩藤、倒挂金钩、北越钩藤及平滑钩藤等钩藤资源。药用部位除了使用带钩茎枝以外，也有以根、主杆或地上部分的带叶茎枝入药用。

2012年4月，广西壮族自治区食品药品监督管理局组织广西壮族自治区中医药管理局、广西壮族自治区食品药品检验所、广西中医药大学、广西民族医药研究院、广西中医药研究院等单位启动了2014年版《广西壮族自治区瑶药材质量标准》第1卷的编制工作，2014年12月编撰完成，并出版正式实施，此标准以瑶族"五虎""九牛""十八钻""七十二风"等"老班药"为基础，共收载瑶族习用药材 144 种。

二十四、裕固族药

　　裕固族大部分聚居于甘肃省张掖市肃南裕固族自治县康乐乡、大河乡、明花乡、皇城镇及马蹄藏族乡，其余居住于酒泉市肃州区黄泥堡裕固族乡。根据 2010 年第六次全国人口普查统计，裕固族人口约为 1.44 万人，该民族有东、西部裕固语，无文字，通汉文。据甘肃省卫生局编写的《甘肃中草药手册》（甘肃人民出版社，1970 年）统计，裕固族聚居区共有药用植物、动物、矿物约 286 种。1985 年药用资源普查发现，肃南裕固族自治县野生药用资源共有 56 种，其中药用植物 42 种、药用动物 13 种、药用矿物 1 种。具有民族特色的药物有九头草、斗达草、高挂草、香毛草、雪莲、野丽参、野猪草、松猫、麝香等。

　　我国的达斡尔族、鄂伦春族、锡伯族、德昂族、阿昌族、仫佬族、柯尔克孜族、布朗族、撒拉族、塔吉克族、怒族、乌孜别克族、俄罗斯族、鄂温克族、保安族、京族、塔塔尔族、独龙族、赫哲族、门巴族、珞巴族等少数民族都有其民族医药方面的记载，有的也进行过一些药物资源的调查活动，但因资料不全，不在此赘述。

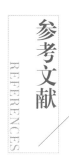

参考文献
REFERENCES

［1］金晨，刘文琴，张凌 . 藏药资源现状与思考［J］. 中国执业药师，2014，11（11）：26–30.

［2］西藏自治区革命委员会卫生局，西藏军区后勤部卫生处 . 西藏常用中草药［M］. 拉萨：西藏人民出版社，1972：2–3.

［3］青海省生物研究所，同仁县隆务诊疗所 . 青藏高原药物图鉴：第 1 册［M］. 西宁：青海人民出版社，1972：2–4.

［4］杨永昌 . 藏药志［M］. 西宁：青海人民出版社，1991：1–3.

［5］嘎务多吉 . 藏药晶镜本草［M］. 北京：民族出版社，1995：1–6.

［6］青海省药品检验所，青海省藏医药研究所 . 中国藏药［M］. 上海：上海科学技术出版社，1996：2–3.

［7］罗达尚 . 中华藏本草［M］. 北京：民族出版社，1997：4–6.

［8］罗达尚 . 新修晶珠本草［M］. 成都：四川科学技术出版社，2004：1–3.

［9］国家中医药管理局《中华本草》编委会 . 中华本草：藏药卷［M］. 上海：上海科学技术出版社，2002：1–3.

［10］李江荣，卢杰，李连强，等 . 林芝地区珍稀濒危藏药材卷叶黄精资源特征研究［J］. 西部林业科学，2014，43（3）：76–80.

［11］大丹增 . 中国藏药材大全［M］. 北京：中国藏学出版社，2016：1–4.

［12］赵军宁，杨殿兴，徐学民 . 四川民族药资源与开发利用［M］. 成都：四川科学技术出版社，2011：35.

［13］甘南州卫生局《藏医志》编委会 . 甘南藏族自治州藏医志［M］. 兰州：甘肃民族出版社，1993：1–3.

［14］西藏、青海、四川、甘肃、云南、新疆卫生局 . 藏药标准［M］. 西宁：青海人民出版社，1979：2–4.

［15］中华人民共和国卫生部药典委员会 . 中华人民共和国卫生部药品标准：藏药［M］. 北京：中华人民共和国卫生部，1995.

［16］贾敏如，李星炜 . 中国民族药志要［M］. 北京：中国医药科技出版社，2005.

［17］四川省食品药品监督管理局 . 四川省藏药材标准［M］. 2014 年版 . 成都：四川科学技术
出版社，2014.

［18］贾敏如，张艺 . 中国民族药辞典［M］. 北京：中国医药科技出版社，2016.

［19］柳白乙拉 . 蒙药正典［M］. 北京：民族出版社，2006.

［20］中华人民共和国卫生部药典委员会 . 中华人民共和国卫生部药品标准：蒙药［M］. 北京：中
华人民共和国卫生部，1998.

［21］柳白乙拉，武绍新 . 中华本草：蒙药卷［M］. 上海：上海科学技术出版社，2004.

［22］罗布桑 . 蒙药志：蒙文版［M］. 赤峰：内蒙古科学技术出版社，2011.

［23］阿不都热伊木·卡地尔 . 中华本草：维吾尔药卷［M］. 上海：上海科学技术出版社，2005.

［24］苏来曼·哈力克，孙磊，吴光翠，等 . 维吾尔药质量标准现状分析及发展建议［J］. 中国药事，
2015，29（12）：1256-1262.

［25］阿依别克·热合木都拉，阿里木江·阿布地热力木，阿不来提·阿布都卡德尔 . 维吾尔药发
展的新思路［J］. 世界中医药，2014，9（6）：805-807.

［26］王开义 . 维吾尔药开发前景探讨［J］. 时珍国医国药，1992（2）：94-96.

［27］王宇真，吕凤民，韩勇明 . 维吾尔医药资源及药物学说简介［J］. 中国中药杂志，
2005，30（4）：316-317.

［28］朱成兰，赵应红，马伟光 . 傣药学［M］. 北京：中国中医药出版社，2007.

［29］段宝忠，徐江，李海涛，等 . 傣药资源的研究现状与开发利用［J］. 中国中药杂志，
2015，40（1）：18-23.

［30］云南省思茅地区革命委员会生产指挥组文卫组 . 云南思茅中草药选［M］. 普洱：［出版者不
详］，1971：1-3.

［31］林艳芳，依专，赵应红 . 中国傣医药彩色图谱［M］. 昆明：云南民族出版社，2003：1-10.

［32］西双版纳傣族自治州民族医药调研办公室 . 西双版纳傣药志：第三集［M］. 西双版纳：西双
版纳傣族自治州卫生局，1981：1-2.

［33］冯德强 . 思茅傣族传统医药研究：档哈雅龙［M］. 北京：民族出版社，2006：3.

［34］西双版纳州民族医药调研办公室 . 傣医传统方药志［M］. 昆明：云南民族出版社，1985：1-2.

［35］李学恩，周明康，王正坤，等 . 元江傣族药［M］. 玉溪：［出版者不详］，1994：1-95.

［36］国家中医药管理局《中华本草》编委会 . 中华本草：傣药卷［M］. 上海：上海科学技术出版社，
2005：1-2.

［37］云南省食品药品监督管理局 . 云南省中药材标准：第 1 册［M］. 2005 年版 . 昆明：云南美
术出版社，2005：1-63.

［38］云南省食品药品监督管理局.云南省中药材标准：第 3 册：傣族药［M］.2005 年版.昆明：云南科技出版社，2007：1–111.

［39］云南省食品药品监督管理局.云南省中药材标准：第 5 册：傣族药（Ⅱ）［M］.2005 年版.昆明：云南科技出版社，2009：1–101.

［40］林艳芳，希莎婉，刘毅，等.中国傣族传统医药学概论［J］.中国民族医药杂志，2005，11：2–8.

［41］黄汉儒.中国壮医学［M］.南宁：广西民族出版社，2001.

［42］广西壮族自治区药品检验所.广西民族药简编［M］.南宁：广西壮族自治区卫生局药品检验所，1980.

［43］广西壮族自治区中医药研究所.广西药用植物名录［M］.南宁：广西人民出版社，1986.

［44］梁启成，钟鸣.中国壮药学［M］.南宁：广西民族出版社，2005.

［45］广西民族医药研究所.广西民族医验方汇编［M］.南宁：广西民族出版社，1993.

［46］韦松基，朱华.常用壮药生药学质量标准研究［M］.南宁：广西民族出版社，2003.

［47］朱华.中国壮药志：第一卷［M］.南宁：广西民族出版社，2003.

［48］滕红丽.中国壮药资源名录［M］.北京：中医古籍出版社，2014.

［49］辛宁.壮药资源学［M］.南宁：广西民族出版社，2006.

［50］广西医药研究所药用植物园.药用植物名录［M］.南宁：［出版者不详］，1974.

［51］韦浩明，蓝日春，滕红丽.中国壮药材［M］.南宁：广西民族出版社，2009.

［52］方鼎，罗金裕，苏广泃，等.壮族民间用药选编：上册［M］.南宁：广西民族出版社，1985.

［53］朱华，蔡毅.中国壮药原色图谱［M］.南宁：广西民族出版社，2003.

［54］广西中药资源普查办公室.广西中药资源名录［M］.南宁：广西民族出版社，1993.

［55］广西壮族自治区食品药品监督管理局.广西壮族自治区壮药质量标准：第一卷［M］.2008 年版.南宁：广西科学技术出版社，2008.

［56］广西壮族自治区食品药品监督管理局.广西壮族自治区壮药质量标准：第二卷［M］.2011 年版.南宁：广西科学技术出版社，2011.

［57］陈士奎，蔡景峰.中国传统医药概览［M］.北京：中国中医药出版社，1997.

［58］伍新福.中国苗族通史［M］.贵阳：贵州民族出版社，1999.

［59］冉懋雄.苗族医药探源论［J］.中国民族民间医药杂志，1999（39）：187.

［60］欧志安.苗族医学方法［J］.卫生信息与管理，1986，4：32.

［61］贵州省地方志编纂委员会.贵州省民族志［M］.贵阳：贵州民族出版社，2002.

［62］谭学林.贵州苗族药开发应用简史［J］.中国民族民间医药杂志，2001（49）：65–69.

［63］湘西土家族苗族自治州《卫生志》编写组．湘西土家族苗族自治州志丛书：卫生志［M］．合肥：黄山书社，1993．

［64］包骏，冉懋雄．贵州苗族医药研究与开发［M］．贵阳：贵州科技出版社，1999．

［65］贵州省民委文教处，贵州省卫生厅中医处，贵州省中医研究所．苗族医药学［M］．贵阳：贵州民族出版社，1992．

［66］贵州省中医研究所民族医药研究室．贵州民族医药调查情况汇报［J］．卫生信息与管理，1986，4：59-62．

［67］贵州省中药资源普查办公室，贵州省中药研究所．贵州中药资源［M］．北京：中国医药科技出版社，1992．

［68］贵州省卫生厅．贵州省药品标准：黔 D/WS-218~522-89［S］．1989 年版．贵阳：贵州科技出版社，1991．

［69］田兴秀，关祥祖．苗族医药学［M］．昆明：云南民族出版社，1995．

［70］奇玲，罗尚达．中国少数民族传统医药大系［M］．赤峰：内蒙古科学技术出版社，2000．

［71］周厚琼，潘正兴，冉懋雄，等．贵州圣宁感冒液的药理作用研究［J］．中国民族民间医药杂志，1996，7：159．

［72］石朝江．中国苗学［M］．贵阳：贵州人民出版社，1999．

［73］冉懋雄，陈德媛，包骏，等．略论贵州苗族医药的发展历程与医理方药特色［J］．中国民族民间医药杂志，2000，42：8-15．

［74］冉懋雄．贵州苗药新发展［J］．中药材，2001，24（5）：324-325．

［75］汪毅．中国苗族药物彩色图集［M］．贵阳：贵州科技出版社，2002．

［76］贵州省药品监督管理局．贵州省中药、民族药材质量标准［S］．2003 年版．贵阳：贵州科技出版社，2003．

［77］田兴秀．三本论：苗族生成哲学精髓解析［M］．昆明：云南人民出版社，2004．

［78］邱德文，杜江．中华本草：苗药卷［M］．贵阳：贵州科技出版社，2005．

［79］邱德文，杜江，夏同珩．中华本草苗药卷彩色图谱［M］．贵阳：贵州科技出版社，2006．

［80］祝均辉．风湿病苗药本草荟萃［M］．北京：中医古籍出版社，2005．

［81］陆科闵，王福荣．苗族医学［M］．贵阳：贵州科技出版社，2006．

［82］彭再生．湖北苗药［M］．北京：中医古籍出版社，2006．

［83］《苗医药教材》编写组．苗医药系列教材：苗医基础［M］．北京：中医古籍出版社，2007．

［84］《苗医药教材》编写组．苗医药系列教材：苗药学［M］．北京：中医古籍出版社，2007．

［85］《苗医药教材》编写组．苗医药系列教材：苗药资源学［M］．北京：中医古籍出版社，2007．

［86］《苗医药教材》编写组．苗医药系列教材：苗语［M］．北京：中医古籍出版社，2006.

［87］《苗医药教材》编写组．苗医药系列教材：苗族文化［M］．北京：中医古籍出版社，2007.

［88］《苗医药教材》编写组．苗医药系列教材：苗医药发展史［M］．北京：中医古籍出版社，2007.

［89］邱德文，杜江．贵州十大苗药研究［M］．北京：中医古籍出版社，2008.

［90］杜江，邓永汉，杨惠杰．苗医绝技秘法传真［M］．贵阳：贵州科技出版社，2010.

［91］冉懋雄．贵州民族医药及苗药产业的特色与蓬勃发展［J］．贵阳中医学院学报，2003，11（特辑）：6-11.

［92］贵州省文化厅，贵州省非物质文化遗产保护中心．守望与思考：贵州省非物质文化遗产的传承与保护［M］．贵阳：贵州民族出版社，2009.

［93］冉懋雄．贵州苗药研究评价与产业化发展［J］．中国现代中药，2006，8（3）：4-8.

［94］李耕冬．彝族药研究进展［J］．中国药学杂志，1986，21（1）：39-41.

［95］关祥祖．彝族医药简介［J］．云南中医学院学报，1991，14（1）：39-40.

［96］新平彝族傣族自治县科委．聂苏诺期［M］．昆明：云南民族出版社，1988：2-4.

［97］关祥祖．彝族医药学［M］．昆明：云南民族出版社，1993：5-6.

［98］杨德胜．土家族药学［M］．西宁：青海人民出版社，2009：2-3，6.

［99］袁德培，彭芳胜．中国土家族医药学［M］．北京：科学出版社，2014：6.

［100］湖北省恩施地区中草药研究小组．恩施中草药手册［M］．恩施：湖北省恩施地区中草药研究小组，1970.

［101］方志先．鄂西土家族苗族自治州药用植物调查［J］．武汉植物学研究，1985，3（2）：181-190.

［102］方志先，赵晖，赵敬华．土家族药物志［M］．北京：中国医药科技出版社，2007.

［103］万定荣．鄂西民族用药品种研究概况［J］．中南民族大学学报（自然科学版），2005，24（3）：29-31.

［104］万定荣，王乐荣，钱赪，等．湖北土家族常用跌打损伤类植物药［J］．中药材，1990，13（12）：16-18.

［105］万定荣，陈卫江，钱赪，等．鄂西土家族常用抗风湿类植物药［J］．中国中药杂志，1993，18（10）：581-584.

［106］李丹平，徐燃，万定荣，等．鄂西土家族常用有毒植物药研究［J］．亚太传统医药，2009，5（6）：26-28.

［107］万定荣，陈家春，余汉华．湖北药材志：第一册［M］．武汉：湖北科学技术出版社，2002.

［108］卫生部药品生物制品检定所，云南省药品检验所．中国民族药志：第一卷［M］．北京：人民卫生出版社，1984．

［109］中国药品生物制品检定所，云南省药品检验所．中国民族药志：第二卷［M］．北京：人民卫生出版社，1990．

［110］李平，万定荣，邓旻．中国五峰特色常见药用植物［M］．武汉：湖北科学技术出版社，2014．

［111］中国药品生物制品检定所，云南省药品检验所．中国民族药志：第三卷［M］．成都：四川民族出版社，2000．

［112］中国药品生物制品检定所，云南省药品检验所．中国民族药志：第四卷［M］．成都：四川民族出版社，2007．

［113］湖北省药品监督管理局．湖北省中药材质量标准［M］．2018年版．武汉：湖北科学技术出版社，2018．

［114］万定荣．医疗机构处方常用土家药手册［M］．武汉：湖北科学技术出版社，2017．

［115］万定荣．中国毒性民族药志［M］．北京：科学出版社，2016：1-1045．

［116］王万贤，彭延辉，向希勇，等．湘西土家族医药调查与研究［M］．湘西：［出版者不详］，1988．

［117］田华咏，潘永华，唐永佳，等．土家族医药学［M］．北京：中医古籍出版社，1994：40-140．

［118］湖南省食品药品监督管理局．湖南省中药材标准［M］．2009年版．长沙：湖南科学技术出版社，2010．

［119］彭芳胜，彭慧娟．土家医毒气病学［M］．北京：中医古籍出版社，2014：1-4．

［120］朱国豪，杜江，张景梅．土家族医药［M］．北京：中医古籍出版社，2006．

［121］贵州省药品监督管理局．贵州省中药材、民族药材质量标准［M］．贵阳：贵州科技出版社，2003．

［122］陈泽远，关祥祖．畲族医药学［M］．昆明：云南民族出版社，1996：11-15．

［123］雷后兴，李建良，郑宋明，等．畲族野生药用植物资源及应用的调查研究［J］．中国中药杂志，2014，39（16）：3180-3183．

［124］宋纬文，许志福．三明畲族民间医药［M］．厦门：厦门大学出版社，2002：17-24．

［125］方成武，彭华胜，王德群，等．安徽宁国市云梯畲族乡药用植物资源调查［J］．安徽中医学院学报，2007，26（6）：40-42．

［126］浙江省食品药品监督管理局．浙江省中药炮制规范［M］．2005年版．杭州：浙江科学技术

出版社，2006.

[127] 浙江省食品药品监督管理局 . 浙江省中药炮制规范［M］. 2016 年版 . 北京：中国医药科技出版社，2015：53-54，328.

[128] 雷后兴，李永福 . 中国畲族医药学［M］. 北京：中国中医药出版社，2007：283-297.

[129] 钟隐芳 . 福安畲医畲药［M］. 福州：海风出版社，2010：95-97.

[130] 宋纬文 . 三明畲药彩色图谱［M］. 福州：福建科学技术出版社，2013.

[131] 雷后兴，李建良 . 中国畲药学［M］. 北京：人民军医出版社，2014：26-31.

[132] 朱兆云 . 民族药创新发展路径［M］. 北京：科学出版社，2016.

[133] 田华咏，滕建卓 . 湖南白族医药概况［J］. 亚太传统医药，2007（4）：13-15.

[134] 潘炉台，赵俊华，张景梅 . 布依族医药［M］. 贵阳：贵州民族出版社，2003：10-14.

[135] 崔雄，蔡正德 . 朝鲜古医籍《乡药古方》年代考［J］. 中国民族医药杂志，2006，12（6）：43-44.

[136] 肖永芝，李春梅，黄齐霞，等 . 朝鲜药学古籍《本草精华》解要［J］. 时珍国医国药，2011，22（4）：1030-1031.

[137] 李波，肖井雷 . 延边朝鲜族自治州中药资源调查研究［J］. 吉林中医药，2015，35（8）：823-825.

[138] 于凤琴 . 延边地区朝鲜族用药简介［J］. 中成药研究，1983（1）：29-30.

[139] 陆科闵 . 侗族医学［M］. 贵阳：贵州科技出版社，1992：119-369.

[140] 萧成纹 . 侗族医药探秘［M］. 长沙：岳麓书社，2004：123-179.

[141] 萧成纹 . 侗药标本库和侗族药用植物种植园简介［J］. 中国民族医药杂志，2011（10）：47-48.

[142] 佘朝文，蒋向辉，全妙华，等 . 侗族药用植物资源及其利用研究［C］// 中国植物学会民族植物学分会 . 第七届中国民族植物学学术研讨会暨第六届亚太民族植物学论坛会议文集 . 桂林：中国植物学会民族植物学分会，2014：182-183.

[143] 赵俊华，潘炉台，张景梅 . 仡佬族医药［M］. 贵阳：贵州民族出版社，2003：1-422.

[144] 奇玲，罗达尚 . 中国少数民族传统医药大系［M］. 2 版 . 赤峰：内蒙古科学技术出版社，2013.

[145] 贾孟辉 .《回回药方》残本注评［M］. 银川：阳光出版社，2015.

[146] 郭绍荣 . 哈尼族保健茶用植物［C］// 中国民族民间医药杂志社 . 第三届全国民族民间医药学术交流会论文集 . 西昌：中国民族民间医药杂志社，1994：279-283.

[147] 郑希龙，甘炳春，孙伟，等 .“材”类黎药资源的传统利用［J］. 世界科学技术——中医药

现代化，2014，16（2）：313-318.

［148］甘炳春，李榕涛，杨新全，等．海南五指山区黎族药用民族植物学研究［J］.中国民族民间医药杂志，2007（87）：194-198.

［149］张俊清，戴水平，杨卫丽，等．海南黎药资源调研现状分析［J］.海南医学院学报，2009，15（3）：201-204.

［150］郑希龙，戴好富，刘寿柏，等．海南黎族药用植物资源调查研究［J］.中国民族医药杂志，2013（4）：20-23.

［151］李铭，王洪云，段安．高黎贡山傈僳族药食两用植物初探［J］.云南中医中药杂志，2013，34（1）：55-56.

［152］李程，尹海岩．辽宁省满族医药现状调查［J］.满族研究，2016（4）：106-108.

［153］徐玲玲，年华，郑汉臣，等．纳西族的民族药发展［J］.药学实践杂志，2008，26（3）：172-174.

［154］张艺，钟国跃．羌族医药［M］.北京：中国文史出版社，2005：188-330.

［155］戴斌．中国现代瑶药［M］.南宁：广西科学技术出版社，2009：1-651.

［156］林春蕊，刘演，许为斌，等．广西恭城瑶族端午药市植物的调查初报［C］//中国植物学会民族植物学分会．第七届中国民族植物学学术研讨会暨第六届亚太民族植物学论坛会议文集．桂林：中国植物学会民族植物学分会，2014：182-183.

［157］广西壮族自治区食品药品监督管理局．广西壮族自治区瑶药材质量标准：第一卷［M］.2014年版．南宁：广西科学技术出版社，2014.

第九章
药用动物资源调查与成果

一、概述

　　药用动物和动物药材是我国传统医药学的重要组成部分，有着悠久的应用历史。药用动物种类繁多，早在 4000 年前甲骨文就记载了麝、犀牛、蛇等 40 余种药用动物。《神农本草经》载有动物药材 65 种；《新修本草》收载动物药材 128 种；《本草纲目》收载动物药材 461 种，接近收载药物的 1/4。新版《中草药大典》收载动物药材 1581 种；《中药大辞典》收载动物药材 740 种；2020年版《中国药典》收载动物药材或饮片 105 种，约占收载药材或饮片总数的 17%，涉及药用动物106 种。最新出版的《中国药用动物志》（2013 年）收载药用动物 13 门 36 纲 151 目 426 科 2341 种（含亚种），约占我国动物总数的 0.8%。目前，我国市场流通的动物药材中，来源于人工养殖药用动物的动物药材产量约占动物药材总产量的 10%。药用动物种类、数量、质量以及利用率不仅受自然生态环境的影响，也受社会生产力水平（包括科学技术水平）的制约。相对我国丰富的动物资源而言，大量动物资源目前尚未能开发利用。在保护野生珍稀濒危动物资源的同时，应充分利用现代科学技术，开源节流，大力发展药用动物人工养殖，提高动物药材利用率，保障药用动物资源可持续利用与发展。

二、药用动物资源调查与成果

　　药用动物资源调查分为野生种群调查及人工养殖与利用情况调查。开展野生种群调查应进行科学区划及抽样，使用直接计数法、样方法及样线法等对野生药用动物种类、分布、栖息地、受干扰状况、种群数量等进行调查。而药用动物驯养、繁殖、利用情况调查，则是对药用动物人工养殖场所及种类、种群、产品加工、国内贸易、国际贸易等进行综合调查。

（一）全国性药用动物资源调查与成果

1972 年在卫生部的支持下，以中国中医研究院中药研究所和长春中医学院为主持单位，以中国科学院动物研究所、中国科学院海洋研究所、南开大学生物系、内蒙古大学生物系、中国科学院西北高原生物研究所、陕西秦岭生物资源考察队和中国人民解放军后勤部兽医大学为参加单位，组成了我国北方药用动物和动物药材资源调查协作组，对秦岭—长江以北的 12 个省（区、市）开展了系统的调查研究，调查的内容包括药用动物的种类、分布、数量，各地药材收购部门 5—10 年的业务情况，各基层卫生部门（医院、诊所）及民间动物药材的使用情况，各药用动物养殖场情况。在调查研究及资料整理基础上，编写出版了《中国药用动物志》第一册（天津科学技术出版社，1979 年）。

1978 年以中国中医研究院中药研究所、长春中医学院和四川省中药研究所为主持单位，以浙江中医学院、广西中医学院、沈阳药学院、东北师范大学生物系、中国科学院昆明动物研究所、广东省昆虫研究所为参加单位，组成了我国南方药用动物和动物药材资源调查协作组，对我国秦岭—长江以南各省（区、市）开展了系统的调查研究。调查的内容及方法与北方协作组基本相同，工作于 1981 年完成。在调查研究及资料整理基础上，编写出版了《中国药用动物志》第二册（天津科学技术出版社，1984 年）。

1983—1987 年，根据国务院 1982 年第 45 次常务会议决定，由中国药材公司和全国中药资源普查办公室具体组织实施的全国中药资源普查，由国家医药管理局、卫生部、农牧渔业部、林业部、外经贸部、中国科学院、国家统计局、中国药材公司共同完成。全国中药资源调查共组织了 4 万名技术人员参加，通过 5 年的实地调查，查清全国有药用动物 1581 种，并编写出版了《中国中药资源志要》（科学出版社，1994 年）等。

1985—1990 年，中国中医研究院中药研究所、长春中医学院和四川省中药研究所又开展了一些补充调查工作，特别是对 1972—1983 年期间的一些存疑问题进行了整理研究编写了《中国药用动物志》第三册，但因故未能出版。

2009—2012 年，中国中医科学院黄璐琦、李军德，长春中医药大学曲晓波等对《中国药用动物志》第一、二册内容展开调研、补充、修订，将近 30 年来关于药用动物和动物药材的新品种、新知识、新技术、新方法、新成果进行了全面总结，编写出版了《中国药用动物志（第 2 版）》（福建科学技术出版社，2013 年）上、中、下 3 册（见图 9-0-1）。该书共计 310 多万字，收载药用动物 13

门 36 纲 151 目 426 科 2341 种（亚种），统计分析了全国药用动物物种、分布、药用等情况。该书获中华中医药学会 2016 年度学术著作奖一等奖（见图 9-0-2）。

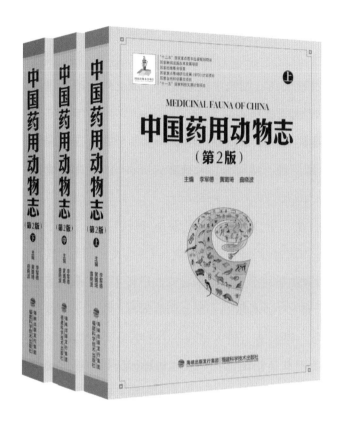

图 9-0-1 《中国药用动物志（第 2 版）》

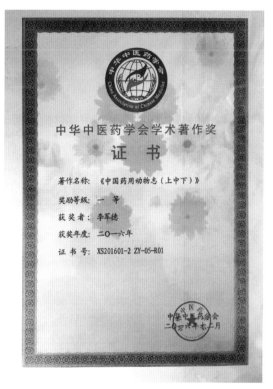

图 9-0-2 《中国药用动物志（第 2 版）》获奖证书

（二）区域性药用动物资源调查与成果

1950 年以后，在广西壮族自治区人民政府的领导下，有关部门多次组织对药材资源进行调查，逐步摸清了广西药材资源状况，林吕何等编写出版了《广西药用动物》（广西人民出版社，1976 年）。

1976—1980 年，林乾良、金贻郎等在浙江省山区、平原、海洋 3 种不同环境中调查，共获得药用动物 353 种。其中，无脊椎动物 177 种（软体动物 82 种、节肢动物 72 种、腔肠动物 4 种、环节动物 12 种、苔藓动物 1 种、棘皮动物 6 种），脊椎动物有 176 种（鱼纲 47 种、两栖纲 17 种、爬行纲 50 种、鸟纲 28 种、哺乳纲 34 种）。何时新等编写出版了《浙江药用动物》（金华地区卫生学校，1977 年）。

1978—1979 年，陈德牛、高家祥调查了浙江省陆生药用贝类共 9 种。同年毛节荣等调查了岱山县的药用蜈蚣。

1979 年，林黎元等调查浙北药用动物（包括海产）212 种。

1979 年，金贻郎、林乾良等调查舟山地区的海产药用动物 130 余种，其中有毒药用动物 13 种。

1980 年，浙江省科学技术协会调查了浙西南九龙山区的动物药材资源，共采得标本 105 种。其中，无脊椎动物 22 种，鱼类 4 种，两栖类 11 种，爬行类 24 种，鸟类 14 种，哺乳类 30 种。

1982—1995 年，湖北大学对洞庭湖区水生药用动物资源进行了调查，结果显示有 45 科 83 属 105 种药用动物。

1983—1987 年，华中师范学院、湖北省中药材公司、湖北中医学院等对湖北省药用动物资源进行调查，结果显示有药用动物 177 科 524 种（动物药材 684 种）。

1983—1985 年，由广西壮族自治区医药管理局等 7 个部门联合组织开展的全自治区药材资源系统调查，基本查清了广西药材资源的品种、珍稀品种、地域分布和地方应用状况，其中动物药材 509 种。

1984—1986 年，四川省中药研究所对四面山林区动物资源进行了调查与资料收集，其中药用脊椎动物有 136 种（亚种）。

1985—1986 年，陕西省动物研究所药用动物课题组对全省药用动物资源进行了一次全面普查，普查到药用动物 310 种，动物药材 356 种，分属 161 科。邓凤鸣、刘宝庆等编写出版了《陕西药用动物志》（陕西科学技术出版社，1990 年）。

1985—1996 年，中国中医研究院中药研究所对北京松山保护区及周边地区药用动物资源进行了调查，结果显示有药用动物 155 种。

1986—1991 年，山东省中医药研究所调研到黄河三角洲有药用动物资源 184 种。

1987 年，在天然药物资源普查中，浙江省岱山县药品检验所曾对浙江省岱山海域主要的岱衡洋、黄泽洋、黄大洋进行了海洋药用生物资源调查，调查到海洋药用动物 78 种。

1989—1995 年，湖南省林业专科学校的调查结果显示，湖南省共有药用脊椎动物 160 种，分属 28 目 64 科。

1991 年，华中师范学院薛慕光、王克勤编著出版了《湖北省常用动物药》，收录药用动物 562 种。

1996—1997 年，台州师范专科学校对大陈岛海洋药用无脊椎动物资源进行了调研，共获得药用无脊椎动物 43 科 53 属 59 种。

2000—2006 年，皖西学院对天堂寨风景区采用访问和实地考察相结合的方法，对药用两栖、爬行动物资源进行了调查研究。调查结果显示，天堂寨有药用两栖动物 2 目 7 科 9 种，药用爬行动物 3 目 7 科 16 种。

2004 年，安徽师范大学采用线路调查与蕴藏量调查相结合的方法对安徽九华山药用资源进行了调查，其中药用动物约 90 种。

2004—2006 年，百色学院对百色市右江区两栖动物资源情况做了广泛的调查，其中具有较高药用价值的两栖动物有 2 目 5 科 6 属 12 种。

2005—2007 年，盐城师范学院、江苏省滩涂生物资源与环境保护重点建设实验室联合调查到盐城滩涂有药用爬行动物 18 种、江苏盐城自然保护区有药用兽类资源 18 种。

2006—2008 年，中国海洋大学与上海海洋大学首次对中国海洋药用生物濒危珍稀物种及其资源状况进行了调查和评价。结果显示，中国海洋药用生物及具有药用开发价值的海洋生物物种被列入濒危或保护物种的达 235 种。

2006—2008 年，贵州茂兰国家级自然保护区管理局对茂兰自然保护区进行重点公益林调查时，对药用两栖类、爬行类、鸟类动物资源也进行了调查。

2008—2009 年，百色学院通过野外考察结合访问调查、查阅文献资料的方法对广西岑王老山国家级自然保护区的药用两栖动物资源进行了调查研究。结果表明，广西岑王老山国家级自然保护区具有较高药用价值的两栖动物共有 12 种，分属于 2 目 5 科。

2008—2012 年，广西大学组织师生通过在各市县的调研，记录到药用两栖、爬行及鸟类动物共 376 种，分别隶属于 3 纲 24 目 77 科。

2012—2014 年，甘肃民勤连古城国家级自然保护区管理局对甘肃民勤连古城国家级自然保护区药用动物资源（鸟类、两栖类、爬行类、兽类、无脊椎类）进行了研究，在收集、整理保护区药用动物种群的历史资料和相关研究成果资料的基础上，采用访问调查法、线路实地调查法、资料检索与专家咨询相结合的方法，对保护区内草原、山地、荒漠戈壁、湿地等各种生境及当地药材市场进行调查。

评述

通过全国、省（区、市）以及区域性药用动物资源的调查，虽然已经基本掌握我国药用动物种类、分布、药用等本底情况，为中医药事业尤其是中药产业发展，实施开源节流工程，保障药用动物资源可持续发展与合理利用打下坚实基础；但是现代信息化技术或手段应用还不够，离规模化、系统化全国药用动物资源调查还有一定距离，尤其在蕴藏量、生产技术与水平、保护措施、人工养殖与利用等方面还需进一步加强与补充完善。未来有关药用动物攻坚方向，我们认为，一是加强药用动物生态环境与生物学特性研究，二是着力人工养殖关键技术研发，三是实施替代品或代用品工程，四是大力应用与推广现代科学技术与互联网技术，五是加强动物药材生产及产地加工技术等有关标准研制，六是重视药用动物资源尤其海洋药用动物资源的综合开发利用。我们相信，21 世纪将是药用动物和动物药材大展宏图的世纪。

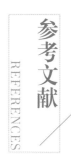

参考文献
REFERENCES

［1］李晶峰，张辉，孙佳明，等．我国药用动物资源近三年研究进展与展望［J］．中国现代中药，2017，19（5）：729-734.

［2］周益权，瞿显友，杨光，等．我国药用动物繁育标准现状及其关键问题探讨［J］．中国中药杂志，2016，41（23）：4474-4478.

［3］刘明乐，廖建鄂，李克荣，等．襄阳市中药资源调查初报［J］．中医药导报，2016，22（11）：57-60，63.

［4］毛元锋，张连梅，徐立军，等．长白山西坡中药资源分布初探［J］．今日科苑，2015（1）：111-112.

［5］黄科．涟源市中药资源普查与发展规划［D］．长沙：湖南农业大学，2014.

［6］乔永平．平凉关山林区药用野生动物资源分布调查［J］．西部中医药，2014，27（11）：80-81.

［7］张辉，孙佳明，林喆，等．药用动物资源研究开发及可持续利用［J］．中国现代中药，2014，16（9）：717-723.

［8］廖晓雯．广西陆生药用脊椎动物（两栖爬行及鸟类）资源调查和分析评价［D］．南宁：广西大学，2014.

［9］张辉．药用动物资源应用开发及可持续利用［C］//中国自然资源学会天然药物资源专业委员会．海峡两岸暨CSNR全国第十届中药及天然药物资源学术研讨会论文集。兰州：中国自然资源学会天然药物资源专业委员会，2012：6.

［10］李军德，黄璐琦．《中国药用动物志》补遗与修订（上）［J］．中国现代中药，2011，13（11）：3-11.

［11］曾小飚．广西岑王老山国家级自然保护区药用两栖动物资源的调查与评价［J］．贵州农业科学，2011，39（7）：161-164.

［12］王静，鞠爱霞．动物药与药用动物资源的保护与可持续发展［J］．黑龙江医药，2011，24（1）：65-68.

［13］黄璐琦，李军德，唐仕欢．《中国药用动物志》补遗与修订思考［J］．中国中药杂志，2010，35（21）：

2927-2930.

[14] 李军德，黄璐琦，唐仕欢，等.《中国药典》2010 年版一部部分动物药材来源探讨［J］.中国中药杂志，2010，35（16）：2052-2056.

[15] 吴启南.药用动物资源研究面临的问题与对策［J］.江苏中医药，2008（1）：21-22.

[16] 赵建华.上海两爬类药用动物资源现状与利用研究［J］.宜春学院学报（自然科学），2006（2）：85-87.

[17] 朱曦，唐婷，吴美芳，等.浙江龙王山自然保护区兽类初步调查［J］.浙江林学院学报，2005(5)：558-561.

[18] 刘杰书.恩施州自然环境与天然药物资源的研究［J］.时珍国医国药，2005（5）：444-447.

[19] 赵玉敏.长白山区主要野生药用动物资源［J］.辽宁林业科技，2005（1）：14-15，24.

[20] 姜大成，李洪波，邓明鲁.吉林省濒危野生药用动物资源及其保护［J］.长春中医学院学报，2003（3）：36-37.

[21] 任青峰，韩淑芬，钱金财，等.宁夏药用脊椎动物资源的现状、利用与保护［J］.西北大学学报（自然科学版），2001（2）：143-145.

[22] 杜天奎，任青峰，丁华.宁夏药用动物资源开发与利用的研究［J］.宁夏农学院学报，2001（1）：39-45.

[23] 盛琦.青海主要动物药生态资源与开发利用研究［J］.青海医药杂志，1999（9）：62-64.

[24] 潘国平.广西药用陆生脊椎动物资源简介［J］.广西科学院学报，1997（2）：19-22，28.

[25] 陈兴汉.陕西省药用动物资源种类及区系分析的研究［C］// 天然药物资源专业委员会.中国自然资源学会全国第二届天然药物资源学术研讨会论文集.南京：中国药科大学，1997：2.

[26] 金贻郎，许志强.浙江两栖爬行动物药资源研究［J］.浙江中医学院学报，1997（1）：54-55.

[27] 徐新杰，刘冰许.河南省野生药用陆栖脊椎动物名录（上）［J］.河南畜牧兽医，1996（4）：16-19.

[28] 徐海宁，董历平，李军德，等.北京松山国家级自然保护区药用动物资源调查［J］.中国中医药信息杂志，1996（4）：15-18.

[29] 王万贤，毕光扬，黄月辉，等.洞庭湖区水生药用动物资源调查初报［J］.湖北大学学报（自然科学版），1995（2）：198-203.

[30] 邓明鲁，常兆生.中国东北长白山区域动物药资源开发研究进展［J］.长春中医学院学报，1995（1）：50-52.

[31] 王建勤，唐明仪，林兰英，等.福建两栖类药用动物资源调查初报［J］.资源开发与市场，1995（1）：13-15.

［32］周曙明，彭广芳，林慧彬，等.黄河三角洲药用动物资源调查报告［J］.山东中医杂志，1991（2）：41-42.

［33］许欣荣，陈永林，赵华英，等.山东省动物药资源的综合研究和开发利用的建议［J］.齐鲁药事，1991（4）：33-35.

［34］孙振军，范宗忠，谢在佩，等.胶东半岛的动物资源调查Ⅳ.海产药用动物［J］.莱阳农学院学报，1989（3）：39-48.

［35］楚一男.镜泊湖地区野生药用脊椎动物名录［J］.野生动物，1989（3）：28-30.

［36］王克勤，薛慕光.湖北动物药与药用动物概况［J］.中药材，1986（5）：16-18.

［37］王岐山，杨兆芬.安徽省的药用动物资源［J］.生物学杂志，1984（2）：13-15.

［38］姜凤梧.河北省药用动物的调查［J］.中药通报，1983（5）：13-15.

［39］林吕何.广西药用两栖爬行动物分布新记录［J］.广西中医药，1982（4）：42-43.

［40］王福麟.山西药用脊椎动物的研究［J］.山西大学学报（自然科学版），1980（3）：79-92.

［41］林黎元.浙北药用动物资源现状［J］.今日科技，1980（7）：4-5.

［42］金贻郎，林乾良，窦昌贵，等.舟山地区海产药用动物初步调查报告［J］.浙江中医学院学报，1980（3）：22-29.

［43］杨学明，邓明鲁，杨洗尘.吉林省的药用动物［J］.动物学杂志，1966（4）：149-154.

［44］李军德，黄璐琦，曲晓波.中国药用动物志［M］.2版.福州：福建科学技术出版社，2013.

第十章
药用矿物资源调查与成果

一、概述

矿物类中药（简称"矿物药"）是指在中医药理论指导下，可供药用的原矿物、矿物原料的加工品、动物或动物骨骼的化石。药用矿物资源是指在中医药临床应用中可作为制作中药原料的天然矿物，包括矿物、岩石、矿石、化石、有机物、土壤、矿泉水等，以矿物资源为主，故统称药用矿物资源。矿物药是我国中医药不可缺少的重要组成部分。药用矿物资源的研究与利用已有几千年的历史，是各族人民在生产及生活实践中经过无数次尝试、观察而积累的医疗实践和经验总结。矿物药的治疗范围涉及内、外、妇、儿、五官各科，通过内服或外用，发挥着清热理血、安神补益、利水渗湿、化痰止咳、收敛止血、平肝息风、消肿解毒、祛腐生肌和保健强身等药理作用，用于治疗和预防多种疾患，可促进人体的生长和发育，增进健康，延年益寿，且临床疗效显著，极具特色。

在我国，汉族对矿物作为药用的记载最早，也是最多的。如从我国安阳出土的文物中就有商代甲骨文记载的朱砂（据考证，墓葬为公元前 1566—公元前 1120 年）。矿物药在古代典籍中均有收载，早在《山海经》中就收载了朱砂、砒霜等多种矿物药；《五十二病方》（公元前 168 年以前）收载 21 种矿物药，如雄黄、丹砂、长石 、汞等；《神农本草经》收载矿物药 46 种；《本草纲目》记载矿物药 355 种；《中药大辞典》共收载矿物药 82 种；《中华本草》收载矿物药 114 种；2015 年版《中国药典》一部收录矿物药 25 种。《神农本草经》中所收载的矿物药占收载药物总数的 12.6 %；《本草纲目》中矿物药占所收载药物总数的 19%。然而，时至当代，2015 年版《中国药典》一部收载的矿物药仅占所收载药物总数的 4%。屈指数来，目前用于临床的矿物药不多，如临床中医师熟知的芒硝配大黄，可增强泻下作用；石膏配知母，可增强解热作用；滑石配甘草，可增强利水渗湿作用等。外科、皮肤科外用的矿物药较内服的略多，如白降丹、红升丹、炉甘石洗剂、枯痔散、复方扑粉、脚癣粉、硫黄软膏、白降汞软膏、冻疮膏、柳汞软膏等。总体上来说，矿物药的使用数量和规模都很有限。可见，矿物药不仅临床使用少，而且作为矿产资源本身的不可再生性，矿物药已濒临被淘汰之危境。目前矿物药资源的基础研究及开发利用程度与植物药、动物药材相比相对薄弱，且受重视程度不够，导致矿物药的总体研究水平和资源产业化状况参差不齐。医药界很少有人专门从事药用矿物的资源开发、质量控制、剂型确定和改革、临床药理等研究。因此，必须重视和加强药用矿物资源的研究。矿物类中药也是非常珍贵的科学遗产，历代本草对矿物药均有记载。矿物药的资源问题是亟待深入研究的问题，应该引起药学工作者的高度重视。矿物药资源的研究，包括从地质资源观念去研究其区域分布的特点，地质成因的规律，地质条件控制的规律，地表地质条件的基本特征，地球化学的基本特征，矿物药资源分布的内在规律，矿物药开发、应用、发展、枯竭的规律，以及立足长远和全局观念，对矿物药资源制定合理开发、合理利用、认真保护的方针和有利于药用矿物药发展的政策。因此，重视药用矿物的基础研究是当务之急。当前为弘扬祖国传统矿物药，我们应充分挖掘药用矿产资源的药用价值和潜在利用价值，深入开展矿物类中药的研究和精细化利用，保护药用矿物资源，使其服务于国民健康。

二、药用矿物资源调查与成果

（一）矿物药相关著作的出版

矿物药资源是中药资源不可缺少的重要组成部分，矿物药在传统中医药中疗效确切，独具特色和优势。矿物药资源的研究涉及中医药学、地质学、化学、药理学等多个学科领域，研究难度较大，致使矿物药资源研究进展相对缓慢。近30年来，有关矿物药资源研究的文献很少。主要有《本草纲目的矿物史料》《中国矿物药》《矿物药及其应用》。

地质学家王嘉荫将《本草纲目》正文和集解中有关矿物、岩石等127种药物，以原书次序分为水部、土部、金石部摘要录出，每种介绍其有关史料记录，部分详述其形态、性质、医用、产地、识辨及标志等。同时还充分评价了这部医药经典著作在地质矿物学上的意义，1957年由科学出版社出版了《本草纲目的矿物史料》。

李大经、李鸿超、张亚敏等编著的《中国矿物药》是中国第一部矿物药专著，由地质出版社于1988年出版发行，并且已翻译成英文、俄文等出版。全书分总论与分论2部分。总论部分从矿物药研究的主要内容、分类、成因及其成分特征、加工与炮制、治病物质基础研究、鉴定方法及样品来源等多方面进行介绍和研究；分论中记述了70种矿物药及4种矿物制剂等。此书根据矿物药的来源、加工方法及所用原料性质等不同，重新确定矿物药的分类、品种及其组分；着重研讨了 54 种原矿物药、16 种矿物制品药与 4 种矿物药制剂的鉴别、可溶性、炮制和应用等；并结合古今文献资料对矿物药治病的物质基础进行相应的论述；还采用性状特征鉴定法、显微镜鉴定法、X 射线分析技术、热分析法等多种方法，列举了具有典型意义的样品实测数据与图表。全书附表共 174 个，图 200 余幅。《中国矿物药》是作者长期从事中药学、中药炮制学、地矿学教学和科研工作的成果，并将中医药学与矿物学进行结合，经整理提高而成，其内容和方法学均有创新和较高的参考价值，为矿物药的发展奠定了基础，也为矿物中药临床应用提供了重要参考。

中药学专家高天爱对于矿物药及微量元素有深入研究，于 1997 年主编并出版了《矿物药及其应用》。该书简述了矿物药研究的近况、存在的问题，矿物药的特点、分类、加工炮制、鉴别依据与取样鉴定法；较详细地阐述了矿物药的外表特征鉴定法和理化鉴定法；并对 111 种矿物药的正名、本草考证、别名、蒙藏药名、原矿物、来源、性状、鉴别、检查、化学成分、产状与分布、炮制、药理、毒理、性味与归经、功能与主治、用法与用量、使用注意等做了详细介绍，并在附注项下重点介绍中华人民共和国成立以来品种真伪鉴别、易混品的区别以及炮制研究的概况。为了便于读者对矿物药鉴别术语的理解，还特在附录部分增加了矿物、岩石、矿床学有关名词简释。该著作是从事矿物药资源研究的重要参考书。

（二）药用矿物资源相关调查研究与成果梳理

药用矿物资源调查大多都是地质学家完成的，由医药管理部门及医药工作者开展的矿物药资源方面的研究甚少。现将药用矿物资源调查研究与成果梳理如下。

1980—1982 年，谢崇源等对广西壮族自治区各地、市、县矿物药资源进行了调查。此次调查由广西中医学院组织进行，谢崇源、林吕何、褚瑞生、黄汉强、覃朝东参与完成了《广西矿物药调查报告》，发表在《广西中医药杂志》上。通过调查，共采集到 80 多种矿物药，初步摸清了广西矿物药的种类、分布、资源概况及某些矿物药的产销情况。在此基础上，系统整理出了 55 种矿物药资料，其中汞类药 4 种、砷类药 3 种、铅类药 4 种、铁类药 9 种、铜类药 2 种、铝类药 4 种、钙类药 11 种、钠类药 4 种、硅类药 5 种，其他药 9 种。通过调查研究，比较系统地掌握了广西矿物药的种类、分布和资源概况，发现了在药材产销和使用等方面存在的问题，并建议有关方面进一步重视矿物药的发掘和利用，为医药部门、医务人员和广大群众提供有关资料，充分而合理地利用本地资源。

1987 年，白学让、刘养杰在陕西省高等教育局科学基金资助下，对陕西省药用矿物资源展开广泛调研，编绘出了陕西省药用矿物分布图。调研结果表明，陕西省具备药用矿物产出的有利地质环境，尤其是秦巴山区药用矿物资源相当丰富，如当时中药材部门常用的和经营的 50 多种药用矿物，在陕西省基本上都有分布。对所收集到的 57 件样品，借助现代矿物学的检测手段，系统地进行了显微镜下薄片（光片）鉴定、常量成分化学分析、微量元素光谱分析、X 射线粉晶衍射分析、红外光谱分析、差热分析以及物性测试，积累了比较完整的资料。在调研与资料整理、分析基础上，发表了论文《陕西省药用矿物资源》。

1990 年，上海自然博物馆杨松年、王盛等对吉林、贵州、湖北、河南等省的矿物药进行了文献调研。当时，吉林省产出的常用药用矿物有 34 种，不常用的达 20 余种。贵州省的药用矿物在中药学中占有一定的地位，当时常用和经营的 50 多种矿物药，贵州省就产 45 种，其中有些已探明储量，有些是矿点。湖北省当时产药用矿物 44 种，其中已探明储量、省内自给有余的有 10 种，已探明储量、能满足省内需要的有 11 种，不能满足省内需要的有 6 种，未探明储量的有 6 种，尚缺 12 种，当时年产药用矿物最高达 80 吨左右。同期河南地质博物馆通过整理研究发现，河南省药用矿物资源蕴藏量丰富，品种繁多，有药用矿物 170 多种，其中常用的有 44 种，河南省药用矿物易开采，运输方便，经济效益十分可观。

1992 年，地质专家周天驹以矿物的化学成分分类为依据，将河南省主要的原生药用矿物资源划分为 10 大类 33 个品种，对其分布与药用功能进行了论述，针对开发利用现状所存在的问题，提出了重视资源优势的发挥、加强资源调查及开发利用的组织与管理、加快资源开发速度、提高资源利用率等措施与对策，并发表了论文《河南省原生药用矿物资源及其开发利用》。

1995 年，韩军青、马志正对山西省矿物药进行了文献调研，将山西省药用矿物划分为 4 个大类 31 个品种，对其分布与药用功效进行了系统论述；针对开发利用现状及存在问题，提出了发挥山西省药用矿物资源优势，提高资源利用效益的措施与对策；发现有矿种 84 种，探明具有一定储量的有 44 种，产地 610 处，其中药用矿物资源丰富，具有良好的开发前景；发表了论文《山西省药用矿物资源及其开发利用》。

1996 年，江苏省地质矿产厅钟启宝对江苏省药用矿物资源进行了文献综述，并简述了江苏部分优势药用矿物的地质特征，发表了论文《江苏药用矿物资源初探》。江苏地质工作历史悠久，研究程度较高，全省当时已发现矿种 100 余种，约有 50% 的矿种已得到开发利用，广泛应用于工业，有 36 种矿产的保有储量在全国排列前 10 位。江苏药用矿物种类多，如矿物类有岩盐、石膏、石英、方解石、自然铜、金、银、铁、孔雀石、蓝铜矿、阳起石、白云母、滑石、天然碱、萤石、玛瑙等；岩石类有花岗岩类、浮石、白奎土、石灰岩、黄土、石钟乳、石笋、姜石、粉砂、细砂岩、膨润土、含纹石大理岩、绿泥云母片岩、云母片岩等。

1996—1998 年，曹成等通过对以往河北省地质矿产调查资料的整理和部分野外实地考察，初步查明河北省具有药用价值的矿物有 65 种，药品工业矿物资源 7 种。通过初步调查和研究，发现河北矿物药资源潜力很大。河北省地处华北地区，在漫长的地质历史演化中，经过地壳的构造运动、岩浆侵入、火山喷发、江河湖海的沉积，形成了丰富而多种多样的矿产资源。此次研究发表了论文

《河北省药用矿物资源概况及其初步研究》，列出河北资源概况，产地精确到县，对产状、资源量进行了简述。

2003年，张雅聪、李成义、张馨元对甘肃省矿物药资源进行了调查，对甘肃省矿物资源进行了产地分布、储藏量的总结，发表了论文《甘肃省矿物药资源调查》。甘肃省境内地域辽阔，地形复杂，在地理位置上跨越多个构造单元，经历了多次构造运动以后，形成了现今独特的地质构造，孕育了丰富的矿产资源。甘肃省矿产品种齐全、类型多、藏量丰富，部分品种藏量居全国前列。甘肃省已探明的矿种有60余种，已开发利用的有30多种。常用的矿物药资源甘肃省均有出产。甘肃省矿物药资源以矿物中所含主要化合物的阳离子种类为依据，分为汞化合物类、铁化合物类、铅化合物类、铜化合物类等。

2004年，李宪洲等对长白山地区雄黄、雌黄、寒水石、理石、朱砂、金精石、金礞石、赤石脂、白石脂、浮石、滑石、无名异、花蕊石、鹅管石、代赭石等16种天然药用矿物的产出地点及地质产状进行了归纳，并提出了进行系统性评价的建议，发表了论文《开展长白山地区天然矿物药科学评价的意义》。

2013年，刘圣金、吴啟南、段金廒等对江苏地区非金属矿产资源进行调研。分析表明，江苏生产的矿物药资源主要有高岭土、石膏、石英、芒硝、岩盐、白云岩、蛇纹岩等。如苏州高岭土的开采已经有50多年历史，并保持了一定的开发规模，是国内重要的高岭土产业基地。同时较系统地对有史以来江苏分布的药用矿物资源进行了梳理和实地考察。结果表明，历史上江苏是矿物药资源丰富的省份，多达近50种，常见的药用矿物资源有芒硝（玄明粉）、滑石、花蕊石、紫石英、赤石脂、白石英、磁石、自然铜、青礞石、禹余粮、石膏、硫黄、赭石、云母石等。这次调研工作整理发表了论文《江苏省矿物药资源的生产应用历史及现状调查分析与发展建议》。

（三）药用矿物资源相关资料检索

通过检索中国地质调查局网站信息发现，石膏、明矾、芒硝、朱砂、紫石英、硫黄、雄黄、滑石、磁石、自然铜、皂矾等中药相关的矿产资源已进行过勘查。在中国地质调查局官网（http://www.cgs.gov.cn/）地质资料目录检索中，输入拟查找的关键词，如石膏，可以查找到全国馆和省馆资料，按工作程度分为预查、普查、详查、勘探、其他5类，并列出了报告形成时间，也可按档案号查找。

由于药用矿物学是跨学科专业，目前可检索的相关资料中，药用矿物资源的研究工作大多是矿物学专家完成的，研究成果均是报告或论文。因此对药用矿物资源的研究势必依赖矿物学的知识，中国地质调查局、工业局地质研究所、矿产地质研究院等部门为我们研究药用矿物资源提供了丰富的资料。以下以常用矿物药石膏、明矾为例，简介其资源概况。

石膏来源于硫酸盐类矿物硬石膏族石膏，主含含水硫酸钙（$CaSO_4 \cdot 2H_2O$）。石膏首载于《神农本草经》，曰："味辛，微寒。主中风寒热，心下逆气，惊喘，口干舌焦，不能息，腹中坚痛；除邪鬼，产乳，金疮。"石膏清热泻火，除烦止渴，用于外感热病、高热烦渴、肺热喘咳、胃火亢盛、头痛、牙痛等病症，其作为矿物类常用中药被誉为"降火之神剂，泻热之圣药"，历代医家广泛应用于临床，主要用于治疗热病。石膏矿在全国分布广泛，资源丰富，储量巨大，但尚缺乏较准确的统计数据。据国家建筑材料工业局地质研究所报告，中国石膏矿已有探明储量的矿产地共有 169 处，其中大型矿 79 处、中型矿 34 处、小型矿 56 处；累计探明石膏矿石储量 B+C+D 级 579 亿吨，除历年消耗矿石储量近 3 亿吨左右外，全国保有石膏矿石储量 B+C+D 级 576 亿吨，居世界第一位。虽然全国其他地区石膏矿产量大，伴生纤维石膏量也较多，但其纤维石膏品位较低。湖北应城石膏矿矿床属湖相沉积型后生矿床，其石膏矿以纤维石膏为主，纤维石膏质地纯优，矿石品位（$CaSO_4 \cdot 2H_2O$）一般达 98%，为应城石膏矿的主要产品，是中国优质石膏的主要产地。湖北荆门石膏矿主产雪花石膏、鸭蛋石膏、青石膏，伴产纤维石膏。因总产量较大，故伴产纤维石膏量亦较大。北方石膏矿以雪花石膏、青石膏为主，伴产纤维石膏，纤维石膏产量有限。

明矾，又称白矾、钾矾、钾明矾，是含有结晶水的硫酸钾和硫酸铝的复盐，即十二水合硫酸铝钾。明矾为无色立方晶体，外表常呈八面体，或与立方体、菱形十二面体形成聚形，有玻璃光泽。明矾味酸、涩，性寒；有毒。具有解毒杀虫、燥湿止痒、止血止泻、清热消痰的功效。近年来的研究证实，明矾还具有抗菌、收敛等作用，临床应用广泛。据化学矿产地质研究院宣之强等的研究、统计，截至 1998 年 12 月底，全国探明明矾石矿产地 36 处，累计探明明矾石矿物储量达 1.67 亿吨。其中，浙江储量居全国之冠，达 8992 万吨（主要是温州矾矿。温州盛产明矾石，素有"世界矾都"之称）；安徽次之，达 5866 万吨；福建第三，达 1671 万吨。据 1990 年地质矿产部和化学工业部完成的《明矾石矿产资源对建设保证程度论证》报告，我国明矾石矿资源丰富，能满足国民经济建设的需求。

评述

　　我国地域辽阔，药用矿产资源丰富，种类繁多，分布面积广泛，储量大。例如石膏矿、膨润土矿、滑石矿、高岭土矿、明矾矿等矿产资源储量位居世界各国前列。许多省（区）矿点的药用矿物品质优良，如青海的芒硝，广西的滑石，湖南和四川的菱锌矿，江苏、福建、浙江的高岭土矿等。丰富的药用矿产资源为我们深入研究与开发利用矿物类药提供了广阔前景。例如，药用云母属硅酸盐类矿物白云母矿石，主要从变质岩、花岗岩、伟晶岩及云母片岩中采得。药用白云母主产于内蒙古、辽宁、河北、山西、山东等省（区）。此外，代赭石产于河北宣化，矾石产于浙江、安徽、福建的火山岩区，石膏产于湖北应城市等，炉甘石地道药材的产地为广西泗町厂等铅锌矿矿床氧化带，朱砂地道药材产于湘西、黔东汞矿带。然而，从药用矿产资源使用的经济学角度审视，评价准则已经明确、勘查程度相对较高的药用矿种却几乎没有。

我国药用矿产资源虽然种类较多，蕴藏量丰富，但开发利用情况却不尽如人意。到目前为止，大多数药用矿产资源开发未与医药产业相结合，未形成产业化。或虽有结合，但未发挥其药用产业价值，产业化程度不高。当前我国药用矿产资源开发利用中仍存在一些问题。其一，对药用矿物缺乏系统的研究与总结。例如，药物书籍中将黄铁矿误定名为矿物药自然铜；紫萤石矿物是一种氟化钙成分的矿物，被误定名为紫石英（二氧化硅的矿物）。因此，很有必要对药用矿物进行科学、系统、深入地研究，为进一步对矿物药药理作用机制的研究提供必要的科学数据，也为产业化开发利用提供更加可靠的信息。其二，药用矿产资源与市场状况不清。因长期以来未开展药用矿物资源普查工作，资源家底不清，多种原生矿物资源缺少全面、系统的地质资料。现有资料零星、分散，甚至有认识上的错误，远远不能发挥对药用矿产开发利用的指导作用。另外，对各种药用矿产成矿条件、分布规模、数量和质量缺乏评价，对各种药用矿物的药用价值、药性功效、治病机制、临床效果缺乏系统研究，导致药用矿产无法准确地和产业开发相结合，市场定位无法进行。其三，缺乏统一的药用矿产认定标准与质量评价准则。目前，对我国药用矿产资源的认定和评价尚无统一标准，常常以偏概全。例如，矿物药自然铜具有理气活血、续筋接骨之功效，这是医学临床的宝贵经验。根据现代方法鉴定其矿物成分为黄铁矿。而我国黄铁矿探明储量达30多亿吨，成因类型有沉积型、沉积变质型、火山岩型、夕卡岩型和热液型多种，散布于全国各地，结构状态、共生矿物、伴生元素多种多样，不能笼统都算作药用矿产资源，而必须通过药效试验、考证或类比，以疗效决定取舍。另一种偏向是脱离产地地质条件，以市售药材作为研究样品。因受市售样品同名异物甚至假冒伪劣情况的干扰，研究成果可信度差，难以推广应用。其四，对矿物药的开采无整体规划。矿物药资源存在盲目滥采，资源浪费现象，尤其是龙骨等古化石类矿物药，其资源再生性差，若不保护资源、限制开采及出口，这类资源必将日益枯竭。因此，加强基础研究，积极寻找龙骨等的替代药材势在必行。其五，专业性研究型人才和学术组织匮乏。这是造成药用矿产资源调查与开发利用互相脱节甚至空白的重要原因。当前，我国对药用矿产资源的开发利用重视程度不够，药用矿产资源的研究处于边缘状态，科研与创新速度也较落后。专业性研究型人才的缺乏，使药用矿产的研究处于分散凌乱的状态，加之缺乏学术性的组织机构，无法开展学术交流活动，知识体系建设推动缓慢。

对药用矿产资源的开发，要走可持续发展之路，地质学、矿物学、岩石学及中药学等多学科联手共同攻关。不同学科发挥各自优势，相互补充，务必规划产业的长远发展战略，加强资源保护，合理开发与利用资源，维护资源、生态、社会与环境的协调发展。要注意进行综合开发利用，提高资源利用率，普及药用矿产资源知识，变资源优势为经济优势，这样不仅可以避免资源浪费，而且可以大大地提高资源利用价值与经济效益。天然矿物药资源多为不可再生资源。为充分利用现有的矿物药资源，也为了更好地继承和发扬祖国的中医药文化遗产，使矿物药的研究和利用进一步繁荣昌盛，药学界应进一步加强对矿物药药理与治病机制的深层次研究，地质矿物界应加强药用矿物资源的调查、地质分析、地道矿物药性状与产地的鉴别与论证。因此，地质矿物界与药学界必须携起手来，为祖国矿物药的开发利用研究协作共进。

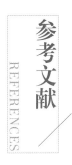

[1] 张杨.我国药用矿产资源开发利用中的问题及对策研究 [J].资源与产业，2008，10（6）：72-75.

[2] 梁忠明.重金属与中药 [M].北京：中国中医药出版社，1994.

[3] 郭兰忠.矿物本草 [M].南昌：江西科学技术出版社，1995：5.

[4] 康廷国.中药鉴定学 [M].北京：中国中医药出版社，2007：525.

[5] 李鸿超，李大经.中国矿物药 [M].北京：地质出版社，1988.

[6] 周灵君，张丽，丁安伟.矿物药使用现状和建议 [J].中国药房，2011，22（23）：2206-2208.

[7] 李文光.药用矿物的研究及开发工作值得重视 [J].化工矿产地质，1999（4）：245-246.

[8] 谢崇源，林吕何，褟瑞生，等.广西矿物药调查报告 [J].广西中医药，1982，6（6）：36-38.

[9] 白学让，刘养杰.陕西省药用矿物资源 [J].西北大学学报（自然科学版），1989（2）：120-123.

[10] 杨松年，王盛.药用矿物的地质产状、性质、研究与展望 [J].地质与勘探，1990，26（2）：27-33.

[11] 杨松年.中国矿物药图鉴 [M].上海：上海科学技术文献出版社，1990.

[12] 周天驹.河南省原生药用矿物资源及其开发利用[J].河南大学学报（自然科学版），1992，22（4）：83-90.

[13] 韩军青，马志正.山西省药用矿物资源及其开发利用 [J].山西师范大学学报（自然科学版），1995，9（1）：44-50.

[14] 朱大岗，姜羡华.药用矿物的研究与应用[J].中国地质科学院地质力学研究所所刊，1995（16）：147-159.

[15] 钟启宝.江苏药用矿物资源初探 [J].江苏地质，1996，20（3）：177-180.

[16] 曹成，王合印，曹辉东，等.河北省药用矿物资源概况及其初步研究[J].河北中医，1999，21（3）：

187-191.

［17］张雅聪，李成义，张馨元. 甘肃省矿物药资源调查［J］. 甘肃中医，2003，16（5）：59-61.

［18］李宪洲，杨贺亭，刘丽华，等. 开展长白山地区天然矿物药科学评价的意义［J］. 世界地质，2004，23（3）：306-308.

［19］刘圣金，吴啟南，段金廒，等. 江苏省矿物药资源的生产应用历史及现状调查分析与发展建议［J］. 中国现代中药，2015，17（9）：878-884.

［20］王嘉荫. 本草纲目的矿物史料［M］. 北京：科学出版社，1957：3-5.

［21］孙静均，李舜贤. 中国矿物药研究［M］. 济南：山东科学技术出版社，1992：2-8.

［22］周国运，张南方，邹戬，等. 不同产地石膏品质的探讨［J］. 辽宁中医杂志，2015，42（5）：1055-1057.

［23］李钟模. 中国明矾石矿资源状况［J］. 化工矿物与加工，1999，8：35.

第十一章
海洋中药资源调查与成果

中国是最早将海洋生物用作药物的国家之一。《黄帝内经》《神农本草经》《本草纲目》《本草纲目拾遗》等古代医学文献共收录了海洋药物约 110 种，《全国中草药汇编》《中华本草》《中草药大辞典》《中华海洋本草》均收录了品种丰富的海洋药物。经过数千年的发展，海洋中药已成为传统中医药的重要组成部分。

20 世纪 80 年代中期，全国中药资源普查的重要成果之一——《中国中药区划》一书，根据中国自然、经济条件和中药资源开发与中药生产的主要地域差异，将海洋中药划为一个独立的一级区——海洋中药区，并根据中药资源优势种类及其组合特征和生产发展方向与途径的不同，将海洋中药区又划分为渤海、黄海、东海昆布、海藻、石决明、海螵蛸、牡蛎区及南海海马、珍珠母、浮海石、贝齿、玳瑁区 2 个二级区。这充分体现了海洋中药的独特性。众多的海洋生物资源，目前仅利用了其中很少的一部分，大多数物种尚未开发其药用价值。鉴于此，对海洋中药资源的调查与开发尤为重要。

中国是世界上最大的沿海国家之一，海洋面积辽阔，拥有漫长的海岸线，横跨热带、亚热带和温带 3 个气候带，具有丰富的海洋生物资源。中国海域特殊、复杂的地理环境赋予了海洋生物丰富的生物多样性和分子多样性。据记载，中国海域的海洋生物有 2 万余种，为海洋药用生物的开发利用提供了资源基础。中华人民共和国成立以来，随着国际海洋药物的迅速发展，中国对海洋药用生物及海洋药物的研究日益重视，开展了多项海洋药物资源调查工作，为海洋药物、海洋中药的研发提供了基础支撑。

一、海洋中药的特点

海洋中药是指在中医药理论指导下应用于临床且来源于海洋的药物。海洋中药的来源包括生活于海水、海底泥滩或岩石、浅海沙滩的动物、植物及海洋中的矿物，也包括生活于海洋周围的以海洋中生物为食的鸟类。不同于陆地环境，海洋环境具有高盐、高压、低温、缺氧、低光照或无光照等特点。在此特殊的生长环境中，海洋生物在长期的进化过程中也随之形成了与陆地生物不同的代谢途径和机体防御机制，产生了一些结构独特而药理、毒理作用显著的活性物质。海洋环境特殊性和物种多样性构成了海洋天然活性产物的多样性基础，使海洋中药在性味、功效、物质基础及药理活性等方面有别于陆地中药。具体有以下几方面的特点。

（1）海洋中药资源品种特点

海洋中药动物药材显著多于植物药材。《神农本草经》收载海洋中药11种，其中植物药材仅有1种（海藻），矿物药材2种（大盐、卤碱），其他均为动物药材。2009年出版的《中华海洋本草》记载了613种海洋中药，其中矿物药材15种，植物药材204种，其他接近2/3的海洋中药均为动物药材。

（2）海洋中药药性特点

根据文献报道的研究结果来看，传统中药的寒热性质在数量上基本平均，五味则以苦、辛居多。然而，海洋中药药性显著不同于陆地中药。整体上，海洋中药药性多寒，味以咸、甘为主，归肝经，性以沉降为主。

（3）海洋中药功效特点

海洋动物药材为"血肉有情之品"，多具有补虚作用，包括补气、滋阴、补血以及补益脏腑；海洋植物药材除了清热解毒，多具有化痰利水的功效；而海洋矿物药材多具有软坚散结、杀虫作用。

（4）海洋中药成分特点

海洋中药由于其来源于海水环境的特殊性，存在着大量种类繁多的生物活性物质，包括萜类、肽类、聚醚类、氨基酸类、脂类和脂肪酸类、生物碱、皂苷、有机酸、蛋白质等。而每一类活性物质中又包含着许多结构不同的化合物。海藻类海洋中药中多含糖及多糖类成分，节肢动物和脊索动物类海洋中药主要含有氨基酸和蛋白质类成分，在硅藻、海绵、腔肠动物、环节动物、软体动物、棘皮动物等海洋中药中多含甾醇类成分。海洋中药中还存在着数量众多、生理活性特殊、结构复杂的生物碱类化合物。海洋中药贝壳部分，如石决明、牡蛎、珍珠、蛤蜊等软体动物类药材中含有大量的无机盐类成分。此外，海洋中药中有机卤化物和胍类衍生物很多，这些成分在陆生生物则很少。还有很多海洋中药活性物质的结构很独特，如从软珊瑚中分离出2个具有双十四元碳架的四萜化合物，这种化合物在陆生生物中从未见报道。

（5）海洋中药生物活性特点

海洋中药药理活性十分广泛，有对心脑血管系统产生影响，有影响免疫系统，或具有抗菌、抗病毒、抗肿瘤活性和抗衰老作用等。而且相比陆地中药，海洋中药药效成分的生物活性更强。例如，石房蛤毒素对神经的麻痹性比可卡因大10000倍，而岩沙海葵毒素和刺尾鱼毒素毒性更强，其中岩沙海葵毒素是迄今为止发现的毒性最强的海洋生物毒素之一。

二、海洋中药资源调查与成果

中国将海洋生物用作药物的历史可以追溯到殷商时期。古代沿海居民最初认识了可供食用的海洋生物，并发现了其药用价值，开始了海洋药物的医疗实践。先民们经过长期的实践积累，将某些海洋生物及矿物直接用作药物。这些药用经验逐渐积淀在历代经典著作特别是医药典籍中。中华人民共和国成立以后，中国组织了多次大型的海洋（药用）生物调查，特别是中国近海海洋综合调查与评价专项（简称"908专项"），其中有专门对海洋药用生物资源进行的调查与研究（任务编号：908-01-ST12；908-02-05-04）。

（一）古代海洋中药资源调查与成果

中国对海洋药用生物的应用历史悠久。纵观历代医药典籍，海洋药物从无到有，由少至多，呈现了逐渐丰富、不断发展的趋势（见表 11-0-1，图 11-0-1）。

表 11-0-1　历代主要医药典籍记载海洋药物情况

朝代	代表典籍	首次记载的药物	记载数	新增数
夏、商 （约前 2070—前 1046）	《山海经》	鲑鱼（河豚）、虎蛟（虎鲨）、文鳐鱼、鮆鱼（鲚鱼）、人鱼（儒艮）、鱤鱼、飞鱼（燕鳐鱼）、鰧鱼（青鰧鱼）	8	8
春秋战国 （前 770—前 221）	《五十二病方》	牡蛎、盐	2	2
秦、汉 （前 221—公元 220）	《神农本草经》	海藻、龟甲、乌贼鱼骨、海蛤、文蛤、蟹、贝子、马刀、朴消、大盐、卤碱、青琅玕	13	12
两晋、南北朝 （265—589）	《名医别录》《本草经集注》	昆布、石帆、水松、干苔、紫菜、魁蛤、石决明、鳗鲡鱼、食盐、芒硝	23	10
	《雷公炮炙论》	腽肭脐（海狗肾）、珍珠	25	2
唐代 （618—907）	《新修本草》	珊瑚、石燕、鲛鱼皮、紫贝、甲香、珂	29	6
	《食疗本草》	鹿角菜、紫菜、干苔、鲨、鲈鱼、蚶、蛏、淡菜、石首鱼、鲟鱼、鲥鱼、比目鱼、鲚鱼、鯸鲐鱼、车螯、海月、虾	26	17

朝代	代表典籍	首次记载的药物	记载数	新增数
唐代 （618 - 907）	《本草拾遗》	石栏干、晕石、碧海水、盐胆水、越王馀筹、石莼、海根、马藻、海蕴、甲煎、海獭、玳瑁、鳠鳀、文鳐鱼、牛鱼、海豚鱼、杜父鱼、海鹞鱼齿、鲻鱼、鱼鲊、鱼脂、鲙、昌侯鱼、鱼虎、鮨鱼、鳅鱼、鼠尾鱼、地青鱼、鲋鮧鱼、邵阳鱼、水龟、蟛蜞、蟛蚏、拥剑、蟚蜂、海马（水马）、齐蛤、寄居虫、蛤蜊、蝛蠯、海螺、青蚨、蜡、蓼螺、蛇婆、朱鳖、担罗、大红虾鲊、蟫蠦	75	49
宋代 （960—1279）	《开宝本草》	石蟹、鲻鱼	29	2
	《本草图经》		35	
	《大观经史证类备急本草》	车渠、石蚕、浮石、元明粉、马牙硝、石燕、水花、郎君子、海蚕沙、蚌蛤、海带、雀梅	116	14
	《本草衍义》	青琅玕、玳瑁、乌贼鱼、鲛鱼	22	4
明代 （1368—1644）	《御制本草品汇精要》		89	
	《本草纲目》	石鳖、海蚕、石花菜、龙须菜、舵菜、龙涎、勒鱼、鱇鱼、章鱼、鲙残鱼、盐蟹汁、石劫、海镜、海燕、猾	151	15
	《食物本草》	裙带菜、膳鱼、银鱼、水晶鱼、鲚子鱼、鲅虎鱼、尤头鱼、瑰鱼、君鱼、鹿子鱼、羊肝鱼、子鱼、柔鱼、鼍鼍、鼍、海蛳、吐铁、海参	156	18
清代 （1616—1911）	《本草纲目拾遗》	鹧鸪菜、麒麟菜、红海粉、西楞鱼、带鱼、海龙、海牛、西施舌、对虾、禾虫、海狗油、鲥鱼鳞、河豚目、沙鱼翅、乌鱼蛋、白皮子（海蛇肉）、蛏壳、蚌泪、干虾、虾米、虾子、虾酱	33	22

　　早在夏、商时期的《山海经》就记载了 20 种海洋生物，主要是海洋鱼类，其中记载有治疗疾病作用且现代能考证出其物种的海洋药物就有 8 种。

　　中国著名医学典籍《黄帝内经》中有以乌贼骨做丸，饮以鲍鱼汁治血枯等的记载。

　　中国最早的药典《神农本草经》记载海洋药物 13 种，包括属于上品的牡蛎，中品的海藻、乌贼鱼骨、海蛤和文蛤，下品的大盐、卤碱、青琅玕、马刀、蟹和贝子等。许多记述成为传世之宝，如"海藻疗瘿"是世界上最早的关于海藻疗效的医疗记载。

两晋、南北朝时期，《名医别录》和《本草经集注》收载海洋药物23种，比《神农本草经》新增收了10味。

唐代盛世，出现官修本草，海洋药物因此也得以兴盛。如《新修本草》收载海洋药物29种，比《名医别录》《本草经集注》增收6种；特别是《本草拾遗》，收载的海洋药物达到75种，其中新增收海洋药物49种，对后世海洋药物的发展具有重大影响。

宋代是海洋药物另一个大发展时期。《本草图经》收载海洋药物35种，其中兼有图文的22种，图35幅；《大观经史证类备急本草》收载海洋药物103种，加上部位药13种，共116种，新增14种。

在唐代、宋代发展基础上，海洋药物在明代有了进一步的发展。《御制本草品汇精要》收载海洋药物89种；集古代中华本草大成的《本草纲目》收载海洋药物111种，加上部位药40种，共151种，新增15种；而《食物本草》收载海洋药物100种，加上部位药56种，共156种，新增18种，是记载海洋药物数量最多的古代典籍。

清代海洋药物又有新的发展，《本草纲目拾遗》收载海洋药物33种，新增10种，并新增部位或加工药12种，合计新增22种。

从秦汉到清代的2000余年间，海洋药物从《神农本草经》原始收载的13种，发展到清代，按照不同物种及其药用部位不重复累计达207种（见图11-0-1）。经过数千年的发展，海洋药物作为中国医药宝库的重要组成部分，为中华民族的繁衍生息做出了重大贡献。

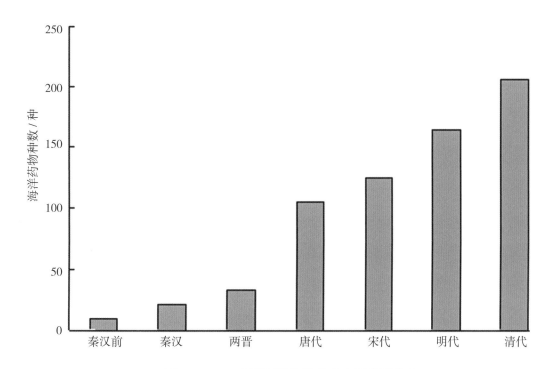

图 11-0-1　中国历代海洋药物主要发展趋势

（二）现代海洋中药资源调查与成果

中华人民共和国成立以来，在历次中药资源调查中，都涉及来源于海洋的中药资源（表 11-0-2）。在历次海洋专项调查中，也都涉及了海洋药用生物资源及海洋中药资源。1962 年曾呈奎等开辟了药用海洋生物调查的先河，编写的《中国经济海藻志》记载了中国沿海产的鹧鸪菜和海人草有驱虫作用。随后，中国沿海各省市、海军医药科学技术人员以及海洋药物研究机构对中国近海药用生物资源进行了 9 次局部及全国性的调查（见表 11-0-2）。中国在海洋药用生物资源方面做了大量基础性工作，在资源普查、药用生物养殖、老药材新药用部位和新适用范围，以及海洋药用生物新资源的开拓等方面都取得了一系列重要成果。海洋药用生物资源的研究取得长足发展，被认识和收录的海洋药用生物种类明显增加，在中药资源中占据重要地位。

表 11-0-2　中国历次海洋药物资源调查情况

年代	调查项目 / 机构	主要人员	调查区域	调查成果
中药资源调查				
1959—1962	野生经济植物普查		四川、海南以及东北地区，西藏、新疆、青海、河南以及华东地区	调查药用植物，海洋药物资源的相关资料和数据不多
1969—1973	全国中草药资源普查		全国各地	调查中草药资源，海洋药物资源的相关资料和数据不多
1983—1987	全国中药资源调查研究		全国各地	调查常用动植物药材的野生资源蕴藏量、生产环境、资源开发利用状况，普查出海洋药用物种资源 670 种
海洋药用资源调查				
1960—1978	上海水产大学对有毒鱼类和药用鱼类的调查	伍汉霖等	中国沿海	出版《中国有毒鱼类和药用鱼类》（1978 年）、《中国有毒及药用鱼类新志》（2002 年）
1973—1976	海军卫生部组织的药用海洋资源联合调查	张吉德、林洪海、谢振民等	8 省市沿海主要岛屿	调查海洋中药单方、验方和药用海洋生物资料。采集标本 2000 余件，整理《海洋中药手册》，出版《中国药用海洋生物》（1977 年）

续表

年代	调查项目 / 机构	主要人员	调查区域	调查成果
1972—1973	广东省科技局与中国科学院南海海洋研究所的调查	邹仁林等	广东及海南岛沿海、西沙群岛海域	出版《南海海洋药用生物》（1978 年）
1978—1990	山东省海洋药物科学研究所的调查	关美君、吴元熙、丁源等	山东半岛沿海	采集标本千余种，编写《山东沿海药用生物资料汇编》
1981—1982 1989—1990	福建省中医药研究所的调查	赵秀贞等	福建沿海及岛屿	获得福建沿海药用海洋生物239 种
1984—1987	浙江省卫生厅等单位的联合调查	李德英、胡月妹等	浙江沿海岛屿海域	调查近海潮间带生物种类、药用价值、资源情况及单方、验方，编写《浙江省药用海洋生物资料调查报告》
1987—1988	辽宁省大连市的调查	李熙宜等	大连、旅顺等沿海和岛屿	收集海藻标本 135 种，分析鉴定出可作药用的海藻 71 种
2004—2012	中国海洋大学海洋药用生物资源调查与研究	管华诗、王长云、钱树本、武云飞、刘光兴、陈兴群等	中国近海，重点在珊瑚礁、红树林、海岛、滨海湿地等典型、代表性海洋生态系统中进行调查	调查 724 个站位，获得样品 10448 件，累计鉴定物种5594 种，为《中华海洋本草》的编纂提供第一手资料
2013—2018	中国海洋大学海洋中药材调查	王长云、钱树本、武云飞、周凤琴、郭庆梅、付先军、马琳等	以河北安国中药材市场、安徽亳州中药材市场、广州清平中药材市场和广西玉林中药材市场 4 个国家级中药材市场为主要基地，结合沿海药市及海产品市场进行调查	对中国海洋中药材的市场流通状况进行了系统调查，研究了113 种海洋中药材采收、加工、炮制及贮藏方法，构建了首个海洋中药材标本库，并对 100余种海洋中药材进行了系统的整理、鉴定和生药学研究

1. 上海水产大学对有毒鱼类和药用鱼类的调查

20 世纪 60 年代，上海水产大学伍汉霖等对有毒鱼类和药用鱼类进行了调查。调查研究和收集了中国沿海有毒鱼类和中毒防治方法等有关资料，主编出版了《中国有毒鱼类和药用鱼类》，收载有毒鱼类和药用鱼类 250 种。20 世纪 80 年代后，伍汉霖教授继续收集全国各地有毒鱼类和药用鱼类标本、民间验方和医院防治有毒鱼类中毒案例资料，对《中国有毒鱼类和药用鱼类》进行修改增补，主编出版了《中国有毒及药用鱼类新志》，收载鱼类 392 种，其中药用鱼类 168 种。该专著荣获第十一届全国优秀科技图书奖三等奖。

2. 海军卫生部组织的药用海洋资源联合调查组

1969年中国人民解放军第四一一医院派出赴福建沿海医疗队，在张吉德带领下收集有关海洋中药单方、验方和药用海洋生物资料。1973—1976年，海军卫生部组织联合调查组，对中国除台湾省外8省市沿海主要岛屿药用生物进行了多次大规模的调查，采集标本2000余件，并收集了大量的第一手资料。由张吉德、林洪海、谢振民整理编写成《海洋中药手册》，并与上海医药工业研究院情报站合作，查阅了国内外有关资料，编写出版了国内首部药用海洋生物专著《中国药用海洋生物》。该书收载药用海洋生物147种，同科属可作药用的128种，共计275种，单验方450个。此项科技成果获1978年全国科学大会成果奖。1979年，海军药研中心与上海自然博物馆和山东海洋药物科学研究所合作，对中国东南沿海进行了调查和专题研究，获得军队科技进步奖二、三等奖共十余项。

3. 广东省科技局与中国科学院南海海洋研究所的调查

1972—1978年，广东省科技局和中国科学院南海海洋研究所组织了海洋药用生物调查，对广东省及海南岛沿海和西沙群岛海域药用生物进行了系统调查。经过资料分类整理，由中国科学院南海海洋研究所海洋生物研究室编写出版了《南海海洋药用生物》。该书收载药用海洋生物214种。南海海洋研究所邹仁林研究员等于1960—1985年对广东、广西、海南岛沿海以及西沙群岛和南沙群岛海域的珊瑚进行标本采集、分类鉴定，整理出版了《珊瑚及其药用》。该书为珊瑚的分类、化学成分及其抗癌和心血管疾病防治方面的新药开发研究提供了参考。

4. 山东省海洋药物科学研究所的调查

1978—1990年，山东省海洋药物科学研究所以关美君、吴元熙、丁源为首的调查组，对山东半岛沿海药用生物进行了多次系统调查，采集标本千余种，收集大量第一手资料，经过分类、鉴定，整理编写了《山东沿海药用生物资料汇编》，收载海洋药用生物320种。同时又与海军药研中心合作，对东南沿海药用生物进行了调查，开展了多项专题研究并研制成海洋新药——海康。丁源在调研的基础上，报道了《中国药用海藻名录及应用》和《中国药用海产贝类名录及其应用》，收录海藻103种、贝类138种，荣获山东省科技成果奖二等奖；参加了《新华本草纲目》海藻部分的编写，该书收载药用海藻92种。关美君和丁源还参与了《中国原色本草图鉴》和《中华本草》海洋药物分册的编写。

5. 福建省中医药研究所的调查

1981—1982年，福建省中医药研究所组成调查队，对福建厦门、晋江、莆田三地区沿海进行了调查，并采集大量标本，经资料分析和鉴定，整理出有药用价值的海洋生物 126 种。1989—1990 年，该所赵秀贞等又对福建省沿海各岛屿药用生物进行了全面的调查。两次调查共获得药用海洋生物 239 种。

国家海洋局第三海洋研究所黄宗国主编（130 余名学者参编）的《中国海洋生物种类与分布》，是中国海洋生物多样性的权威性专著。该书对 70 多年来国内外学者记载的中国海域物种进行全面、系统地研究和审定，从细菌至兽类，共鉴定 20278 种，记录了物种及其分布。这部专著对开发海洋生物资源有重要的参考作用。

6. 浙江省卫生厅、医药总公司、水产学会和海洋学会的联合调查

1984—1987 年，浙江省卫生厅、医药总公司、水产学会和海洋学会联合协作，由李德英、胡月妹等组成联合调查组，分年度按季节共组织 25 批 230 人次，对浙江沿海岛屿进行全面的海洋资源调查。调查范围包括杭州湾、乐清湾、象山湾，以及舟山海区、岱巨海区、大目洋海区、洋鞍海区、三门海区、猫头海区、大陈海区、南北麂海区等。调查内容主要是近海潮间带生物种类、药用价值、资源情况及单方、验方。调查方法分外业组和内业组。外业以现场采集标本和个别访问相结合的方法，召开座谈会 40 余次，走访了沿海岛屿、渔村等 262 个点，收集了大量第一手资料。内业组主要对收集的资料进行系统整理和标本鉴定，并审核汇总，编写成《浙江省药用海洋生物资料调查报告》，记载可作药用的海洋生物共 416 种。该调查获得浙江省科技成果奖二等奖。

7. 辽宁省大连市的调查

1987—1988 年，辽宁省大连市药用海藻协作组李熙宜等，对大连、旅顺、庄河以及金县、复县和长海县沿海共 23 个渔村和岛屿进行了调查，收集海藻标本 135 种。经分析鉴定，整理出可作药用的海藻 71 种。

8. 中国海洋大学海洋药用生物资源调查与研究

2004—2012 年，由管华诗领衔，中国海洋大学牵头，由国家海洋局第一海洋研究所、第三海洋研究所及山东中医药大学等单位参与，在国家海洋局中国近海海洋综合调查与评价专项（简称"908 专项"）资助下，对中国近海海洋药用生物资源进行了大规模的系统调查评价，其涉及面广，专业性强。通过此次综合调查，集以往各次的调查结果和大量的文献资料分析表明，除历代本草记载的药物外，现代药物研究又筛选发现了一批具有开发价值的药用生物资源。初步摸清了中国海洋药用生物资源状况，为中国海洋药物（包括海洋中药）进一步研究开发奠定了良好的资源基础。

中国海洋大学主持承担了海洋药用生物资源调查与研究任务（任务编号：908-01-ST12；908-02-05-04），包括海洋药用植物、海洋药用维管植物、海洋药用潮间带生物、海洋药用底栖生物、

海洋药用游泳生物等研究种类。管华诗为任务负责人，王长云为项目执行人，钱树本、武云飞、李国强、孙世春、曾晓起、叶振江、刘光兴、邵长伦、陈兴群等为任务组成员，带领多个团队完成了调查、室内分析研究、图集制作及调查研究报告编写等工作。

调查内容：调查中国近海药用浮游生物、游泳动物、底栖生物的种类，结合已知的海洋药用生物资料，明确中国现有海洋药用生物的种类组成、数量与分布；重要药用生物的物种多样性；珍稀濒危海洋药用生物的数量与分布。此次通过对上述生物数量与分布的调查，明确其资源量及主要分布区域。

调查方法：①专项调查。重点调查具有代表性的潮间带至水深 10 米以浅海区、海湾及河口区、红树林和珊瑚礁特殊环境区域和受人类活动影响较小的海岛等区域，调查浮游生物、底栖生物、游泳动物中的药用生物资源。②民间调访。进行沿海民间海洋药物验方、秘方和偏方以及有关海洋药用生物养殖生产情况等资料的收集，并对有关海洋药用生物进行补充调查。

调查海区范围：①水深 10 米以浅海区。包括辽宁、山东、江苏、浙江、福建、广东、广西、海南等沿海海湾及河口区，包括大连湾、莱州湾海域、淮河口区域、长江河口区域、九龙江河口区、珠江口海域等。②红树林、珊瑚礁区域。包括海南琼山（东寨港红树林自然保护区）、海南文昌（清澜港红树林自然保护区）、海南三亚（亚龙湾红树林自然保护区、三亚河口红树林自然保护区）、海南儋州（新英红树林自然保护区）、海南临高（新盈红树林自然保护区）、广东湛江（湛江红树林自然保护区）、广西合浦（山口红树林生态自然保护区）、雷州半岛、浙江温州、福建厦门、福建龙海滨海等，重点调查区域为沿岸红树林及水深 20 米以浅海区；南海海域，海南、广东和广西近海，在海南环岛（三亚、陵水、万宁、文昌、琼海、临高、儋州等地）、雷州半岛（徐闻）、硇洲岛、涠洲岛等近岸海域的珊瑚礁区域及水深 20 米以浅海区。③海岛。包括涠洲岛、硇洲岛、南澳岛、舟山群岛、灵山岛、庙岛群岛邻近海域等，海岛调查范围均为环岛潮间带至 -20 米以浅海区。

专项调查在渤海、黄海、东海和南海的 724 个调查站位内，获取 10448 件样品（见图 11-0-2），中国海洋大学、中国科学院海洋研究所、中国科学院南海海洋研究所、国家海洋局第三海洋研究所的专家对所采集样品进行物种分类鉴定，累计鉴定物种 5594 种（包含鉴定到属的未定名种、重复种）。在此基础上，再次进

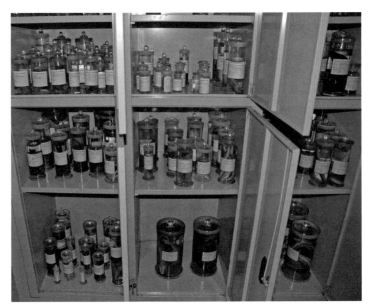

图 11-0-2　海洋药用生物标本

行药用分析评价、药用生物的筛选，累计筛选1867种，实际获得各类海洋药用生物690种。其中渤海39种、黄海196种、东海381种、南海319种（各海域有重复物种）。

利用海洋药用生物资源调查与研究获得的第一手资料，结合对中医药大量的历史典籍和科学文献资料的系统梳理，及对现代海洋药物研究最新成果的总结，最终编成海洋药物领域首部大型志书《中华海洋本草》（见图11-0-3）。《中华海洋本草》由管华诗、王曙光主编，全书9卷，1400万字，引用历代经典著作500余部，现代期刊文献5万余条，数据库10余个。王长云作为编辑部主任，具体组织执行了《中华海洋本草》的编纂工作。编纂过程历时5年，涉及40余所高等院校和科研机构，300余名专家学者参与编写，汇聚了众多学者的智慧。

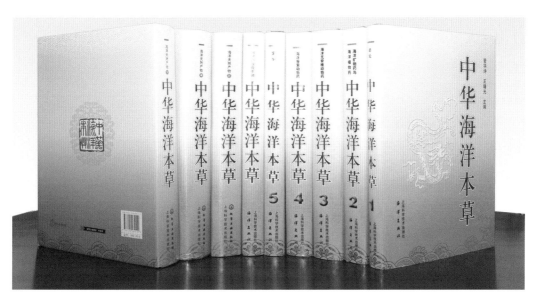

图 11-0-3 《中华海洋本草》

《中华海洋本草》总论部分，首次对中华海洋本草发展史进行了较为系统的归纳总结、追踪溯源，阐述了海洋本草的发展脉络；并对海洋本草的基本特点、现代海洋药物的发展、海洋药用生物状况等方面进行了较为全面的论述。各论部分在广泛收集、整理古今文献资料的基础上，对海洋矿物药、海洋植物药、海洋动物药进行了系统阐述，收录药物613种（其中植物药材204种，动物药材397味，矿物药材12味），涉及药用生物以及具有潜在药用开发价值的物种1479种，另有矿物15种，涵盖3100余方。此次编纂还对药用物种的拉丁学名进行了重新考证，对历史文献中的物种学名纠偏达200余种，并补充新药用物种600余种。附有1500幅彩色图片、700余幅黑白图片、500余种化合物结构、21幅具有代表性的重要药材的指纹图谱。同时详细记载了物种的化学成分和药理毒理作用研究资料。运用这些基础性数据资料，可了解海洋本草的来源、药性理论、炮制等方面的研究与应用，也可开展海洋药用物种的形态与生态特征、分布、药材鉴别、化学成分、药理毒理等现代海洋药用生物资源的相关研究。

《中华海洋本草》出版后，*Nature* 对《中华海洋本草》进行了高度评价，认为这是一部海洋药物领域的百科全书，涵盖中国海洋药物 3600 年的发展历史，全面系统地反映了海洋药物应用、研究的历史和现状，为海洋中药和现代海洋药物的研究开发提供了基础性的科学资料，对海洋药物学科的发展具有里程碑意义。

继 2009 年《中华海洋本草》出版后，由管华诗领衔，经过多年的积累，于 2016 年又出版了系列著作《中华海洋本草图鉴》（见图 11-0-4）。《中华海洋本草图鉴》是与《中华海洋本草》一脉相承的系列著作。《中华海洋本草图鉴》基于大规模海洋药用资源野外综合调查与评价，精选常用药物和相应物种，通过系统的分类与鉴定，采用图文结合的方式进行直观与翔实的阐述与介绍。该书收载 531 种海洋药物，以药物特征为主线，以图为鉴，配以文字，简明扼要地介绍了海洋本草的基原物种特征和药材特征。以药材主治功效、用法用量、药材特征、基原特征为结构单元，将每种药材列为一个版块的编排格式，配以基原形

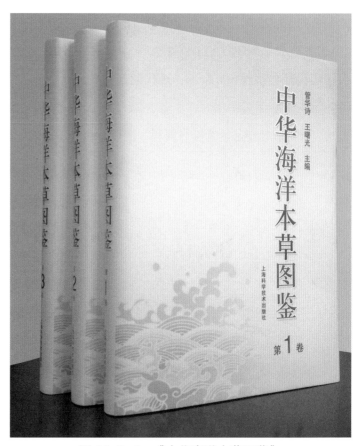

图 11-0-4　《中华海洋本草图鉴》

态特征图、生态环境图、药材特征图、显微结构图等图片千余幅。该书的出版，为进一步促进海洋本草知识的传播提供了真实、科学的第一手资料，使更多读者能够充分了解海洋药物的功效与主治，快速掌握药用物种的鉴别方法，并能在实际的防病治病中得到更广泛的应用，进而为人类健康事业做出更大贡献。《中华海洋本草图鉴》的出版，丰富和完善了《中华海洋本草》药材及物种鉴定，将《中华海洋本草》的实践与应用提升了一个台阶，为中国海洋药物、海洋中药研究领域又增添了一部经典性著作。

9. 中国海洋大学海洋中药材调查

2013—2018 年，在国家 863 计划项目"国家海洋传统药源生物（中药）资源开发利用"的资助下，中国海洋大学王长云课题组对中国海洋中药材品种进行了调查、整理与挖掘研究。

课题组分别以河北安国中药材市场、安徽亳州中药材市场、广州清平中药材市场和广西玉林中药材市场 4 个国家级中药材市场为主要基地，结合沿海药市及海产品市场，通过药市直接调查、走

访药商、问卷调查、考察加工厂、文献与网络信息调研等途径调查海洋中药市场状况，包括海洋中药材的品种、基原生物、产地、资源状况、药用部位、炮制方法、储存条件、储存时间、质量等级、价格及其趋势、商品用途、产量、销量、销售商等原始资料。有针对性地对常用海洋中药材商品进行调查，对收集的信息进行归纳、分析和整理。调查中，将药典收载品种、民间和中医临床长期应用的品种列为常用品种，而将常用品种中资源量大、分布较广、产量较大，且使用量大、经济效益较高的中药材品种列为大宗品种。通过走访药材加工厂，了解海洋中药材的生产原料、加工炮制方法、产量等信息。

该调查共收集海洋中药 120 种，样品 879 份，并对收集到的海洋中药材进行了品种鉴定、性状鉴定和显微鉴定等生药学研究，构建了首个海洋中药材标本库。根据不同药材的基原生物特点和药材性状要求，分别对贝类、鱼类、甲壳类、棘皮动物类、哺乳动物类、腔肠动物类、藻类、高等植物类等 113 种药材，从药材采收、加工、炮制及贮藏方法等方面进行了研究。对 100 余种海洋中药材进行了系统的整理、鉴定和生药学研究，涵盖基原鉴别、性状鉴别、显微鉴别、红外光谱分析、差热分析、电镜扫描、X-射线衍射、蛋白质电泳、DNA 条形码技术等，并与已有文献进行了比较，阐释了炮制作用和注意事项，澄清了混乱品种，保证了药材质量，保障了用药安全性和有效性。

三、中国海洋药用生物资源状况

海洋中药具有独特的药性与功效，已成为研究开发防治复杂疾病药物的重要药源。但相对陆地中药，海洋中药的发展比较缓慢。近年来，随着海洋资源的开发，海洋中药的数量呈井喷式增长。但是很多新的海洋中药资源缺少药性记载，制约了海洋中药的临床应用。2015 年版《中国药典》收载的海洋中药材及饮片只有 12 种，其中植物类 3 种（海藻、昆布和北沙参），动物类 9 种（海马、海龙、珍珠、珍珠母、海螵蛸、牡蛎、蛤壳、石决明和瓦楞子）。中国沿海民间所应用的海洋药用动植物十分丰富。民间常见药用海藻类有石莼、海带、昆布、海藻、羊栖菜、海蒿子、紫菜、石花菜、麒麟菜、江蓠等；常见药用动物类有海月水母、海蜇、珊瑚、珠母贝、牡蛎、缢蛏、乌贼、中国鲎、海龟、海胆、海龙、海马、玳瑁、海蛇、海燕、蛤等。其他重要药材还有海狗肾、海浮石、鱼脑石、紫贝齿、蛤壳、贻贝、刺参、干贝、龟甲等。药用部位一般包括藻类的全体，动物的壳、肉、脂、卵等。许多药材都是功效独特的传统海洋中药，如昆布、海带、紫菜、海人草、乌贼骨（海螵蛸）、海马、海龙、海月、鲍壳、瓦楞子、文蛤、海参、海胆等，均是海洋所特有。这些药材具有不同的药性，并具有各种特殊的功效。如石花菜、蜈蚣藻、文蛤、珍珠贝、鲎（尾、胆）、灰星鲨（胆）、网纹裸胸鳝、海鳗（鳔）、玳瑁等有清热解毒效用；台湾枪乌贼、海燕、尖齿锯鳐及锯鲨（胆）、海鳗、海蛇、鲸鲨（鱼骨）、蛤蜊肉等能祛风湿；而海狗、海豹、海马、海参可作温热药；海参还具有滋阴、壮阳、补血、养胎等功效；海浮石、海蛤壳、毛蚶壳（瓦楞子）、海带、海蛾鱼等有止咳化痰、软坚散结、润肠之功效；双吻前口蝠鲼和日本蝠鲼的鳃（膨鱼鳃）则是著名的解表动物药；海蜇、海胆、鹧鸪菜等能止咳平喘。还有许多海洋药用动植物有补益、开窍、理血、舒气、安神、平肝、驱虫等功能。因此，海洋药物的医疗用途十分广泛，尤其是对肿瘤、心脑血管疾病、糖尿病等疾病及各种疑难杂症具有突出的作用。

由于不同种的海洋生物要求不同的、适合于自己生长的特定环境，因此，每个物种并不是遍布于海域的每个角落，即使是在同一海域内，也是呈不连续的，在局部地域内生长的。近年来，由于人口剧增，特别是社会经济的快速发展，人类疾病谱发生了显著变化，天然药用生物资源的消耗急剧增长。作为天然药用生物资源的重要组成部分，海洋药用生物资源面临着衰退和灭绝的威胁。人们在开发利用药用生物资源时，只顾短期利益，忽视了对资源的保护和管理。不当的、过度的生物资源开发利用行为，不仅直接破坏了近海食物链，导致包括许多传统药用生物在内的海洋生物资源的衰退，一些重要海洋生物栖息地、产卵场，特别是珊瑚礁、海草床、红树林等重要海洋生态功能区退化严重，加上过度捕捞，造成许多具有重要药用价值的海洋珍稀物种处于濒危或灭绝的境地。中国在海洋生物资源与环境保护方面采取了一系列保护行动，但是海洋生物多样性和海洋环境仍然面临着严重威胁。这对海洋药用生物资源的开发、可持续利用带来负面影响。

迄今为止，要确切地估计目前尚未开展人工养殖的海洋药用生物的资源量是非常困难的，因为自然生长的海洋生物，其分布和生长受多种自然和人为因素影响，从而造成生物量的不稳定性。

（一）资源量充足可持续利用的药用生物

1. 人工养殖的海洋药用物种

在科学工作者和沿海渔民的共同努力下，已有多种海洋药用生物能够进行人工养殖。

目前中国已能养殖的海洋生物物种有 112 种，其中海洋药用生物养殖的主要物种有 80 余种。

（1）人工增殖、养殖的植物药用物种

钝顶螺旋藻 *Spirulina platensis* (Notdst.) Geitl. 全国沿海各地都可开展人工养殖，螺旋藻的保健品已遍布全国市场。

红毛菜 *Bangia fuscopurpurea* (Dillw.) Lyngb. 盛产于中国东海和南海沿岸，渤海、黄海沿岸极少见，仅在江苏省连云港和山东省荣成市石岛海域有分布。在福建、江苏等沿海一带已经开展红毛菜的人工养殖。

条斑紫菜 *Porphyra yezoensis* Ueda 主要分布在辽宁大连、复县（今瓦房店市），山东烟台、威海、荣成和青岛近海，是北方海域人工养殖紫菜的主要物种。主产区复县（今瓦房店市），江苏连云港、东海域也有大量养殖。

坛紫菜 *Porphyra haitanensis* T. J. Changet B. F. Zheng 分布在浙江嵊泗列岛，福建平潭、惠安、东山等海区，是南方海域人工养殖紫菜的主要物种。主产区福建沿海。紫菜养殖品种有 17 种之多，主要养殖区分布在山东、江苏、浙江和福建沿海。

海萝 *Gloiopeltis furcata* (Post. et Rupr.) J. Agardh 是中国沿海盛产的海藻物种，分布很广，北起辽东半岛，南至雷州半岛的硇洲岛，包括台湾省的基隆均有生长。福建省金门岛东南海礁石上自古以来即进行海萝的养殖，产量甚大。

麒麟菜 *Eucheuma denticulatum* (N. L. Burman) Collinset Hervey 仅分布于中国台湾省和海南省本岛及西沙群岛海域。早在 20 世纪 60 年代，海南文昌、琼海生产麒麟菜已达 250 吨。但由于当地珊瑚礁被大量破坏，珊瑚礁区缩减，养殖产量长期徘徊不前。

琼枝 *Betaphycus gelatinae* (Esp.) Doty 中国台湾省澎湖列岛、海南省本岛沿岸均有琼枝分布，其中以文昌、琼海两县最多，崖县、儋县、榆林等海区较少，东沙群岛也有分布。

凤尾菜 *Gracilaria eucheumoides* Harv. 主要分布在台湾岛、海南岛、西沙群岛海域。海南已有人工养殖。

真江蓠 *Gracilaria asiatica* Zhang et Xia 别名龙须菜，各海区都有分布。已有人工养殖，主产区在雷州半岛和海岛海域。

细基江蓠 *Gracilaria tenuistipitata* Chang et Xia、芋根江蓠 *Gracilaria blodgettii* Harvey、脆江蓠 *Gracilaria chouae* Zhang et Xia、粗江蓠 *Gracilaria gigas* Harv. 等物种大都分布于福建省、广东省、海南省和广西壮族自治区沿岸。在雷州半岛和海岛海域也有养殖。

海带 *Laminaria japonica* Aresch 在中国自然生长的海区仅限于辽东和山东两个半岛的肥沃海区。由于人工养殖，海带的分布已扩广到长江以南的浙江、福建，甚至广东的粤东海区。主产区山东省长岛县钦岛乡和荣成市。1995 年全国海带养殖产量高达 64.4 万吨。

裙带菜 *Undaria pinnatifida* (Harv.) Sur. 主要分布在辽宁大连沿海，山东烟台、威海、荣成、青岛和浙江嵊泗列岛（陈山、黄礁）。主产区大连、威海、荣成。1997 年，收割鲜菜达 360 万吨。长岛、威海海域自然生长的裙带菜也很丰富。

梨形巨藻 *Macrocystis pyrifera* (L.) C. Ag 中国海域原本没有巨藻属的物种，自 20 世纪后期由南美引进在大连、山东长岛等海域养殖。

羊栖菜 *Hizikia fusiforme* (Harv.) Okamura 北起辽东半岛，经庙岛群岛、山东半岛东南岸、浙江、福建至广东雷州半岛东岸的硇洲岛之间都有生长。浙江海域已有大面积人工养殖，养殖水面上万亩，成为水产养殖的支持产业之一。

盐生杜氏藻 *Dunaliella salina* (Dunal) Teodoresco 中国沿海、盐田、盐水湖内都有分布。通常在盐田、水池内大面积养殖。

羊蹄 *Rumex japonicus* Houtt. 分布于山东、江苏、浙江、福建、台湾、广东、广西沿海。已有人工栽培。

木麻黄 *Casuarina equisetifolia* Linn. 分布于福建、台湾、广东、海南、广西沿海。野生或栽培，另有海岸防护作用。

番杏 *Tetragonia tetragonoides* (Pall.) Kuntze 分布于江苏、浙江、福建、台湾、广东沿海。生长于海滩、海边沙地。野生或栽培。

黄槿 *Hibiscus tiliaceus* L. 分布于福建、台湾、广东、香港、海南、广西沿海。生长于海水可达到的高潮带。沿海省区小城镇栽培作为行道树。

柽柳 *Tamarix chinensis* Lour. 分布于辽宁、河北、山东、江苏、浙江、福建、广东、广西沿海。黄河流域及沿海盐碱地都有分布与栽培，山东黄河三角洲有 100 万亩柽柳林。

木榄 *Bruguiera gymnorrhiza* (L.) Lamk 分布于福建、台湾、广东、香港、海南、广西等省（区）沿海及其岛屿。为红树植物，中国红树林优势树种之一。已有人工栽培。

榄仁树 *Terminalia catappa* Linn. 分布于福建、台湾、广东、海南、广西沿海。生长于海滨、沙岸、沙滩及内陆。已有人工栽培成行道树。

珊瑚菜 *Glehnia littoralis* (A. Gray) Fr. Schmidt ex Miq. 分布于辽宁、河北、山东、江苏、浙江、福建、台湾、广东、海南沿海。

狗牙根（绊根草）*Cynodon dactylon* (L.) Pers. 分布于黄河以南沿海各省海边。近年北京附近有栽培。

短叶茳芏 *Cyperus malaccensis* Lam var. *brevifolius* Bocklr. 分布于浙江、福建、广东、广西沿海。福建地区有栽培。

（2）人工增殖、养殖的动物药用物种

疣吻沙蚕 *Tylorrhync husheterochaetus* (Quatrefages) 分布于黄海、东海、南海河口区。南方海域资源量较大，记录的最大密度可达每平方米 537 条，生物量为每平方米 11.2 克。可人工养殖。

日本刺沙蚕 *Neanthes japonica* (Izuka) 分布于渤海、黄海、东海。资源量大，1990 年 10 月，在山东即墨金口虾池进水渠内密度可达每平方米 1360 条，生物量为每平方米 737 克。可人工养殖。

双齿围沙蚕 *Perinereis aibuhitensis* Grube 分布于渤海、黄海、东海和南海。资源量大，在潮间带每平方米可采到 10 条以上，多则 100 条以上。已成功进行人工育苗和养殖。

弓形革囊星虫 *Phascolosoma arcuatum* (Gray) 主要分布于东海和南海，如浙江、福建、海南、广东和广西等沿海地区。资源量较为丰富，浙江苍南巴曹海滩（生长海草的高潮区）内的弓形革囊

星虫密度可达每平方米 10—100 条。人工养殖已有一定规模，但多采用天然苗种。

裸体方格星虫 *Sipunculus nudus* Linnaeus 沿海滩涂均有分布。资源量大，但北方海域的产量小于南方海域，是福建、广东、广西等海域的重要经济物种和养殖品种。

杂色鲍 *Haliotis diversicolor* Reeve 分布于东海、南海沿海，为东南诸省沿海的养殖品种。

皱纹盘鲍 *Haliotis discus hannai* Ino 分布于辽宁和山东半岛。养殖规模大，山东海域为主要养殖区，辽宁沿海也有养殖。南移到福建东山岛等海域人工养殖也已获得成功。

澳洲鲍 *Haliotis ruber* Leach 为国外引进种。南方沿海已有养殖，并进入市场销售。

方斑东风螺 *Babylonia areolata* Link 分布于东海、南海。已有养殖，资源量大。

魁蚶 *Scapharca broughtonii* (Linnaeus) 主要分布于黄海北部。近年来魁蚶人工养殖发展迅速，资源丰富。

泥蚶 *Tegillarca granosa* (Linnaeus) 沿海各地均有分布。河北、山东、浙江、福建、广东、广西沿海已进行人工养殖，产量颇丰。1995 年全国养殖面积 17.33 公顷，产量达 9.23 吨，浙江沿海为主产区。

紫贻贝 *Mytilus galloprovincialis* Lamarck 主要分布于黄海、渤海沿岸，东海和南海也有分布，但数量较少。北方海区养殖规模大（1995 年，辽宁产 17.83 吨，山东产 13.23 吨），资源量大。近年来，浙江海域沿海的养殖也具有一定规模。

厚壳贻贝 *Mytilus coruscus* Gould 分布于黄海、渤海和东海沿岸。浙江沿海已有一定养殖规模。产量较大。

翡翠股贻贝 *Perna viridis* (Linnaeus) 分布于台湾海峡及以南海沿岸。资源量较大，已开始人工养殖。

马氏珠母贝 *Pinctada martensii* (Dunker) 为暖水种，分布于台湾、广东、广西、海南沿海，尤以广东的大亚湾、大鹏湾和广西的合浦海区等地为主产区，资源量大（1995 年，北海市产珠 8.8 吨）。

大珍珠贝 *Pinctada maxima* (Jameson) 分布于台湾、南海（雷州半岛西部沿海和西沙群岛）。已有人工养殖，资源丰富。

栉孔扇贝 *Chlamys farreri* (Jones et Preston) 主要分布于北方沿海，如辽宁大连及山东荣城、长岛、青岛、日照等地沿海。山东扇贝养殖占全国的 57.4%，产贝占全国总量的 67.5%。

珠母贝 *Pinctada margaritifera* (Linnaeus) 主要分布于台湾、广东（大亚湾以西海区）、广西和西沙海域。资源量大，已有人工养殖。

海湾扇贝 *Argopecten irradians* Lamarck 原产于美国，1981 年由青岛首先引进试养殖成功，现在南方沿海也已引种养殖成功，资源量大。

长巨牡蛎 *Crassostrea gigas* (Thumberg) 北起辽宁，南至广西沿海潮间带及潮下带浅水区都有分布。已有人工养殖。

近江巨牡蛎 *Crassostrea ariakensis* (Wakiga) 沿海各省河口附近低潮线以下都有分布。已有人工养殖。

棘刺囊牡蛎 *Saccostrea echinata* (Quoy et Gaimard) 东海、南海潮间带区的岩石上经常可见。已有人工养殖。

密鳞牡蛎 *Ostrea denselamellosa* Lischke 我国沿海均有分布。北起辽宁，南至广东海域已开展养殖。

西施舌 *Coelomactra antiquata* (Spengler) 我国沿海均有分布。现在福建已进行了人工养殖。

青蛤 *Cyclina sinensis* (Gmelin) 南北沿海都有分布。现为中国重要的养殖对象，资源丰富。

菲律宾蛤仔 *Ruditapes philippinarum* (Adams et Reeve) 广泛分布于南北各海区。以福建的连江、长乐、福清、三都澳以及山东的胶州湾和辽宁的大东沟、庄河为最多。沿海滩涂都有养殖，资源量大。

薪蛤 *Mercenaria mercenaria* (Linnaeus) 原产地在美国佛罗里达州 Cawrence 湾，墨西哥湾，加利福尼亚 Hamboldf 湾到英格兰海域，系引进种。它生活于沙质环境，为经济价值高的大型双壳贝。现在中国进行了人工养殖。

缢蛏 *Sinonovacula constricta* (Lamark) 我国沿海均有分布。缢蛏早已实施了人工养殖。

中国绿螂 *Glauconome chinensis* Gray 主要分布于福建厦门以南沿海，在汕头海域已进行了人工养殖。

中国明对虾 *Fenneropenaeus chinensis* (Osbeck) 分布于渤海、黄海、东海、南海珠江口附近及以西的台山、阳江一带海域。已有人工养殖。

斑节对虾 *Penaeus monodon* Fabricius 分布于浙江南部、台湾和南海海域，是台湾、广东、广西、海南的主要养殖物种。

墨吉明对虾 *Fenneropenaeus merguiensis* (DeMan) 分布于福建、广东、广西海域。已有人工养殖。

长毛明对虾 *Fenneropenaeus penicillatus* (Alcock) 分布于浙江舟山以南的东海、南海海域，是福建、粤东的主要经济虾类，已有人工养殖。

日本囊对虾 *Marsupenaeus japonicus* (Bate) 分布于东海、南海海域。东海区已有人工养殖。

罗氏沼虾 *Macrobrachium rosenbergi* (DeMan) 生活于热带，在温带养殖区只活到10月底，然后收获并在室内育种。已有人工养殖。

海南沼虾 *Macrobrachium hainanense* (Parisi) 分布于广东（雷州半岛、中山）、广西、海南近海地区的淡水水域，有时（特别是繁殖季节）可顺江、河而下入海，在低盐海水内生活。已有人工养殖。

三疣梭子蟹 *Portunus trituberculatus* (A. Miers) 分布于辽东半岛、渤海湾、山东半岛、浙江、福建、广东、广西海域。已有人工养殖。

远海梭子蟹 *Portunus pelagicus* (Linnaeus) 分布于浙江、福建、台湾、广东、海南岛海域。已有人工养殖。

中华绒螯蟹 *Eriocheir sinensis* H. Milne-Edwards 分布于渤海、黄海、东海、南海海域。已有人工养殖。

仿刺参 *Apostichopus japonicus* (Selenka) 主要分布于黄海、渤海。辽宁、河北、山东等省沿海均有分布。已广泛开展养殖，2004 年产量高达 3 万余吨。在自然海域内，由于过度捕捞，资源已遭到严重破坏，几乎不形成产量。

双棘原黄姑鱼 *Protonibea diacanthus* (Lacepède) 主要分布于东海、台湾及南海海域。为南方海域网箱养殖的鱼种之一。

斑鰶 *Konosirus punctatus* (Temminck et Schlegel) 中国近海均有分布。已开展自然纳苗养殖。

香鱼 *Plecoglossus altivelis* Temminck et Schlegel 中国近海均有分布。在东南各省人工繁殖成功，已有不同规模的养殖。

大银鱼 *Protosalanx hyalocranius* (Abbott) 主要分布于辽宁、河北、山东、浙江等省沿海。大量出现在近海河口，近年来已有人工养殖。

日本鳗鲡 *Anguilla japonica* Temminck et Schlegel 分布于各淡水河川。本种鱼类虽然在淡水水域生长，但必须到海水中去产卵，幼苗再返回江河内成长。因此，每年春天可在长江口捕捞鳗苗进行养殖。

鲻鱼 *Mugil cephalus* Linnaeus 生活在浅海与河口的咸、淡水交界处。辽宁、河北、山东、江苏、浙江、福建、广东、广西沿海均有分布。已成为港养或大水面养殖的良好鱼种之一。

棱鮻 *Liza carinatus* (Valenciennes) 浙江、福建、广东、广西和海南各省沿海均有分布，是港养或大水面养殖的良好鱼种之一。

鮻 *Liza haematocheila* (Temminck et Schlegel) 辽宁、河北、山东、江苏、浙江、福建、广东、广西等省（区）沿海均有分布，是港养或大水面养殖的良好鱼种之一。

中国花鲈 *Lateolabrax maculatus* (McClelland) 沿海和各大河口区为主要分布区。

黄鳍棘鲷 *Acanthopagrus latus* (Houttuyn) 主要分布于东海南部、南海海域，为网箱增殖的鱼种之一。

黑棘鲷（黑鲷）*Acanthopagrus schlegeli* (Bleeker) 中国近海均有分布，为网箱增殖的鱼种之一。

真赤鲷（真鲷）*Pagrus major* (Temminck et Schlegel) 中国近海均有分布，为网箱增殖的鱼种之一。

黄牙鲷（黄鲷）*Dentex tumifrons* (Temminck et Schlegel) 主要分布于东海、台湾海域及南海，为网箱增殖的鱼种之一。

褐牙鲆 *Paralichthys olivaceus* (Temminck et Schlegel) 黄海、渤海习见种。自鸭绿江口向南到珠江口海域都有分布，为沿海主要养殖鱼种之一。

暗纹东方鲀 *Takifugu fasciatus* (McClelland) 主要分布于黄海、渤海和东海。江苏和上海沿海已有规模养殖。

2. 资源量较充足的药用生物

这类资源包含的是能适应生存环境诸因素，"生态幅"较宽，能容忍生存环境诸因素较大幅度的变化，从北到南大部分海域内都能生存的广布种、习见种、优势种；或者是生活在较为单一的生态环境内（如在大面积泥质或沙质海底）的物种（主要是一些螺、蛤、小型甲壳类等），以及相当部分的水产经济鱼类等。具体物种如下。

长吻沙蚕 *Glycera chirori* Izuka 栖息于潮间带至 130 米水深的陆架区，底质为泥质沙或沙质泥。渤海至南海均分布。喜群集，资源量大，每年 4 月山东海阳、即墨等沿海的挂子网中一天可捕几十吨。

单齿螺 *Monodonta labio* (linnaeus) 栖息于潮间带中、低潮带的石缝中，为中国南北沿海分布最广的贝类之一。资源量很大。

锈凹螺 *Chlorostoma rustica* (Gmelin)、黑凹螺 *Chlorostoma nigerrima* (Gmelin)、银口凹螺 *Chlorostoma argyrostoma* (Gmelin) 等都生长在潮间带的岩石上。前者大陆沿海都有分布，后两者主要分布在东海和南海海域，资源量大。

泥螺 *Bullacta exarata* (Philippi) 栖息于潮间带至潮下带浅水区的泥沙滩。浙江沿海资源量大，当地采收后加工成罐头食品供应市场。

偏顶蛤 *Modiolus modiolus* (Linnaeus) 为冷水性广布种，生活于潮间带至浅水区的泥沙质海底上。分布于辽宁、河北和山东沿海，是北方海区重要的经济贝类，大连沿海资源量较大，一次起网可采捕 500 千克以上。

长偏顶蛤 *Modiolus elongatus* (Swainson) 中国沿海底栖贝类优势种之一，资源量较大。

四角蛤蜊 *Mactraveneri formis* Reeve 中国沿海都有分布。生活在中、高潮带沙质海底，尤其在河口沙质环境中个体数量特别多。

绿紫蛤 *Sanguinolaria virescens* (Deshayes) 主要分布于福建（东山）、台湾和海南。海南海口市产量较大，年产量可过 50 吨。

紫石房蛤 *Saxidomus purpurata* (Sowerby) 分布于北方沿海（辽宁、山东）。生活在潮下带 4—20 米深的海底，埋栖于 10—25 厘米的沙泥内。为中国北方海域重要的经济贝类，资源丰富。

文蛤 *Meretrix meretirx* (Linnaeus) 主要分布于浙江以南海域。分布广泛，资源丰富。

美女蛤 *Circe scripta* (Linnaeus) 主要分布于福建南部、广东、海南和广西沿海。生活于潮间带至水深 40 米之间的沙质海底浅表层。在南海水产品市场上较多见，为习见种。

长竹蛏 *Solen strictus* Gould 中国沿海均有分布。生活在潮间带至潮下带浅水区 20—40 米深的沙底质内。产区的水产品市场均有出售。

小刀蛏 *Cultellus attenuatus* Dunker 中国沿海均有分布。生活在潮下带浅水区 32—103 米深的泥沙底质内。产量较大，沿海市场均有出售。

中国枪乌贼 *Uroteuthis chinensis* (Gray) 分布于中国台湾以南的南海海域。年产量在 1.5 万吨左右。

日本枪乌贼 *Loligo japonica* (Hoyle) 分布于渤海、黄海。近年来捕捞量近万吨，为黄海的重要捕捞对象。

太平洋褶柔鱼 *Todarodes pacificus* Steenstrup 在山东半岛东南水域有数千吨的产量。

日本无针乌贼 *Sepiella japonica* (Sasaki) 分布于中国各海区。年产量达 4.5 万吨，已成为中国重要的海洋渔业之一。

金乌贼 *Sepia esculenta* Hoyle 中国各海区均有分布。北方海区数量较大，年产量为 1000—2000 吨。

长蛸 *Octopus minor* (Sasaki) 中国各海区均有分布。北方海区经济种，山东沿海年产量近万吨。

短蛸 *Octopus ocellatus* (Gray) 中国各海区均有分布。北方海区经济种，仅山东沿海年产量可达数百吨。

鹰爪虾 *Trachypenaeus curvirostris* (Stimpson) 中国各海区均有分布，特别是渤海海域产量很大。水产市场均有销售。

脊尾白虾 *Exopalaemon carinicauda* (Holthuis) 中国各海区均有分布。渤海、黄海为常见种和优势种，也是最重要的小型经济种。

中国毛虾 *Acetes chinensis* (Hansen) 中国各海区均有分布。在渤海、黄海的产量为各种虾类之冠。

口虾蛄 *Oratosquilla oratoria* (De Haan) 中国各海区均有分布。渤海、黄海的产量最大，2005 年为 19.5 万吨。

海燕 *Asterina oectinifera* (Muller et Troschel) 主要分布于渤海、黄海。种群数量十分丰富。

多棘海盘车 *Asterias amurensis* (Lütken) 主要分布于渤海、黄海。种群数量十分丰富。

白氏文昌鱼 *Branchiostoma belcheri* (Gray) 分布于河北、山东、福建和广东沿海。生活在低潮线附近至水深 20 米以内，底质为疏松沙滩的浅海海底。厦门海域年产量曾高达 35 吨；山东日照近海发现分布面积达 480 平方千米，栖息密度最高达每平方米 390 尾。

斑鳐 *Raja kenojei* (Muller et Henle) 主要分布于黄海、东海。为该海域的常见经济鱼种，有一定的资源量。

中华小沙丁鱼 *Sardinella nymphaea* (Richardson) 主要分布于东海、南海。为浅海捕捞的重要经济鱼种，资源量大，在福建沿海全年均可捕捞。

鳀 *Engraulis japonicus* (Temminck et Schlegel) 中国沿海均有分布。黄海、东海资源量为 280 万—300 万吨，海州湾资源较丰富。

康氏小公鱼 *Stolephorus commersonii* (Lacépède) 分布于黄海、东海、南海。福建沿海年产量为 500—1000 吨，资源量大。

长蛇鲻 *Saurida elongata* (Temminck et Schlegel) 中国沿海均有分布，为主要经济鱼种，产量较大，年产量 1 万 —2 万吨。

花斑蛇鲻 *Saurida undosquamis* (Richardson) 分布于东海、南海，为经济鱼种，产量大，产量居蛇鲻属中的第二或第三位。

海鳗 *Muraenesox cinereus* (Forsskål) 中国沿海均有分布，为主要经济鱼种，年产量波动于 30 万 —40 万吨，有较大的资源量。

鹤海鳗 *Muraenesox talabonoides* (Bleeker) 分布于东海南部、台湾海峡、南海，为该海域重要经济鱼种，有较大的资源量。

棕点石斑鱼 *Epinephelus fuscoguttatus* (Forsskål) 分布于南海，为产量较高的食用鱼，有一定的资源量。

宝石石斑鱼 *Epinephelus areolatus* (Forsskål) 分布于台湾海峡、南海，为产量较高的食用鱼，有一定的资源量。

网纹石斑鱼 *Epinephelus merra* (Bloch) 分布于台湾海域、南海诸岛海域，为常见食用鱼，有一定的资源量。

褐石斑鱼 *Epinephelus bruneus* (Bloch) 分布于东海、台湾沿海、南海，为产量较高的食用鱼，有一定的资源量。

皮氏叫姑鱼 *Johnius belengerii* (Cuvier) 中国沿海均有分布。很常见，有一定的产量，资源量较大。

带鱼 *Trichiurus japonicus* (Temminck et Schlegel) 中国沿海均有分布，为沿海最重要的经济鱼种，有较大的资源量。

小带鱼 *Eupleurogrammus muticus* (Gray) 中国沿海均有分布，是沿海经济鱼种，有一定的资源量。

沙带鱼 *Lepturacanthus savala* (Cuvier) 分布于东海南部、台湾海峡、南海，为经济鱼种，有一定的资源量。

日本鲭 *Scomber japonicus* (Houthyn) 中国沿海都有分布，是沿海重要的经济鱼种，有较大的资源量。

蓝点马鲛 *Scomberomorus niphonius* (Cuvier) 分布于渤海、黄海和东海，为常见的经济鱼种，产量尚多，有一定的资源量。

康氏马鲛 *Scomberomorus commersoni* (Lacépède) 分布于东海南部、台湾海峡、南海，南海常见的经济鱼种，产量尚多，有一定的资源量。

朝鲜马鲛 *Scomberomorus koreanus* (Kishinouye) 分布于黄海和东海。为常见经济鱼种，产量尚多，有一定的资源量。

银鲳 *Pampus argenteus* (Euphrasen) 中国沿海都有分布，是沿海重要的经济鱼种，产量大，资源量较大。

中国鲳 *Pampus chinensis* (Euphrasen) 分布于东海南部、台湾海峡、南海，是沿海重要的经济鱼种，产量较大，资源量亦较大。

灰鲳 *Pampus cinereus* (Bloch) 分布于东海南部、台湾海峡、南海，是沿海重要的经济鱼种，产量较大，资源量亦较大。

刺鲳 *Pampus anomala* (Temminck et Schligel) 分布于东海南部、台湾海峡、南海，是沿海常见的经济鱼种，产量较大，资源量亦较大。

弹涂鱼 *Periophthalmus modestus* (Cantor) 中国沿海都有分布，为沿海习见种，有一定的资源量。

马面鲀 *Thamnaconus septentrionalis* (Günther) 中国沿海都有分布，主要经济鱼种之一，年产量达数万吨。

绿鳍马面鲀 *Thamnaconus modestus* (Günther) 分布于渤海、黄海、东海和台湾沿海，为经济鱼种之一，资源量大，年产量达数万吨。

"红树" (mangroveplants—红树植物) 主要受温度因素的影响，被局限在亚热带、热带海域，但由于"红树"能适应呈酸性的淤泥海底底质，在河口、三角洲海域内能大片生长成林。目前在广西、海南都有大面积的"红树林"。但由于以往过度砍伐，资源受到破坏，现已成为"红树林"自然保护区。红树药用物种资源的利用受到一定的限制。

芦苇 *Phragmites australis* (Cav.) Trim ex Steud 山东黄河三角洲有大面积芦苇生长，内陆湿地也有生长。资源丰富。

（二）资源量不足急需保护的药用生物

1. 濒危物种

由于过度捕捞，海洋环境被严重毁坏，物种多样性严重丧失，《中华海洋本草》收录的1479种药用海洋生物中，在自然海域内已有207种药用生物列入不同程度的濒危物种（CR：极危；EN：濒危；VU：易危；NT：近危；RA：珍稀；Ⅰ：国家一级重点保护野生动物；Ⅱ：国家二级重点保护野生动物）。

（1）藻类植物门 Algae

石花菜 *Gelidium amansii* (Lamx.) Lamx. 原为黄海、渤海沿岸习见种，东海的浙江、福建以及台湾北部的基隆附近都有生长。（EN）

江蓠 *Gracilaria lemaneiformis* (Bory) Weber-van Bosse 分布于山东、台湾、海南沿海。（EN）

麒麟菜 *Eucheuma denticulatum* (N. L. Burman) Collins et Hervey 分布于台湾和海南西沙群岛海域。

（EN）

鹧鸪菜 *Caloglossa leprieurii* (Mont.) J. Ag. 分布于长江以南的浙江、福建、广东和香港沿海。（EN）

浒苔 *Entermorpha prolifera* (Muell.) J. Ag. 渤海、黄海沿岸均有分布。（EN）

（2）维管植物门　Tracheophyta

杯萼海桑 *Sonneratia alba* (J.Smith) 广东（文昌、崖县）、海南沿海有分布。（VU）

海桑 *Sonneratia caseolaris* (Linn.) Engl. 广东、海南等沿海有分布。（EN）

红树 *Rhizophora apiculata* (Bl.) 台湾、广东西南部、海南（文昌、榆林潭、崖县）沿海有分布。（VU）

（3）刺胞动物门珊瑚纲　Cnidaria，Anthozoa

瘦长红珊瑚 *Corallium elatius* (Ridley) 广东沿海有分布。（Ⅰ）

皮滑红珊瑚 *Corallium konojoi* (Kishinouye) 广东沿海有分布。（Ⅰ）

（4）软体动物门腹足纲　Mollusca，Gastropoda

耳鲍 *Haliotis asinine* (Linnaeus) 分布于南海（海南岛和西沙群岛、南沙群岛）。（EN）

羊鲍 *Haliotis ovina* (Gmelin) 分布于南海。（EN）

多变鲍 *Haliotis varia* (Linnaeus) 台湾、广东、广西、海南有分布。（EN）

虎斑宝贝 *Cypraea tigris* Linnaeus 台湾、香港、海南岛、西沙群岛、南沙群岛海域有分布。（EN，Ⅱ）

冠螺 *Cassis cornuta* (Linnaeus) 台湾、西沙群岛、南沙群岛海域有分布。（EN，Ⅱ）

红口榧螺 *Oliva miniacea* (Röding) 分布于台湾、广东、广西海域。（EN）

彩色榧螺 *Oliva lignaria* (Marrat) 分布于台湾、广东、海南和西沙群岛海域。（EN）

大珠母贝 *Pinctada maxima* (Jameson) 分布于台湾、海南、西沙群岛和雷州半岛西部沿海海域。（Ⅱ）

（5）软体动物双壳纲　Mollusca，Bivalivia

旗江珧 *Atrina vexillum* (Born) 黄海、东海、南海均有分布，以南海产量较多。（EN）

砗蚝 *Hippopus hippopus* (Linnaeus) 发现于台湾南部和南海诸岛海域。（EN）

长砗磲 *Tridacna maxima* (Röding) 发现于台湾东南部、海南岛和南海诸岛海域。数量不多，现在只能见于保护区。（EN）

鳞砗磲 *Tridacna squamosa* (Lamarck) 产于台湾、海南岛和南海诸岛海域，目前仅能在自然保护区内找到。（EN）

大砗磲 *Tridacna gigas* (linnaeus) 产于台湾东南部、南海诸岛海域。数量不多，只能在保护区内才能采到。（EN）

西施舌 *Coelomactra antiquata* (Spengler) 沿海各省海域均有分布，现福建已进行人工养殖。（EN）

（6）节肢动物软甲纲　Arthropoda，Malacostraea

中国明对虾 *Fenneropenaeus chinensis* (Osbeck) 分布于渤海、黄海、东海、南海珠江口附近及以西的台山、阳江一带海域。（EN）

墨吉明对虾 *Fenneropenaeus merguiensis* (DeMan) 分布于福建、广东、广西海域。（EN）

长毛明对虾 *Fenneropenaeus penicillatus* (Alcock) 分布于浙江舟山以南的东海和南海海域。（EN）

周氏新对虾 *Metapenaeus joyneri* (Miers) 分布于山东半岛南岸以南各省沿海海域。（EN）

大蝼蛄虾 *Upogebia major* (de Haan) 分布于辽东半岛和山东半岛海域。（EN）

日本龙虾 *Panulirus japonicus* (Von. Siebold) 分布于南海东部沿岸浅水和台湾海域。（EN）

中国龙虾 *Panulirus stimpsoni* Holthuis 分布于浅海区，东海和南海北部的特有种。（EN）

日本龙虾 *Panulirus japonicus* (VonSiebold) 分布于南海东部沿岸浅水和台湾海域。（EN）

波纹龙虾 *Panulirus homarus* (Linnaeus) 分布于东海、台湾、南海沿岸浅水海区。（VU）

杂色龙虾 *Panulirus versicolor* (Latreille) 分布于南海沿岸，西沙群岛、南沙群岛海域。（VU）

密毛龙虾 *Panulirus penicillatus* (Olivier) 分布于台湾、南海浅水、西沙群岛海域。（VU）

（7）节肢动物肢口纲　Arthriooda，Merostomata

中国鲎 *Tachypleus tridentatus* (Leach) 分布于东海浙江舟山群岛以南、福建、台湾，广东、广西、海南海域，以北部湾最多。（EN）

南方鲎 *Tachypleus gigas* (Müller) 分布于东海浙江舟山群岛以南、福建、台湾、广东、广西、海南海域，以北部湾最多。（EN）

圆尾蝎鲎 *Carcinoscorpius rotundicauda* (Latreille) 仅分布于北部湾 20 米水深以内的浅海雷州半岛和海南岛西部沿岸海域。（VU）

（8）棘皮动物门海参纲　*Echinodermata*，*Holothuroidea*

糙刺参 *Stichopus horrens* Selenka 分布于台湾、海南岛、西沙群岛等海域。（EN）

绿刺参 *Stichopus chloronotus* Brandt 分布于海南岛、西沙群岛、中沙群岛和南沙群岛等海域。（EN）

花刺参 *Stichopus variegatus* (semper) 分布于台湾、海南岛、广西、广东、西沙群岛等海域。（EN）

梅花参 *Thelenota ananas* (Jaeger) 分布于台湾南端、西沙群岛、中沙群岛和南沙群岛等海域。（EN）

二色桌片参 *Mensamaria intercedens* (Lampert) 福建东山到海南岛、广西沿海均有分布。（EN）

虎纹海参 *Holothuria* (*Mertensiothuria*) *pervicax* Selenka 分布于福建南部、广东中部和西部、海南岛、西沙群岛等海域。（EN）

糙海参 *Holothuria* (*Metriatyla*) *scabra* Jaeger 分布于广东、广西、海南岛、西沙群岛、中沙群岛、南沙群岛等海域。（EN）

乌皱辐肛参 *Actinopyga miliaris* (Quoy & Gaimard）分布于海南岛、西沙群岛和南沙群岛等海域。

（EN）

豹斑海参 Holothuria (Lessonothuria) pardalis Selenka 分布于台湾南部以及海南岛、西沙群岛海域。（EN）

马氏海参 Holothuria (Metriatyla) martensi Semper 分布于北部湾沿岸。（EN）

尖塔海参 Holothuria (Theelothuria) spinifera Theel 分布于广东和海南海域。（EN）

黑海参 Holothuria (Halodeima) atra Jaeger 分布于台湾、海南岛、西沙群岛、中沙群岛和南沙群岛等海域。（EN）

玉足海参 Holothuria (Mertensiothuria) leucospilota (Brandt) 分布于福建南部、台湾、广东、广西、海南岛、西沙群岛和南沙群岛海域。（EN）

子安辐肛参 Actinopyga lecanora (Jaeger) 分布于西沙群岛、南沙群岛和中沙群岛海域。（EN）

白底辐肛参 Actinopyga mauritiana (Quoy et Gaimard) 分布于台湾南部、海南岛南部、西沙群岛和南沙群岛等海域。（EN）

棘辐肛参 Actinopyga echinites (Jaeger) 分布于台湾、广东、海南岛、西沙群岛和南沙群岛等海域。（EN）

棕环海参 Holothuria (Mertensiothuria) fuscocinerea Jaeger 分布于台湾、广东、西沙群岛和海南岛海域。（EN）

黑乳海参 Holothuria (Microthele) nobilis (Selenka) 分布于台湾、海南岛、西沙群岛和南沙群岛等海域。（EN）

非洲异瓜参 Afrocucumis africana（Semper）分布于台湾南部、海南岛和西沙群岛海域。（EN）

蛇目白尼参 Bohadschia argus (Jaeger) 分布于西沙群岛、中沙群岛和南沙群岛等海域。（EN）

图纹白尼参 Bohadschia marmorata (Jaeger) 分布于海南岛南端、南沙群岛和西沙群岛海域。（EN）

海地瓜 Acaudina molpadioides (Semper) 从山东到海南岛海域均有分布。（EN）

扣环海参 Holothuria difficilis (Semper) 分布于台湾、海南岛和西沙群岛海域。（EN）

黄疣海参 Holothuria hilla (Lesson) 分布于台湾、广西涠洲岛、海南岛和西沙群岛海域。（EN）

黑赤星海参 Holothuria cinerascens (Brandt) 分布于台湾、福建、广东中部、香港、海南岛、西沙和南沙群岛等海域。（EN）

米氏海参 Holothuria moebii (Ludwig) 分布于广东、香港、福建南部和海南岛等海域。（EN）

红腹海参 Holothuria edulis (Lesson) 分布于海南岛、西沙群岛、中沙群岛和南沙群岛等海域。（EN）

丑海参 Holothuria impatiens (Forskaal) 分布于台湾、海南岛、西沙群岛和南沙群岛等海域。（EN）

沙海参 Holothuria arenicola (Semper) 分布于台湾、西沙群岛海域。（EN）

（9）**棘皮动物海星纲** Echinodermata，Asteroidea

面包海星 *Culcita novaeguineae* (Müller et Troschel) 西沙群岛和海南岛南部海域均有分布。（EN）

（10）**棘皮动物海胆纲** Echinodermata，Echinoidea

马粪海胆 *Hemicentrotus pulcherrimus* (A. Agassiz) 从黄海到东海，最南可达福建平潭岛海域均有分布。（EN）

紫海胆 *Anthocidaris crassispina* (A. Agassiz) 浙江、台湾、福建、广东和海南岛沿海均有分布。（EN）

光棘球海胆 *Strongylocentrotus nudus* (A. Agassiz) 辽东半岛和山东半岛北部海域均有分布。（EN）

白棘三列海胆 *Tripneustes gratilla* (Linné) 西沙群岛、海南岛、广东和台湾海域均有分布。（EN）

口鳃海胆 *Stomopneustes variolaris* (Lamarck) 西沙群岛和海南岛南部海域均有分布。（EN）

石笔海胆 *Heterocentrotus mammillatus* (Linnaeus) 仅在海南岛和西沙群岛海域有分布。（EN）

（11）**脊索动物门狭心纲和圆口纲** Chordata，Leptocardia and Cyclostomata

白氏 / 厦门文昌鱼 *Branchiostoma belchrei* (Gray) 分布于河北秦皇岛、北戴河，山东烟台、蓬莱、青岛、日照，福建厦门、东山岛，广东汕头、闸坡，广西北部湾一带海域。（EN，Ⅱ）

日本七鳃鳗 *Lampetra japonica* (Martens) 分布于黑龙江、图们江、松花江、嫩江等水系及江苏建湖水域。（VU）

蒲氏黏盲鳗 *Eptatretus burgeri* (Girard) 分布于黄海、东海海域。（VU）

雷氏七鳃鳗 *Lampetra reissneri* Dybowski 黑龙江、乌苏里江、牡丹江、松花江、兴凯湖、辽河东部山区的太子河均有分布。（EN）

（12）**脊索动物门软骨鱼纲** Chordata，Chondrichthyes

曾氏兔银鲛 *Hydrolagus tsengi* (Fang et Wang) 分布于山东烟台和浙江镇海海域，为中国特有种。（EN）

宽纹虎鲨 *Heterodontus japonicus* (Maclay et Macleay) 分布于黄海和东海海域。（EN）

狭纹虎鲨 *Heterodontus zebra* (Gray) 分布于东海南部和南海海域。（EN）

鲸鲨 *Rhincodon typus* (Smith) 分布于东海南部和南海海域。（EN）

姥鲨 *Cetorhinus maximus* (Gunner) 分布于东海、台湾沿海及南海海域。（EN）

丁字双髻鲨 *Eusphyrna blochii* (Cuvier) 分布于南海海域。（EN）

台湾刺鲨 *Centrophorus niaukang* (Teng) 分布于台湾东部沿海，为特有种。（EN）

叶鳞刺鲨 *Centrophorus squamosus* (Bonnaterre) 分布于东海、南海海域。（EN）

欧氏荆鲨 *Centroscymnus owstoni* Garman 分布于东海海域。（EN）

异鳞鲨 *Scymnodon squamulosus* (Günther) 分布于东海、南海海域。（VU）

田氏鲨 *Deania calcea* (Lowe) 分布于东海海域。（VU）

白斑角鲨 *Squalus acanthias* (Linnaeus) 分布于黄海和东海海域。（EN）

小眼真鲨 *Carcharhinus microphthalmus* (Chu) 分布于南海海域。（EN）

乌翅真鲨 *Carcharhinus melanopterus* (Quoy et Gaimard) 分布于台湾东北部及西南部海域、南海海域。（VU）

梅花鲨 *Halaelurus burgeri* (Müller et Henle) 分布于中国沿海。（VU）

日本扁鲨 *Squatina japonica* (Bleeker) 分布于黄海、东海、台湾东北海域。（EN）

尖齿锯鳐 *Pristis cuspidatus* (Latham) 分布于东海、南海海域。（EN）

小齿锯鳐 *Pristis microdon* (Latham) 分布于南海海域。（EN）

赤魟 *Dasyatis akajei* (Müller et Henle) 分布于中国沿海，也见于西江，直至广西南宁、龙州和桂平水域。（EN）

小眼魟 *Dasyatis. microphthalmus*（Chen）分布于长江以南海域。（VU）

光魟 *Dasyatis. laevigatus* (Chu) 分布于黄海、东海和台湾海峡海域。（VU）

双吻前口蝠鲼 *Manta birostris* (Walbaum) 分布于中国沿海热带和温带各海区。（EN）

无刺蝠鲼 *Mobula diabolus* (Shaw) 分布于东海、台湾海峡、南海海域。（EN）

日本蝠鲼 *Mobula japonica* (Müller et Henle) 分布于南海、东海、台湾海峡海域。（EN）

前鳍星鲨 *Mustelus kanekonis* (Tanaka) 分布于东海南部、南海海域。（EN）

侧条真鲨 *Carcharhinus limbatus* (Müller et Henle) 分布于黄海南部、东海、台湾、南海海域。（EN）

笠鳞棘鲨 *Echinorhinus cookie* (Pietschmann) 分布于台湾东北海域。（EN）

条纹斑竹鲨 Chiloscyllium plagiosum (Bennett) 分布于东海、南海海域。（EN）

锥齿鲨 *Eugomphodus taurus* (Rafinesque) 分布于黄海、东海、台湾东北沿海海域。（EN）

扁头哈那鲨 *Notorynchus cepedianus* (Peron) 分布于黄海南部、东海、台湾北部沿海、南海海域。（EN）

黑线银鲛 *Chimaera phantasma* (Jordan et Snyder) 分布于中国沿海。（VU）

（13）脊索动物门硬骨鱼纲 Chordata，Osteichthyes

中华鲟 *Acipenser sinensis* (Gray) 分布于黄海、东海和南海海域，以及珠江、闽江、钱塘江、长江和黄河水域，以长江水域内数量较多，为中国特有种。（EN，Ⅰ）

白鲟 *Psephurus gladius* (Martens) 分布于四川宜宾以下至河口的长江干流和沱江、岷江、嘉陵江、洞庭湖、鄱阳湖等支流或大型湖泊中，也见于钱塘江，为中国特有种。（CR，Ⅰ）

达氏鲟 *Acipenser dabryanus* (Duméril) 分布于长江干流和支流，上溯达乌江，以及黄河水域。黄海、东海等处有过记录。（EN）

史氏鲟 *Acipenser schrencki* (Brandt) 黄海海域以及黑龙江中游、松花江、乌苏里江等水域均有

分布。（EN）

太平洋鲱 *Clupea pallasii* (Valenciennes) 分布于渤海、黄海海域。（EN）

鲥 *Tenualosa reevesii* (Richardson) 分布于黄海、东海、南海海域，以及长江、钱塘江、西江各通海河川水域。（EN）

长条蛇鲻 *Saurida filamentosa* (Ogilby) 分布于东海和南海海域。（VU）

香鱼 *Plecoglossus altivelis* (Temminck et Schlegel）分布于中国沿海。（VU）

花鳗鲡 *Anguilla marmorata* (Quoy et Gamard）分布于南部各淡水河川、水库。（VU，Ⅱ）

波纹裸胸鳝 *Gymnothorax undulatus* (Lacepède) 分布于南海诸岛、广东和台湾海域。（EN）

斑点裸胸鳝 *Gymnothorax meleagris* (Shaw) 分布于台湾、广东和南海诸岛海域。（VU）

豆点裸胸鳝 *Gymnothorax favagineus* (Bloch et Schneider) 分布于台湾海峡、南海沿岸海域。（VU）

白斑裸胸鳝 *Gymnothorax leucostigma* (Jordan et Richardson) 分布于台湾和南海诸岛海域。（VU）

黄边裸胸鳝 *Gymnothorax flavimarginatus* (Rüppell) 分布于台湾海峡、南海诸岛海域。（VU）

真燕鳐 *Prognichthys agoo* (Temminck et Schlegel) 分布于中国沿海。（VU）

尖头文鳐 *Hirundichthys oxycephalus* (Bleeker) 分布于台湾、东海南部、南海海域。（VU）

飞鱼 *Exocoetus volitans* (Linnaeus）分布于台湾、南海海域。（VU）

大头鳕 *Gadus macrocephalus* (Tilesius）分布于渤海、黄海及东海北部，如辽宁、河北、山东、江苏沿海。（VU）

冠海马 *Hippocampus coronatus* (Temminck et Schlegel）渤海有分布，数量很少。（EN）

刺海马 *Hippocampus histrix* (Kaup）分布于东海和南海海域。（EN）

线纹海马 *Hippocampus kelloggi* (Jordan et Snyder）分布于东海和南海海域。（EN，Ⅱ）

日本海马 *Hippocampus japonicus* (Kaup）沿海均有分布。主产于辽宁、河北、山东、浙江等沿海。（VU）

大海马 *Hippocampus kuda* (Bleeker）分布于东海和南海。主产于广东、海南等沿海海区。（EN）

三斑海马 *Hippocampus trimaculatus* (Leach) 分布于东海及南海，如江苏、浙江、福建、广东沿海。（EN）

刁海龙 *Solegnathus hardwickii* (Gray) 分布于东海、南海近陆海域。（EN）

拟海龙 *Syngnathoides biaculeatus* (Bloch) 分布于福建、台湾和广东、海南等沿海。（VU）

粗吻海龙 *Trachyrhamphus serratus* (Temminck et Schlegel）东海的浙江、福建，南海的广东、海南各省沿海海域均有分布。

红鳍冠海龙 *Corythoichthys haematopterus* (Bleeker) 分布于浙江、福建等沿海近陆海域。（VU）

大黄鱼 *Larimichthys crocea* (Richardson) 南黄海、东海和琼州海峡以东的南海北部沿岸海域均

有分布。（VU）

小黄鱼 *Larimichthys polyactis* (Bleeker) 分布于渤海、黄海、东海海域。（VU）

眼带篮子鱼 *Siganus puellus* (Schlegel) 分布于西沙群岛、台湾海峡海域。（VU）

白斑笛鲷 *Lutjanus bohar* (Forsskål) 分布于台湾、南海诸岛海域。（VU）

金焰笛鲷 *Lutjanus fulviflammus* (Forsskål) 分布于南部海域。为偶见鱼类。（EN）

中华马鲛 *Scomberomorus sinensis* (Lacepède) 为东南部沿海常见鱼类之一，产量少。（VU）

大青弹涂鱼 *Scartelaos gigas* (Chu et Wu) 分布于东海沿岸及台湾海域。（VU）

白小鲫 *Remorina albescens* (Temminck et Schlegel) 分布于中国沿海。（EN）

日本鬼鲉 *Inimicus japonicus* (Cuvier) 分布于中国沿海。（EN）

玫瑰毒鲉 *Synanceia verrucosa* (Bloch et Schneider) 分布于南海海域。（EN）

松江鲈 *Trachidermus fasciatus* (Heckel) 东海、黄海和渤海沿岸及河口区内陆水域。（EN，Ⅱ）

黄唇鱼 *Bahaba taipingensis* (Herre) 分布于东海、南海海域。（EN，Ⅱ）

黑鳃梅童鱼 *Collichthys niveatus* (Jordan et Starks) 分布于渤海、黄海、东海海域。（EN）

棘头梅童鱼 *Collichthys lucidus* (Richardson) 分布于中国沿海。（VU）

褐毛鲿 *Megalonibea fusca* (Chu, Lo et Wu) 分布于黄海南部、东海、台湾沿海及南海海域。（EN）

菊黄东方鲀 *Takifugu flavidus* (Li，Wang et Wang) 分布于渤海沿岸、黄海及东海海域。（EN）

红鳍东方鲀 *Takifugu rubripes* (Temminck et Schlegel) 分布于东海、黄海和渤海海域。（EN）

网纹东方鲀 *Takifugu reticularis* (Tien，Cheng et Wang) 分布于东海北部及黄海海域。（EN）

牙棘茄鱼 *Halicmetus reticulatus* (Smith et Radcliffe) 为近岸十分罕见的小型鱼类，资源量极少。

（RA）

前鳍多环海龙 *Hippichthys heptagonus* (Bleeker) 分布于南海以及广东、海南岛沿海。（VU）

葛氏海蠋鱼 *Halicampus grayi* (Kaup) 分布于广东、广西、海南岛、台湾沿海。（VU）

蓝带矛吻海龙 *Doryrhamphus excisus* (Kaup) 分布于台湾南部、西沙群岛（永兴岛、广金岛）等海域。

（VU）

恒河鱼海龙 *Ichthyocampus carce*（Hamilton）分布于海南岛海口近海。（VU）

双棘原黄姑鱼 *Protonibea diacanthus* (Lacepède) 东海、台湾海域及南海海域有分布。（VU）

（14）脊索动物门爬行纲　Chordata，Reptilia

蠵龟 *Caretta caretta* (Linnaeus) 黄海、东海和南海皆有分布。（CR，Ⅱ）

海龟 *Chelonia mydas* (Linnaeus) 北起山东，南至北部湾海域皆有分布。（CR，Ⅱ）

玳瑁 *Eretmochelys imbricata* (Linnaeus) 山东、江苏、浙江、福建、台湾、广东、广西及海南及南海诸岛等海域均有分布。（CR，Ⅱ）

棱皮龟 *Dermochelys coriacea* (Vandelli) 分布于黄海、东海、南海海域，如辽宁、山东、江苏长江口、浙江嵊泗、福建、台湾、广东、海南沿海。（CR，Ⅱ）

青环海蛇 *Hydrophis cyanocinctus* (Daudin) 辽宁、山东、上海、江苏、浙江、福建、台湾、广东、广西和海南岛海域均有分布。（VU）

青灰海蛇 *Hydrophis caerulescens* (Shaw) 山东、台湾及广东沿海均有分布。（VU）

环纹海蛇 *Hydrophis fasciatus* (Schneider) 分布于浙江、福建、台湾沿海海域。（VU）

扁尾海蛇 *Laticauda laticaudata* (Linnaeus) 分布于福建（平潭）沿海、台湾沿海。（VU）

小头海蛇 *Hydrophis gracilis* (Shaw) 分布于福建、广东、广西、海南沿海。（VU）

（15）脊索动物门鸟纲 Chordata，Aves

斑嘴鹈鹕 *Pelecanus philippensis* (Gmelin) 分布于华东及华南沿海（江苏至广西、海南岛，山东偶尔有过境记录），云南南部也见。（VU，Ⅱ）

花脸鸭 *Anas formosa* (Georgi) 见于东北、华中和华南沿海。（VU，Ⅱ）

大天鹅 *Cygnus cygnus* (Linnaeus) 冬季见于山东威海、荣成沿海、黄河三角洲，江苏沿海滩涂，内陆大型湖泊（诸如青海湖等）；夏季见于黑龙江扎龙、兴凯湖、三江平原，内蒙古鄂尔多斯及新疆天山中部的巴音布鲁克等。（NT，Ⅱ）

疣鼻天鹅 *Cygnus olor* (Gmelin) 见于西北、东北以及河北、山东和台湾沿海。（NT，Ⅱ）

中华秋沙鸭 *Mergus squamatus* (Gould) 繁殖在西伯利亚、朝鲜北部及东北；越冬于华中及华南沿海。（NT，Ⅱ）

丹顶鹤 *Grus japonensis* (P. L. S. Muller) 见于东北、西北诸湖泊湿地及华南沿海等地。（EN，Ⅰ）

灰鹤 *Grus grus* (Linnaeus) 中国为次要分布区，常见于中国北方及西北诸湖泊湿地。越冬时见于中国东部黄河三角洲和南部广西及海南岛沿海等地区。（EN，Ⅱ）

红腰杓鹬 *Numenius madagascariensis* (Linnaeus) 繁殖于东北。迁徙时途经长江下游、华南与东南沿海、海南岛、台湾沿海，是西藏雅鲁藏布江流域的定期候鸟。（NT）

东方白鹳 *Ciconia boyciana* (Swinhoe) 繁殖于东北，越冬在长江下游的湖泊，偶有至陕西南部、西南地区及香港越冬。夏候鸟偶见于内蒙古西部鄂尔多斯高原。（NE）

小白额雁 *Anser erythropus* (Linnaeus) 冬季在江西鄱阳湖越冬地见有混群个体。（VU）

小天鹅 *Cygnus columbianus* (Ord) 见于西北、东北以及河北、四川和台湾沿海。（NT/VU）

（16）脊索动物门哺乳纲 Chordata，Mammalia

塞鲸 *Balaenoptera borealis* (Lesson) 台湾和南海水域均有分布，但近海岸者少。（EN，Ⅱ）

小布氏鲸 *Balaenoptera edeni* (Anderson) 各海区均有分布，但近海岸者少。（EN，Ⅱ）

蓝鲸 *Balaenoptera musculus* (Linnaeus) 台湾和南海水域均有分布，但近海岸者少。（CR，Ⅱ）

长须鲸 *Balaenoptera physalus* (Linnaeus) 分布范围很广。渤海、黄海、东海、台湾海峡均有分布，南海为主要栖息水域。（EN，Ⅱ）

大翅鲸 *Megaptera novaeangliae* (Borowski) 南海为主要渔场，黄海、东海以及台湾、福建海域也经常出现，但近30年来则少见。（CR，Ⅱ）

抹香鲸 *Physeter macrocephalus* (Linnaeus) 渤海辽宁，黄海山东，东海浙江、福建、台湾，南海广东（海丰、陆丰、琼州海峡）、香港、海南岛等海域均有分布。（EN，Ⅱ）

灰鲸 *Eschrichtius robustus* (Lilljenborg) 黄海、东海、南海沿岸均有分布。（Ⅱ）

虎鲸 *Orcinus orca* (Linnaeus) 中国虽是本种的次要分布区，但目前国内各海区都有发现，南海的台湾南部、东海的舟山渔场、黄海的石岛渔场、海洋岛渔场、烟威渔场以及渤海的辽东湾渔场都有捕获。（Ⅱ）

伪虎鲸 *Pseudorca crassidens* (Owen) 渤海、黄海、东海、台湾海域、南海及北部湾都有发现。辽宁、山东（烟台、威海、青岛）、江苏、浙江、福建、台湾海域常见。（Ⅱ）

短喙真海豚 *Delphinus delphis* (Linnaeus) 黄海海洋岛及烟威渔场以及大沙、连青石外海较多，东海区浙江、福建等沿海均见有分布。（NT，Ⅱ）

瓶鼻海豚 *Tursiops truncatus* (Montagu) 辽宁、山东、江苏、浙江、福建、台湾、广东、广西沿海均有分布。（NT，Ⅱ）

弗氏海豚 *Lagenodelphis hosei* (Fraser) 台湾、广东、香港等沿海见有分布。（VU，Ⅱ）

太平洋斑纹海豚 *Lagenorhynchus obliquidens* (Gill) 长江口以北、广西北海一带沿海见有分布。（Ⅱ）

中华白海豚 *Sousa chinensis* (Osbeck) 江苏的长江、浙江的钱塘江、福建的九龙江及闽江、台湾及广东珠江各河流入海口的浅海附近及河流下游有分布。（EN，Ⅰ）

热带点斑原海豚 *Stenella attenuata* (Gray) 福建、台湾、广东、广西和海南岛沿海均有分布。（VU，Ⅱ）

条纹原海豚 *Stenella coeruleoalba* (Meyen) 福建、台湾、海南等沿海有分布。（VU，Ⅱ）

飞旋原海豚 *Stenella longirostris* (Gray) 福建、台湾、广西沿海有分布。（Ⅱ）

江豚 *Neophocaena phocaenoides* (G. Cuvier) 辽宁、山东、江苏、浙江、福建、台湾、广东、广西和海南岛等海域有分布。（EN，Ⅱ）

北海狗 *Callorhinus ursinus* (Linnaeus) 黄海（山东和江苏海域）、台湾海域和南海海域（广东）有分布。（VU，Ⅱ）

斑海豹 *Phoca largha* (Pallas) 黄海的辽宁大连、山东长岛以及东海等海域均有分布。（EN，Ⅱ）

环斑小头海豹 *Pusa hispida* (Schreber) 在江苏赣榆海域有发现。（EN，Ⅱ）

儒艮 *Dugong dugon* (Müller) 北部湾的广西沿海、广东电白县和阳江县及台湾南部沿海都有记录。

（CR，Ⅰ）

小须鲸 *Balaenoptera acutorostrata* (Lacépède) 各海区均有分布，以黄海、渤海较多，尤其于辽宁海洋岛、獐子岛附近捕获较多。（NT）

北太平洋露脊鲸 *Eubalaena japonica* (Lacépéde) 黄海、东海、台湾海域和南海北部均有分布，但近 30 年来则少见。（EN）

短肢领航鲸 *Globicephala macrorhynchus* Gray 分布于辽宁、山东（烟台、威海、青岛）、江苏、浙江、福建、台湾海域（NT）。

2. 分布窄、小种群物种

物种分布海区比较窄、小种群（罕见种或少见物种、中国特有种），难以采集到足够数量供药用的药用生物，具体物种如下。

黑丁蛎 *Malleus malleus* (Linnaeus) 发现于台湾、香港和北部湾。数量较少，为罕见种。

规矩丁蛎 *Malleus regula* (Forskal) 仅分布于南沙群岛。数量较少，为罕见种。

白丁蛎 *Malleus albus* (Lamarck) 分布于台湾、广东、香港、海南。数量少，为罕见种。

无鳞砗磲 *Tridacna derasa* (Röding) 分布于台湾东南部、西沙群岛。数量很少，为罕见种。

异侧蛤蜊 *Mactra inaequalis* (Deshayges) 采自浙江南麂岛、福建（泉州和漳州东山）、海南新盈。是地方性种，尚未见报道产于其他水域。数量少，为罕见种。

舌形小王蛤 *Pharaonella rostrata* (Linnaeus) 分布于台湾、广东、广西和海南。数量少，为罕见种。

微红斧蛤 *Donax incarnatus* (Gmelim) 发现于福建东山，栖息于潮间带沙质区。数量小，为罕见种。

射带紫云蛤 *Gari radiata* (Dunker) 采自福建东山、海南新盈和台湾。数量较少，为罕见种。

紫斑竹蛏 *Solen sloanii* (Hanley) 台湾、广东和海南有发现。数量很少，为罕见种。

瑰斑竹蛏 *Solen rosemaculatus* (Pilsbry) 发现于东海、南海，在广东南澳采到一个空壳。数量少，为罕见种。

皱纹截蛏 *Solecurtus exaratus* (Philippi) 发现于台湾和海南（保平港）。数量很少，为罕见种。

紫黏盲鳗 *Eptatretus okinoseanus* (Dean) 分布于东海、台湾海域和南海。为罕见种。

斑条裸胸鳝 *Gymnothorax punctatofasciatus* (Bleeker) 分布于南海诸岛。数量很少，为罕见种。

匀斑裸胸鳝 *Gymnothorax reevesi* (Richardson) 分布于海南岛、南海诸岛。数量少，为罕见种。

黑点裸胸鳝 *Gymnothorax melanospilos* (Bleeker) 分布于南海。数量少，为罕见种。

异纹裸胸鳝 *Gymnothorax richardsoni* (Bleeker) 分布于台湾海峡、南海诸岛。数量少，为罕见种。

密花裸胸鳝 *Gymnothorax thyrsoideus* (Richardson) 分布于南海诸岛海域。数量少，为罕见种。

黄唇鱼 *Bahaba taipingensis* (Herre) 分布于东海和南海。数量少，为罕见种。

矛尾翻车鲀 *Masturus lanceolatus* (Liénard) 分布于南海和东海。数量少，为罕见种。

龙海蛾鱼 *Eurypegasus draconis* (Linnaeus) 分布于台湾沿海、南海。数量少，为罕见种。

牙棘茄鱼 *Halicmetus reticulatus* (Smith et Radcliffe) 分布于南海。数量少，为罕见种。

银鸥 *Larus argentatus* (Pontoppidan) 为南部沿海至香港的罕见冬候鸟。

茳芏 *Cyperus malaccensis* Lam. 仅分布于广东省，且较少见。

蛇目鼹贝 *Talparia argus* (Linnaeus) 分布于台湾、西沙群岛和南沙群岛海域。为少见种。

龟甲贝 *Chelycypraea testudinaria* (Linnaeus) 分布于台湾、南海海域。为少见种。

鼹贝 *Talparia talpa* (Linnaeus) 分布于台湾、海南南部和西沙群岛海域。为少见种。

斑纹厚大蛤 *Codakia punctata* (Linnaeus) 仅发现于台湾和西沙群岛珊瑚礁中 0—20 米的沙质区。数量不多，为少见种。

无齿蛤 *Anodontia edentula* (Linnaeus) 分布于台湾、海南和西沙群岛。数量少，为少见种。

粗衣蛤 *Beguina semiorbiculata* (Linnaeus) 分布于台湾、海南和广西。数量不多，为少见种。

长格厚大蛤 *Codakia tigerina* (Linnaeus) 仅发现于台湾、海南和西沙群岛的珊瑚礁间的沙质区。数量不多，为少见种。

齿纹双带蛤 *Semele crenulata* (Sowerby) 分布于广东、海南、香港。数量不多，为少见种。

索纹双带蛤 *Semele cordiformis* (Holten) 分布于浙江、福建、广东、海南。数量不多，为少见种。

番红砗磲 *Tridacna crocea* (Lamarck) 发现于台湾、海南。数量较少，为少见种。

澳洲獭蛤 *Lutraria australis* (Reeve) 标本采自福建、海南、台湾。数量较少，为少见种。

粗异白樱蛤 *Heteromacoma irus* (Hanley) 出现于北黄海、渤海海峡和山东半岛东端。是冷水性种类，数量不多，为少见种。

美女白樱蛤 *Macoma candida* (Lamarck) 采自广东、海南、香港（以上为空壳），在南海底栖生物调查中，共采到 38 个标本。数量不多，为少见种。

截形白樱蛤 *Psammotreta gubnanulum* (Hanley) 分布于福建霞浦以南至广东、香港和海南。数量不多，为少见种。

叶樱蛤 *Phylloda foliacea* (Linnaeus) 分布于广东、海南、台湾。数量不大，为少见种。

火腿小王蛤 *Pharaonella perna* (Spengler) 采于台湾、广东、海南。数量不大，为少见种。

仿樱蛤 *Tellinides timorensis* Lamarck 采自台湾、福建、广东、海南暖水区。数量不多，为少见种。

肋纹环樱蛤 *Cyclotellina remies* (Linnaeus) 采自台湾、广西、海南和西沙群岛海域。本种分布狭窄，且数量也不大，为少见种。

斑纹地蛤 *Gari maculosa* (Lamarck) 产于台湾、福建、广东、海南。数量较少。

花刀蛏 *Ensiculus cultellus* Linnaeus 发现于台湾、珠江口外、北部湾内、南沙群岛。数量不多，为少见种。

小荚蛏 *Siliqua minima* (Gmelin) 沿海各省、市均有分布。数量不多，为少见种。

东方海笋 *Pholas orientalis* (Gmelin) 采自广东和海南。数量不多，为少见种。

神户枪乌贼 *Loligo kobiensis* (Hoyle) 分布于东海、南海。数量不多，为少见种。

锦绣龙虾 *Panulirus ornatus* (Fabricius) 分布于浙江舟山以南的各个海区。为少见种。

杂色龙虾 *Panulirus versicolor* (Latreille) 分布于南海沿岸、西沙群岛、南沙群岛。数量不多，为少见种。

密毛龙虾 *Panulirus penicillatus* (Olivier) 分布于台湾、南海浅水、西沙群岛。数量不多，为少见种。

无沟双髻鲨 *Sphyrna mokarran* (Rüppell) 分布于台湾北部海域、南海。数量不多，为少见种。

伊氏锯尾鲨 *Galeus eastmani* (Jordan et Snyder) 分布于东海和台湾北部海域、北部湾。数量不多，为少见种。

豹纹鲨 *Stegostoma fasciatum* (Hermann) 分布于台湾海域、南海。数量不多。

花鳗鲡 *Anguilla marmorata* (Quoy et Gamard) 分布于南部各淡水河川、水库。数量不多。

硬头骨鲻 *Osteomugil strongylocephalus* (Richardson) 分布于南海海域，采集于海南岛清澜、干冲等沿海。数量不多。

侧牙鲈 *Variola louti* (Forsskål) 分布于南海诸岛、台湾。数量不多，为少见种。

黑鳃梅童鱼 *Collichthys niveatus* (Jordan et Starks) 分布于渤海、黄海、东海。数量不多，为少见种。

黑姑鱼 *Atrobucca nibe* (Jordan et Thompson) 分布于黄海南部、东海。数量不多，为少见种。

日本鬼鲉 *Inimicus japonicus* (Cuvier) 分布于大陆沿海。数量不多，为少见种。

玫瑰毒鲉 *Synanceia verrucosa* (Bloch et Schneider) 分布于南海。数量不多，为少见种。

红鳍东方鲀 *Takifugu rubripes* (Temminck et Schlegel) 分布于东海、黄海和渤海。数量不多，为少见种。

菊黄东方鲀 *Takifugu flavidus* (Li，Wang et Wang) 分布于渤海沿岸、黄海及东海。数量不多，为少见种。

大翅鲸 *Megaptera novaeangliae* (Borowski) 南海为主要渔场。黄海、东海及台湾、福建海域也经常出现，但近 30 年来则少见。为少见种。

北太平洋露脊鲸 *Eubalaena japonica* (Lacépéde) 黄海、东海、台湾海域和南海北部均有分布。但近 30 年来则少见。为少见种。

角耳雪锉蛤 *Limaria basilanica* (Adams et Reeve) 分布于台湾北部、海南岛和西沙群岛。数量不多，为少见种。

习见锉蛤 *Lima vulgaris* (Link) 分布于台湾海峡及南海海域。数量不多，为少见种。

堂皇海菊蛤 *Spondylus imperialis* (Chenu) 发现于台湾、广东、海南、西沙群岛和南沙群岛海域。

数量较少，为少见种。

鞍海月 *Placuna ephippium* (Philipsson) 分布于广东、广西和海南岛海域。数量不多，为少见种。

3. 中国特有物种

中国龙虾 *Panulirus stimpsoni* (Holthuis) 为东海和南海北部的特有种。

白鲟 *Psephurus gladius* (Martens) 见于四川宜宾以下至河口的长江干流和沱江、岷江、嘉陵江、洞庭湖、鄱阳湖等支流或大型湖泊中，也见于钱塘江，为中国特有种。

广东紫菜 *Porphyra quangdongensis* (Tseng et T. J. Chang) 中国特有种，福建、广东沿海有分布。

红江蓠 *Gracilaria rubra* (C. F. Chang et B. M. Xia) 仅在海南海域发现，为中国特有种。

旋转凹顶藻 *Laurencia jejuna* (Tseng) 中国海区特有种，分布于香港海区。

长枝凹顶藻 *Laurencia longicaulis* (Tseng) 中国海区特有种，分布于香港海区。

凹顶马尾藻 *Sargassum emarginatum* (Tseng et Lu) 分布于西沙群岛的中建岛、广金岛海域，为中国特有种。

叶囊马尾藻 *Sargassum phyllocystum* (Tseng et Lu) 分布于西沙群岛的广金岛、中建岛海域，为中国特有种。

小叶喇叭藻 *Turbinaria parvifolia* (Tseng et Lu) 中国特有种，分布在海南、西沙群岛的东岛和中建岛海域。

短石蛏 *Lithophaga curta* (Lischke) 为中国特有种。

哈氏刻肋海胆 *Temnopleurus hardwickii* (Gray) 由北向南可分布到福建北部海域。

刻孔海胆 *Temnotrema sculptum* (Agassiz) 为台湾海峡到日本陆奥湾的特有种，青岛附近常能采到。

台湾刺鲨 *Centrophorus niaukang* (Teng) 分布于台湾东部沿海，为特有种。

曾氏兔银鲛 *Hydrolagus tsengi* (Fang et Wang) 分布于山东烟台和浙江镇海，为中国特有种。

中华鲟 *Acipenser sinensis* (Gray) 分布于黄海、东海和南海，以及珠江、闽江、钱塘江、长江和黄河，以长江数量较多，为中国特有种。

前鳞鮻 *Osteomugil affinis* (Günther) 分布于上海、浙江、福建、广东、广西等地沿海，为中国特有种。

（三）自然海域资源无法直接利用的物种

在自然海域内无法直接采集到足够数量能供应药用的药用生物。这些物种在海水中营漂浮、浮游性生活，个体微小，只有在显微镜下才能认清，它们与其他营浮游性生活的动植物生活在一起，共同组成了浮游生物生态群落。这些物种要在自然生态群落中采到药用的足够数量几乎是不可能的，只有从自然生态群落中筛选出所需的物种，进行纯种培养才能供应药用，如以下物种。

盐泽螺旋藻 *Spirulina subsalsa* (Oest.)

巨型螺旋藻 *Spirulina major* (Kuetz.)

红海束毛藻 *Trichodesmium erythraeum* (Ehrenb.)

汉氏束毛藻 *Trichodesmium hildebrandtii* (Gom.) J. De Toni

短纹楔形藻 *Licmophora abbreviata* (Agardh)

新月筒柱藻 *Cylindrotheca closterium* (Ehrenberg) Lewin et Reimann

寒带菱形藻 *Nitzschia frigida* (Grunow)

冰河拟星杆藻 *Asterionellopsis glacialis* (Castracane) Round

标志布莱克里亚藻 *Bleakeleya notata* (Grun.) Grunow

加拉星平藻 *Asteroplanus karianus* (Grunow) Gardner et Crawford

长菱形藻 *Nitzschia longissima* (Bréb) Grunow

尖刺伪菱形藻 *Pseudo-nitzschia pungens* (Grunow ex P. T. Cleve) Hasle

目前在国内外市场上供销的各种螺旋藻保健品，都是在人工纯种培养后制成的。另有一些物种是个体微小，与其他（微小的）物种混生在一起，或生活在其他物种的体内。在自然海域内无法采集到足够数量，必须通过纯种培养才能供药用，如以下物种。

寄生眉藻 *Calothrix parasitica* (Chauv.) Thuret

巨大鞘丝藻 *Lyngbya majuscula* (Harvey)

半丰满鞘丝藻 *Lyngbya semiplena* (C. Ag.) J. Ag.

附生鞘丝藻 *Lyngbya epiphytica* (Hieron)

河口鞘丝藻 *Lyngbya aestuarii* (Liebm.)

贴附大鞘丝藻 *Lyngbya adherens* (Setchell et Gardner)

其中，寄生眉藻附生在海索面 *Nemalion vermiculare* (Suringar) 藻体组织（丝体之间）内或附生在浒苔 *Enteromorpha prolifera* (Muell.) J. Ag. 的中央腔内，附生鞘丝藻、贴附大鞘丝藻都是附生或贴附在其他藻体上生活的。其余物种也因个体微小，又与其他物种混生在一起，难以采到药用要求的足够数量。

四、海洋药用生物资源保护与开发

（一）海洋药用生物资源保护

中国海洋生物多样性和海洋环境状况令人担忧，加强保护和管理势在必行。针对目前现状，急需解决药用生物等经济生物物种多样性下降、生态系统受损、种群衰退、资源衰竭、生境恶化等海洋生态问题。尽管中国在海洋保护区建设方面取得了一定进展，但现有的保护区还存在着"建而不保、建而不管"等一系列问题，在保护类型、范围、功能以及管理手段等方面均与现实和长远要求有较大差距。完善已有保护体系，建立既能合理保护海洋资源环境，又能协调发展海洋经济的管理模式，是中国海洋生物资源保护工作的重要任务。

1. 建立海洋自然保护区

建立海洋自然保护区是保护海洋生物多样性及其生态功能的有效途径。针对具有经济开发价值的海洋生物资源，特别是在药用生物资源日益枯竭的现状和趋势下，建立珍稀濒危物种及生态系统保护区十分必要。1963 年，中国首次在渤海海域划定海洋自然保护区（蛇岛）。1988 年，正式启动海洋自然保护区计划。1990 年，国务院批准建立首批国家级海洋自然保护区 5 个。此后，国务院及沿海省市又相继建立各类保护区，保护河口湿地、海岸滩涂、珊瑚礁、红树林等生态系统，以及候鸟、水禽与儒艮、海豚、海龟等特殊物种。至 2008 年，中国已建成海洋自然保护区 120 多个，包括国家级 31 个（表 11–0–3），地方级 90 多个。其中以保护海洋生物多样性、海洋和海岸生态系统为目的的达 84 个。

这些自然保护区涵盖了主要的海洋生态类型。例如，具有代表性的典型海洋生态系统，具有特殊的科学、经济价值和生产能力的自然区域，珍稀、濒危或特有物种的栖息、繁衍区域和重要洄游路线。在典型生态系统保护类型中，滨海湿地生态系统是保护滨海滩涂资源和湿地生态系统及其生态功能，重点保护红树林，控制围涂造地，提高纳潮能力，维护鸟类迁徙、栖息环境；珊瑚礁生态系统是保护珊瑚礁及其生态系统，制止炸礁、毁礁等违法行为，促进珊瑚礁生态恢复；岛屿原生态系统是保持海岛或岛礁原生态面貌；港湾生态系统是保护港湾环境的鱼类等物种越冬繁殖场、浅海增养殖水域和滩涂增养殖环境；汇聚流生态系统是保护台湾暖流、浙江沿岸流、大陆径流等水系交汇处的汇聚流区生态体系，禁止捕捞作业，限制网箱养殖和人工鱼礁投放，保持原生态系统状态。此外，种质资源保护类型是保护天然贝类、藻类等自然生物种质资源，维持生物资源原生状态。

一些国家级保护区已成为具有国际影响的自然保护区。如三亚珊瑚礁自然保护区，珊瑚品种多达 80 余种，并伴生大量而独特的生物群落；南麂列岛海洋自然保护区，由 23 个海岛、14 个暗礁、

55个明礁、21个干出礁组成，保护贝类340多种（占中国贝类总数的1/3）、底栖藻类170余种（占中国藻类总数的1/5）及其他珍稀物种，该保护区于1998年12月成为中国第一个世界级海洋自然保护区；山口红树林保护区，保护沙田半岛沿海滩涂地带的红树林，区内栖息着众多的海洋生物和鸟类，附近海域为珍稀动物儒艮摄食区。这些海洋自然保护区的建立，对保护包括濒危野生药用生物在内的海洋生物多样性、保护海洋生态系统和环境起到了一定的作用。

表 11-0-3 国家级海洋自然保护区

保护区	所在地区	建立时间	面积/公顷	主要保护对象
鸭绿江口滨海湿地自然保护区	辽宁东港	1987[d]，1995[b]，1997[a]	112180	沿海滩涂湿地及水禽、候鸟
蛇岛-老铁山自然保护区	辽宁大连	1980[a]	17073	蝮蛇、候鸟及蛇岛特殊生态系统
大连斑海豹自然保护区	辽宁大连	1992[c]，1997[a]	909000	斑海豹及其栖息地
大连城山头自然保护区	辽宁大连	1989[d]，1996[c]，2001[a]	1350	地质遗迹、古生物化石及海滨喀斯特地貌
双台河口水禽自然保护区	辽宁盘锦	1985[c]，1987[b]，1988[a]	80000	丹顶鹤、黑嘴鸥等珍禽及湿地生态系统
天津古海岸与湿地自然保护区	天津	1984[b]，1992[a]	99000	贝壳堤、牡蛎滩古海岸遗迹及滨海湿地生态系统
昌黎黄金海岸自然保护区	河北昌黎	1990[a]	30000	滨海沙丘、潟湖景观、湿地及临近海洋生态系统
滨州贝壳堤岛及湿地自然保护区	山东无棣	2002[b]，2006[a]	89000	古贝壳堤岛、滨海湿地及迁徙鸟类
长岛自然保护区	山东长岛	1982[b]，1988[a]	5300	迁徙鸟类及暖温带海岛生态系统
黄河三角洲自然保护区	山东东营	1990[c]，1992[a]	153000	原生性湿地生态系统及珍禽
荣成天鹅湖自然保护区	山东荣成	2000[b]，2007[a]	10500	天鹅等迁徙鸟类及潟湖生态系统
盐城珍禽自然保护区	江苏盐城	1983[b]，1992[a]	453000	丹顶鹤等珍禽及海涂湿地生态系统
大丰麋鹿自然保护区	江苏大丰	1986[b]，1997[a]	2667	麋鹿及其生境
崇明东滩自然保护区	上海崇明	2005[a]	24155	候鸟、中华鲟及滨海湿地
上海九段沙湿地自然保护区	上海浦东	2000[b]，2005[a]	42020	河口沙洲地貌和鸟类等

续表

保护区	所在地区	建立时间	面积/公顷	主要保护对象
南麂列岛海洋自然保护区	浙江平阳	1990[a]	20106	岛屿及海域生态系统、海洋贝藻类及生境
温州西门岛红树林自然保护区	浙江温州	2005[a]	3080	滨海湿地、红树林群落、海洋生物资源及珍稀鸟类
深沪湾海底古森林遗迹自然保护区	福建晋江	1991[d]，1992[a]	3400	海底古森林遗迹、牡蛎海滩岩及地质地貌
厦门珍稀海洋物种自然保护区	福建厦门	1991[c]，1995[b]，2000[a]	33088	中华白海豚、白鹭、文昌鱼及其生态系统
漳江口红树林自然保护区	福建云霄	1992[b]，1998[a]	2360	湿地红树林生态系统
惠东港口海龟自然保护区	广东惠东	1986[b]，1992[a]	800	海龟及其产卵繁殖地
内伶仃岛－福田自然保护区	广东深圳	1984[b]，1988[a]	815	红树林生态系统、鸟类、猕猴
珠江口中华白海豚自然保护区	广东珠海	1999[b]，2003[a]	46000	中华白海豚及其生境
湛江红树林自然保护区	广东廉江	1990[b]，1997[a]	20279	红树林生态系统
湛江徐闻珊瑚礁自然保护区	广东徐闻	1999[d]，2003[b]，2007[a]	14739	珊瑚礁和珊瑚礁自然资源
山口红树林自然保护区	广西合浦	1990[a]	8000	红树林生态系统
合浦儒艮自然保护区	广西合浦	1986[b]，1992[a]	35000	儒艮及海洋生态系统
北仑河口海洋自然保护区	广西防城	1990[b]，2000[a]	11927	红树林生态系统
东寨港红树林自然保护区	海南海口	1980[b]，1986[a]	3337	红树林生态系统
大洲岛海洋生态自然保护区	海南万宁	1987[d]，1990[a]	7000	金丝燕及其生境、岛屿及海洋生态系统
三亚珊瑚礁自然保护区	海南三亚	1989[c]，1990[a]	8500	珊瑚礁及其生态系统

注：a. 国家级；b. 省级；c. 市级；d. 县级。

2. 建立海洋特别保护区

中国已开始注意海洋特别保护区的设立和管理。海洋特别保护区是一类特殊管理区域，对具有特殊地理条件、生态系统、生物与非生物资源及海洋开发利用特殊需要的区域，采取有效的保护措施和科学的开发方式。近年来，中国已设立 10 处国家级海洋特别保护区（见表 11-0-4）。海洋特别保护区不排斥发展和开发利用，而是在保护下开发利用，其目的在于科学、合理、持续地利用区域内的海洋生物资源，强调开发利用与自然保护协调一致，以充分发挥海洋空间、资源和环境的最佳综合效益。海洋特别保护区主要保护重要水产资源、药用资源及濒危物种，保存生物物种的多样性，消除和减少人为的不利影响，着重保护、恢复、发展、引种、繁殖生物资源，由此建成海洋生物资源可持续发展的试验基地，为可持续发展探寻可行途径。

表 11-0-4　国家级海洋特别保护区

保护区	所在地区	建立时间	面积/公顷	主要保护对象
昌邑海洋生态特别保护区	山东昌邑	2007[a]	2929	柽柳及滨海湿地生态系统
东营黄河口生态海洋特别保护区	山东东营	2008[a]	92600	黄河口生态系统及物种多样性
东营利津底栖鱼类生态海洋特别保护区	山东利津	2008[a]	9400	半滑舌鳎等底栖鱼类及近岸海洋生态系统
东营河口浅海贝类生态海洋特别保护区	山东东营	2008[a]	396200	黄河口文蛤、浅海贝类及其物种多样性
南通蛎蚜山牡蛎礁海洋特别保护区	江苏南通	2006[a]	350	牡蛎资源及其生长环境
连云港海州湾海湾生态与自然遗迹海洋特别保护区	江苏连云港	2008[a]	49037	生物多样性、生态环境及海蚀地貌与基岩岛礁自然遗迹
乐清西门岛海洋特别保护区	浙江乐清	2005[a]	2000	红树林生态保育、湿地珍稀鸟类、生态渔业
嵊泗马鞍列岛海洋特别保护区	浙江嵊泗	2005[a]	54900	海洋生态系、中华鲟等珍稀濒危生物、水产资源
普陀中街山列岛海洋生态特别保护区	浙江普陀	2006[a]	20290	大黄鱼等鱼类产卵场，贝藻类及鸟类生境
渔山列岛海洋生态特别保护区	浙江宁波	2008[a]	5700	海岛海洋生态环境、珍稀资源及人工鱼礁增殖

注：a. 国家级；b. 省级；c. 市级；d. 县级。

3. 完善海洋保护区体系

海洋自然保护区和海洋特别保护区的科学调研、选划和建设急需完善。应针对中国海洋生物多样性和海洋保护区面临的问题，重点对典型生态系统的结构和功能、生物分布时空变化、生物种群结构与演替、人类活动和环境变化对海洋生产力的影响等进行研究，为海洋生物资源保护提供科学依据。在系统调查和论证的基础上，统筹规划，逐步建立布局合理、类型齐全、层次清晰、重点突出、面积适宜的海洋生物自然保护区体系。建设海洋自然保护区，主要保护珍稀、濒危海洋生物物种、药用生物物种及其栖息地，完整地保存自然环境和自然资源的本来面貌。特别加强对特殊海洋生态系统的保护，如对具有代表性、典型性和完整性的生物群落和非生物环境共同组成的生态系统的保护。除海洋自然保护区和海洋特别保护区外，建立海洋公园也是迁地保护和增殖重点保护物种的重要措施。

4. 加强海洋保护区规范管理

海洋保护区的管理，应严格按照海洋环境保护以及自然保护区管理的法律法规和标准，依法进行管理。《中华人民共和国野生动物保护法》《中华人民共和国渔业法》《生物多样性公约》《濒危野生动植物种国际贸易公约》等都是管理和保护的法律依据。通过采取自然保护区建设、濒危物种专项救护、濒危物种驯养繁殖、经营利用管理以及外来物种监管等措施，拯救、保护珍稀濒危物种，建立海洋生物多样性和濒危物种保护体系。根据濒危物种国际贸易公约及其他国际协议，禁止捕捞、收集、贸易和使用这些物种。完善保护区管理机构，加强保护区管理能力建设，强化各项监管措施，促进保护区的规范化、科学化管理，实现海洋生态系统的平衡和稳定发展。

5. 开展保护区科学研究与监测

海洋保护区是天然的科研实验室，为大量的物种、种群、物种多样性、遗传变异、关键种与其他物种及环境的相互作用等方面的研究提供了良好的场所。在保护区开展科学研究与监测工作，可全面了解海洋自然保护区的状况，为准确反映保护目标与环境之间的相互关系和相互作用提供科学数据，从而为制定相应的管理政策提供依据。目前建立的海洋自然保护区大多以保护生物多样性、海洋和海岸生态系统为目的，建议建立以生态监测为主的海洋自然保护区监测体系。

6. 及时调整海洋生物保护名录

国家重点保护生物名录应结合资源状况和中国实际情况适时进行调整。就传统医药而言，一些大量药用的野生种群并受到严重威胁的物种，应列入保护名单。目前尚未列入红色名录和保护物种名单的物种，如仿刺参 *Stichopus japonicus* Selenka、栉孔扇贝 *Chlamys farreri*（Jores et Preston）、大牡蛎 *Ostrea gigas* Thunberg、石斑鱼 *Epinephelus* subsp.、孔鳐 *Raja porosa* Günther、真鲷 *Pagrosomus major*（Temminck et Schlegel）、胭脂鱼 *Myxocyprinus asiaticus*（Bleeker）、金海燕 *Collocallia* spp. 等具有生物多样性意义且已受到威胁的野生物种，建议列入保护名录中。

7. 采用代用品和人工养殖品

以往，海洋药用生物的开发主要是通过采集海洋生物直接应用或进行活性成分提取纯化。但这种直接从自然环境采收药用生物的方法，已受到资源和环境的限制。由于早期对海洋药用资源的重视程度不足，海洋生物资源的保护与人工繁育工作仅限于高价值的海洋食用经济生物。在已知的1600 多种具有开发价值的海洋药用生物中，当前可供大规模开发利用的仅有 60 余种，其中已建立较为成熟的人工培育技术的种类仅有海带、紫菜、牡蛎、珍珠、海参、海马、羊栖菜等 10 余种，绝大多数药用生物资源仍受到多样性下降和种群灭绝的威胁，如鸥鸽菜、克氏海马、海狗、斑海豹等重要传统药用生物已极为罕见。鉴于上述情况，急需对中国近海药用生物资源进行抢救性保护与研究工作。应禁止或限制使用国家重点保护的濒危野生海洋生物，严格限制对濒危物种的开发，特别是限制以濒危野生海洋生物为药材的新药审批。同时开展代用品研究以寻找和扩大药源，提倡使用代用品和人工养殖品。人工养殖和栽培是防止野生海洋药用生物资源衰退的重要措施。目前，中国海洋生物养殖的种类有 112 种，其中药用生物种类达 92 种，占全部养殖种类的 82.1%。一些濒危物种如海龙、海马、褐毛鲿、红鳍东方鲀等，均可进行大规模人工养殖。今后还应对这些生物进行群体基因组学研究，构建基因库，同时构建种质库，挽救并永久保存这些生物的基因和种质，为后续研究和开发提供长远的资源保障。

海洋生物的物种多样性是寻找活性海洋天然产物，发现药物先导化合物，开发海洋药物的资源基础。长期以来，全民的资源保护意识和法治观念薄弱，对野生生物资源往往是先破坏再保护。海洋生态环境的脆弱性和海洋生态系统的整体性警示我们，人类不适当行为易造成环境恶化、生态系统破坏、物种多样性降低和生物资源衰退。作为食物链最顶层的人类，必须注意研究、保护海洋环境和生态系统。在开发海洋药用生物资源的同时，更有责任提高人们对保护野生生物资源重要性的认识，强化人们珍惜资源、保护资源的意识，才有可能持续利用海洋生物资源，也才能够长久、持续地开发利用海洋药用生物资源。

（二）新海洋药用生物资源开发

迄今为止，在中国海域已发现有 46 门 22629 种生物。《中华海洋本草》记载的药用生物为 1479 种，还有极大空间开拓新的海洋药用生物。当前国内外在开拓海洋药用生物的研究中已发现，生活在特定（深海、热泉、极地以及珊瑚礁、红树林等）环境内的物种，如珊瑚礁生物群落中的很多类生物，蕴藏着极有药用价值的活性物质。这些活性物质具有抗肿瘤、抗心脑血管疾病、免疫调节、抗菌、抗病毒等的潜在医用价值，是海洋药用生物新资源，有待进一步开发利用。

中国具有辽阔的珊瑚礁海域（海南岛、东沙群岛、西沙群岛和南沙群岛），具有对珊瑚礁生物药用成分分析研究的人力和物力来进行现代海洋药物的研究，从珊瑚礁生物中开发新的药源有良好的前景。然而，目前国内缺少能对这类生物进行物种分类、鉴定的专家，个别生物门类几乎没有分类学专家。这势必会影响今后对珊瑚礁药用生物资源的开发利用。

海洋微生物是海洋动物、植物之外又一个重要的海洋药用生物资源。海洋微生物具有特异的遗传和代谢特性，容易产生新颖的活性物质。经过长期的环境适应过程，海洋微生物生理和代谢特征也发生了明显变化，因而能产生陆地微生物所不能产生的活性物质。与海洋动植物共生或共栖的海洋微生物，为提高其宿主对海洋环境的适应和生存能力，常常产生抑制宿主竞争者的次生代谢产物，这类微生物产生抗生素的能力远远超过非共生或共栖的海洋微生物和陆地微生物。抗生素是微生物抢夺资源和营养物质的"武器"。由于某种微生物可在其他微生物的诱导下产生原先没有的活性物质，而且海洋微生物具有生长周期短、代谢易于控制、菌种易于选育以及可通过大规模发酵实现工业化生产的优势，再加上开发药用微生物不会导致海洋生态环境失衡，更具有自然资源的可持续利用，因此，海洋药用微生物资源的开发、利用已成为当今国内外研究的热点领域，具有进一步开发的前景。

此外，在《中华海洋本草》记载的1479种药用生物中有76种为有毒物种。海洋有毒生物含有一些毒性很强的天然毒素，且具有独特的化学结构，研究海洋生物毒素是当今研究海洋生物活性物质中进展最迅速的领域，具有进一步研究、开发的前景。

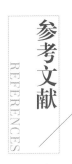

参考文献
REFERENCES

［1］黄帝内经［M］.北京：光明日报出版社，2015.

［2］神农本草经［M］.北京：人民卫生出版社，1955.

［3］李时珍.本草纲目：校点本［M］，北京：人民卫生出版社，1975.

［4］赵学敏.本草纲目拾遗［M］.北京：人民卫生出版社，1963.

［5］张吉德，管华诗，关美君，等.回顾海洋药物专业委员会的创建与海药学科的发展：纪念中国
药学会成立百周年［J］.中国海洋药物.2007，26（3）：57–62.

［6］张书军，焦炳华.世界海洋药物现状与发展趋势［J］.中国海洋药物，2012，31（2）：58–60.

［7］《全国中草药汇编》编写组.全国中草药汇编［M］.2版.北京：人民卫生出版社，1996.

［8］国家中医药管理局《中华本草》编委会.中华本草［M］.上海：上海科学技术出版社，1999.

［9］陈士林.中草药大典［M］.北京：军事医学科学出版社，2006.

［10］管华诗，王曙光.中华海洋本草［M］.上海：上海科学技术出版社，2009.

［11］王长云，邵长伦，傅秀梅，等.中国海洋药物资源及其药用研究调查［J］.中国海洋大学学
报（自然科学版），2009，39（4）：669–675.

［12］管华诗，王曙光.中华海洋本草图鉴［M］.上海：上海科学技术出版社，2016.

［13］付先军，王振国，王长云，等.海洋中药的内涵与外延探讨［J］.世界科学技术—中医药现
代化，2016，18（12）：2034–2042.

［14］勿日汗，年莉.海洋中药的整理研究［J］.天津中医药，2014，31（12）：760–762.

［15］付辉，潘春良，林森，等.基于文献文本挖掘的海洋中药药性分布规律研究［J］.中华中医
药杂志，2016，31（1）：96–100.

［16］周燊，徐士勋，徐昕，等.海洋中药主要化学成分研究概况 // 中华中医药学会.中华中医药
学会中药化学分会第八届学术年会论文集.北京：中华中医药学会，2013.

［17］李占林，华会明.海洋多环胍类生物碱的研究进展［EB／OL］.中国科技论文在线［2008-10-29］.
http://www.paper.edu.cn/releasepaper/content/200810–753.

［18］孙明昆，钱佐国.海洋含卤天然产物［J］.海洋湖沼通报，1981（2）：59–67.

［19］苏镜娱，龙康侯，彭唐生，等．一种新型的四环四萜酯：扭曲肉芝甲酯的分子结构和晶体结构测定［J］．中国科学（B 辑），1988（1）：10-21.

［20］刘必勇．岩沙海葵毒素 ELISA 检测方法的建立及其应用于海产品中 PTX 含量检测的可行性初探［D］．广州：广州医学院，2005.

［21］孟宪梅，卢士英，阎东明，等．石房蛤毒素研究及应用进展［J］．食品科技，2010，35（8）：150-154.

［22］陶弘景．名医别录：辑校本［M］．尚志钧，辑校．北京：人民卫生出版社，1986.

［23］陶弘景．本草经集注［M］．上海：群联出版社，1955.

［24］苏敬．新修本草［M］．太原：山西科学技术出版社，2013.

［25］陈藏器．本草拾遗［M］．尚志钧，辑校．芜湖：皖南医学院科研科，1983.

［26］苏颂．本草图经［M］．尚志钧，辑校．合肥：安徽科学技术出版社，1994.

［27］唐慎微．大观本草［M］．尚志钧，点校．合肥：安徽科学技术出版社，2020.

［28］刘文秦．御制本草品汇精要［M］．陈仁寿，杭爱武，点校．上海：上海科学技术出版社，2005.

［29］李果．食物本草［M］．郑金生，刘晖桢，王立，等译．北京：中国医药科技出版社，1990.

［30］Fu X M，Zhang M Q，Shao C L，et al. Chinese Marine Materia Medica Resources：Status and Potential［J］．Marine Drugs，2016，14（3）：46.

［31］中国科学院海洋研究所．中国经济海藻志［M］．北京：科学出版社，1962.

［32］伍汉霖，金鑫波，倪勇．中国有毒鱼类和药用鱼类［M］．上海：上海科学技术出版社，1978.

［33］伍汉霖．中国有毒及药用鱼类新志［M］．北京：中国农业出版社，2002.

［34］中国科学院南海海洋研究所海洋生物研究室．南海海洋药用生物［M］．北京：科学出版社，1978.

［35］黄宗国．中国海洋生物种类与分布［M］．北京：海洋出版社，1994.

［36］张梦启，白虹，王毓，等．中国海洋中药材品种调查［J］．中国海洋药物，2014，33（6）：39-46.

［37］国家药典委员会．中华人民共和国药典：一部［M］．2015 年版．北京：中国医药科技出版社，2015.

［38］付先军，张丰聪，陈居伟，等．海洋中药材本草考证思路与方法探讨［J］．中华中医药杂志，2017，32（9）：4080-4084.

［39］傅秀梅，王长云，邵长伦，等．中国海洋药用生物濒危珍稀物种及其保护［J］．中国海洋大学学报（自然科学版），2009，39（4）：719-728.

［40］邵长伦，傅秀梅，王长云，等 . 中国红树林资源状况及其药用调查Ⅲ . 民间药用与药物研究状况［J］. 中国海洋大学学报（自然科学版），2009，39（4）：691-698.

［41］王亚楠，傅秀梅，邵长伦，等 . 中国红树林资源状况及其药用研究调查Ⅰ . 生态功能与价值［J］. 中国海洋大学学报（自然科学版），2009，39（4）：699-704.

［42］傅秀梅，王亚楠，邵长伦，等 . 中国红树林资源状况及其药用研究调查Ⅱ . 资源现状、保护与管理［J］. 中国海洋大学学报（自然科学版），2009，39（4）：705-711.

［43］傅秀梅，王长云，邵长伦，等 . 中国珊瑚礁资源状况及其药用研究调查Ⅰ . 珊瑚礁资源与生态功能［J］. 中国海洋大学学报（自然科学版），2009，39（4）：676-684.

［44］傅秀梅，邵长伦，王长云，等 . 中国珊瑚礁资源状况及其药用研究调查Ⅱ . 资源衰退状况、保护与管理［J］. 中国海洋大学学报（自然科学版），2009，39（4），685-690.

［45］于广利，谭仁祥 . 海洋天然产物与药物研究开发［M］. 北京：科学出版社，2016.

第十二章
珍稀濒危药用植物资源调查与成果

一、概述

　　我国幅员辽阔，纵跨热带、温带和寒温带，地质、地貌格局复杂多变，物种多样，极其丰富，植物种类约占世界植物种类总数的 11%。据第三次全国中药资源普查结果表明，我国中药资源已达 12772 种，其中药用植物 11118 种。药用植物资源以多年生植物为最多，且资源再生速度慢，资源蕴藏量有限。由于人们对合理开发利用中药资源的认识不足，很多地区盲目砍伐森林、开垦农田，大搞各种建设，破坏生物赖以生存的环境。另外，人类对药用生物进行掠夺式的采集和猎捕，忽视了动植物的生长和增殖规律。这些人为原因，减弱了资源的再生能力，导致某些药用生物资源种类枯竭，许多中药植物资源面临濒危的境地。

　　为了保护和合理利用野生药材资源，国务院于 1987 年 10 月 30 日颁布了《野生药材资源保护管理条例》。该条例提出了国家重点保护的野生药材物种名录及等级标准，将国家重点保护的野生药材物种分为三级：

　　一级：为濒临绝灭状态的稀有珍贵野生药材物种；

　　二级：为分布区域缩小、资源处于衰竭状态的重要野生药材物种；

　　三级：为资源严重减少的主要常用野生药材物种。

　　同时国家中医药管理局公布第一批国家重点保护野生药材物种 76 种，涉及中药材 42 种。其中二级保护野生药材物种涉及的中药材有 7 种，如甘草、黄连、人参、杜仲、厚朴、黄柏、血竭等；三级保护野生药材物种涉及的中药材有 22 种，如川贝母、伊贝母、龙胆草、秦艽、远志、细辛、紫草、五味子、蔓荆子、诃子、石斛、阿魏、羌活、刺五加、黄芩、天冬、猪苓、防风、胡黄连、肉苁蓉、山茱萸、连翘等。

另外，1987年颁布的《中国珍稀濒危保护植物名录》（第一册）共列珍稀濒危植物389种，列为一级保护的有8种，二级保护的有120种，三级保护的有221种。其中药用植物或具有药用价值的植物有160多种。1999年8月4日国务院又批准《国家重点保护野生植物名录》（第一批），共327种，指定为一级保护的有101种，二级保护的有226种。与《中国珍稀濒危植物》比较，新增167种，使列为国家重点保护的植物从388种增加至555种。在新增的种类中，有122种为药用或具有药用价值的种类，占73.05%。其中属一级保护的有10种，如海南三尖杉、人参、苏铁等；其余112种均属二级保护，如薯蓣、甘草、刺五加、黄连等。

中药材和中成药的贸易必须遵循《濒危野生动植物种国际贸易公约（CITES）》（2019）的规定，CITES附录中所列名单是禁止贸易的，名单中的药用植物主要有桃儿七、人参、云木香、金毛狗脊、三角叶薯蓣、肉苁蓉、沉香属所有种、兰科所有种、黄檀属所有种、檀香、紫檀、芦荟属所有种、红豆杉、东北红豆杉。

二、珍稀濒危药用植物资源调查与成果

珍稀濒危药用植物资源调查包括文献调查和实地调查。文献调查是对古代文献和现代文献进行调查，主要调查所实施品种的用药历史沿革、价格变化以及影响资源变化的各种因素等。实地调查是采用走访调查和现地调查的方法，设计各种调查表，对野生资源现状、栽培资源现状以及市场利用现状进行调查。野生资源调查主要包括野生药用植物产区分布、生态环境、产量、资源蕴藏量、最大允收量等。栽培资源调查主要包括产区分布、栽培品种及其农艺性状、栽培历史、年产量、单位面积产量、生产面积、栽培技术、病虫害及农药使用污染情况、药材质量状况等内容。

（一）全国性珍稀濒危药用植物资源调查与成果

20世纪我国组织了3次全国性中药资源普查。但是从1983年第三次全国中药资源普查以来到21世纪初的近20多年中，我国没有再组织过全国性的中药资源大普查，也没有对珍稀濒危中药资源进行系统地调查，只是局部地区进行了珍稀濒危种类的调查。这20多年是我国从计划经济向市场经济过渡的时期，生产经营处于自发无序状态，中药材生产收购统计工作长期中断。同时这20多年来中成药工业迅猛发展，人们对天然植物药的需求量剧增，是中药资源变化最大的时期。但是由于全国中药资源普查工作的中断，造成药用资源的家底不清，因而很难制定出科学合理的中药资源保护和开发利用的政策、措施，在客观上加剧了资源的无序利用，很多中药材资源濒临枯竭。

1. 全国重点生物物种资源调查

为了查明我国生物物种资源丧失和流失的问题，全面加强生物物种资源的保护和管理，2004年国务院办公厅颁布了《关于加强生物物种资源保护和管理的通知》。基于此，国家环保总局组织科研院所和高校在2005—2009年开展全国重点生物物种资源调查。药用植物资源作为重要的生物资源，也被纳入全国重点生物物种资源调查的范畴。中国中医科学院中药研究所作为药用生物组的组长单位，联合全国25家大学和科研院所，对133种重点药用植物（其中包含72种珍稀濒危药用植物）资源进行了调查，取得如下成果。

1）对1797种药用生物资源进行了大量的相关文献调查，并进行编目，建立了相应的数据库作为本底资料进行保存。

2）对133个品种的主产区进行现地调查，填写了4000多份调查表，拍摄了1万多张照片，查明了上述实施品种的资源现状及存在的问题。

3）选择野生濒危药用植物茅苍术作为研究对象，建立了3S技术调查野生药用植物茅苍术资源的思路和模式。

4）根据药用植物区别于其他植物的特点，建立了符合药用植物特性的药用植物濒危等级及优先保护评价标准。

2. 珍稀濒危和常用大宗药用植物资源调查与成果

2007年12月，"珍稀濒危和常用大宗药用植物资源调查"获得了国家科技基础性工作专项重点项目立项。中国中医科学院中药研究所作为主持单位，联合组织全国26个省（区、市）的42家大学和科研院所，历时7年完成了该项目。该项目参加人员数430人，调查范围涉及全国（除台湾），这是自第三次全国中药资源普查以来规模最大的药用植物调查项目。

由于中药资源调查的长期中断，药用植物调查没有统一的方法、标准和规范，这给药用植物资源的调查工作，特别是给调查数据及其结果或结论带来了不规范性和不准确性。因此，牵头单位中国中医科学院中药研究所组织了药用植物资源研究方面的专家，在项目执行前期召开了启动会并成立了专家组，制定了《珍稀濒危和大宗常用药用植物资源调查手册》，构建了药用植物资源调查统一管理、统一目标、统一方法的技术规范。同时为了保证调查数据的真实性和可靠性，项目组在项目中期召开项目中期汇报以及现场检查（见图12-0-1、图12-0-2）。

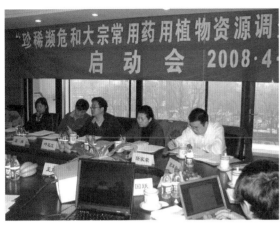

项目启动会

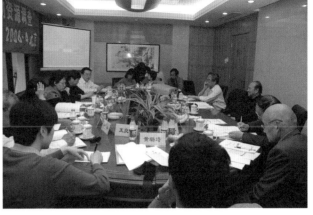

项目专家组会

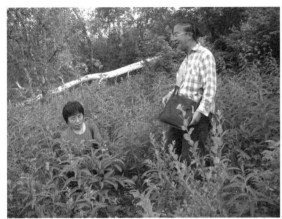

项目中期检查

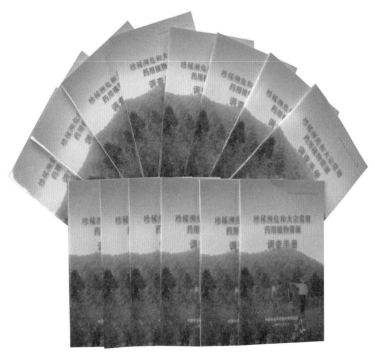

项目年终汇报会

图 12-0-1　"珍稀濒危和大宗常用药用植物资源调查"项目执行过程

图 12-0-2　"珍稀濒危和大宗常用药用植物资源调查"项目组形成的技术规范

该项目通过文献调研、实地走访和样方调查，系统调查了 73 种药用植物（其中珍稀濒危药用植物有 42 种）野生主产区分布（90% 蕴藏量的分布区）、生态环境、种群特征、资源蕴藏量、最大允收量以及栽培资源现状、市场利用状况等。在此基础上选择 12 种代表性的药用植物（充分考虑不同生态环境、不同药用部位等），采用人工更新和自然更新调查的方式进行动态调查，主要调查所调查品种的自然更新速率及人工抚育动态变化，从而获得自然更新周期和采收周期，为预测今后蕴藏量的变化及人工采收后资源可能恢复的情况提供基础数据。同时为了整体把握我国中药资源的开发利用情况，该项目还对我国 5 个重点药材市场近 5 年来各种药材主流品种、替代品、伪品的产地，野生、栽培资源的销售量，销售价格等情况进行调查。该项目组将上述调查结果（包含调查表、调查照片以及调查报告）等进行汇总，建立药用植物动态监测和信息数据库（见图 12-0-3、图 12-0-4）。

该项目取得如下成果。

1）掌握了 73 种珍稀濒危和常用药用植物 90% 以上蕴藏量的资源状况，收集了 1231 份野生珍稀濒危药用植物标本，掌握了 611 份栽培药用植物标本。

2）揭示了野生药用植物资源现状、存在的问题及其濒危原因，在此基础上出版了由黄璐琦、肖培根、王永炎主编的专著《中国珍稀濒危药用植物资源调查》（见图 12-0-5）。

3）揭示了 12 种药用植物资源的自然更新和人工更新的速率，从而获得自然更新周期和采收周期，如通过动态调查揭示粗毛淫羊藿达到药材采收的生长年限至少在 7 年，即更新周期为 5—7 年，每年的 8—10 月采收地上部分 1 次，这在国内为首创。

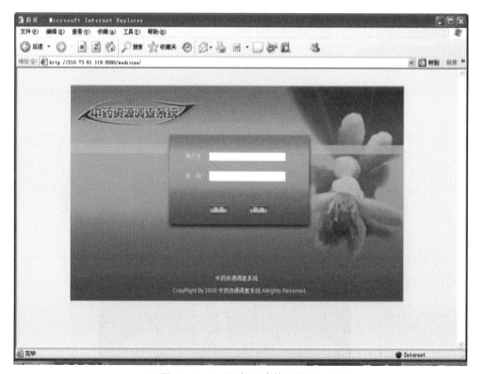

图 12-0-3　调查系统首页界面

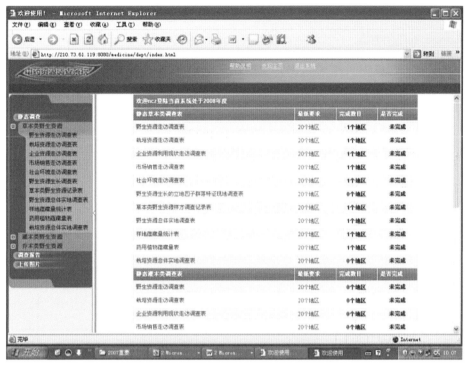

图 12-0-4　具体品种填报界面

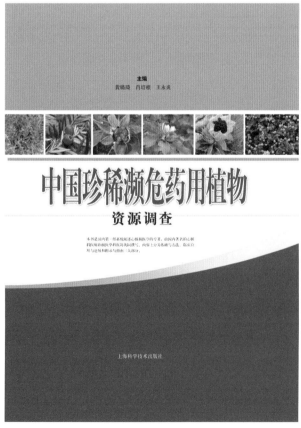

图 12-0-5　《中国珍稀濒危药用植物资源调查》

4）在不同区域由于密度不同、分布不均，单位面积产量难以准确估算是药用植物资源调查的难点之一。因此本项目在部分品种的调查中，探索性地应用了一些新的估算资源蕴藏量的方法。如在大黄资源调查中，依据特定植物生长于特定的植被群落、特定的土壤类型的原理，我们在获得各县植被类型和土壤类型数字彩图的基础上（见图 12-0-6、图 12-0-7），采用剪纸称重

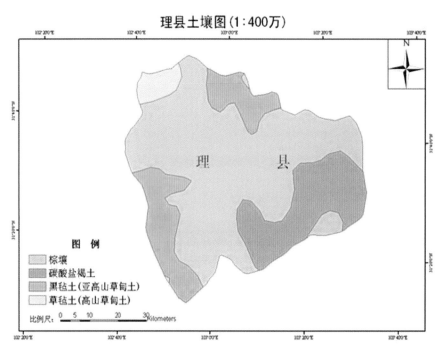

图 12-0-6　理县土壤图

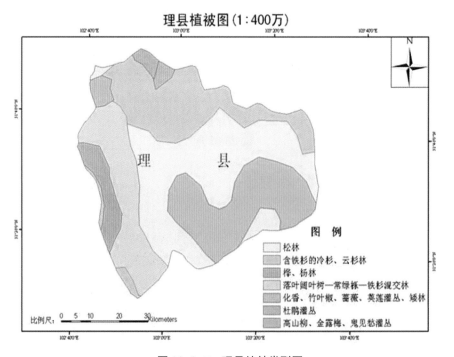

图 12-0-7　理县植被类型图

法获得了各植被类型和土壤类型的分布面积，对此进行综合，求得植被和土壤此区域的面积，以此作为该区域大黄的总体分布面积，即用上述单位面积蕴藏量乘以此区域数据，最终获得总蕴藏量。此方法既避免了直接用全县面积估算的数据偏差过大，也避免了盲目依据地方各类机构提供数据的不可靠性。

5）该项目构建了药用植物资源调查的技术规范，为第四次中药资源普查提供了思路、技术和方法。

6）同时，该项参加人员数 430 人，培养和稳定了一支药用植物资源调查研究队伍，这支队伍是开展全国中药资源普查的主要力量。

该项目的研究成果在 2017 年获得中国中西医结合学会科学技术奖一等奖（见图 12-0-8）。

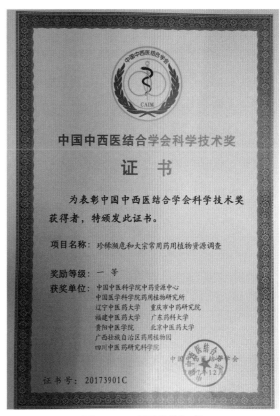

图 12-8　项目获奖证书

（二）区域性珍稀濒危药用植物资源调查与成果

1991—1999 年，国内学者对四川、贵州、江西、福建、广西、浙江、湖南以及山东的珍稀濒危药用植物资源进行调查，取得了一定成果。如薛跃规等的调查表明，广西濒危药用植物 2 种，渐危药用植物 103 种，稀有药用植物 33 种。稀有药用植物中，一级重点保护野生药用植物 1 种，二级重点保护野生药用植物 11 种，三级重点保护野生药用植物 29 种。

2000—2009 年，国内学者对重庆、鄂西南山区、西双版纳、西北干旱荒漠区、长江三峡库区、长白山区、甘肃、宁夏等地区珍稀濒危药用植物资源进行调查。如秦松云等对重庆珍稀濒危药用植物资源进行调查研究，结果表明重庆地产属国家重点保护的珍稀濒危药用植物有 86 种，其中国家一级重点保护野生药用植物 13 种，国家二级重点保护野生药用植物 38 种，国家三级重点保护野生药用植物 21 种。除约有 48% 的种类在自然保护区受到保护外，还有 52% 的种类尚未得到有效的保护。周繇等对长白山区珍稀濒危药用植物进行调查，结果表明长白山区目前 1004 种（含变种、变型）野生药用植物中，受到生存威胁的种类共有 59 科 98 属 124 种。其中急需保护的有 22 科 30 属 31 种，代表种类主要有草苁蓉、人参、天麻、刺参、黄檗、平贝母等；需要保护的有 29 科 43 属 53 种，代表种类主要有高山红景天、木通马兜铃、刺五加、党参、辽细辛、北五味子等；一般保护的有 34 科 38 属 40 种，代表种类主要有穿龙薯蓣、祁州漏芦、黄花乌头、羊乳、手参、大叶小檗等。

2010—2019 年，国内学者对西鄂尔多斯、牯牛降国家自然保护区、江西赣江源自然保护区、梵净山自然保护区、峨眉山、九连山自然保护区、武陵山、三峡地区、唐山地区、梵净山自然保护区、安徽省潜山县、西藏米林县、西藏色季拉山等地区的珍稀濒危药用植物资源开展调查工作。如汪书丽等对西藏米林县珍稀濒危药用植物进行调查，结果表明米林县共有重点保护药用植物 37 科 71 属 97 种，其中被子植物有 35 科 69 属 95 种，裸子植物有 2 科 2 属 2 种。97 种珍稀濒危药用植物中，一级重点保护的有 9 科 11 属 11 种，二级重点保护的有 18 科 25 属 27 种，三级重点保护的有 28 科 46 属 59 种。

评 述

中药资源是中医药产业的物质基础，其中按来源分类，植物药材占 85% 以上。药用植物资源同时也是自然生态系统和生物多样性的重要组成部分，在维护生态平衡、改善生态环境方面的作用尤其突出。长期以来，特别是工业化进程开始以来，大规模、无计划地采挖使大量药用植物濒临灭绝或灭绝的危险。通过全国性、区域性珍稀濒危药用植物资源调查，基本上摸清了部分珍稀濒危药用植物的资源现状以及存在的问题。另外，珍稀濒危药用植物的动态调查工作目前还处于起步阶段，今后还应该进一步加强。

目前我国药用植物珍稀濒危及优先保护评价标准主要依据《中国珍稀濒危植物》和 1987 年的《野生药材资源保护管理条例》。《中国珍稀濒危植物》对于药用植物的珍稀濒危程度和保护价值的评价不全面。药用植物作为一种特殊的经济植物，由于与人类的社会活动有着比其他非经济植物更为密切的关系，因而不能完全套用《中国珍稀濒危植物》中的评价标准。而 1987 年的《野生药材资源保护管理条例》将保护等级分为三级，只是进行了定性的描述，没有定量指标，涉及的药用植物也只有 58 种。因此目前迫切需要有一个全面、科学而又实用性强的药用植物珍稀濒危及优先保护评价标准。

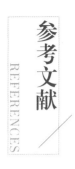

［1］贺善安.中国珍稀植物［M］.上海：上海科学技术出版社，1998，1-2.

［2］张恩迪，郑汉臣.中国濒危野生动植物资源的保护［M］.上海：第二军医大学出版社，2000，2-8.

［3］侯众.四川草地上的珍稀濒危保护的药用植物［J］.四川畜牧兽医，1991（3）：35.

［4］何顺志，黄敏.贵州珍稀名贵、濒危及特有药用植物的垂直分布［J］.中国中药杂志，1992，17（12）：707-710.

［5］徐志杰，赖学文.江西珍稀濒危药用植物的调查研究［J］.中药材，1993，16（10）：13-15.

［6］林国宇，张敏华.福建珍稀濒危药用植物研究［J］.海峡药学，1995，7（1）：138-140.

［7］薛跃规，杜泽乡，李凤英，等.广西珍稀濒危药用植物区系特征研究［J］.广西师范大学学报（自然科学版），1997，15（4）：81-89.

［8］盛军，郑俊波，俞旭平.浙江珍稀濒危药用植物资源研究［J］.资源开发与市场，1997，13（1）：26-28.

［9］石国强，周日宝.湖南珍稀濒危药用植物及其保护［J］.湖南林业科技，1998，25（1）：7-10.

［10］周凤琴，李建秀，张照荣.山东珍稀濒危野生药用植物的调查研究［J］.中草药，1998，29（1）：46-49.

［11］管志斌，高海泉.西双版纳珍稀濒危野生药用植物与保护［J］.中国林副特产，2004，73（6）：41-44.

［12］秦松云，钟国跃，王昌华，等.重庆珍稀濒危药用植物资源的调查研究［J］.重庆中草药研究，2005（1）：29-31.

［13］崔治家，杨文玺，陆毛珍.西北干旱荒漠区珍稀濒危药用植物及其保护［J］.甘肃科技纵横，2006，35（6）：51-52.

［14］易东阳，沈力，曾凡华.长江三峡库区珍稀濒危药用植物的调查［J］.中国药业，2006（7）：27-28.

［15］周繇.长白山区野生珍稀濒危药用植物资源评价体系的初步研究［J］.西北植物学报，2006，26（3）：599-605.

［16］刘海华，唐春梓，廖朝林，等.鄂西南山区珍稀濒危药用植物资源调查研究［J］.湖北农业科学，
2009，48（12）：3080-3083.

［17］田方，陈学林.甘肃珍稀濒危药用植物资源与保护［J］.中兽医医药杂志，2009（2）：77-79.

［18］朱强，王俊，梁文裕.宁夏珍稀濒危药用植物资源及其保护［J］.中国野生植物资源，
2009，28（1）：12-16.

［19］徐艳琴，胡生福，刘勇，等.江西赣江源自然保护区珍稀濒危和优势药用植物资源调查［J］.
江西农业大学学报，2010，32（6）：1218 -1223.

［20］米热古丽·亚森，布早拉木·吐尔逊，郑朝晖，等.新疆珍稀濒危药用植物资源调查［J］.
中国林副特产，2010，109（6）：78-80.

［21］鲁松，李策宏.峨眉山珍稀濒危药用植物资源及保护［J］.中国野生植物资源，2012，31（5）：
64-67.

［22］曹岚，周至明，邹红，等.九连山自然保护区珍稀濒危药用植物研究［J］.时珍国医国药，
2012，23（6）：1516-1518.

［23］刘翔，王昌华，张植玮，等.武陵山珍稀濒危及名贵药用植物资源研究［J］.重庆中草药研究，
2011，64（2）：5-10.

［24］陈绍成.三峡地区国家珍稀濒危重点保护药用植物种类分布及区系的研究［J］.中药材，
2013，36（4）：532-535.

［25］田春雨，薄海美，朱亮，等.唐山地区珍稀濒危药用植物资源调查及评价的初步研究［J］.
时珍国医国药，2013，24（12）：3002-3004.

［26］阿里穆斯，庄丽，王勇，等.西鄂尔多斯珍稀濒危药用植物资源调查与评价［J］.内蒙古大
学学报（自然科学版），2014，45（1）：43-50.

［27］万明香，何顺志.梵净山自然保护区珍稀濒危及特有药用植物种质资源的调查与保护［J］.
贵州农业科学，2015，43（11）：23-27.

［28］刘想晴，程旺兴，刘守金，等.安徽省潜山县珍稀濒危药用植物资源调查［J］.中国林副特产，
2017，149（4）：80-84.

［29］罗汉，梅桂林，孙煜铮，等.牯牛降国家自然保护区珍稀濒危药用植物资源调查［J］.安徽
中医药大学学报，2017，36（4）：86-89.

［30］汪书丽，罗建，权红，等.西藏米林县珍稀濒危药用植物优先保护评价［J］.广西植物，
2018，38（7）：825-835.

［31］费文群，饶月，罗建，等.西藏色季拉山珍稀濒危野生药用植物资源优先保护序列研究［J］.
西北农林科技大学学报（自然科学版），2017，45（4）：180-188.

结语

EPILOGUE

2016 年 3 月国家中医药管理局、中药资源普查试点工作办公室在浙江丽水召开 2016 年全国中药资源动态监测信息和技术服务体系监测站建设经验交流会。会上，湖北中医药大学詹亚华教授做了《神农架中药资源图志》编写情况（中药资源普查成果和转化）的汇报，并提出申报"湖北省神农架林区中药资源基础数据整理和中药资源普查简史调查"子课题研究，黄璐琦院士当即表示同意。会后詹亚华教授填写了子课题任务书，子课题负责人为詹亚华教授，承担单位为湖北中医药大学。任务书的总体目标、考核指标、成果及主要工作内容均为两项，即收集整理湖北省神农架林区中药资源基础信息，编纂出版《神农架中药资源图志》和《中国中药资源调查简史》。

编写《中国中药资源调查简史》的任务下达后，湖北中医药大学迅速组建了编写组。因考虑该项目内容涉及全国范围和古今历史，故邀请时任中国中医科学院中药资源中心主任的黄璐琦院士为主编，课题负责人詹亚华教授为常务副主编。全国中药资源调（普）查专家冉懋雄研究员（西南片）、王良信教授（北方片）为副主编，后因工作需要，诚邀中国中医科学院中药资源中心李军德研究员、中南民族大学药学院万定荣教授、江苏省中国科学院植物研究所金久宁高级工程师为副主编，并由各省（区、市）负责或熟悉有关专题中药普查及本草学的专家组成编写组。编写组组建的同时，主编、副主编集体草拟编写大纲、编写体例、编写细则，进行编写分工，写出样稿并反复讨论、修正。除通过电话、E-mail 等方式交流修改，还先后在武汉、北京、西安开过多次审稿会。根据"中国中药资源大典"的编写计划，本书修改了部分编写内容，将我国主要山脉及各省（区、市）的系统调查内容删去，形成现有的章节编排及内容。

本书在编写的过程中得到了中国中医科学院中药资源中心、湖北中医药大学、贵州中医药研究院、佳木斯大学、中南民族大学、中国海洋大学、中国药材总公司、湖北省野生动植物保护总站、福建三明市医学科学研究所及各省（区、市）卫健委、中医药管理局、中医药大学（中医学院）、中医药研究院及负责中药资源调（普）查的领导、专家以及本书全体编委大力、无私的帮助，谨向他们致以崇高的敬意和深深的谢意！福建科学技术出版社参加了编写的全过程，特此表示衷心感谢。

由于编写时间仓促，编者水平有限，加上本书内容涉及面广，因而书中可能存在遗漏和不尽如人意之处，希望得到读者批评指正。